本书获
2020年度国家出版基金
资助出版

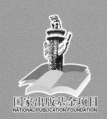

国家出版基金项目
NATIONAL PUBLICATION FOUNDATION

QIANBENCAO

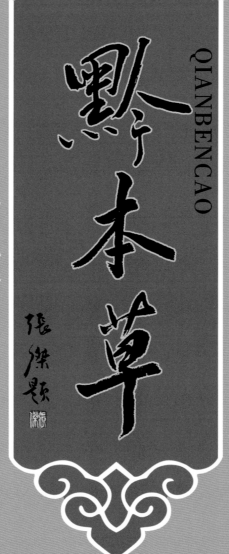

黔本草

（第三卷）

汪毅◎主编

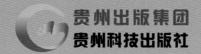
贵州出版集团
贵州科技出版社

图书在版编目（CIP）数据

黔本草. 第三卷 / 汪毅主编. – – 贵阳：贵州科技
出版社，2021.6
ISBN 978 – 7 – 5532 – 0894 – 7

Ⅰ. ①黔… Ⅱ. ①汪… Ⅲ. ①本草 – 汇编 – 贵州
Ⅳ. ①R281.473

中国版本图书馆 CIP 数据核字（2020）第 236034 号

出版发行	贵州出版集团　贵州科技出版社
地　　址	贵阳市中天会展城会展东路 A 座（邮政编码:550081）
网　　址	http://www.gzstph.com　http://www.gzkj.com.cn
出 版 人	熊兴平
经　　销	全国各地新华书店
印　　刷	深圳市新联美术印刷有限公司
版　　次	2021 年 6 月第 1 版
印　　次	2021 年 6 月第 1 次
字　　数	900 千字
印　　张	30
开　　本	889 mm×1194 mm　1/16
书　　号	ISBN 978 – 7 – 5532 – 0894 – 7
定　　价	298.00 元

天猫旗舰店:http://gzkjcbs.tmall.com

京东专营店:http://mall.jd.com/index – 10293347.html

《黔本草》编委会

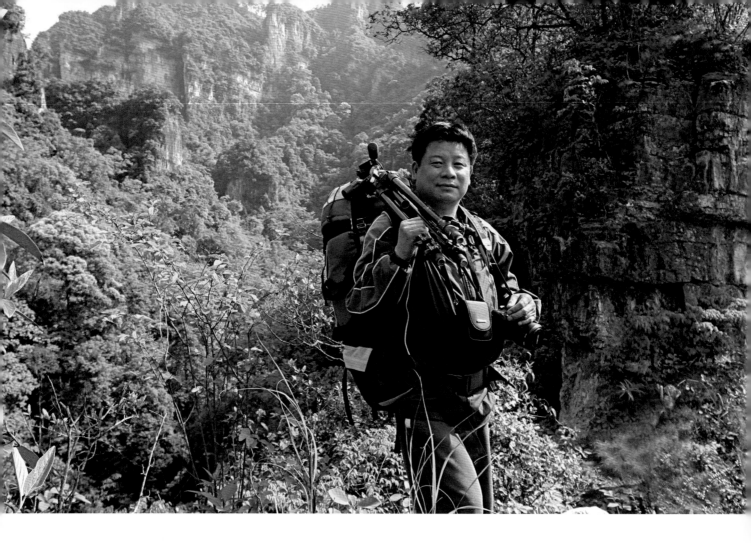

主编简介

　　汪毅,男,1954 年 10 月生。贵阳中医学院(现贵州中医药大学)教授,硕士研究生导师。1976 年毕业于贵阳中医学院中医系,留校于贵阳中医学院中医系方药教研室,从事临床中药学、方剂学的教学、科研。先后跟随贵州著名老中医肖海源及国家级名老中医王祖雄教授、李昌源教授学习。1983 年师从一代名医施今墨先生的高足,国家级名老中医、伤寒大家、贵阳中医学院院长袁家玑教授攻读伤寒论专业研究生,获硕士学位。退休后,又师从国医大师、中医妇科泰斗、北京中医医院柴嵩岩主任医师学习柴氏妇科学。从事临床、教学及科研近 40 年,承担省、市多项科研项目。学术上崇尚仲景学说,喜用经方,擅用苗族药物治疗各种疑难病症,主张"没有安全的药,只有安全的用药"观点。临证喜用苗族药物铁冬青、铁筷子、铁包金、见血飞、雷公藤、黑骨藤等治疗类风湿关节炎、强直性脊柱炎、干燥综合征等自身免疫性疾病;用蛇六谷、老虎芋、生半夏、生天南星、蟾酥等毒性药物治疗各种肿瘤;用五花血藤、油麻血藤、五香血藤、元宝草等治疗妇科病症;用朱砂莲、胖血藤、水三七、金荞麦、黄山药治疗胃炎、胃溃疡等疾病。先后主编《中国天然药物彩色图集》《中国苗族药物彩色图集》《草药彩色图集》《苗族医药开发与临床应用》《新编药性赋》《抗癌中草药及处方》等著作。

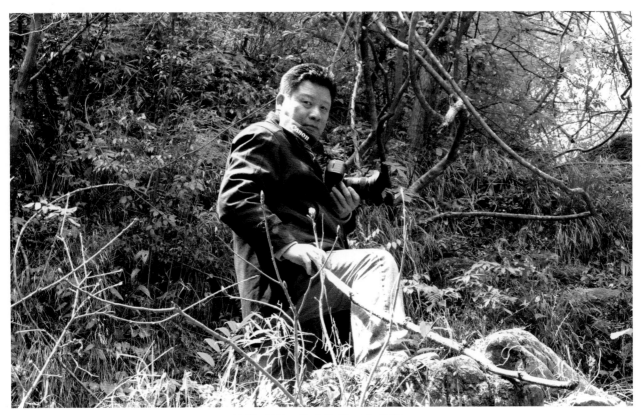

巡游旷野，信步荒丘，夜宿崖口

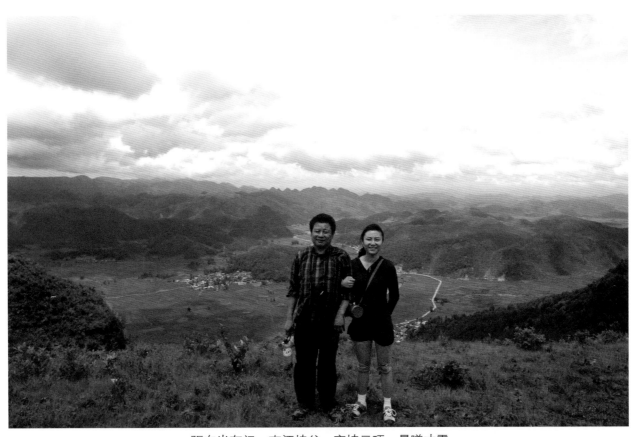

驱车出东门，南江峡谷，高坡云顶，晨曦才露

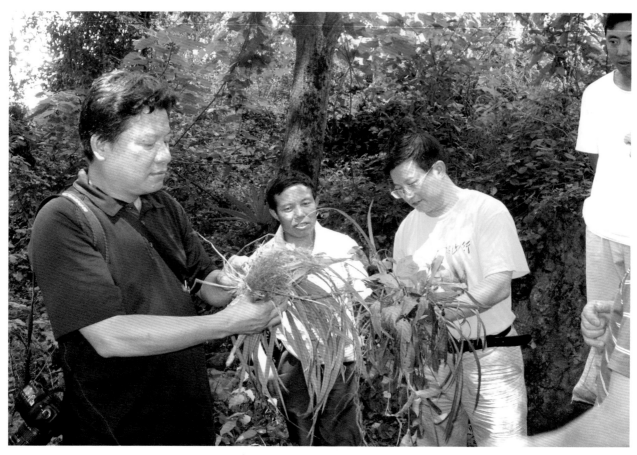

寻觅松下，荆棘蓬里，标本又添无数

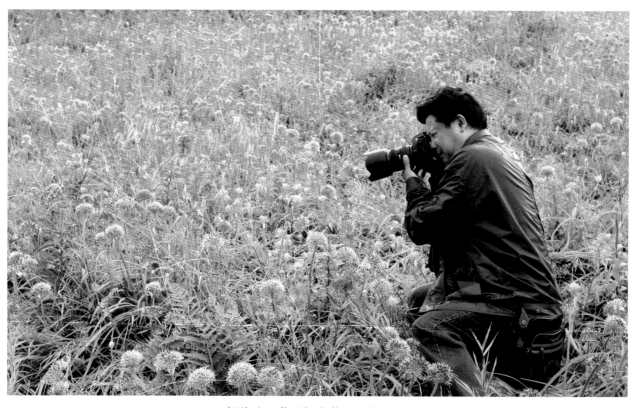

摄像头，藏千般本草，万种灵木

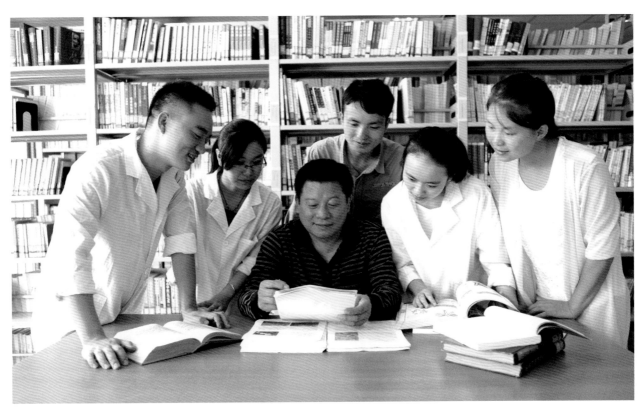

独钟时珍纲目，潜心编撰草药图谱

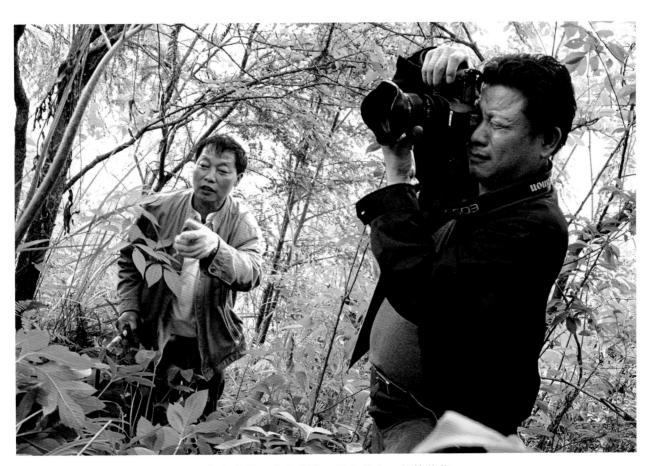

往来寒暑，农家小院，陇上苗乡，蓑笠薄暮

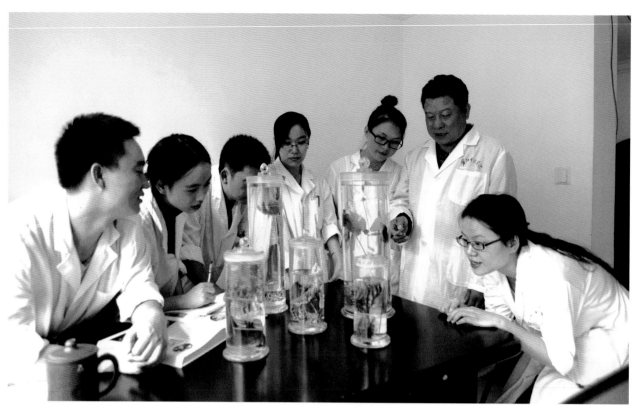

问鼎岐黄，课堂内外，教案多奇处

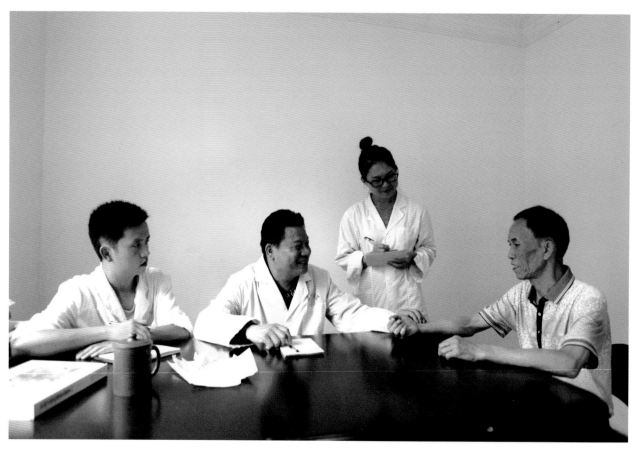

待来年，果蔬飘香，杏林钦慕

肖 序
XIAOXU

"黔山无闲草，夜郎多灵药"，是贵州作为我国中草药大省的最好写照。

贵州又是一个多民族的省份，各民族人民在与自然和疾病作斗争的过程中，积累了十分珍贵的传统医学方面的知识。

《黔本草》便是在这样雄厚的基础上，历经13载精心编纂而成的。

《黔本草》拟分5卷，收载了千味黔产中药、民间或民族药，每味药按药物来源、原植物、生境与分布、采收加工、药材性状、性味归经、功效与主治等顺序依次编写外，还收载了各民族用药经验。"汪按"又编写了药名考注、药材标准和临床应用的验方。

全书内容翔实，科学，切合实际，必将会为祖国医学宝库增添新的内容。

欣慰之余，乐之为序。

中国工程院院士
中国医学科学院药用植物研究所名誉所长　肖培根

2015 年 2 月 15 日

黄 序

    中医药是中华民族数千年科技文化孕育之精华,她积累了丰富的用药经验和生产技术,形成了传统药物学学科——本草学。本草学已成为一门融古贯今、全面研究我国传统药学的重要切入点和药学学科发展的重要突破点,日益受到医药工作者的重视。为此,在2011年下发《国家中医药管理局关于商请支持开展全国中药资源普查试点工作的函》中,把中药资源的普查与相关传统知识的调查列为重点任务。"黔地无闲草,夜郎多灵药"的贵州自然成了普查试点省。汪毅教授参加了贵州省中药资源调查工作,他从事中医药研究40余年,常年来行走群山峻岭之间,深入苗乡侗寨,采访民族、民间医生,潜心编纂《黔本草》。

    《黔本草》总结了贵州地区常用药物1000种,每种药物按照黔称、民族药名、来源、原植物、生境与分布、采收加工、药材性状、性味归经、功效与主治、民族用药经验及汪按等项目逐项编写,文字翔实,辅以高清的植物和药材图片,相辅相成,相得益彰,对于贵州地区本草的研究,提供了重要的参考资料。

    "操千曲而后晓声,观千剑而后识器",《黔本草》的出版对贵州中药资源普查有着重要的意义,对研究西南地区中药及民族药将产生积极的推动作用,对临床中医药工作者、中西医结合工作者、民族医药工作者都是一部极好的参考书。

    成书之际,欣然应允,做此序。

中国工程院院士
中国中医科学院副院长
中国中医科学院中药资源中心主任

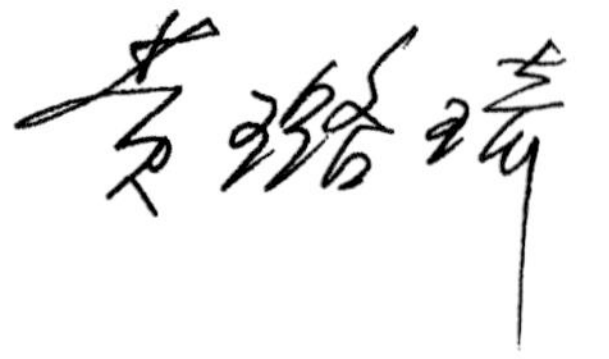

2017 年 5 月 10 日

柴 序

　　汪毅教授自 1976 年至今，从事中医药工作已越 40 载，他利用长期生活和工作于贵州的优势，在中医药理论指导下，深入研究和学习应用苗族为代表的少数民族医药，不断在临床医学中治疗各种疑难病、慢性病，取得了可喜的成绩。他的可贵之处，在于坚定不移地保持和发扬中医药特色，即使在这部《黔本草》中，也不为药物化学成分、药理作用所惑，坚持"保证原汁原味"。

　　汪毅教授低调做人，高调做事，他先后编写了《中国天然药物彩色图集》《中国苗族药物彩色图集》《草药彩色图集》《苗族医药开发与临床应用》《新编药性赋》《抗癌中草药及处方》等著作，贯穿着他的"没有安全的药，只有安全的用药"的理念，体现出高深的学识和来自实践的丰富的经验。

　　汪毅教授为了《黔本草》，历经千辛万苦，走遍贵州的深山老林。我们发自内心地敬佩他的精神、毅力、执着和担当。借此书出版之际，在祝贺之余，更祝愿他在中医药这一伟大的事业中，在开发研究祖国苗族医药的领域里，不断取得新的成绩，获得更大的成功！

国医大师
北京中医医院主任医师

2017 年 6 月 21 日

刘 序
LIUXU

贵州省位于我国南亚热带向中亚热带过渡的区域，云贵高原向湖南、广西过渡的斜坡上，冬无严寒，夏无酷暑，雨量充沛，无霜期长，属典型的亚热带气候。由于境内73%的地域为岩溶地貌，山峦层叠，幽谷深峡，形成了复杂多样的生态环境，造就了丰富的生物多样性，处处绿树成荫，河湖横陈，中药、民族药资源异常丰富，是中国著名的"云贵川广四大产药区"之一。境内生活有汉族、苗族、布依族、侗族、彝族、土家族、水族、仡佬族等众多民族，中医药、民族医药内容丰富多彩。以苗族药为例，就有"三千苗药，八百单方""千年苗医，万年苗药"之誉。中药、民族药为民族的繁衍、人民的健康，做出了巨大贡献。

民族医药，草药草医，以药为载体，以药传医。千百年来，鲜有文字记载，主要依靠父子相传，师徒相授，口给心悟，手指眼观，了然胸中，世代相传，沿袭至今。随着时代的进步和中医药、民族医药的发展，将贵州境内的中药、民族药，用现代的摄影技术、科学的植物分类法，原汁原味记录它的资源状况、民族用药经验，并进行整理、研究形成文献就显得十分必要。

贵阳中医学院汪毅教授及其科研团队，通过13年的漫长岁月，顶烈日，冒霜雪，攀高峰，下悬崖，披荆棘，滚草坡，足迹遍及贵州全境。穷搜博采，芟烦补阙，并参考《贵州草药》《贵阳民间常用中草药》《贵州省中药材、民族药材质量标准》《贵州植物志》《贵州中草药资源研究》，以及《中华人民共和国药典》《中华本草》《本草学》等文献数十种，拍摄药物照片数万张，走访民族医、民间医、老中医、老药工数百人，数易其稿，编著成《黔本草》。该书拟分5卷，每卷200味药，总计收载黔药1000味。该书图文并茂，同一药物，按黔称、民族药名、来源、原植物、生境与分布、采收加工、药材性状、性味归经、功效与主治、民族用药经验、汪按等项目依次编写，尤其是其中的"汪按"，将药物名称、药材标准、民间医及民族医的用药经验加以提炼总结。

《黔本草》将贵州境内的中药、民族药作了较完整的收集整理，其出版，对于贵州的中药、民族药的开发利用，夯实中医药、民族医药支柱产业基础，必将产生巨大的推动作用。

书成付梓，问序于余，却之不恭，乃不计文拙，勇为之。

甲午秋日

国医大师
贵阳中医学院教授
贵阳中医学院第一附属医院主任医师

前言
QIANYAN

友人填沁园春:"巡游旷野,信步荒丘,夜宿崖口。驱车出东门,南江峡谷,高坡云顶,晨曦才露。寻觅松下,荆棘蓬里,标本又添无数。摄像头,藏千般本草,万种灵木。独钟时珍纲目,潜心编撰草药图谱。往来寒暑,农家小院,陇上苗乡,蓑笠薄暮。问鼎岐黄,课堂内外,教案多奇处。待来年,果蓏飘香,杏林钦慕。"历经13年,驱车行程28万余公里,翻越崇山峻岭,走遍贵州各地,深入苗乡侗寨,采访民间、民族医生百余人,拍摄药用动物、植物图片数万张,经反复精选,6次易稿,数次审校,《黔本草》终于与广大读者见面了。

我国古代的药物学,称为本草。据考证本草之词最早见于《汉书·郊祀志》,并推测这个名词的出现应在汉武帝迄汉成帝百年间。陈重明、黄胜白主编的《本草学》指出:"为什么叫本草呢?这是因为药物中以草药为多,含有以草药为本的意思。"在后蜀韩宝昇所著的《蜀本草》中指出:"药中本草最多。"明代谢肇淛所著的《五杂俎》中也说:"神农尝百草以治病,故书也谓之本草。"总之,本草实际上就是我国古代药物学的代称,是我国中医药领域中的重要组成部分,要很好地继承和发展传统的中医药就必须研究并精通本草学。纵观历代传统的300多部本草著作,反映了我国药学发展的历史进程和古代药物学成就,内容涉及药学的各个方面。但能反映地方药物学的本草著作,仅见于公元1436年云南嵩明人兰茂编写的《滇南本草》,我国著名的本草文献学家尚志钧教授称:"它是我国现存内容最丰富的古代地方本草,乡土气息非常浓郁。云南少数民族众多,该书收载有较多民族药物和用药经验,是研究民族药物的珍贵材料。"近代虽有少数地方药物学著作刊行,但尚缺乏能全面反映地方药物品种、地方少数民族药物、少数民族用药经验,且具有浓郁乡土气息的地方本草学著作。贵州位于祖国的西南,简称"黔",全省介于东经103°36′~109°35′,北纬24°37′~29°13′之间,东毗湖南,南邻广西,西连云南,北接四川和重庆,总面积176 167 km²,人口3502万人,这里除汉族外,还世世代代居住着苗族、侗族、布依族、水族、彝族、毛南族、仡佬族、土家族等17个少数民族。贵州独特的地貌特点为山多,山地丘陵占全省总面积的92.5%,境内分布四大山脉,北部的大娄山,东部的武陵山,西部的乌蒙山和横亘中部的苗岭,这四大山脉构成了贵州高原的地形骨架。最高点为毕节赫章珠市的韭菜坪,海拔2900.6 m,称贵州屋脊;最低为黔东南黎平的地坪水口河出省界处,海拔147.8 m。全省平均海拔为1100 m。同时贵州气候属于亚热带湿润季风气候,气温变化小,冬暖夏凉,平均气温15 ℃左右,年降水量1100~1300 mm,故形成"一山分四季,十里不同天"的立体气候。这样的地貌和气候为动物、植物生长提供了良好的自然生态系统,通过贵州中草药资源调查,贵州已知的中草药资源种数超过5000种。在丰富的药物资源环境中,世居的少数民族在与自然和疾病斗争中,逐步创立了本民族的医药学,如苗族医药、侗族医药、布依族医药、水族医药、毛南族医药、仡佬族医药等民族医药,这些民族医药为少数民族的繁衍昌盛起到了重要的作用。尤其是在世界掀起回归自然,返璞归真的浪潮中,中医药在防治非典型性肺炎、甲型流感等疾病中起到了重大作用,世界各国正愈益关注中药、民族药在防病、治病中独具的特色优势,所以调查、搜集、整理、研究贵州的中药、民族药势在必行。

笔者自 1976 年贵阳中医学院(现贵州中医药大学)中医系毕业,留校于中医系方药教研室,从事临床中药学、民族医药的教学、科研、临床研究 40 余年。2002 年,在完成《中国苗族药物彩色图集》后,省内诸多中医药专家多次鼓励,希望能编著一部反映贵州各民族临床应用的民族药物和民族用药经验的图书,为开发研究贵州民族药物提供基础资料。2005 年经过大量的调查研究后,首先提出了"黔药"的概念,即"产于贵州,在中医药理论指导下,认识和使用的药物,及以苗族药物为代表的,包括侗族、布依族、水族、仡佬族、彝族、土家族等世居少数民族的民族药物"。所以黔药指生长于贵州的中药品种和民族药品种。于是在这个框架下编写《黔本草》,为突出乡土气息,在第三稿时,将所有的药物化学成分、药理作用等内容全部删除,重点突出黔药的地方色彩,保证内容原汁原味。通过 13 年来野外资源调查及各民族用药经验的调查研究,终于完成了《黔本草》这部地方本草。该书共收集黔产的中药及民族药 1000 种,拟分 5 卷出版,并以图文并茂的形式,力图使本书具有科学性和艺术性,便于读者阅读和欣赏。

《黔本草》的完成,得到省内相关部门的支持。感谢贵州省中医药管理局以贵州省民族医药专项省长基金项目——"贵州苗族药物资源调查研究"项目给予资助;感谢贵阳市科学技术局自 2005 年先后 3 次以"《中国天然药物彩色图集》调查与研究"项目给予资助,尤其 2010 年又以"《黔本草》——'黔药'本草学研究"项目给予资助;此外,感谢贵州中医药大学领导及科研处同志,贵州科技出版社领导及编辑为《黔本草》出版所做的工作。尤其要感谢中国工程院院士、中国医学科学院药用植物研究所名誉所长肖培根教授,中国工程院院士、中国中医科学院副院长、中国中医科学院中药资源中心主任黄璐琦教授,国医大师、北京中医医院柴嵩岩主任医师,国医大师、贵州中医药大学刘尚义教授赐序。感谢中国书法研究院院长、书法家张杰先生赐提书名。

适值《黔本草》完成之际,我又想到了居里夫人说过的那句话:"科学家的神圣任务就是要点燃科学道路上的路灯。"《黔本草》虽谈不上是指引我们研究中医药、民族医药的路灯,但我希望它能成为照亮探索中医药、民族医药的一支蜡烛。回想 13 年来,我们深入梵净山密林,采集标本;在雷公山露营,围着篝火,烤着被雨淋湿的衣裳;在大方淌过神秘的油杉河,过滤雨后混浊的河水埋锅造饭;在施秉云台山顶着乌云,冒着暴雨,马驮标本夹,人拉马尾,互相搀扶行进在白天都伸手不见五指的深沟峡谷;在罗甸红水河,道路崎岖,汽车油箱底壳刮漏,飞车数十公里赶往县城修理;在施秉云台山大庆河,一同学被蝮蛇咬伤,经用炭火烧灼伤口后,几名男同学轮流背着身高近一米八的他从谷底爬往山坳,争分夺秒送往医院,因体力过度透支,几天不能站立;在西江千户苗寨、在原生态侗族之乡的从江小黄村、在被称为最后一个枪手部落的从江岜沙苗寨、在被称为最后一个穴居部落的紫云格凸河苗寨、在黔西南的南龙布依古寨、在赫章珠市的韭菜坪,为调查民族医药,喝着米酒彻夜与少数民族同胞交谈、记录、录音。在《黔本草》付梓之际,回想走过来的岁月,深深地体会到了华罗庚的话:"科学上没有平坦的大道,真理的长河中有无数礁石险滩。只有不畏攀登的采药者,只有不怕巨浪的弄潮儿,才能攀上高峰采得仙草,深入水底觅得骊珠。"《黔本草》从文字编写到图片拍摄、调查完成,虽经历年,6 次易稿,反复修改,难免仍有不妥及错误的地方,望广大读者和同道不吝赐教,敬请批评指正,以便再版时修改、充实,使之日臻完善。

汪 毅

2020 年 6 月 25 日

编写说明
BIANXIE SHUOMING

　　《淮南子·修务训》有"神农乃始教民……尝百草之滋味,水泉之甘苦……当此之时,一日遇七十毒,由是医方兴焉"的记载。从我国祖先开始使用中药治病,经历代医学家不断探索,到东汉《神农本草经》收载药物365种,魏晋南北朝《神农本草经集注》收载药物730种,唐代《新修本草》收载药物844种,宋代《证类本草》收载药物1500余种,明代《本草纲目》收载药物1892种。清代《本草纲目拾遗》收载药物921种,其中新增716种,此时认识的中药种类已达到了2608种,为中华民族的繁荣昌盛起到了重要作用。根据1984~1987年第三次全国中药资源普查结果,我国中药资源种类已达到12 807种。近年来,为完善国家基本药物制度,扶持和促进中医药事业发展,国家又启动了第四次全国中药资源普查。笔者有幸生活在我国四大产药区之一,具有丰富中药和民族药的贵州。笔者自贵阳中医学院中医系毕业留校于中医系方药教研室,从事临床中药学、民族医药的教学、科研及临床研究已近40载。平时忙于教学和临床,周末和假期驱车于野外,调查中药及民族药,采集标本,数十年棋戏不沾,足迹遍及贵州省内各地及自然保护区,拍摄图片数万张。随着中医药及民族医药研究的深入,编写一部反映贵州中药资源及各民族药物的地方本草专著——《黔本草》就显得非常必要,希望它能为研究中医药、民族医药的科技人员、临床医务人员提供一部图文并茂的参考书。

　　①《黔本草》共收载黔药1000种,除文字外,还配有(动)植物图片、药材或饮片图片,分5卷出版。

　　②每种药材按中文药名、药材拉丁名和【黔称】、【民族药名】、【来源】、【原植物】、【原动物】、【生境与分布】、【采收加工】、【药材性状】、【性味归经】、【功效与主治】、【民族用药经验】、【用法用量】、【汪按】列项依次编写。

　　③【黔称】为贵州各地对该药材的称谓。

　　④【民族药名】为贵州各地苗族、侗族、布依族、水族、毛南族、仡佬族等民族对该药材的称谓。

　　⑤【来源】记述该药材所属科名、(动)植物名和药用部位。

　　⑥【原植物】、【原动物】记述该药材的(动)植物拉丁名及(动)植物形态。

　　⑦【生境与分布】记述该(动)植物在野外的生长环境及在贵州省内外的分布。

⑧【采收加工】按贵州各地对该药材的采收时间和通常的加工方法列出。

⑨【药材性状】记述该药材的形状特征。

⑩【性味归经】、【功效与主治】参照贵州各地习惯用法及诸家本草列出。

⑪【民族用药经验】对贵州各地各民族用药经验调查、收集、整理,经筛选后列出。

⑫【用法用量】根据贵州各地习惯用量并参考诸家本草而定。

⑬【汪按】为笔者在参考相关资料及对贵州全省民族医药调查的基础上所编写。

⑭《黔本草》中所列文献名(书名)采用简称。如《神农本草经》简称《本经》,《神农本草经集注》简称《本草经集注》,《名医别录》简称《别录》,《本草纲目》简称《纲目》,《本草纲目拾遗》简称《纲目拾遗》,《日华子本草》简称《日华子》,《中华人民共和国药典》简称《中国药典》,《"中华民国"中药典范》简称《中药典范》等。

⑮本书目录按药材的汉语拼音字母顺序排列,书后附参考文献及中文药名索引、药材拉丁名索引、(动)植物拉丁学名索引。

汪　毅

2015 年 2 月 3 日于贵阳中医学院

目 录

矮脚南 ǎijiǎonán

Munroniae Unifoliolatae Herba

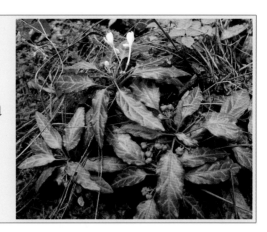

【黔称】矮陀陀(各地均称)。

【民族药名】

布依药名:ŋa:ŋ³⁵ ça¹¹ xam¹¹娘斜行(罗甸布依族)。

【来源】为楝科植物单叶地黄连的全株。

【原植物】单叶地黄连 *Munronia unifoliolata* Oliv.。

矮小灌木,高5~30 cm。不分枝,全株被微柔毛。单叶互生,叶柄长1~3 cm;叶长圆形,长3~8.5 cm,宽1.3~2.5 cm,先端钝圆或短渐尖,基部宽楔形或圆形,边缘全缘或有钝齿。花两性,聚伞花序腋生,有花1~3朵;花白色,长约2 cm;萼片5深裂,披针形;花冠筒部被微柔毛,瓣片5枚,倒披针状椭圆形;花丝连合成筒,先端10裂,裂片线形至披针形,花药10枚;花盘筒状;子房卵形,被毛;花柱长约2 cm。蒴果球形,被柔毛。种子背部半球形,表面凹入。花期9月。

【生境与分布】生于海拔250~1000 m的山地路旁、岩边潮湿地或灌丛中。分布于贵州的印江、黔西、瓮安、罗甸、赤水、修文、清镇等地。此外,我国湖北、湖南、四川、云南等地也有分布。

【采收加工】全年均可采收,洗净,鲜用或晒干。

【药材性状】本品皱缩成团,全株被柔毛。根长圆柱形,外皮红棕色,有须根痕;叶多破碎,完整者长圆形,先端钝圆或短渐尖,基部宽楔形或圆形,边缘全缘或有钝齿;侧脉斜举。蒴果球形,被柔毛。气微,味苦。

【性味归经】味微苦、涩,性凉。归肝经、胃经。

【功效与主治】清热解毒、活血止痛。主治黄疸型肝炎,疮痈,跌打损伤,胃痛。

【民族用药经验】

①治黄疸型肝炎:矮脚南15 g,水煎服。(贵州各族均用)

②治疮痈:矮脚南15 g、马鞭草15 g,水煎服。(罗甸苗族)

③治跌打损伤:矮脚南15 g、见血飞10 g,水煎服。(印江土家族)

④治胃痛:矮脚南10 g、铁冬青10 g,水煎服。(修文布依族)

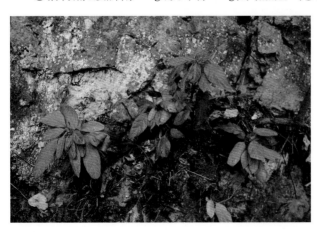

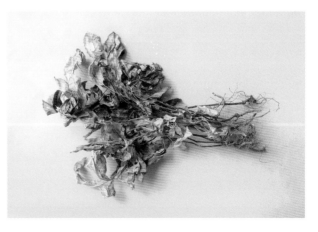

【用法用量】内服:煎汤,9~15 g。外用:适量,捣烂敷。

【汪按】矮脚南之名始载于《湖南药物志》。《云南植物志》称地柑子。湖南称矮叶南、矮子南,四川称矮陀陀。本书以矮脚南为药材名,单叶地黄连为植物名。

矮脚南为贵州常用黔药,是贵州汉族、苗族、布依族等民族习用药物。药材来源均为野生。矮脚南具清热解毒、活血止痛之功效,故常用于治疗黄疸型肝炎、疮痈、跌打损伤、胃痛等。若治黄疸型肝炎,以矮脚南10 g、田基黄10 g、过路黄10 g、虎杖10 g,水煎服;或以矮脚南10 g、红花龙胆10 g、积雪草10 g、小叶三点金10 g,水煎服。若治疮痈,以矮脚南10 g、金银花10 g、蒲公英10 g、紫花地丁10 g、五花血藤10 g、五香血藤10 g,水煎服。若治跌打损伤,以矮脚南10 g、三角咪10 g、刺三甲10 g、松风草10 g,水煎服;或以矮脚南30 g,浸酒500 mL,每日服20 mL。

矮脚南为贵州著名药材,苗族同胞常言:"爬不到坡,吃点矮陀陀。"这是指该药活血止痛的作用,用于治疗风湿痹痛、跌打损伤。但贵州称矮陀陀的尚有黄杨科植物野扇花 Sarcococca ruscifolia Stapf 的根或全株、紫金牛科植物九管血 Ardisia brevicaulis Diels 的根、黄杨科植物板凳果 Pachysandra axillaris Franch. 的全株、楝科植物滇黔地黄连 Munronia henryi Harms 的全株或根,其功效主治不相同,故使用时应注意区别。

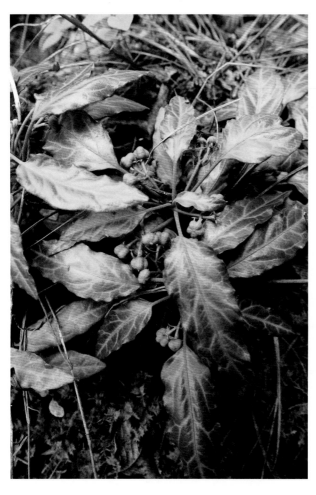
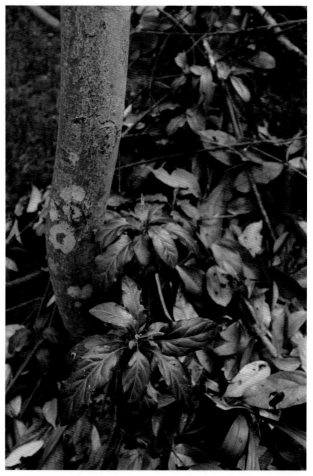

白草莓 báicǎoméi

Fragariae Nilgerrensis Herba

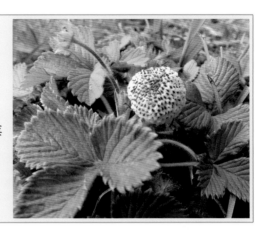

【黔称】白泡（石阡），白地泡（贵阳），三叶委陵菜、白地莓（各地均称）。

【民族药名】

侗药名：nyanc 敛（剑河侗族）。

【来源】为蔷薇科植物黄毛草莓的全草。

【原植物】黄毛草莓 *Fragaria nilgerrensis* Schlecht. ex Gay。

多年生草本，粗壮，密集成丛，高 5 ~ 25 cm。茎密被黄棕色柔毛，几乎与叶等长。叶三出；叶柄长 4 ~ 18 cm，密被黄棕色绢状柔毛；小叶具短柄，倒卵形或椭圆形，长 1 ~ 4.5 cm，宽 0.8 ~ 3 cm，先端钝圆；顶生小叶基部楔形；侧生小叶基部偏斜，边缘具缺刻状锯齿，锯齿顶端急尖或钝圆，上面深绿色，被疏柔毛，下面淡绿色，被黄棕色绢状柔毛，沿叶脉毛长而密。聚伞花序 1 ~ 6 朵；花序下部具三出有柄的小叶；花梗被开展的、黄色的绢状柔毛；花两性，直径 1 ~ 2 cm，萼片卵状披针形，比副萼片宽或近乎相等，副萼片披针形，全缘或 2 裂，果时增大；花瓣 5 片，圆形，白色；雄蕊 20 枚，不等长。聚合果圆形，白色、淡白黄色或红色，宿存萼片直立，紧贴果实；瘦果卵形，光滑。花期 4—7 月，果期 6—8 月。

【生境与分布】生于海拔 700 ~ 2600 m 的山坡草地或沟边、林下。分布于贵州各地。此外，我国四川、云南、陕西、台湾、湖北、湖南、西藏等地也有分布。

【采收加工】春季、夏季采收，洗净，切段，阴干或鲜用。

【药材性状】全草被柔毛。根圆锥形，被鳞片，具多数须根。茎具黄棕色柔毛。基生叶有长柄，披散状；三出复叶，小叶片卵圆形，先端钝圆，基部宽楔形，边缘有粗锯齿，长 2 ~ 3 cm，宽 1.5 ~ 2 cm。有的可见淡黄色皱缩的小花。球形聚合果黄白色或红色，小瘦果卵圆形。

【性味归经】味甘、苦，性凉。归肺经、肝经、肾经。

【功效与主治】清肺止咳、解毒消肿。主治肺热咳嗽、百日咳、痢疾、小便淋漓涩痛、疮疡肿痛、口舌生疮、疔疮、毒蛇咬伤、跌打损伤、烫伤。

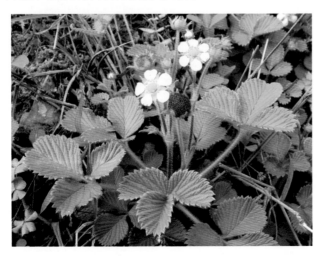

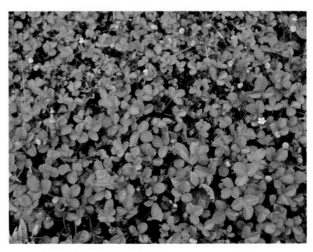

【民族用药经验】

①治咳喘:白草莓 30 g,水煎服。（贵州各族均用）

②治肺热咳嗽:白草莓 15 g、鱼鳅串 15 g、矮地茶 15 g,水煎服。（息烽苗族）

③治百日咳:白草莓 15 g、岩豇豆 15 g、岩白菜 15 g,水煎服。（雷山苗族）

④治口舌生疮:白草莓 30 g、龙葵 15 g,水煎服。（龙里布依族）

⑤治痢疾:白草莓 30 g、苦参 10 g,水煎服。（石阡仡佬族）

⑥治热淋:白草莓 30 g、车前草 15 g,水煎服。（印江土家族）

【用法用量】内服:煎汤,15～30 g。外用:适量,捣烂敷。

【汪按】白草莓之名始载于《云南中草药选》,又称白泡、白蔗、白蒲草。《西藏常用中草药》称三匹风、野杨梅、草莓,《贵州草药》称三叶委陵菜,《秦岭植物志》称锈毛草莓。本书以白草莓为药材名,黄毛草莓为植物名。

《藏药标准》1979 年版,以草莓为药材名,草莓 *Fragaria nilgerrensis* Schtr. 为植物名,药用部位以草莓及同属多种植物的干燥全草收载。

白草莓为贵州常用黔药,是贵州汉族、苗族、侗族、布依族、仡佬族、土家族等民族习用药物。药材来源均为野生。白草莓具清肺止咳、解毒消肿之功效,故常用于治疗肺热咳嗽、百日咳、痢疾、小便淋漓涩痛、疮疡肿痛、口舌生疮、毒蛇咬伤、跌打损伤、烫伤等。若治肺热咳嗽,以白草莓 15 g、鱼腥草 30 g、龙葵 10 g、一枝黄花 10 g、羊耳菊 10 g,水煎服。若治百日咳,以白草莓 15 g、矮地茶 10 g、岩白菜 10 g、万寿竹 10 g、杏叶沙参 10 g,水煎服。若治口舌生疮,以白草莓 15 g、蛇莓 10 g、鱼鳅串 10 g、野菊花 10 g、蒲公英 10 g,水煎服。若治痢疾,以白草莓 15 g、地榆 10 g、朝天罐 10 g、铁苋菜 10 g,水煎服。若治小便淋漓涩痛,以白草莓 15 g、车前草 15 g、萹蓄 10 g、瞿麦 10 g、四季红 10 g,水煎服。若治疮疡肿痛,以白草莓 15 g、蒲公英 15 g、紫花地丁 15 g、紫背天葵 10 g、马鞭草 10 g,水煎服。若治毒蛇咬伤,以白草莓 30 g、金银花 20 g、连翘 15 g、蒲公英 15 g、紫花地丁 15 g、重楼 10 g、降龙草 30 g,水煎服。若治烫伤,以白草莓 30 g、虎杖 10 g、红果冬青 10 g、红果楠 10 g、金银花 10 g、连翘 10 g,水煎服。

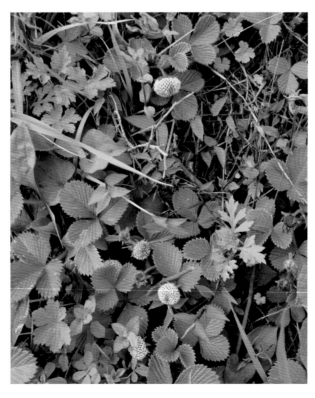
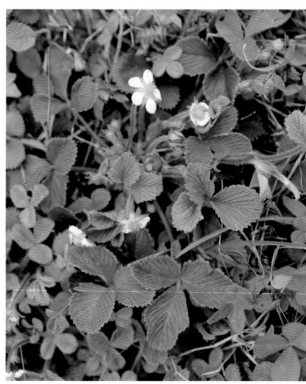

白花丹 báihuādān

Plumbago Zeylanicae Herba et Radix

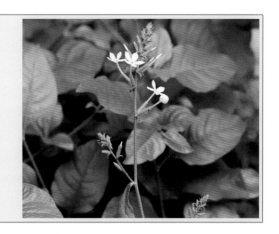

【黔称】白花丹(各地均称)。

【民族药名】

苗药名:baik huab daib 白花丹(黄平苗族)。

【来源】为白花丹科植物白花丹的全草或根。

【原植物】白花丹 *Plumbago zeylanica* L.。

多年生草本,高 2 ~ 3 m。茎细弱,基部木质,多分枝,有细棱,节上带红色,光滑无毛。单叶互生;叶柄基部扩大而抱茎;叶纸质,卵圆形至卵状椭圆形,长 4 ~ 10 cm,宽 1.5 ~ 5 cm,先端尖,基部阔楔形,无毛,全缘。穗状花序顶生或腋生,长 5 ~ 25 cm;苞片短于花萼,边缘为干膜质;花萼管状,绿色,长约 1 cm,上部 5 裂,具 5 条棱,棱间干膜质,外被腺毛,有黏性;花冠白色或白而略带蓝色,高脚碟状,花冠筒狭而长,长约 2 cm,先端 5 裂,扩展;雄蕊 5 枚,生于喉处;子房上位,1 室,柱头 5 裂。蒴果膜质。花期 10 月至第二年 3 月,果期 12 月至第二年 4 月。

【生境与分布】生于海拔 600 ~ 1500 m 的沟边或村边路旁的旷地。分布于贵州的兴义、望谟、罗甸及安顺、贵阳等地。此外,我国广东、广西、四川、云南、福建、台湾等地也有分布。

【采收加工】全年均可采收,切段,晒干或鲜用。

【药材性状】主根细长圆柱形,多分枝,长可达 30 cm,直径约 5 mm,略弯曲,上端着生多数细根,表面灰褐色或棕黄色。茎圆柱形,直径 4 ~ 6 mm,有分枝,表面黄绿色至淡褐色,节明显,具细棱;质硬,易折断,断面皮部呈纤维状,淡棕黄色,中间呈颗粒状,淡黄白色;髓部白色。叶多皱缩破碎,完整者展平后呈卵形或长圆状卵形,上面淡绿色至黄绿色,下面淡灰绿色至淡黄绿色。穗状花序顶生,花萼管状,花白色至淡黄色。气微,味辛、辣。

【性味归经】味辛、苦、涩,性温,有毒。归胃经、肝经

【功效与主治】祛风除湿、行气活血、解毒消肿。主治风湿痹痛、心胃气痛、肝脾肿大、血瘀闭经、跌打损伤、瘰疬、疥癣瘙痒、毒蛇咬伤。

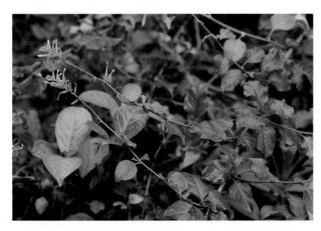
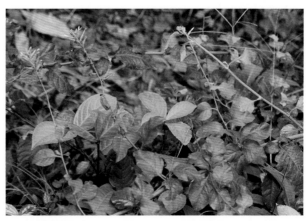

【民族用药经验】

①治风湿关节疼痛：白花丹 10 g，水煎服。（贵州各族均用）

②治跌打损伤：白花丹 10 g、飞龙掌血 10 g，水煎服。（安顺苗族）

③治胃痛：白花丹 6 g、金荞麦 10 g，水煎服。（罗甸布依族）

④治腰腿痛：白花丹 10 g、杜仲 10 g，水煎服。（惠水布依族）

【用法用量】内服：煎汤，3～15 g。外用：适量，煎水洗；或捣烂敷。

【使用注意】孕妇禁服。外用时间不宜过长，以免皮肤起泡。

【注按】白花丹之名始载于《生草药性备要》，又称山坡苓、假茉莉、总管。《植物名汇》称千里及、乌面马，《广州植物志》称白雪花，《福建民间草药》称野苜莉、隔布草，《广西药用植物图志》称千槟榔、照药，《南宁市药物志》称天槟榔，《四川中药志》称白皂药、白花皂药，《常用中草药手册》称一见消，《云南中草药》称白花岩陀，《红河中草药》称白花九股牛、余笑花、白花铁罗汉，《全国中草药汇编》称火灵丹、猛老虎。本书以白花丹为药材名和植物名。

白花丹为贵州常用黔药，是贵州汉族、苗族、布依族等民族习用药物。药材来源为野生和栽培。白花丹具祛风除湿、行气活血、解毒消肿之功效，故常用于治疗风湿痹痛、心胃气痛、肝脾肿大、血瘀闭经、跌打损伤、瘰疬、疥癣瘙痒、毒蛇咬伤等。若治风湿痹痛，以白花丹 6 g、豨莶草 10 g、凤仙透骨草 10 g、凤丫蕨 10 g、珠芽艾麻 10 g，水煎服。若治腰腿痛，以白花丹 6 g、金荞麦 15 g、鸡矢藤 15 g、见血飞 15 g、接骨草 15 g、杜仲 15 g、续断 15 g，水煎服。若治心胃气痛，以白花丹 6 g、鸡矢藤 15 g、七叶莲 15 g、铁冬青 15 g、槟榔片 10 g、广木香 10 g，水煎服。若治肝脾肿大，以白花丹 3 g、丹参 6 g、田基黄 10 g、青鱼胆草 10 g，水煎服。若治血瘀闭经，以白花丹 6 g、五花血藤 10 g、五香血藤 10 g、油麻血藤 15 g、八月瓜 20 g，水煎服。若治跌打损伤，以白花丹 6 g、铁筷子 10 g、铁冬青 10 g、飞龙掌血 10 g，水煎服。若治疮疡肿毒，以白花丹 10 g、蒲公英 15 g、紫花地丁 15 g、野菊花 10 g、十大功劳 10 g、五花血藤 10 g，水煎服。若治皮肤瘙痒，以白花丹 10 g、龙葵 15 g、蛇莓 15 g、廊茵 20 g、鸭跖草 20 g、一枝黄花 15 g，水煎服。

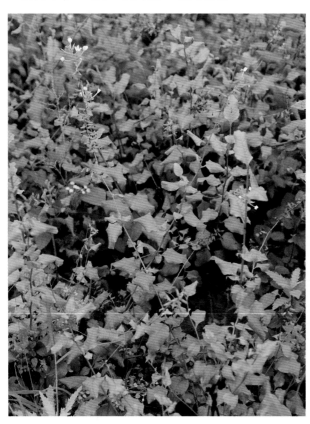
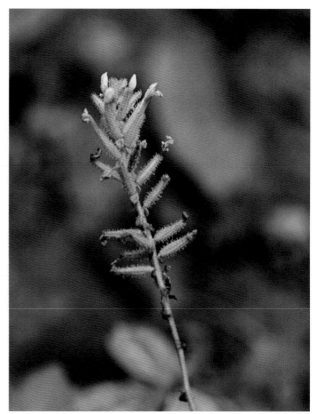

白花鹅掌柴 báihuā'ézhǎngchái

Scheffter Leacanthae Radix et Racemus cum Folio

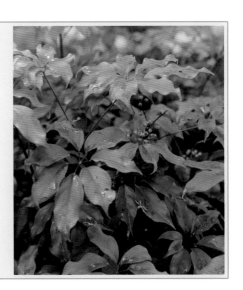

【黔称】七叶莲、鹅掌柴(各地均称)。

【民族药名】

苗药名:jongs chad nux 炯叉龙(黔东南苗族)。

【来源】为五加科植物白花鹅掌柴的根或枝叶。

【原植物】白花鹅掌柴 *Scheffter leacantha* Vig.。

灌木,高约2 m,有时呈攀缘状。小枝干时有纵皱纹,无毛;节间短,长1~1.5 cm。小叶5~7枚;叶柄长4~8 cm,幼时密生短柔毛,后变无毛;小叶柄纤细,长0.5~2.5 cm,中央的较长,两侧的较短,被毛和叶柄一样;小叶革质,长圆状披针形,稀椭圆状长圆形,长6~9 cm,宽1.5~3 cm,先端渐尖,基部楔形,边缘全缘,反卷,两面均无毛;中脉仅下面隆起,侧脉5~6对,和稠密的网脉在两面明显而隆起。圆锥花序顶生,长约12 cm,分枝很少,多呈伞房状,幼时被茸毛,老时变稀至无毛;伞形花序直径约1 cm,总状排列在长约7 cm的分枝上;总花梗长1~1.5 cm,花梗长约5 mm,均疏被星状茸毛;花萼长约1 mm,被毛或无毛,边缘近全缘;花瓣5片,长约2 mm,无毛;雄蕊5枚,花丝长约3.5 mm;子房下位,5室,无花柱;花盘稍隆起。果实卵形,有5条棱,连隆起的花盘长6~7 mm,直径约5 mm,黄红色,无毛。花期4月,果期5月。

【生境与分布】生于林下或石山上。分布于贵州的罗甸。此外,我国广东、广西等地也有分布。

【采收加工】全年均可采收,洗净,鲜用或晒干。

【药材性状】茎枝圆柱形,常斜切成厚片或段,长1~3 cm,直径0.4~3 cm;外表面灰白色至淡黄棕色,具纵皱纹及点状皮孔;有时可见环状叶痕,栓皮常片状脱落;体稍轻,质坚实,断面黄白色,韧皮部薄,木质部宽广,放射状纹理明显,髓部质松或成空洞。叶多切碎,完整小叶革质,长圆形至披针形,先端渐尖,基部楔形,全缘并稍向下反卷;上面灰绿色或灰棕色,下面色略淡;中脉及羽状侧脉于上、下面突出;小叶柄长1~2 cm。气微,味微苦、涩。

【性味归经】味微苦、涩,性温。归胃经、肝经、肾经。

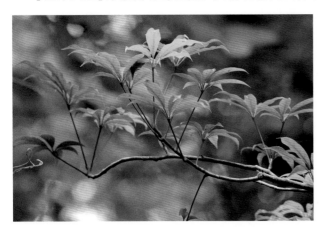

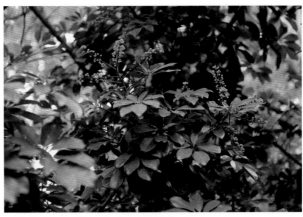

【功效与主治】祛风止痛、舒筋活络。主治风湿痹痛、头身疼痛、腰背痛、脘腹疼痛、痛经、跌打损伤、骨折疼痛。

【民族用药经验】

①治风湿痹痛：白花鹅掌柴 30 g，水煎服。（贵州各族均用）

②治三叉神经痛：白花鹅掌柴 15 g、川芎 15 g，水煎服。（罗甸苗族）

③治痛经：白花鹅掌柴 15 g、五花血藤 15 g，水煎服。（罗甸布依族）

④治跌打损伤：白花鹅掌柴 15 g、飞龙掌血 15 g、铁筷子 10 g，水煎服。（罗甸布依族）

【用法用量】内服：煎汤，9～15 g；或浸酒。外用：适量，煎水洗；或鲜品捣烂敷。

【汪按】白花鹅掌柴之名始载于《广西药用植物名录》，又称广西鹅掌柴、七叶莲。《广西植物名录》称广西鸭脚木。本书以白花鹅掌柴为药材名和植物名。

《贵州省中药材、民族药材质量标准》2003 年版，以汉桃叶为药材名，白花鹅掌柴 *Schefflera leacantha* Vig. 为植物名，药用部位以干燥茎枝或带叶茎枝收载。

白花鹅掌柴为贵州常用黔药，是贵州汉族、苗族、布依族等民族习用药物。药材来源均为野生。白花鹅掌柴具祛风止痛、舒筋活络之功效，故常用于治疗风湿痹痛、头身疼痛、腰背痛、脘腹疼痛、痛经、跌打损伤、骨折疼痛等。若治风湿痹痛，以白花鹅掌柴 15 g、大血藤 15 g、大风藤 15 g、母猪藤 15 g、大山羊 15 g、黑骨藤 10 g、透骨香 10 g，水煎服。若治偏头痛，以白花鹅掌柴 15 g、铁包金 10 g、鸡矢藤 15 g、歪头菜 10 g、大山羊 15 g，水煎服。若治腰背痛，以白花鹅掌柴 15 g、飞龙掌血 15 g、五香血藤 15 g、刺楸 15 g、杜仲 15 g、续断 15 g，水煎服。若治脘腹疼痛，以白花鹅掌柴 15 g、金荞麦 15 g、鸡矢藤 15 g、香樟根 10 g、臭山羊 10 g，水煎服。若治痛经，以白花鹅掌柴 15 g、五花血藤 10 g、五香血藤 10 g、香花崖豆藤 15 g、苦荬菜 15 g，水煎服。若治跌打损伤，以白花鹅掌柴 15 g、铁冬青 10 g、铁筷子 10 g、爬山豆 10 g、见血飞 15 g，水煎服。若治骨折疼痛，以白花鹅掌柴 15 g、大风藤 10 g、铁筷子 10 g、白簕 10 g、水冬瓜 10 g、刺老包 10 g、淫羊藿 10 g、骨碎补 10 g，水煎服。

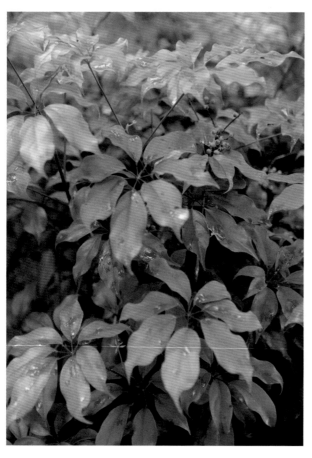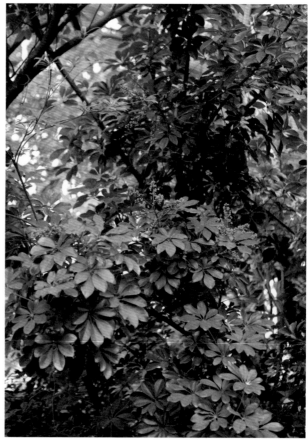

白芷 báizhǐ

Angelicae Dahuricae Radix

【黔称】白芷(各地均称)。

【民族药名】

水药名:ʔma¹ tin⁵ ʔdoŋ¹ 骂梗动(三都水族)。

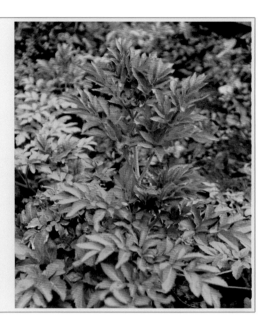

【来源】为伞形科植物杭白芷的干燥根。

【原植物】杭白芷 *Angelica dahurica* (Fisch. ex Hoffm.) Benth. et Hook. f. ex Franch. et Sav. cv. Hangbaizhi。多年生高大草本,高1~1.5 m。茎及叶鞘多为黄绿色。基生叶一回羽状分裂,有长柄,叶柄下部有管状抱茎、边缘膜质的叶鞘;茎上部叶二至三回羽状分裂,卵形至三角形,长15~30 cm,宽10~25 cm,叶柄下部有囊状膨大的膜质叶鞘,无毛或稀有毛,常为紫色;末回裂片长圆形、卵形或线状披针形,多无柄,长2.5~6 cm,宽1~2.5 cm,先端急尖,边缘有不规则的、白色的、软骨质的粗锯齿,基部两侧常不等大,沿叶轴下延成翅状;花序下方的叶简化成显著膨大的囊状叶鞘,外面无毛。复伞形花序顶生或腋生,直径10~30 cm;花序梗长5~20 cm,花序梗、伞辐和花柄均有短糙毛;伞辐18~40条;总苞片1~2枚,通常缺;小总苞片5~10枚,线状披针形,膜质;花白色;花瓣倒卵形,先端内陷;花柱比短圆锥状的花柱基长2倍。果实长圆形至卵圆形,黄棕色,有时紫色,长4~7 mm,宽4~6 mm,无毛,背棱扁、厚而钝圆,棱槽中有油管1个,合生面有油管2个。花期7—8月,果期8—9月。

【生境与分布】贵州的剑河、施秉、清镇等地有栽培。此外,我国江苏、安徽、浙江、江西、湖北、湖南、四川等地也有栽培。

【采收加工】夏季、秋季叶黄时采挖,去除泥土,晒干或烘干。

【药材性状】根圆锥形,长10~20 cm,直径2~2.5 cm,上部近方形或类方形,表面灰棕色,有多数皮孔样横向突起,长0.5~1 cm,略排成4纵行,顶端有凹陷的茎痕。质坚实较重,断面白色,粉性,韧皮部密布棕色油点,形成层棕色,近方形。气芳香,味辛、微苦。以独支、条粗壮、质硬、体重、粉性足、香气浓者为佳。

【性味归经】味辛,性温。归肺经、脾经、胃经。

【功效与主治】祛风除湿、通窍止痛、消肿排脓。主治感冒头痛、眉棱骨痛、牙痛、鼻塞、鼻渊、久泻、白带、痈疽疮疡、毒蛇咬伤。

【民族用药经验】

①治偏头痛:白芷10 g,水煎服。(贵州各族均用)

②治风寒头痛:白芷10 g,紫苏10 g,水煎服。(施秉苗族)

③治风热头痛:白芷10 g,鱼鳅串10 g,水煎服。(剑河侗族)

④治久泻:白芷10 g,翻白草10 g,水煎服。(惠水布依族)

⑤治带下:白芷10 g,委陵菜10 g,水煎服。(江口土家族)

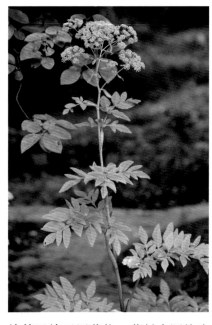

【用法用量】内服:煎汤,3~10 g;或入丸、散。外用:适量,研末撒或调敷。

【汪按】白芷之名始载于《本经》,又称芳香。《楚辞》称芷,《吴普本草》称苻蓠、泽芬、晥,《别录》称白茝,《夷坚志》称香白芷。本书以白芷为药材名,杭白芷为植物名。

《中国药典》2010年版、2005年版、2000年版、1995年版、1990年版、1985年版、1977年版,《内蒙古蒙药材标准》1987年版,《新疆维吾尔自治区药品标准》(第二册)1980年版,以白芷为药材名,杭白芷 Angelica dahurica(Fisch. ex Hoffm.)Benth. et Hook. f. var. *formosana*(Boiss.)Shan et Yuan 为植物名,药用部位以干燥根收载。

《中华中药典》(台湾)2004年版,以白芷为药材名,台湾白芷 Angelica dahurica Benth. et Hook. f. var. *formosana* Yen 为植物名,药用部位以干燥根收载。

白芷为贵州常用黔药,是贵州汉族、苗族、侗族、布依族、土家族、水族等民族习用药物。药材来源均为栽培。因本品种为引种品种,除在贵州的施秉、剑河等地有栽培外,全国各地均有栽培。白芷具祛风除湿、通窍止痛、消肿排脓之功效,故常用于治疗感冒头痛、眉棱骨痛、牙痛、鼻塞、鼻渊、久泻、白带、痈疽疮疡、毒蛇咬伤等。若治风寒头痛,以白芷10 g、木姜花10 g、臭牡丹10 g、岩防风10 g,水煎服。若治风热头痛,以白芷10 g、马兰10 g、牛至10 g、一枝黄花10 g,水煎服。若治眉棱骨痛,以白芷10 g、大风藤10 g、铁筷子10 g,水煎服。若治鼻渊,以白芷10 g、辛夷6 g、龙葵6 g、马鞭草6 g,水煎服。若治寒湿带下,以白芷10 g、土茯苓10 g、琉璃草10 g、鸡矢藤10 g,水煎服。若治湿热带下,以白芷10 g、金荞麦10 g、金银花藤10 g、蒲公英10 g、毛蓼15 g,水煎服。若治肿痛疮毒,以白芷10 g、蒲公英15 g、紫花地丁15 g、金银花15 g,水煎服。若治脓成未溃,以白芷10 g、皂角刺10 g、蒲公英15 g、紫花地丁15 g、紫背天葵10 g、天花粉15 g,水煎服。若治皮肤瘙痒,以白芷10 g、龙葵10 g、红丝线10 g、地肤子10 g、过路黄15 g,水煎服。若治崩漏,以白芷10 g、仙鹤草15 g、老鸦糊15 g、地榆15 g、羊奶奶叶6 g,水煎服。总之,白芷善治头痛、牙痛、鼻渊、带下等。李时珍曰:“白芷,色白味辛,行手阳明;性温气厚,行足阳明;芳香上达,入手太阴肺经。如头目眉齿诸病,三经之风热也;如漏、带、痈疽诸病,三经之湿热也。风热者,辛以散之;湿热者,温以除之。为阳明主药,故又能治血病、胎病,而排脓生肌止痛。”刘元素又云:“白芷,治正阳明头痛,热厥头痛,加而用之。”倪朱谟在《本草汇言》中指出:“白芷,上行头目,下抵肠胃,中达肢体,遍通肌肤以至毛窍,而利泄邪气。如头风头痛,目眩目昏;如四肢麻痛,脚弱痿痹;如疮溃糜烂,排脓长肉;如两目作障,痛痒赤涩;如女人血闭,阴肿漏带;如小儿痘疮,行浆作痒,白芷皆能治之。第性味辛散,如头痛、麻痹、眼目、漏带、痈疡诸症,不因于风湿寒邪,而因于阴虚气弱及阴虚火炽者,俱禁用之。”

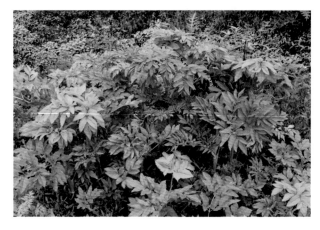

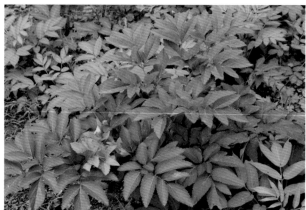

百蕊草 bǎiruǐcǎo

Thesii Herba

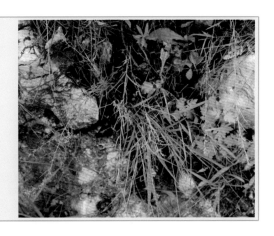

【黔称】地石榴(贵阳),百蕊草(各地均称)。

【民族药名】

苗药名:baik ruib 百蕊(黄平苗族)。

【来源】为檀香科植物百蕊草的全草。

【原植物】百蕊草 *Thesium chinense* Turcz.。

多年生柔弱草本,高 15~40 cm。全株多少被白粉,无毛;茎细长,簇生,基部以上疏分枝,斜升,有纵沟。叶线形,长 1.5~3.5 cm,宽 0.5~1.5 mm,先端急尖或渐尖,具单脉。花小,腋生;花梗短或很短,长 3~3.5 mm;苞片 1 枚,线状披针形;小苞片 2 枚,线形,长 2~6 mm,边缘粗糙;花被绿白色,长 2.5~3 mm,花被裂片先端锐尖,内弯,内面的微毛不明显;雄蕊不外伸;子房无柄,花柱很短。坚果椭圆形或近球形,直径 2~2.5 mm,淡绿色,表面有明显隆起的网脉,先端的宿存花被近球形,长约 2 mm;果柄长约 3.5 mm。花期 4 月,果期 6 月。

【生境与分布】生于山坡草地、田野或寄生于其他植物根上。分布于贵州各地。此外,我国长江以南大部分地区也有分布。

【采收加工】春季、夏季采收,去净泥土,晒干。

【药材性状】全草长 20~40 cm。根圆锥形,直径 1~4 mm;表面棕黄色,有纵皱纹,具细支根。茎丛生,纤细,长 12~30 cm,暗黄绿色,具纵沟;质脆,易折断,断面中空。叶互生,线状披针形,长 1~3 cm,宽 0.5~1.5 mm,灰绿色。小花单生于叶腋,近无梗。坚果近球形,直径约 2 mm,表面灰黄色,有网状雕纹,有宿存叶状小苞片 2 枚。气微,味淡。以果多、色灰绿、无泥沙者为佳。

【性味归经】味辛、微苦,性寒。归肺经、脾经、肾经。

【功效与主治】清热、利湿、解毒。主治风热感冒、肺痈、乳蛾、淋巴结结核、乳痈、疖肿、淋证、黄疸、腰痛、遗精。

【民族用药经验】

①治风热感冒:百蕊草 15 g,水煎服。(贵州各族均用)

②治肺痈:百蕊草 15 g、金荞麦 15 g,水煎服。(盘州苗族)

③治乳蛾:百蕊草 15 g、八爪金龙 10 g,水煎服。(长顺布依族)

④治乳痈:百蕊草 30 g、蒲公英 30 g,水煎服。(剑河侗族)

⑤治淋证:百蕊草 15 g、四季红 15 g,水煎服。(都匀水族)

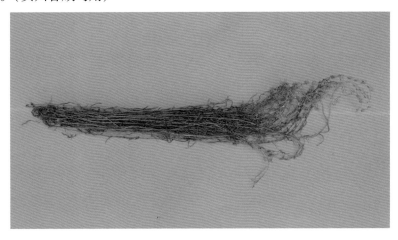

【用法用量】内服:煎汤,9~30 g;或研末;或浸酒。外用:适量,研末

调敷。

【汪按】百蕊草之名始载于《本草图经》,又称百乳草。《贵州民间方药集》称地石榴。《东北草本植物志》称珍珠草。广西称草檀,山东称积药草。本书以百蕊草为药材名和植物名。

《中国药典》1977 年版、《上海市中药材标准》1994 年版,以百蕊草为药材名,百蕊草 *Thesium chinense* Turcz. 为植物名,药用部位以干燥全草收载。

《贵州省中药材、民族药材质量标准》2003 年版,以百蕊草为药材名,百蕊草 *Thesium chinense* Turcz. 为植物名,药用部位以全草收载。

百蕊草为贵州常用黔药,是贵州汉族、苗族、侗族、布依族、水族等民族习用药物。药材来源均为野生。百蕊草具清热、利湿、解毒之功效,故常用于治疗风热感冒、肺痈、乳蛾、淋巴结结核、乳痈、疖肿、淋证、黄疸、腰痛、遗精等。若治风热感冒,以百蕊草 15 g、鱼鳅串 15 g、一点红 10 g、金银花 10 g,水煎服。若治肺脓疡,以百蕊草 20 g、金荞麦 20 g、金银花 15 g、连翘 15 g、板蓝根 15 g、龙葵 15 g,水煎服。若治扁桃体炎,以百蕊草 15 g、八爪金龙 10 g、碎米桠 15 g、见风青 15 g,水煎服。若治淋巴结结核,以百蕊草 15 g、龙葵 15 g、夏枯草 10 g、葎草 10 g,水煎服。若治乳痈,以百蕊草 30 g、蒲公英 30 g、紫花地丁 15 g、金银花 15 g、连翘 15 g、五花血藤 15 g,水煎服。若治淋证,以百蕊草 15 g、车前草 15 g、海金沙藤 15 g、头花蓼 15 g、土茯苓 15 g,水煎服。若治黄疸,以百蕊草 30 g、田基黄 15 g、小龙胆草 15 g、茵陈 15 g、金钱草 15 g,水煎服。若治肾虚腰痛,以百蕊草 15 g、杜仲 15 g、续断 15 g、淫羊藿 10 g,水煎服。若治遗精,以百蕊草 20 g、淫羊藿 10 g、杜仲 10 g、续断 10 g、大夜关门 20 g、金樱子 20 g,水煎服。

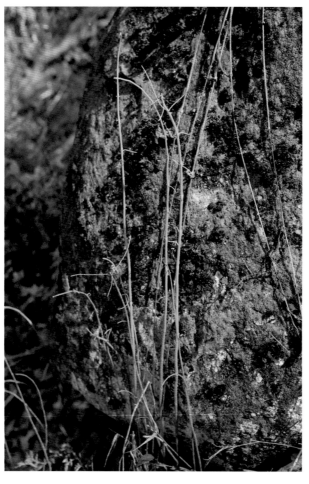
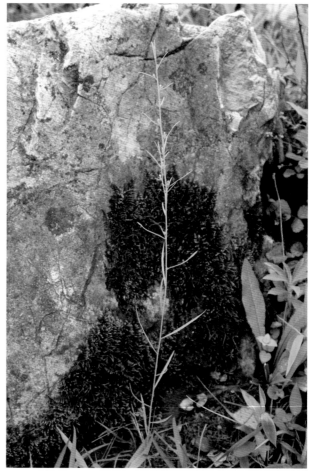

板蓝根 bǎnlángēn

Isatidis Indigoticae Radix

【黔称】板蓝根、北板蓝根（各地均称）。

【民族药名】

苗药名：reib nqit nggab 芮起嘎（黔南苗族）。

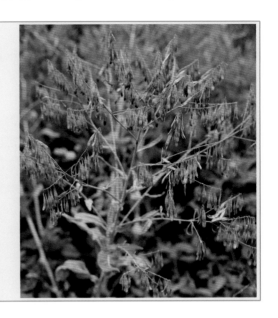

【来源】为十字花科植物菘蓝的根。

【原植物】菘蓝 *Isatis indigotica* Fort. 。

　　二年生草本，高 40～100 cm。茎直立，绿色，顶部多分枝，植株光滑无毛，具白粉。基生叶莲座状，长圆形至宽倒披针形，长 5～15 cm，宽 1.5～4 cm，顶端钝或尖，基部渐狭，全缘或稍具波状齿，具柄。萼片宽卵形或宽披针形，长 2～2.5 mm；花瓣黄白色，宽楔形，长 3～4 mm，顶端近平截形，具短爪。短角果近长圆形，扁平，无毛，边缘有翅；果梗细长，微下垂。种子长圆形，长 3～3.5 mm，淡褐色。花期 4—5 月，果期 5—6 月。

【生境与分布】分布于贵州各地，多系栽培、引种。此外，我国江苏、浙江、福建、河南、广西、台湾等地也有分布。

【采收加工】秋季挖根，去掉茎叶，洗净，晒干，存放于阴凉干燥处以防潮、防虫蛀。

【药材性状】根圆柱形，稍扭曲，长 10～20 cm，直径 0.5～1 cm；表面淡灰黄色或淡棕黄色，有纵皱纹及横生皮孔，并有支根或支根痕；根头略膨大，可见轮状排列的暗绿色或暗棕色叶柄残基、叶柄痕及密集的疣状突起。体实，质略软，断面略平坦，韧皮部黄白色，占半径的 1/2～3/4，木质部黄色。气微，味先微甜后苦、涩。以条长、粗大、体实者为佳。

【性味归经】味苦，性寒。归肝经、胃经。

【功效与主治】清热解毒、凉血利咽。主治温毒发斑、高热头痛、瘟疫、烂喉丹痧、丹毒、痄腮、喉痹、疮肿、水痘、麻疹、肝炎、流行性感冒。

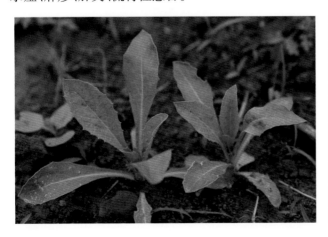

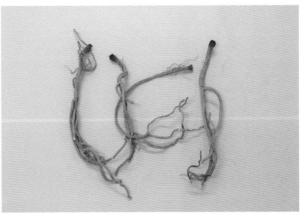

【民族用药经验】

①治感冒发热:板蓝根 15 g,水煎服。（贵州各族均用）

②治疟腮:板蓝根 15 g、鱼鳅串 15 g,水煎服。（盘州苗族）

③治丹毒:板蓝根 15 g、龙葵 15 g,水煎服。（凯里侗族）

④治热毒疮疡:板蓝根 15 g、金银花 15 g,水煎服。（兴义布依族）

⑤治肝炎:板蓝根 15 g、田基黄 15 g,水煎服。（都匀水族）

⑥治咽喉肿痛:板蓝根 15 g、见风青 15 g,水煎服。（惠水毛南族）

⑦治扁平疣:板蓝根 15 g,水煎服。（铜仁土家族）

【用法用量】内服:煎汤,15～30 g,大剂量可用 60～120 g;或入丸、散。外用:适量,煎水熏洗。

【汪按】板蓝根之名始载于《纲目》。《本草便读》称靛青根,《分类草药性》称蓝靛根。本书以板蓝根为药材名,菘蓝为植物名。

　　板蓝根为贵州常用黔药,是贵州汉族、苗族、侗族、布依族、土家族、水族等民族习用药物。药材来源均为栽培。板蓝根具清热解毒、凉血利咽之功效,故常用于治疗温毒发斑、高热头痛、瘟疫、烂喉丹痧、丹毒、疟腮、喉痹、疮肿、水痘、麻疹、肝炎、流行性感冒等。若治温毒发斑,以板蓝根 30 g、大青叶 15 g、金银花 15 g、连翘 15 g、鱼鳅串 15 g、贯叶连翘 15 g,水煎服。若治高热头痛,以板蓝根 15 g、鱼鳅串 15 g、马鞭草 15 g、见风青 15 g,水煎服。若治丹毒,以板蓝根 30 g、泥胡菜 15 g、野菊花 15 g、鸭跖草 15 g、蒲公英 15 g、十大功劳 10 g,水煎服。若治咽喉肿痛,以板蓝根 15 g、碎米桠 10 g、八爪金龙 10 g,水煎服。若治疮痈肿毒,以板蓝根 30 g、十大功劳 10 g、金银花 10 g、连翘 10 g、蒲公英 10 g、紫花地丁 10 g,水煎服。若治水痘,以板蓝根 10 g、大青叶 6 g、金银花 6 g、连翘 6 g,水煎服。若治肺炎,以板蓝根 15 g、鱼腥草 15 g、金银花 10 g、连翘 10 g,水煎服。若治肝炎,以板蓝根 15 g、田基黄 15 g、大马蹄草 15 g、清明菜 15 g、六月雪 15 g,水煎服。若治感冒发热,以板蓝根 10 g、鱼鳅串 15 g、草玉梅 10 g,水煎服。

　　十字花科植物菘蓝 *Isatis indigotica* Fort. 的干燥根习称北板蓝根,贵州原不产,为引种栽培品种,为贵州常用板蓝根品种之一。

　　贵州本地所产板蓝根为爵床科植物马蓝 *Baphicacanthus cusia* (Nees) Bremek. 的干燥根,习称南板蓝根。其叶含有靛蓝,经空气氧化能产生靛蓝,靛蓝为贵州少数民族染衣所用。

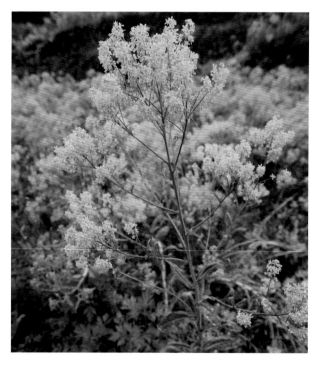
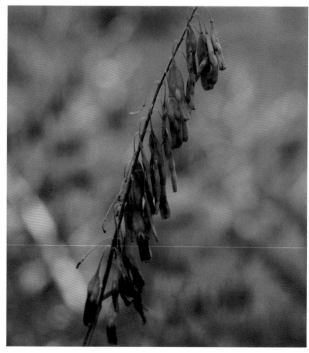

遍地金 biàndìjīn

Hyperici Wightiani Herba

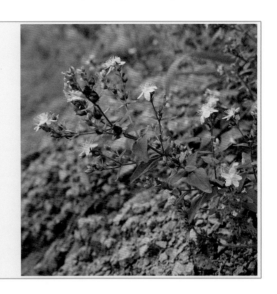

【黔称】小过路黄(龙里),遍地金(各地均称)。

【民族药名】

水药名:ʔma¹ ma:n³ 骂慢(三都水族)。

【来源】为藤黄科植物遍地金的全草。

【原植物】遍地金 *Hypericum wightianum* Wall. ex Wight et Arn. 。

一年生草本,高 13~35 cm。根茎短而横走,有多数黄棕色纤维状须根;茎披散或直立,绿色或白绿色,圆柱形,具不明显的线棱,无毛,侧生小枝无或生长不规则。叶无柄,卵形或宽椭圆形,长 1~2.5 cm,宽 0.5~1.5 cm,先端圆,基部略呈心形,抱茎,边缘全缘但常有具柄的黑腺毛,上面绿色,下面淡绿色,散布透明的腺点;侧脉每边 2~3 条,与中脉在上面凹陷,在下面明显。花序顶生,为二歧状聚伞花序,具黑色腺毛;花小,直径约 6 mm,斜展;花梗长 2~3 mm;萼片长圆形或椭圆形,长 2.5~5 mm,宽约 1.5 mm,先端渐尖,边缘有具柄的黑腺齿,并散生黑腺点;花瓣黄色,椭圆状卵形,长 3~5 mm,先端锐尖,边缘及上部有黑腺点;雄蕊多数,3 束,每束有雄蕊 8~10 枚;花丝略短于花瓣;花药黄色,有黑腺点;子房卵珠形,长约 3 mm,3 室;花柱 3 枚,自基部叉分,几与子房等长。蒴果近圆球形或圆球形,长约 6 mm,宽约 4 mm,红褐色。种子褐色,圆柱形,长约 0.5 mm,表面有细蜂窝纹。花期 5—7 月,果期 8—9 月。

【生境与分布】生于海拔 800~2800 m 的山坡、林下、田野或路旁草丛中。分布于贵州的沿河、松桃、威宁、安龙、望谟、罗甸、惠水、息烽等地。此外,我国四川、云南等地也有分布。

【采收加工】夏季采收,洗净,晒干。

【药材性状】本品皱缩成团,叶多破碎,完整者呈卵形或宽椭圆形;根茎短而横走,具多数须根。气微,味苦。

【性味归经】味苦、涩,性寒。归肝经、脾经。

【功效与主治】清热解毒、止泻。主治小儿鹅口疮、小儿肺炎、口腔炎、乳痈、黄水疮、毒蛇咬伤、腹泻、久痢。

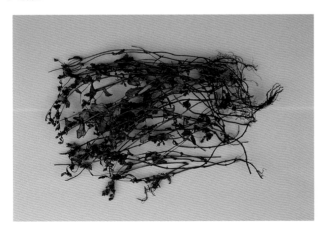

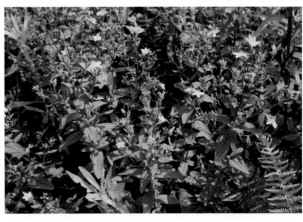

【民族用药经验】

①治乳痈:遍地金15 g,水煎服。(贵州各族均用)

②治小儿鹅口疮:遍地金6 g、金银花6 g、大青叶6 g,水煎服。(罗甸苗族)

③治口腔炎:遍地金15 g、温大青15 g,水煎服。(惠水苗族)

④治小儿肺炎:遍地金10 g、鱼腥草10 g,水煎服。(望谟布依族)

⑤治腹泻:遍地金15 g、刺梨根15 g,水煎服。(大方彝族)

【用法用量】内服:煎汤,6~15 g。外用:适量,捣烂敷。

【注按】遍地金之名始载于《滇南本草》,又称小仙药、小化血;《云南中药志》称蚂蚁草、小黄花香、田基黄、痧子草、青鱼胆、肝炎草、地耳草、对叶草,《广西药用植物名录》称千锤散、大田基黄,《中国药用植物图鉴》称滇金丝桃。四川称蚁药、苍蝇草,云南称毒蛇草。本书以遍地金为药材名和植物名。

遍地金为贵州常用黔药,是贵州汉族、苗族、布依族、彝族等民族习用药物。药材来源均为野生。遍地金具清热解毒、止泻之功效,故常用于治疗小儿鹅口疮、小儿肺炎、口腔炎、乳痈、黄水疮、毒蛇咬伤、腹泻、久痢等。若治小儿鹅口疮,以遍地金10 g、温大青10 g、委陵菜10 g、地星宿10 g,水煎服。若治小儿肺炎,以遍地金10 g、金银花10 g、连翘10 g、鱼鳅串10 g、鱼腥草10 g,水煎服。若治口腔炎,以遍地金15 g、铁扫帚10 g、虎耳草10 g、天青地白10 g、草玉梅10 g,水煎服。若治乳痈,以遍地金15 g、蒲公英15 g、金银花15 g、龙葵15 g、贯叶连翘15 g、鹿药10 g,水煎服。若治久泻,以遍地金15 g、大夜关门15 g、刺梨根15 g、朝天罐15 g,水煎服。若治痢疾,以遍地金15 g、尖子木15 g、肖梵天花15 g、铁苋菜15 g、算盘子15 g,水煎服。

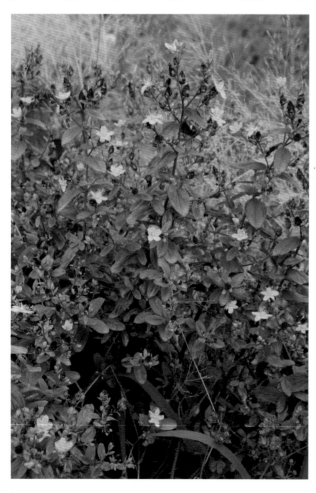
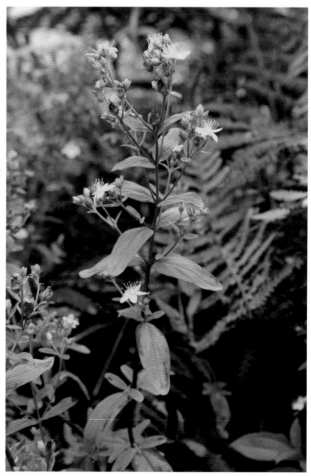

草果药 cǎoguǒyào

Hedychii Spicati Rhizoma

【黔称】草果药(各地均称)。

【民族药名】

苗药名:nal hab 拿哈(黄平苗族)。

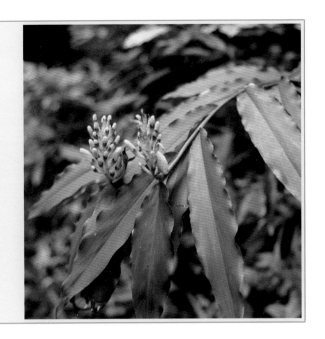

【来源】为姜科植物草果药的根茎。

【原植物】草果药 *Hedychium spicatum* Ham. ex Smith。

多年生草本,高约 1 m。根茎块状。叶无柄,或具长 1 ~ 1.5 cm 的柄;叶舌长 1.5 ~ 2.5 cm,膜质,全缘;叶片长圆形或长圆状披针形,长 10 ~ 40 cm,宽 4 ~ 12 cm,上下两面无毛或下面被极稀疏的长柔毛。穗状花序长约 20 cm;苞片长圆形,长约 2.5 cm,每枚苞片内有花 1 朵;花萼管长 3 ~ 3.5 cm;花冠黄色,长 5 ~ 6.5 cm,裂片线形,长约 2.5 cm;侧生退化雄蕊匙形,白色,较花冠裂片稍长;唇瓣倒卵形,长 2.5 ~ 3 cm,深 2 裂,白色或黄色;花丝淡红色,较唇瓣为短。蒴果球形,直径约 1.5 cm,熟时开裂为 3 瓣。花期 6—7 月,果期 10—11 月。

【生境与分布】生于海拔 1200 ~ 2900 m 的山地密林或灌丛中。分布于贵州的威宁、大方、兴义、兴仁、普安、安龙、贞丰等地。此外,我国四川、云南、西藏等地也有分布。

【采收加工】秋季采收,鲜用或切片晒干。

【药材性状】根茎块状,3 ~ 8 个纺锤形根茎相连,长 12 ~ 34 cm,直径 2 ~ 5 cm,须根长 9 ~ 45 cm。气微,味淡。

【性味归经】味辛、微苦,性温。归脾经、胃经。

【功效与主治】温中、理气、止痛。主治胃脘寒痛、消化不良、膝关节痛。

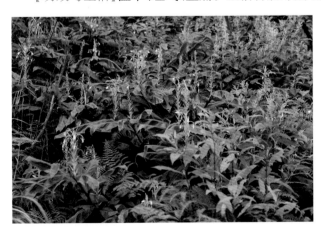

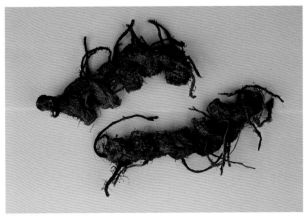

【民族用药经验】

①治胃脘寒痛：草果药 10 g，水煎服。（贵州各族均用）

②治消化不良：草果药 10 g、鸡矢藤 10 g，水煎服。（贞丰布依族）

③治膝关节痛：草果药 10 g、川牛膝 10 g，水煎服。（安龙布依族）

【用法用量】内服：煎汤，3～10 g。外用：适量，鲜品捣烂敷。

【汪按】草果药之名始载于《滇南本草》。《昆明药用植物调查报告》称土良姜，《云南中草药》称野姜、良姜，《中国高等植物图鉴》称长穗姜花。本书以草果药为药材名和植物名。

草果药为贵州常用黔药，是贵州汉族、布依族等民族习用药物。药材来源均为野生。草果药具温中、理气、止痛之功效，故常用于治疗胃脘寒痛、消化不良、膝关节痛等。若治胃脘寒痛，以草果药 10 g、骚羊古 10 g、刺梨根 10 g、臭山羊 10 g，水煎服；或以草果药 10 g、鸡矢藤 10 g、五香血藤 10 g、山乌龟 6 g，水煎服。若治消化不良，以草果药 10 g、山楂 10 g、鸡内金 6 g，水煎服。若治膝关节痛，以草果药 10 g、五花血藤 10 g、五香血藤 10 g、小果微花藤 10 g，水煎服；或以草果药 10 g、大红袍 10 g、大风藤 10 g、黑骨藤 10 g、三甲皮 10 g，水煎服；或以新鲜草果药适量，捣烂敷。

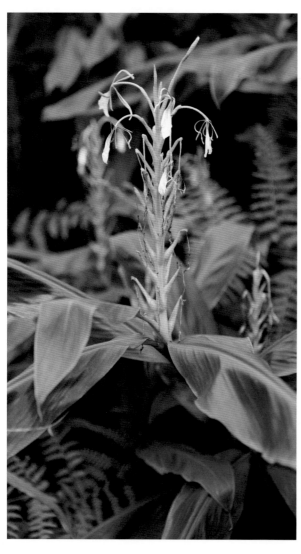
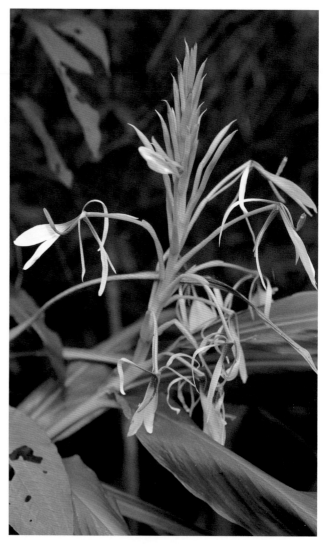

插田泡果 chātiánpàoguǒ

Rubi Coreani Fructus

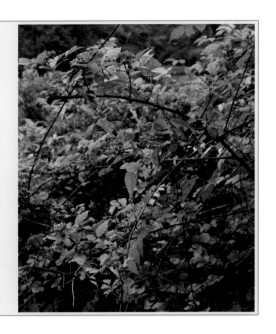

【黔称】插田泡果（各地均称）。

【民族药名】

水药名：$tum^6 pa:k^8$ 豆八（荔波水族）。

【来源】为蔷薇科植物插田泡的果实。

【原植物】插田泡 *Rubus coreanus* Miq.。

灌木，高 1 ~ 3 m。茎直立或弯曲呈拱形，红褐色，有钩状的扁平皮刺。奇数羽状复叶；叶柄长 2 ~ 4 cm，和叶轴均散生小皮刺；托叶条形；小叶 5 ~ 7 枚；顶生小叶叶柄长 1 ~ 2 cm，侧生小叶近无柄；小叶卵形、椭圆形或菱状卵形，长 3 ~ 6 cm，宽 1.5 ~ 4 cm，先端急尖，基部宽楔形或近圆形，边缘有不整齐锥状锐锯齿或缺刻状粗锯齿，下面灰绿色，沿叶脉有柔毛或茸毛。伞房花序顶生或腋生；总花梗和花梗有柔毛；花直径 8 ~ 10 mm，红色；萼片卵状披针形，外面有毛。聚合果卵形，直径约 5 mm，红色。花期 4—6 月，果期 6—8 月。

【生境与分布】生于海拔 100 ~ 1700 m 的山坡灌丛中或河边、路旁。分布于贵州各地。此外，我国江苏、浙江、江西、福建、陕西、甘肃、河南、湖北、湖南、四川、新疆等地也有分布。

【采收加工】6—8 月果实近成熟时采摘，晒干。

【药材性状】聚合果单个或数个成束，单个近球形，直径约 4 mm，基部较平坦，表面淡绿色、灰棕色、红棕色或紫色，周围有许多小核果密布，近于无毛。宿萼棕褐色，5 裂。气微，味酸、甜。

【性味归经】味甘、酸，性温。归肝经、肾经。

【功效与主治】补肾固精、平肝明目。主治阳痿、遗精、遗尿、白带、不孕症、胎动不安、风眼流泪、目生翳障。

【民族用药经验】

①治阳痿：插田泡果 30 g，水煎服。（贵州各族均用）

②治白带：插田泡果 30 g，土茯苓 30 g，水煎服。（雷山苗族）

③治风眼流泪：插田泡果 15 g，菟丝子 10 g，水煎服。（凯里侗族）

【用法用量】内服：9 ~ 30 g。

【汪按】插田泡果之名始载于《贵州民间方药集》。《别录》称覆盆子，《纲目》称插田藨、乌藨子、大麦莓、栽

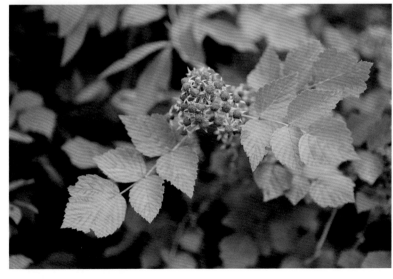

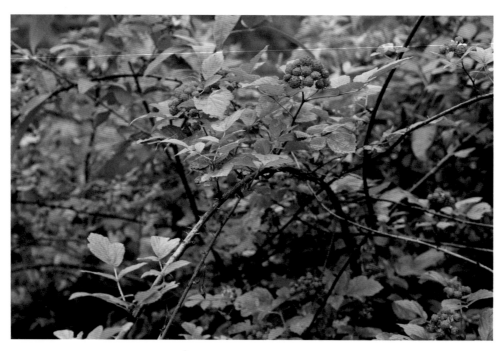

秧藨，《湖南药物志》称高丽悬钩子果实，《草本便方今释》称大乌泡果。本书以插田泡果为药材名，插田泡为植物名。

插田泡果为贵州常用黔药，是贵州汉族、苗族、侗族、布依族等民族习用药物。药材来源均为野生。插田泡果具补肾固精、平肝明目之功效，故常用于治疗阳痿、遗精、遗尿、白带、不孕症、胎动不安、风眼流泪、目生翳障等。若治阳痿，以插田泡果 15 g、淫羊藿 10 g、骚羊古 10 g，水煎服。若治遗精，以插田泡果 15 g、杜仲 10 g、续断 10 g、大夜关门 15 g，水煎服。若治遗尿，以插田泡果 15 g、截叶铁扫帚 10 g、大夜关门 10 g、覆盆子 10 g、金荞麦 10 g，水煎服。若治白带，以插田泡果 15 g、琉璃草 10 g、凤尾草 10 g、点地梅 6 g，水煎服。若治不孕症，以插田泡果 15 g、淫羊藿 10 g、金灯藤 10 g、杜仲 10 g、骚羊古 10 g、血人参 10 g，水煎服。若治风眼流泪，以插田泡果 15 g、菊花 10 g、枸杞 10 g、田基黄 10 g，水煎服。

《别录》称本品为"覆盆子"，但此"覆盆子"非现代药用的覆盆子。现代药用覆盆子为蔷薇科悬钩子属植物掌叶覆盆子 *Rubus chingii* Hu 的果实。故应注意区别。

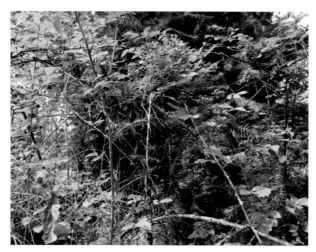

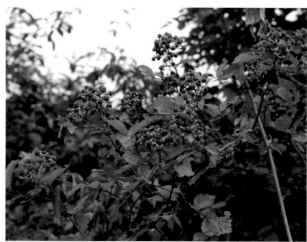

茶树根 cháshùgēn

Camelliae Sinensis Radix

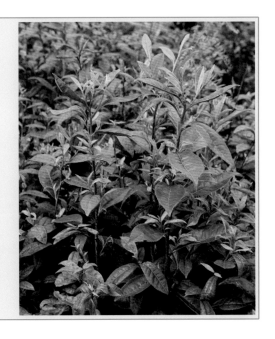

【黔称】茶树根(各地均称)。

【民族药名】

苗药名:ghob jongx wat nzal 各腈娃渣(黔东南苗族)。

侗药名:meix xeec 美穴(黔东南侗族)。

【来源】为山茶科植物茶的根。

【原植物】茶 *Camellia sinensis*(L.)O. Ktze. 。

灌木或小乔木,嫩枝无毛。叶革质,长圆形或椭圆形,长 4～12 cm,宽 2～5 cm,先端钝或尖锐,基部楔形,上面发亮,下面无毛或初时有柔毛,边缘有锯齿;侧脉 5～7 对;叶柄长 3～8 mm,无毛。花 1～3 朵腋生,白色;花柄长 4～6 mm,有时稍长;苞片 2 枚,早落;萼片 5 枚,阔卵形至圆形,长 3～4 mm,无毛,宿存;花瓣5～6 片,阔卵形,长 1～1.6 cm,基部略连合,背面无毛,有时有短柔毛;雄蕊长 8～13 mm,基部连生 1～2 mm;子房密生白毛;花柱无毛,先端 3 裂,裂片长 2～4 mm。蒴果球形,直径 1.1～1.5 cm,有种子 1～2 粒。花期10 月至第二年 2 月。

【生境与分布】贵州各地均有栽培。此外,我国江苏、安徽、浙江、江西、湖北、四川、云南、陕西等地也有栽培。

【采收加工】全年均可采挖,鲜用或晒干。

【药材性状】根圆柱形,粗细不一,有分枝,表面灰白色至灰褐色,刮去灰白色栓皮的木质部呈棕褐色。质坚实,不易折断,断面木质部淡黄色至棕黄色,纹理细致。气微,味微苦。

【性味归经】味苦,性凉。归心经、肾经。

【功效与主治】强心利尿、活血调经、清热解毒。主治心绞痛、水肿、肝炎、痛经、疮疡肿毒、口疮、水火烫伤、带状疱疹、牛皮癣。

【民族用药经验】

①治疮痈肿毒:茶树根 15 g,水煎服。(贵州各族均用)

②治口疮:茶树根 15 g、黄连6 g,水煎服。(毕节苗族)

③治水火烫伤:茶树根 15 g、虎杖 15 g,水煎服。(剑河侗族)

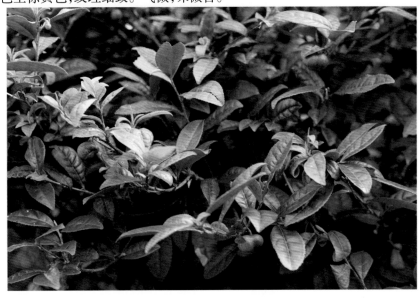

④治牛皮癣：茶树根15 g、廊茵15 g，水煎服。（惠水布依族）

【用法用量】内服：煎汤，15～30 g，大量可用至60 g。外用：适量，煎水熏洗；或磨醋涂。

【汪按】茶树根之名始载于《纲目拾遗》。本书以茶树根为药材名，茶为植物名。

《上海市中药材标准》1994年版，以茶树根为药材名，茶 *Camellia sinensis* O. Ktze. 为植物名，药用部位以干燥根收载。

茶树根为贵州常用黔药，是贵州汉族、苗族、侗族、布依族等民族习用药物。药材来源均为栽培。茶树根具强心利尿、活血调经、清热解毒之功效，故常用于治疗心绞痛、水肿、肝炎、痛经、疮痈肿毒、口疮、水火烫伤、带状疱疹、牛皮癣等。若治冠心病，以茶树根15 g、丹参10 g，水煎服。若治肝炎，以茶树根15 g、田基黄10 g、虎杖10 g、小龙胆草10 g，水煎服。若治口疮，以茶树根15 g、龙葵10 g、毛秀才10 g，水煎服。若治痛经，以茶树根15 g、五花血藤10 g、油麻血藤15 g、月季花6 g、生姜3片，水煎服。若治疮痈肿毒，以茶树根15 g、金银花15 g、连翘10 g、见风青15 g、野菊花10 g、蒲公英15 g，水煎服。若治水火烫伤，以茶树根15 g、虎杖15 g、四季青10 g、蒲公英15 g、紫花地丁15 g、黄芩10 g、黄连6 g、黄柏10 g，水煎服。若治带状疱疹，以茶树根30 g磨醋涂；或以茶树根15 g、夏枯草15 g、栀子10 g、滇龙胆6 g、鸡矢藤15 g、七叶莲15 g、廊茵15 g，水煎服。若治牛皮癣，以茶树根15 g、一枝黄花10 g、廊茵10 g、地肤子10 g、五花血藤10 g、五香血藤10 g、油麻血藤10 g，水煎服。

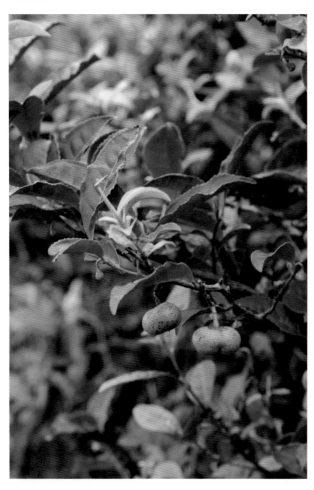
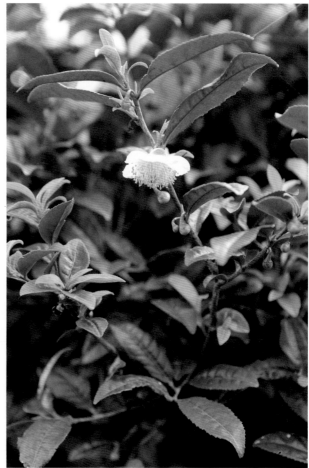

柽柳 chēngliǔ

Tamaricis Chinensis Racemus cum Folio

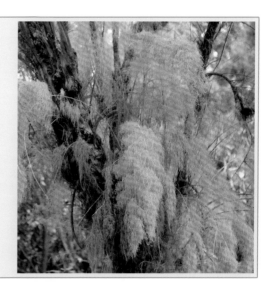

【黔称】观音柳(贵阳),三春柳(各地均称)。

【民族药名】

水药名:mai⁴ miŋ² no³梅民多(三都水族)。

【来源】为柽柳科植物柽柳的嫩枝叶。

【原植物】柽柳 *Tamarix chinensis* Lour.。

灌木或小乔木,高3~6 m。幼枝柔弱,开展而下垂,红紫色或暗紫色。叶鳞片状、钻形或卵状披针形,长1~3 mm,半贴生,背面有龙骨状脊。每年开花2~3次;春季在去年生小枝节的上侧生总状花序,花稍大而稀疏;夏季、秋季在当年生幼枝的顶端形成总状花序组成顶生大型圆锥花序,常下弯,花略小而密生,每朵花具1枚线状钻形的绿色小苞片;花5朵,粉红色;萼片卵形;花瓣椭圆状倒卵形,长约2 mm;雄蕊着生于花盘裂片之间,长于花瓣;子房圆锥状瓶形,花柱3枚,棍棒状。蒴果长约3.5 mm,3瓣裂。花期4—9月,果期6—10月。

【生境与分布】贵州大部分地区有栽培。此外,我国辽宁、河北、山东、江苏、安徽、河南等地有分布,我国东部至西南部各地也有栽培。

【采收加工】未开花时采下幼嫩枝梢,阴干。

【药材性状】枝细圆柱形,直径0.5~1.5 mm,表面黄绿色,节较密;叶钻形或卵状披针形,长1~3 mm,背面有龙骨状脊。质脆,易折断,断面黄白色,中心有髓。气微,味淡。以枝叶细嫩、色绿者为佳。

【性味归经】味甘、辛,性平。归肺经、胃经、心经。

【功效与主治】疏风、解表、透疹、解毒。主治风热感冒、麻疹初起、疹出不透、风湿痹痛、皮肤瘙痒。

【民族用药经验】

①治麻疹初起:柽柳15 g,水煎服。(贵州各族均用)

②治麻疹透发不畅:柽柳15 g、蝉蜕10 g,水煎服。(都匀苗族)

③治风热感冒:柽柳15 g、荆芥10 g,水煎服。(贞丰布依族)

④治皮肤瘙痒:柽柳15 g、地肤子15 g、蛇倒退15 g,水煎服。(都匀水族)

【用法用量】内服:煎汤,10~15 g;或入散剂。外用:适量,煎水擦洗。

【汪按】柽柳之名始载于《本草图经》,又称春柳。《三辅旧事》称人柳,《日华子》称赤柽木,《开宝本草》称三春柳,《本草衍义》称三眠柳,《履巉岩本草》称长寿仙人柳,《卫生易简方》称观音柳,《纲目》称垂丝柳、雨丝、蜀柳,《本草汇言》称西河柳,《本草备要》称赤柽柳,《山西中草药》称山柽柳,《中国树木分类学》称西湖柳、红筋条,《中国高等植物图鉴》称桧柽柳,《中药大辞典》称华北柽柳、钻天柳、溪河柳、香椿柳。江苏称西湖杨,山东称红荆条,新疆称红柳。本书以柽柳为药材名和植物名。

《中国药典》2010年版、2005年版、2000年版、1995年版、1990年版,以西河柳为药材名,柽柳 *Tamarix chinensis* Lour. 为植物名,药用部位以干燥细嫩枝叶收载。

《中国药典》1985 年版、1977 年版、1963 年版,以西河柳(山川柳)为药材名,柽柳 *Tamarix chinensis* Lour. 为植物名,药用部位以干燥细嫩枝叶收载。

《贵州省中药材、民族药材质量标准》(附录)2003 年版,以三春柳为药材名,柽柳 *Tamarix chinensis* Lour. 为植物名,药用部位以干燥细嫩枝叶收载。

《内蒙古蒙药材标准》1987 年版、《新疆维吾尔自治区药品标准》(第二册)1980 年版,以山川柳为药材名,柽柳 *Tamarix chinensis* Lour. 为植物名,药用部位以干燥细嫩枝叶收载。

柽柳为贵州常用黔药,是贵州汉族、苗族、侗族、布依族、水族等民族习用药物。药材来源均为栽培。柽柳具疏风、解表、透疹、解毒之功效,故常用于治疗风热感冒、麻疹初起、疹出不透、风湿痹痛、皮肤瘙痒等。若治风热感冒,以柽柳 15 g、鱼鳅串 10 g、温大青 10 g,水煎服。若治麻疹初起、疹出不透,以柽柳 15 g、荆芥 10 g、薄荷 10 g、蝉蜕 10 g,水煎服。若治风湿痹痛,以柽柳 15 g、铁筷子 10 g、黑骨藤 10 g、铁冬青 10 g、铁包金 10 g、五花血藤 15 g、大血藤 15 g、黑老虎 15 g,水煎服。若治关节红肿疼痛,以柽柳 15 g、川木通 10 g、昆明鸡血藤15 g、小果微花藤 10 g、大风藤 10 g、透骨香 10 g、路路通 15 g,水煎服。若治急性肾炎水肿,以柽柳 30 g、猫须草 10 g,水煎服。若治皮肤瘙痒,以柽柳 15 g、地肤子 10 g、蛇床子 10 g、蝉蜕 10 g,水煎服。

柽柳为古今治疗麻疹的常用药,缪希雍曰:"赤柽木,近世又以治痧疹热毒不能出,用为发散之神药。"倪朱谟也云:"柽柳,解痧毒之药也。"随着麻疹疫苗的问世,麻疹得到控制,使用柽柳透疹的逐渐减少;但柽柳疏风、解表、解毒之功效,仍发挥重要作用。

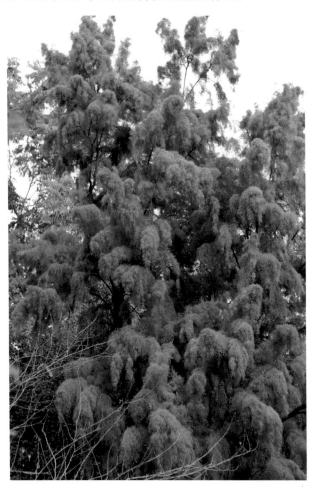
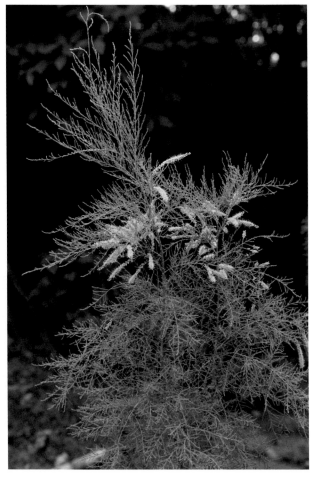

樗白皮 chūbáipí

Ailanthi Altissimae Cortex

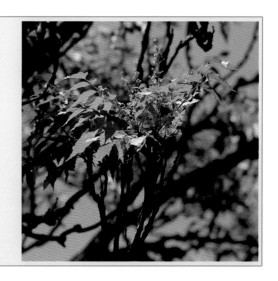

【黔称】臭椿皮(各地均称)。

【民族药名】

苗药名:det wob yangl 豆窝央(黄平苗族)。

【来源】为苦木科植物臭椿的根皮或树皮。

【原植物】臭椿 *Ailanthus altissima*(Mill.)Swingle。

落叶乔木,高可达 20 m。树皮平滑,有直的浅裂纹;嫩枝赤褐色,被疏柔毛。奇数羽状复叶互生,长 45 ~ 90 cm;小叶 13 ~ 25 枚,揉搓后有臭味,卵状披针形,长 7 ~ 12 cm,宽 2 ~ 4.5 cm,先端渐尖,基部斜截形,全缘,仅在基部通常有 1 ~ 2 对粗锯齿,齿顶端背面有 1 枚腺体。圆锥花序顶生;花杂性,白色带绿色;雄花有雄蕊 10 枚;心皮 5 枚,柱头 5 裂。翅果长圆状椭圆形,长 3 ~ 5 cm。花期 4—5 月,果期 8—9 月。

【生境与分布】生于山坡疏林中。分布于贵州各地。

【采收加工】春季、夏季剥取树皮或根皮,刮去粗皮,切丝,晒干。

【药材性状】根皮扁平块状或不规则卷片状,长宽不一,厚 2 ~ 10 mm;外表面灰黄色或黄棕色,粗糙,皮孔明显,纵向延长,微突起,有时外面栓皮剥落,呈淡黄白色;内表面淡黄色,较平坦,密布细小菱形小点或小孔。质坚脆,折断面强纤维性,易与外皮分离。微有油腥臭气,折断后更甚,味苦。树皮多呈扁平块状,厚 3 ~ 5 mm或更厚;外表面暗灰色至灰黑色,具不规则裂纹,皮孔大,去除栓皮后呈淡棕黄色;折断面颗粒性。以无粗皮、肉厚、内面黄白色者为佳。

【性味归经】味苦、涩,性寒。归大肠经、胃经、肝经。

【功效与主治】清热燥湿、涩肠、止血、止带、杀虫。主治泄泻、痢疾、便血、崩漏、痔疮出血、带下、蛔虫病、疮癣。

【民族用药经验】

①治痢疾:樗白皮 10 g,水煎服。(贵州各族均用)

②治久泻久痢:樗白皮 10 g、天青地白 10 g,水煎服。(贵定苗族)

③治崩漏:樗白皮 10 g、杨梅根皮 10 g,水煎服。(龙里布依族)

④治便血:樗白皮 10 g、大乌泡 10 g、过路黄 10 g,水煎服。(惠水布依族)

⑤治带下:樗白皮 10 g、车前子 10 g,水煎服。(剑河侗族)

⑥治疮癣:樗白皮 15 g、蛇床子 10 g,水煎服。(都匀水族)

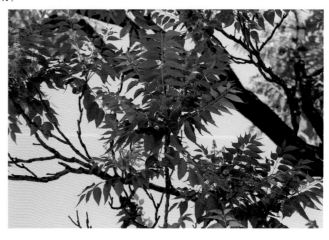

【用法用量】内服:煎汤,6~15 g;或入丸、散。外用:适量,煎水洗;或熬膏涂。

【汪按】樗白皮之名始载于《药性论》。《本草拾遗》称山椿、虎目,《四声本草》称虎眼树,《本草图经》称鬼目,《纲目》称大眼桐,《中药大辞典》称樗树、白椿,《滇南本草》称臭椿皮,《陕西中药志》称苦椿皮。本书以樗白皮为药材名,臭椿为植物名。

《中国药典》2010 年版、2005 年版、2000 年版、1995 年版、1990 年版、1985 年版、1977 年版,《新疆维吾尔自治区药品标准》(第二册)1980 年版,以椿皮为药材名,臭椿 *Ailanthus altissima* (Mill.) Swingle 为植物名,药用部位以干燥根皮或干皮收载。

《中国药典》1963 年版,以椿皮为药材名,臭椿 *Ailanthus altissima* Swingle 为植物名,药用部位以干燥根皮或干皮收载。

《中华中药典》(台湾)2004 年版,以臭椿皮为药材名,臭椿(樗白)*Ailanthus altissima* (Mill.) Swingle 为植物名,药用部位以干燥根皮或干皮收载。

樗白皮为贵州常用黔药,是贵州汉族、苗族、侗族、布依族等民族习用药物。药材来源均为野生。樗白皮具清热燥湿、涩肠、止血、止带、杀虫之功效,故常用于治疗泄泻、痢疾、便血、崩漏、痔疮出血、带下、蛔虫病、疮癣等。若治泄泻,以樗白皮 10 g、金樱根 10 g、金荞麦 10 g、鸡矢藤 10 g,水煎服。若治痢疾,以樗白皮 15 g、委陵菜 15 g、小夜关门 10 g、野牡丹 10 g、车前草 10 g,水煎服。若治便血,以樗白皮 10 g、地榆 10 g、地锦 10 g、紫珠根 15 g、苦参 10 g,水煎服。若治崩漏,以樗白皮 15 g、血盆草 15 g、花蝴蝶 10 g、大叶紫珠 10 g,水煎服。若治痔疮出血,以樗白皮 15 g、大毛香 10 g、支柱蓼 10 g、风轮草 10 g、血人参 10 g,水煎服。若治带下,以樗白皮 10 g、委陵菜 10 g、蜀葵叶薯蓣 10 g、锦鸡儿 10 g、鸡冠花 6 g,水煎服。若治阴痒,以樗白皮 10 g、地肤子 10 g、蛇床子 10 g、龙葵 10 g,水煎服。若治尿路感染,以樗白皮 10 g、车前草 10 g、头花蓼 10 g、川木通 10 g,水煎服。若治疮癣,以樗白皮 10 g、龙葵 10 g、黄柏 10 g、蛇倒退 10 g、苦参 6 g,水煎服。

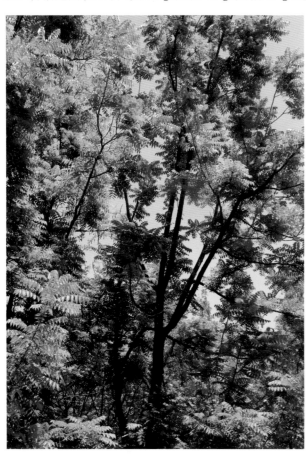
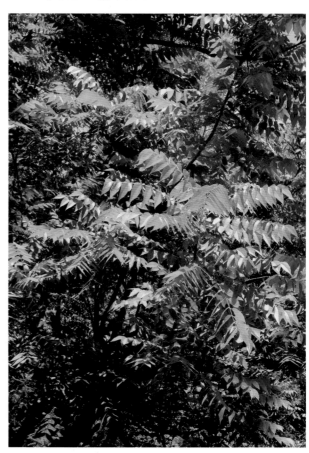

川莓 chuānméi

Rubi Setchuenensis Radix

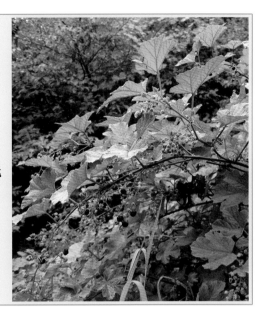

【黔称】大乌泡(贵阳),倒生根(都匀),黄水泡(罗甸),无刺乌泡(榕江),乌泡(望谟),大乌泡根(各地均称)。

【民族药名】

水药名:tum 懂(三都水族)。

【来源】为蔷薇科植物川莓的根。

【原植物】川莓 *Rubus setchuenensis* Bureau et Franch.。

落叶灌木,高 2 ~ 3 m。小枝圆柱形,密被淡黄色柔毛,老时脱落,无刺。单叶,近圆形或宽卵形,直径 7 ~ 15 cm,顶端钝圆或近截形,基部心形,上面粗糙,无毛或仅沿叶脉稍具柔毛,下面密被灰白色茸毛,有时茸毛逐渐脱落,叶脉突起,基部具掌状五出脉,侧脉 2 ~ 3 对,边缘 5 ~ 7 浅裂,裂片钝圆或急尖并再浅裂,有不整齐浅钝锯齿;叶柄长 3 ~ 7 cm,具浅黄色柔毛,常无刺;托叶离生,卵状披针形,顶端条裂,早落。狭圆锥花序,顶生或腋生,或花少数簇生于叶腋;总花梗和花梗均密被浅黄色柔毛;花梗长约 1 cm;苞片与托叶相似;花直径 1 ~ 1.5 cm;花萼外密被浅黄色茸毛和柔毛;萼片卵状披针形,顶端尾尖状,全缘或外萼片顶端浅条裂,在果期直立,稀反折;花瓣倒卵形,紫红色,基部具爪,比萼片短很多;雄蕊较短,花丝线形;雌蕊无毛,花柱比雄蕊长。果实半球形,直径约 1 cm,黑色,无毛,常包藏在宿萼内,核较光滑。花期 7—8 月,果期 9—10 月。

【生境与分布】生于山坡、路旁、林缘或灌丛中。分布于贵州各地。此外,我国湖北、湖南、广西、四川、云南等地也有分布。

【采收加工】秋季、冬季挖根,洗净,晒干。

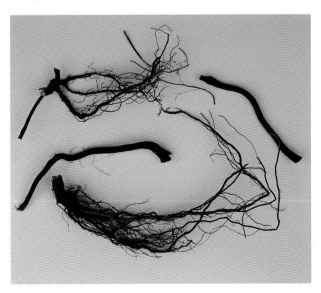

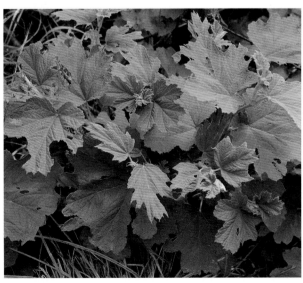

【药材性状】根较长,表面红棕色,质脆,易折断,断面黄白色,木质部较大,木射线明显,放射状排列。气微,味微酸。

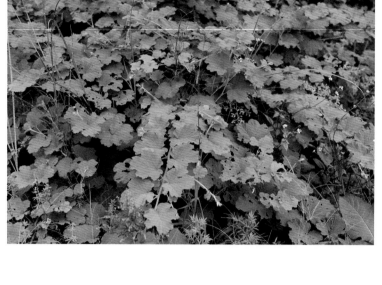

【性味归经】味酸、咸,性平。归肝经、肾经。

【功效与主治】清热凉血、活血接骨。主治吐血、咯血、痢疾、月经不调、瘰疬、跌打损伤、骨折。

【民族用药经验】

①治血热吐血、咯血:川莓 30 g,水煎服。(贵州各族均用)

②治咯血:川莓 15 g、大叶紫珠 15 g,水煎服。(龙里苗族)

③治痢疾:川莓 15 g、天青地白 15 g,水煎服。(惠水布依族)

④治月经不调:川莓 15 g、对叶莲 15 g,水煎服。(剑河侗族)

⑤治跌打损伤:川莓 15 g、水冬瓜 15 g,水煎服。(江口土家族)

【用法用量】内服:煎汤,15 ~ 30 g;或浸酒;或炖肉。外用:适量,捣烂敷。

【汪按】川莓之名始载于《四川常用中草药》。《贵州草药》称大乌泡、倒生根、黄水泡、无刺乌泡。本书以川莓为药材名和植物名。

川莓为贵州常用黔药,是贵州汉族、苗族、侗族、布依族、土家族、水族等民族习用药物。药材来源均为野生。川莓具清热凉血、活血接骨之功效,故常用于治疗吐血、咯血、痢疾、月经不调、瘰疬、跌打损伤、骨折等。若治吐血,以川莓 15 g、仙鹤草 15 g、紫珠叶 15 g、朱砂莲 15 g,水煎服。若治咯血,以川莓 15 g、矮地茶 15 g、白及 15 g、血盆草 15 g、蚊母草 15 g,水煎服。若治痢疾,以川莓 30 g、苦参 10 g、铁苋菜 10 g、天青地白 10 g,水煎服。若治痛经,以川莓 15 g、五花血藤 10 g、五香血藤 10 g、八月瓜根 15 g,水煎服。若治跌打损伤,以川莓 30 g、见血飞 15 g、臭山羊 10 g、连钱草 10 g、乌蔹莓 15 g,水煎服。若治骨折(复位后),以川莓 15 g、杜仲 15 g、续断 15 g、淫羊藿 10 g、油麻藤 15 g,水煎服;或以川莓、乌蔹莓、猪殃殃、点地梅各等量,捣烂敷。

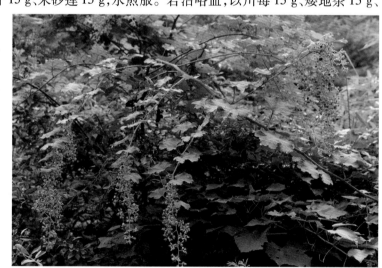

川莓叶 chuānméiyè

Rubi Setchuenensis Folium

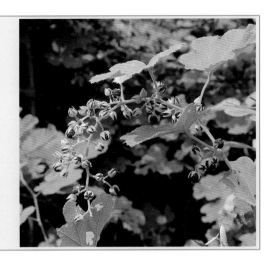

【黔称】川莓叶（各地均称）。

【民族药名】

水药名:tum 懂（三都水族）。

【来源】为蔷薇科植物川莓的干燥叶。

【原植物】参见"川莓"条。

【生境与分布】参见"川莓"条。

【采收加工】夏季采收,除去杂质,干燥。

【药材性状】叶多破碎或皱缩成团,完整者展平后呈近圆形或宽卵形,直径6～15 cm,先端急尖或圆钝,基部心形,边缘有不整齐锯齿,常5浅裂或不明显的7裂,上面黄绿色或红褐色,粗糙,下面灰绿色,网脉上有茸毛;叶柄长3～7 cm,无刺。质脆,易破碎。气微,味微酸、涩。

【性味归经】味酸、咸,性凉。归脾经、胃经。

【功效与主治】清热祛湿、活血止呕、敛疮。主治劳伤吐血、瘰疬、口臭、黄水疮。

【民族用药经验】

①治劳伤吐血:川莓叶30 g,水煎服。（贵州各族均用）

②治瘰疬:川莓叶15 g、泽漆10 g,水煎服。（施秉苗族）

③治口臭:川莓叶15 g、臭山羊15 g,水煎服。（黄平苗族）

④治黄水疮:川莓叶30 g、毛花点草15 g、廊茵15 g,水煎服。（都匀布依族）

【用法用量】内服:煎汤,15～30 g。外用:适量,研末撒;或煎水洗。

【汪按】川莓叶之名始载于《四川常用中草药》。贵州各地称川莓叶。本书以川莓叶为药材名,川莓为植物名。

川莓叶为贵州常用黔药,是贵州汉族、苗族、布依族等民族习用药物。药材来源均为野生。川莓叶具清热祛湿、活血止呕、敛疮之功效,故常用于治疗劳伤吐血、瘰疬、口臭、黄水疮等。若治劳伤吐血,以川莓叶30 g、地瓜藤15 g、老鸦糊15 g、飞龙掌血10 g,水煎服。若治瘰疬,以川莓叶30 g、岩白菜15 g、岩豇豆15 g、龙葵10 g、葎草10 g,水煎服。若治黄水疮,以川莓叶30 g、地肤子10 g、土茯苓15 g、抱石莲15 g、水红木15 g,水煎服。

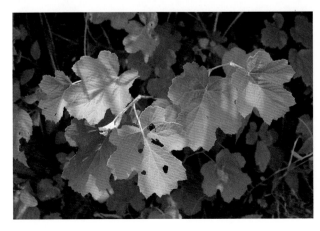

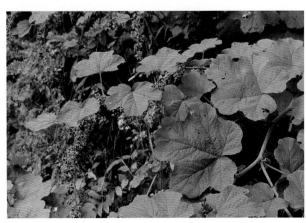

串铃 chuànlíng

Impatientis Pinfanensis Rhizoma

【黔称】串铃(兴仁),万年炮、小洋芋(贵阳),搜山虎(安顺),猪管道(毕节)。

【民族药名】

水药名:ʔma¹ pi² pa² 骂碧八(三都水族)。

仡佬药名:wu³⁵ tse³³ kaŋ⁵⁵ 误则岗(黔中方言),ka⁵⁵ oŋ⁵³ pe⁵³ ke⁵⁵ 嘎翁扁改(黔中方言),ie⁵⁵ ie³¹ laŋ⁵³ 加叶郎(黔西南阿欧方言)。

毛南药名:fan³⁵ mɛ³³ ma²⁴ 烫闷骂(平塘毛南族)。

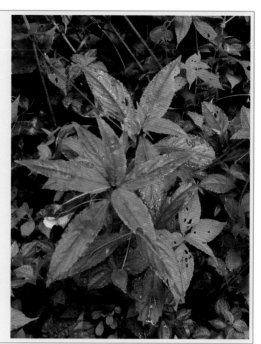

【来源】为凤仙花科植物块节凤仙花茎基部膨大的节。

【原植物】块节凤仙花 *Impatiens pinfanensis* Hook.f.。

草本。茎直立,无毛或近于无毛,基部匍匐,节膨大成块茎状。单叶互生;叶卵状披针形,先端渐尖,边缘具粗锯齿,基部有或无具柄腺体;侧脉4~5对。总花梗短于叶,花梗中部以上具披针形的苞片;萼片2枚,卵状长圆形,无毛;花冠粉红色,翼瓣基部裂片钝圆形,唇瓣漏斗状,具与檐部等长的内弯细距;雄蕊5枚,花药尖。蒴果线形,具条纹。种子近球形,直径约3 mm,褐色,光滑。花期6—8月,果期7—10月。

【生境与分布】生于山谷湿地或林缘。分布于贵州的江口、黄平、平坝、水城、贞丰、兴义、兴仁、普安、都匀、长顺、龙里、惠水、贵定、息烽、清镇等地。此外,我国四川等地也有分布。

【采收加工】秋季采收,取下基部茎节的膨大部分,洗净,鲜用或晒干。

【药材性状】本品呈类球形,或有残留的须根,长0.5~2 cm,直径0.5~2 cm;表面黄绿色或棕黄色,质脆,断面浅棕黄色。气微,味微咸、辛。

【性味归经】味辛,性温。归肺经、肾经。

【功效与主治】祛风除湿、活血止痛。主治风寒感冒、喉蛾、风湿痹痛、闭经、骨折。

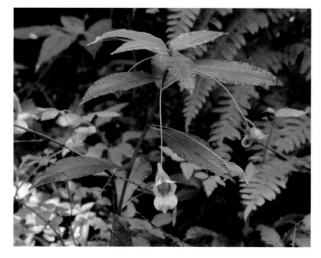

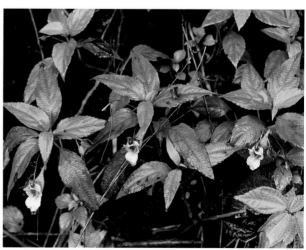

【民族用药经验】

①治风湿痹痛:串铃10 g,水煎服。(贵州各族均用)

②治风寒感冒:串铃10 g、紫苏10 g、生姜3 片,水煎服。(黄平苗族)

③治喉蛾:串铃10 g、见风青10 g,水煎服。(兴义布依族)

④治闭经:串铃10 g、五花血藤10 g、桂枝6 g,水煎服。(三都水族)

【用法用量】内服:煎汤,9~15 g。外用:适量,捣烂敷;或煎水熏洗。

【汪按】串铃之名始载于《贵州中草药名录》。《贵州草药》称万年炮、搜山虎、小洋芋、猪管道。本书以串铃为药材名,块节凤仙花为植物名。

串铃为贵州常用黔药,是贵州汉族、苗族、布依族、水族、仡佬族等民族习用药物。药材来源均为野生。串铃具祛风除湿、活血止痛之功效,故常用于治疗风寒感冒、喉蛾、风湿痹痛、闭经、骨折等。若治风寒感冒,以串铃10 g、水杨梅10 g、岩防风10 g,水煎服。若治喉蛾,以串铃10 g、牛蒡子10 g、八爪金龙6 g、见风青6 g、金银花10 g、连翘10 g,水煎服。若治风湿痹痛,以串铃10 g、铁筷子10 g、大风藤10 g、七叶莲15 g,水煎服。若治闭经,以串铃10 g、五花血藤15 g、五香血藤15 g、油麻血藤10 g、桂枝10 g,水煎服。若治骨折(复位后),以串铃10 g、淫羊藿6 g、杜仲10 g、续断10 g、五花血藤15 g、小果微花藤10 g,水煎服。

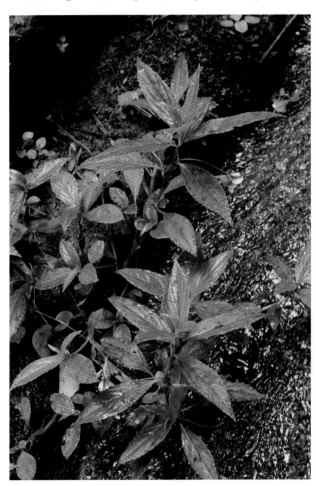
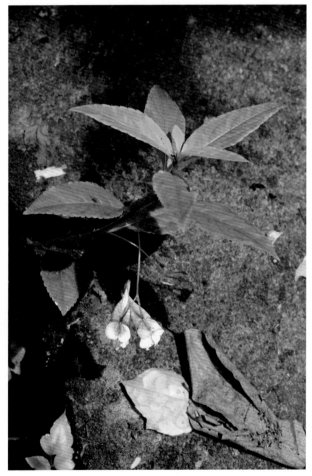

椿白皮 chūnbáipí

Toonae Sinensis Cortex

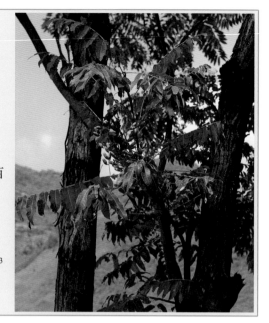

【黔称】香椿皮(各地均称)。

【民族药名】

苗药名:reib yex 锐叶(铜仁苗族),uab yangl 蛙样(黔南苗族),vob yangl 窝样(黔东南苗族),roub yos 茹约(毕节苗族)。

侗药名:meix yaemx 美引(黔东南侗族)。

水药名:mai⁴ ham² γa⁴ 梅寒噶(三都水族)。

布依药名:çt³³ fai³¹ si⁵³ 落槐洗(罗甸布依族),naŋ²⁴ pak³⁵ si⁵³ 浪把洗(贵定布依族),naŋ²⁴ pak³⁵ twn³⁵ 浪把登(六枝布依族)。

【来源】为楝科植物香椿的树皮或根皮。

【原植物】香椿 *Toona sinensis*(A. Juss.)Roem. 。

乔木,高 16 m。树皮暗褐色,成片状剥落。叶具长柄,偶数羽状复叶,互生,长 25 ~ 50 cm,有特殊气味;叶柄红色,基部肥大;小叶 16 ~ 20 枚,纸质,长圆形至披针状长圆形,长 8 ~ 15 cm,宽 2 ~ 4 cm,先端尖,基部偏斜,圆形或阔楔形,全缘或有疏锯齿,上面深绿色,无毛,下面色淡,叶脉或脉间有长束毛。花小,两性,圆锥花序顶生;花芳香;花萼短小,5 裂;花瓣 5 片,白色,卵状椭圆形;退化雄蕊 5 枚,与 5 枚发育雄蕊互生;子房上位,5 室,花盘远较子房为短。蒴果椭圆形或卵圆形,长约 2.5 cm,先端开裂为 5 瓣。种子椭圆形,一端有翅。花期 5—6 月,果期 9 月。

【生境与分布】常栽培于房前屋后、村边、路旁。分布于贵州各地。此外,我国四川、云南、台湾、西藏等地也有分布。

【采收加工】全年均可采收,树皮可从树上剥下,鲜用或晒干;根皮须先将树根挖出,刮去外面黑皮,以木锤轻捶之,使韧皮部与木质部分离后,再行剥取,晒干或鲜用。

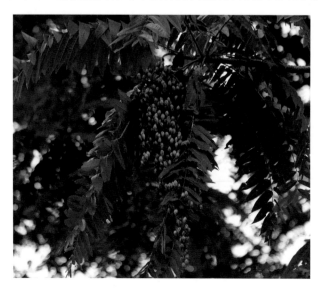

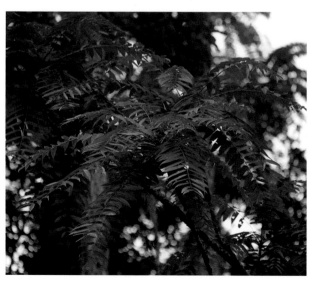

【药材性状】本品呈半卷筒状或片状,厚0.2~0.6 cm;外表面红棕色或棕褐色,有纵纹及裂隙,有的可见圆形细小皮孔;内表面棕色,有细纵纹。质坚硬,断面纤维性,呈层状。有香气,味淡。

【性味归经】味苦、涩,性微寒。归大肠经、胃经。

【功效与主治】清热燥湿、涩肠、止血、止带、杀虫。主治泄泻、痢疾、肠风便血、崩漏、带下、蛔虫病、丝虫病、疮癣。

【民族用药经验】

①治泄泻:椿白皮15 g,水煎服。(贵州各族均用)

②治痢疾:椿白皮15 g、委陵菜15 g,水煎服。(龙里苗族)

③治肠风便血:椿白皮15 g、槐角10 g,水煎服。(剑河侗族)

④治带下:椿白皮15 g、三白草15 g,水煎服。(贵定苗族)

⑤治崩漏:椿白皮15 g、地榆15 g,水煎服。(惠水布依族)

⑥治皮肤瘙痒:椿白皮15 g、龙葵10 g、蛇倒退10 g,水煎服。(都匀水族)

【用法用量】内服:煎汤,6~15 g;或入丸、散。外用:适量,煎水洗;或熬膏涂;或研末调敷。

【汪按】椿白皮之名始载于《食疗本草》,又称猪椿。《经验方》称香椿皮,《纲目》称椿皮,《分类草药性》称香颠皮,《植物名实图考》称红椿,《台湾药用植物志》称大红椿树。云南称毛椿、马沧子树,四川称春阳树,湖北称椿甜树。本书以椿白皮为药材名,香椿为植物名。

椿白皮为贵州常用黔药,是贵州汉族、苗族、侗族、布依族、水族、土家族等民族习用药物。药材来源均为栽培。椿白皮具清热燥湿、涩肠、止血、止带、杀虫之功效,故常用于治疗泄泻、痢疾、肠风便血、崩漏、带下、蛔虫病、丝虫病、疮癣等。若治泄泻,以椿白皮15 g、荠菜15 g、石菖蒲10 g,水煎服。若治痢疾,以椿白皮15 g、尖子木15 g、草河车10 g,水煎服。若治肠风便血,以椿白皮15 g、过路黄15 g、朱砂莲15 g、苦参6 g,水煎服。若治崩漏,以椿白皮10 g、马齿苋10 g、地榆10 g、大叶紫珠10 g,水煎服。若治带下,以椿白皮15 g、土茯苓15 g、杨梅根皮10 g、鸡冠花10 g,水煎服。若治皮肤瘙痒,以椿白皮15 g、一枝黄花10 g、廊茵10 g,水煎服。若治热淋,以椿白皮10 g、车前草10 g、四季红10 g、凤尾草10 g,水煎服。若治阴痒,以椿白皮10 g、蛇倒退10 g、蛇床子10 g,水煎服。

椿白皮为治湿热之病和崩漏的药物,但偏于收涩,所以在用时应注意。椿白皮治慢性痢疾等为佳,故朱丹溪称:"椿根白皮,性凉而能涩血。凡湿热为病,泻痢、浊带、滑精、梦遗诸证,无不用之,有燥下湿及去肺胃陈痰之功,治泄泻有除湿实肠之力。但痢疾滞气未尽者,不可遽用。宜入丸散,亦可煎服,不见有害。"

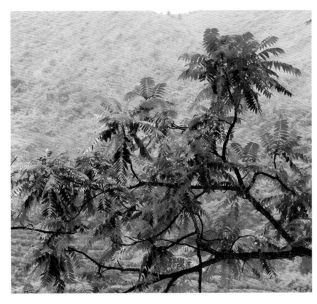 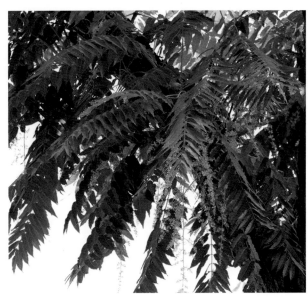

刺楸树根 cìqiūshùgēn

Kalopanacis Septemlobi Radix

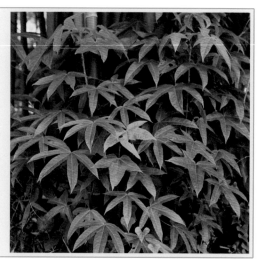

【黔称】钉木树根(都匀),刺楸树根(各地均称)。

【民族药名】

苗药名:ndut chongl 都通(松桃苗族),bol tiongd 播桶(黔南苗族)。

水药名:mai⁴ kaŋ¹ tsjen⁶ 梅杠剪(都匀水族),mai⁴ qha¹ tseŋ⁶ 梅卡剪(三都水族)。

【来源】为五加科植物刺楸的根。

【原植物】刺楸 *Kalopanax septemlobus*(Thunb.)Koidz.。

落叶乔木,高可达30 m。小枝具粗刺。叶在长枝上互生,在短枝上簇生;叶坚纸质,近圆形,直径7~25 cm,掌状5~7裂,裂片三角状圆卵形至长椭圆状卵形,先端长尖,边缘有细锯齿,上面绿色;叶柄长6~30 cm。伞形花序组成顶生的圆锥花丛,直径15~25 cm;伞梗长4~14 cm;花梗长5~12 mm;花萼光滑,具5枚齿;花瓣5片,三角状圆卵形,呈镊合状排列;雄蕊5枚,花丝细长;子房2室,花柱愈合呈圆筒状,先端2裂,宿存。果实近圆球形,直径约5 mm。种子2粒,扁平,蓝黑色。花期7—8月,果期9—10月。

【生境与分布】生于山谷、溪旁、林缘或疏林中。分布于贵州的从江、册亨、兴仁、普安、贵定、平塘、荔波、惠水、湄潭、息烽、修文等地。此外,我国其他地区也有分布。

【采收加工】多于夏末秋初采挖,洗净,切片或剥取根皮切片,鲜用或晒干。

【药材性状】根圆柱形,表面灰褐色,具纵皱纹。质坚硬,断面韧皮部窄,黄褐色;木质部宽广,类白色。气微,味苦。

【性味归经】味苦、微辛,性平。归大肠经、肾经、膀胱经。

【功效与主治】凉血散瘀、祛风除湿、解毒。主治肠风下血、风湿热痹、跌打损伤、骨折、浮肿、疮疡肿毒、瘰疬、痔疮。

【民族用药经验】

①治风湿痹痛:刺楸树根15 g,水煎服。(贵州各族均用)

②治肠风下血:刺楸树根15 g、地榆15 g,水煎服。(龙里苗族)

③治跌打损伤:刺楸树根15 g、爬岩香15 g,水煎服。(惠水布依族)

④治浮肿:刺楸树根 15 g、臭草10 g,水煎服。(荔波水族)

【用法用量】内服:煎汤,9~15 g;或浸酒。外用:适量,捣烂敷;或煎水洗。

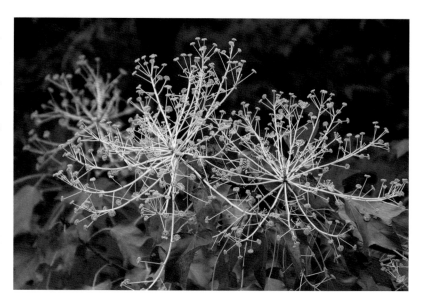

【注按】刺楸树根之名始载于《四

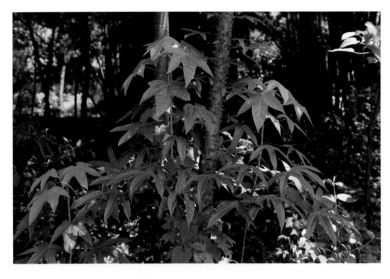

川中药志》。《采药书》称刺根白皮,《百草镜》称鸟不宿根皮,《贵州民间药物》称钉木树根、刺五加,《重庆草药》称刺楸根。本书以刺楸树根为药材名,刺楸为植物名。

刺楸树根为贵州常用黔药,是贵州汉族、苗族、侗族、布依族、水族等民族习用药物。药材来源均为野生。刺楸树根具凉血散瘀、祛风除湿、解毒之功效,故常用于治疗肠风下血、风湿热痹、跌打损伤、骨折、浮肿、疮疡肿毒、瘰疬、痔疮等。若治肠风下血,以刺楸树根 15 g、龙葵 10 g、过路黄 10 g、大蓟 10 g,水煎服。若治风湿热痹,以刺楸树根 15 g、马鞭草 10 g、龙葵 10 g、鬼针草 10 g,水煎服。若治跌打损伤,以刺楸树根 15 g、泽兰 10 g、狭叶桃叶珊瑚 10 g、猪殃殃 10 g、紫背天葵 10 g,水煎服。若治浮肿,以刺楸树根 15 g、四季红 15 g、陆英 15 g、土茯苓 15 g,水煎服。若治疮疡肿毒,以刺楸树根 15 g、蒲公英 15 g、紫花地丁 10 g、连翘 10 g、紫背天葵 15 g,水煎服。若治瘰疬,以刺楸树根 15 g、葎草 15 g、龙葵 10 g、白毛藤 15 g、紫花地丁 15 g,水煎服。若治痔疮,以刺楸树根 15 g、槐花 10 g、土大黄 10 g、大蓟 10 g、小蓟 10 g,水煎服。

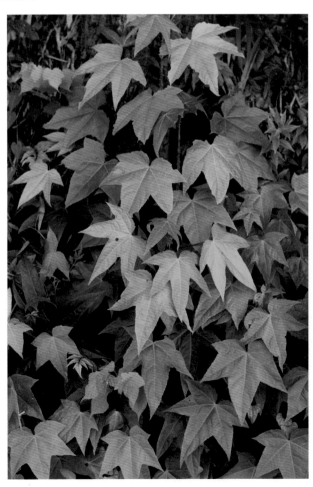

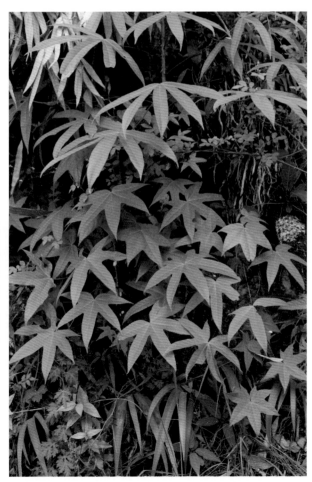

刺楸树皮 cìqiūshùpí

Kalopanacis Septemlobi Cortex

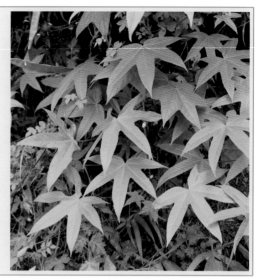

【黔称】钉木树(都匀),鸭脚板叶(望谟),刺五加(贵阳),刺椿(绥阳)。

【民族药名】

苗药名:ndut chongl 都通(松桃苗族),bol tiongd 播桶(黔南苗族)。

水药名:mai⁴ kaŋ¹ tsjen⁶ 梅杠剪(都匀水族),mai⁴ qha¹ tseŋ⁶ 梅卡剪(三都水族)。

【来源】为五加科植物刺楸的树皮。

【原植物】参见"刺楸树根"条。

【生境与分布】参见"刺楸树根"条。

【采收加工】全年均可采收,剥取树皮,洗净,晒干。

【药材性状】干燥树皮呈卷筒状或条块状,长宽不一,厚 1~2 mm;外表面灰白色至灰棕色,有较深的纵裂纹及横向小裂纹,散生黄色圆点状皮孔,并有纵长的钉刺;钉刺长 1~3 mm,宽 5~10 mm,灰白色,有黑色斑点,顶端尖锐或已磨成钝头,基部长圆形,钉刺脱落,露出黄色内皮;内表面棕黄色或紫褐色,光滑,有明显细纵纹。质坚硬,折断面裂片状。气微,味苦。以干燥、皮厚实、钉刺多者为佳。

【性味归经】味辛、苦,性凉。归肾经、胃经、大肠经。

【功效与主治】祛风除湿、杀虫止痒、活血止痛。主治风湿痹痛、肢体麻木、风火牙痛、跌打损伤、骨折、痈疽疮肿、痔肿、疥癣。

【民族用药经验】

①治风湿痹痛:刺楸树皮 15 g,水煎服。(贵州各族均用)

②治风湿麻木:刺楸树皮 15 g、母猪藤 15 g,水煎服。(从江苗族)

③治骨折(复位后):刺楸树皮 15 g、铁筷子 15 g,水煎服。(荔波苗族)

④治跌打损伤:刺楸树皮 15 g、见血飞 15 g,水煎服。(兴仁布依族)

⑤治疮疡肿毒:刺楸树皮 15 g、金银花 15 g、蒲公英 15 g,水煎服。(惠水布依族)

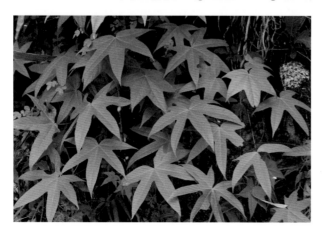

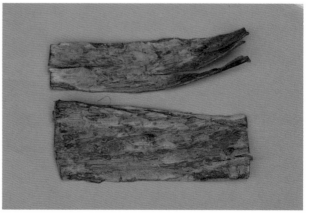

【用法用量】内服:煎汤,9～15 g。外用:煎水洗;或捣烂敷;或研末调敷。

【汪按】刺楸树皮之名始载于《四川中药志》,又称丁桐皮、钉皮。《陕西中草药》称刺楸皮、山上虎、狼牙棒、钉皮树、丁桐树,《安徽中草药》称海桐皮,《浙江药用植物志》称野海桐皮、五叶刺桐,《贵州中草药名录》称刺五加,《救荒本草》称刺楸树,《采药书》称鸟不宿、鸟不踏,《纲目拾遗》称老虎草、昏树晚娘棒,《湖南药物志》称勤枫树、刺枫树、刺大麻。本书以刺楸树皮为药材名,刺楸为植物名。

刺楸树皮为贵州常用黔药,是贵州汉族、苗族、侗族、布依族、水族等民族习用药物。药材来源均为野生。刺楸树皮具祛风除湿、杀虫止痒、活血止痛之功效,故常用于治疗风湿痹痛、肢体麻木、风火牙痛、跌打损伤、骨折、痈疽疮肿、痔肿、疥癣等。若治风湿痹痛,以刺楸树皮 15 g、山蒟 10 g、肥猪苗 10 g、老虎刺 10 g,水煎服。若治风湿麻木,以刺楸树皮 15 g、小果微花藤 10 g、乌骨藤 10 g、金钩莲 10 g、苦糖果 10 g、青藤 10 g,水煎服。若治骨折(复位后),以刺楸树皮 15 g、淫羊藿 10 g、续断 10 g、杜仲 10 g,水煎服。若治痈疽疮肿,以刺楸树皮 15 g、天花粉 15 g、金银花 10 g、连翘 10 g、蒲公英 10 g,水煎服。若治疥癣,以刺楸树皮 15 g、蒲公英 15 g、龙葵 15 g、五花血藤 15 g、五香血藤 15 g、油麻血藤 15 g,水煎服。若治腹泻,以刺楸树皮 15 g、金荞麦 15 g、鸡矢藤 15 g,水煎服。若治咳嗽,以刺楸树皮 15 g、矮地茶 15 g、鸡矢藤 15 g、岩豇豆 15 g,水煎服。

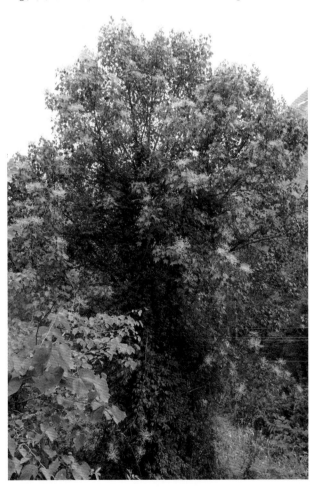
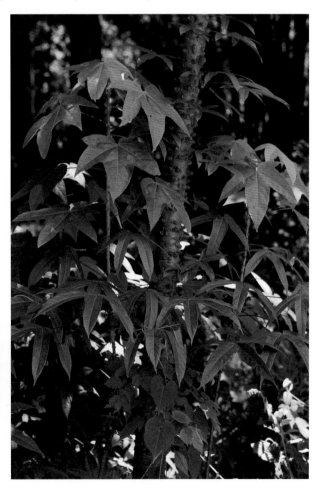

打米花 dǎmǐhuā

Poranae Racemosae Herba et Radix

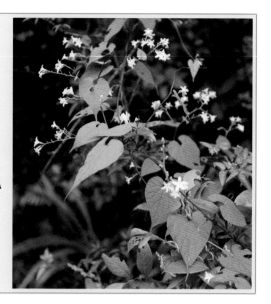

【黔称】打米花（兴义），马郎花（晴隆），白花藤（兴仁），飞蛾藤（各地均称）。

【民族药名】

水药名：nuk^8 tjap^8 pau^4 农达熬（荔波水族）。

【来源】为旋花科植物翼萼藤的根或全株。

【原植物】翼萼藤 *Porana racemosa* Roxb.。

攀缘灌木，长可达 10 m。茎缠绕，草质，圆柱形，幼时或多或少被黄色硬毛，后具小瘤或无毛。单叶互生；叶柄长 5 ~ 11 cm，被疏毛至无毛；叶卵形，长 6 ~ 11 cm，宽 5 ~ 10 cm，先端渐尖或尾状，具钝或锐尖的尖头，基部深心形，两面疏被紧贴的柔毛；掌状脉基出，7 ~ 9 条。圆锥花序腋生；苞片叶状，抱茎，小苞片钻形；花柄长 3 ~ 6 mm；萼片 5 枚，线状披针形，通常被柔毛，果时全部增大，呈长圆状匙形；花冠漏斗形，白色，管部黄色，无毛，5 裂至中部，裂片开展，长圆形；雄蕊 5 枚，内藏，花丝短于花药；子房无毛，花柱 1 枚，柱头棒状，2 裂。蒴果卵形，长 7 ~ 8 mm，具小短尖头，无毛。种子 1 粒，卵形，长约 6 mm，暗褐色或黑色，平滑。花期 9 月。

【生境与分布】生于海拔 700 ~ 1200 m 的山坡灌丛中或林缘。分布于贵州的长顺、江口、平坝、普安、望谟、安龙及贵阳等地。此外，我国陕西、甘肃等地也有分布。

【采收加工】夏季、秋季采收，除去杂质，切碎，鲜用或晒干。

【药材性状】全株多缠绕成团。茎细长，圆柱形，黄绿色，被疏柔毛，质脆易碎。叶枯绿色，互生，多皱缩，完整者展平后呈卵形或宽卵形，先端渐尖，基部心形，全缘，两面被柔毛，质脆易碎。有时可见圆锥花序，花条状，淡黄白色，湿润展开后呈漏斗状，先端 5 裂，裂片椭圆形。气微，味淡。

【性味归经】味辛，性温。归肺经、胃经。

【功效与主治】解表、行气、活血、解毒。主治风寒感冒、食滞腹胀、无名肿毒。

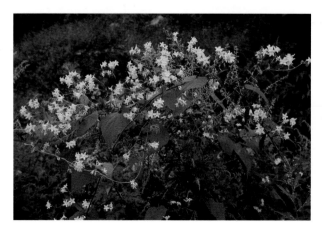

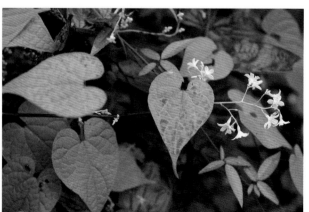

【民族用药经验】

①治风寒感冒:打米花 30 g,水煎服。(贵州各族均用)

②治食滞腹胀:打米花 20 g、山楂 15 g,水煎服。(安龙布依族)

③治无名肿毒:鲜打米花 30 g、鲜蒲公英 30 g,捣烂敷。(龙里苗族)

【用法用量】内服:煎汤,9~30 g。外用:适量,捣烂敷。

【汪按】打米花之名始载于《贵州民间药物》,又称马郎花、白花藤。《广西药用植物名录》称小元宝,《浙江药用植物志》称消食藤、翼萼藤。本书以打米花为药材名,翼萼藤为植物名。

打米花为贵州常用黔药,是贵州汉族、苗族、布依族等民族习用药物。药材来源均为野生。打米花具解表、行气、活血、解毒之功效,故常用于治疗风寒感冒、食滞腹胀、无名肿毒等。若治风寒感冒,以打米花 15 g、紫苏 15 g、生姜 10 g,水煎服;或以打米花 30 g、矮地茶 15 g、岩豇豆 15 g,水煎服。若治食积、消化不良,以打米花 15 g、刺梨 10 g、山楂 10 g、鸡矢藤 10 g,水煎服。若治跌打损伤,以打米花 30 g、飞龙掌血 15 g、接骨木 15 g、铁筷子 15 g,水煎服。若治无名肿毒,以打米花 30 g、龙葵 15 g、蒲公英 15 g、紫花地丁 15 g、金银花 15 g,水煎服;或以鲜品捣烂敷。

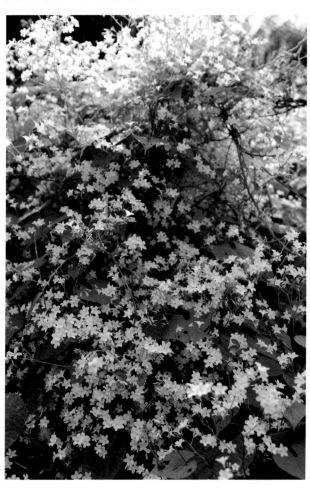
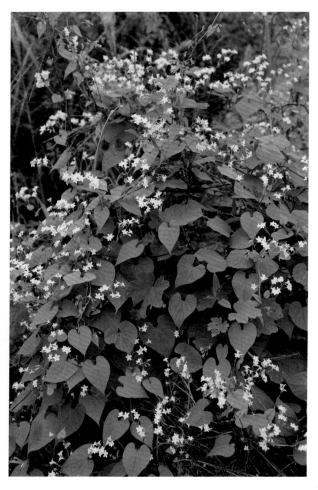

大百解薯 dàbǎijiěshǔ

Aristolochiae Kwangsiensis Radix

【黔称】大青藤香(各地均称)。

【民族药名】

布依药名:kau²⁴ ka:u³³ xo:m²⁴告高翁(罗甸布依族),pak³⁵ ja²⁴ tsai³⁵把浩恳(贵定布依族),tau²⁴ piŋ³³ kai⁵³到兵改(六枝布依族)。

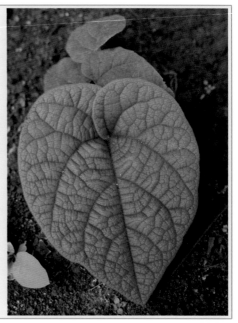

【来源】为马兜铃科植物广西马兜铃的块根。

【原植物】广西马兜铃 *Aristolochia kwangsiensis* Chun et How ex C. F. Liang。

木质大藤本。块根椭圆形或纺锤形,常数个相连;嫩枝有棱,密被污黄色或淡棕色长硬毛。叶柄长6~15 cm,密被长硬毛;叶厚纸质至革质,卵状心形或圆形,长11~25 cm,宽9~22 cm,先端钝或短尖,基部宽心形,全缘,嫩叶上面疏被长硬毛,成长叶两面均密被污黄色或淡棕色长硬毛,基出脉5条,网脉下面明显隆起。总状花序腋生,有花2~3朵;花梗常向下弯垂,密被污黄色或淡棕色长硬毛;小苞片钻形,密被长硬毛;花被管中部急剧弯曲,弯曲处至檐部与下部近等长而较狭,外面淡绿色,具褐色脉纹和棱,密被淡棕色长硬毛,内面无毛;檐部盘状,上面蓝紫色而有暗红色棘状突起,具网脉,下面密被棕色长硬毛,边缘浅3裂,裂片阔三角形,先端短尖,喉部近圆形,黄色,稍突出;花药成对贴生于合蕊柱近基部;子房圆柱形,具6条棱;合蕊柱裂片边缘向下延伸而翻卷,具乳头状突起。蒴果暗黄色,长圆柱形,长8~10 cm,具6条棱,成熟时自先端向下6瓣开裂。种子卵形。花期4—5月,果期8—9月。

【生境与分布】生于山谷林中。分布于贵州的赤水、习水、绥阳、罗甸、长顺、独山等地。此外,我国浙江、福建、湖南、广东、广西、四川、云南等地也有分布。

【采收加工】夏季、秋季采挖,洗净,鲜用或切片晒干。

【药材性状】块根肥大,纺锤形,长30~60 cm,表面棕褐色,有时有须根或须根痕。质坚而硬,断面类白色。

【性味归经】味苦,性寒,有小毒。归心经、胃经、大肠经。

【功效与主治】理气止痛、清热解毒、止血。主治胃痛、腹痛、痢疾、跌打损伤、疮痈肿毒、外伤出血、蛇咬伤、骨结核。

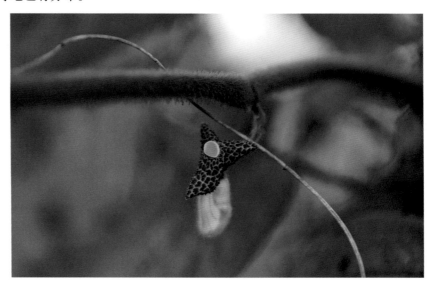

【民族用药经验】

①治胃痛:大百解薯6 g、黄山药10 g,水煎服。(贵州各族均用)

②治痢疾:大百解薯6 g、马齿苋10 g,水煎服。(龙里苗族)

③治跌打损伤:大百解薯6 g、飞龙掌血10 g,水煎服。(长顺布依族)

④治疮痈肿毒:大百解薯6 g、天花粉10 g、蒲公英10 g,水煎服。(罗甸布依族)

【用法用量】内服:煎汤,3~6 g;或研末,0.5~1.5 g。外用:适量,干品研末撒;或鲜品捣烂敷。

【注按】大百解薯之名始载于《广西中草药》,又称圆叶马兜铃。广西称金银袋、大总管、萝卜防己、大青木香。本书以大百解薯为药材名,广西马兜铃为植物名。

大百解薯为贵州常用黔药,是贵州汉族、苗族、布依族等民族习用药物。药材来源均为野生。大百解薯具理气止痛、清热解毒、止血之功效,故常用于治疗胃痛、腹痛、痢疾、跌打损伤、疮痈肿毒、外伤出血、蛇咬伤、骨结核等。若治胃痛,以大百解薯6 g、金荞麦10 g、鸡矢藤10 g,水煎服。若治腹痛,以大百解薯6 g、大果木姜子6 g、预知子10 g、三角咪10 g,水煎服。若治泄泻,以大百解薯6 g、车前子6 g、草玉梅10 g、尖子木10 g,水煎服。若治疮痈肿毒,以鲜大百解薯捣烂敷;或以大百解薯6 g、金银花10 g、连翘10 g、蒲公英10 g、紫花地丁10 g、龙葵10 g、母猪藤10 g,水煎服。若治外伤出血,以大百解薯研末撒。

大百解薯在广西称"大青木香",但需和贵州所称"大青木香"相区别。贵州所称的"大青木香"为防己科植物青藤(风龙)*Sinomenium acutum*(Thunb.)Rehd. et Wils. 的根、茎、叶,具祛风通络、除湿止痛之功效,主要用于治疗风湿痹痛、鹤膝风、脚气肿痛等。

另外,大百解薯因含马兜铃酸,故不宜久服和大剂量使用。

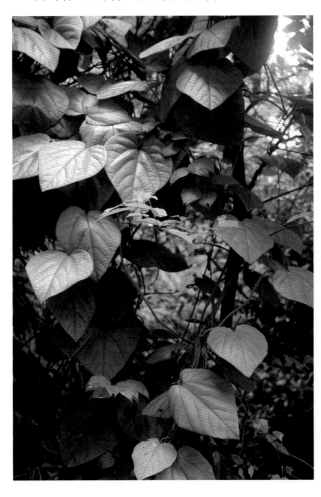
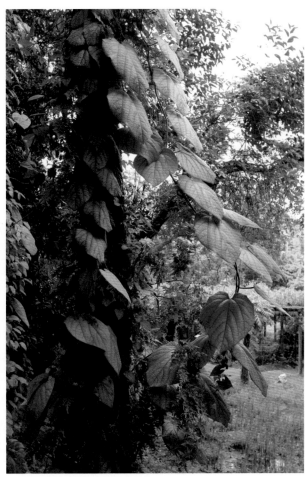

大红袍 dàhóngpáo

Myrsinis Africanae Radix et Racemus cum Folio

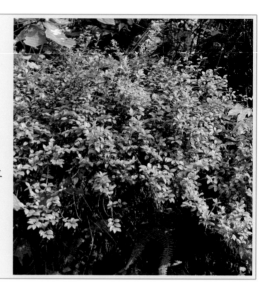

【黔称】矮零子、豆瓣柴（贵阳），铁打杵（安龙），大红袍（平塘），小铁子（各地均称）。

【民族药名】

水药名：mai⁴ ʔau⁴ çik⁷ 梅熬喜（三都水族）。

【来源】为紫金牛科植物铁仔的根或枝叶。

【原植物】铁仔 *Myrsine africana* L.。

灌木，高 0.5～1 m。小枝圆柱形。叶互生；叶柄极短，下延至小枝上；叶革质或坚纸质，通常为椭圆状倒卵形，长 1～2 cm，宽 0.7～1 cm，基部楔形，中部以上边缘具锯齿，齿端常具短刺尖，背面常具小腺点。花簇生或近伞形花序，腋生；花梗长 0.5～1.5 mm；花 4 朵，长 2～2.5 mm；花萼长约 0.5 mm；雌花花冠长为花萼的 2 倍或略长，基部连合成管，管长为全长的 1/2 或更多，花丝基部连合成管，花药长圆形，雌蕊长过雄蕊，子房长卵形或圆锥形，花柱伸长；雄花花冠长为花萼的 1 倍左右，裂片卵状披针形，具缘毛及腺毛，雄蕊伸出花冠很多，花丝基部连合，花药伸出花冠约 2/3，雌蕊退化。果球形，直径约 5 mm，由红色变为紫黑色，光亮。花期 2—3 月，果期 10—11 月。

【生境与分布】生于海拔 600～2500 m 的荒坡、山坡疏林下或林缘。分布于贵州各地。此外，我国四川、云南、陕西、甘肃、湖北、台湾、广西、西藏等地也有分布。

【采收加工】夏季、秋季采收，洗净，切段，晒干。

【药材性状】小枝圆柱形，常具棱角，被褐色柔毛，多切成段；叶面多皱缩，完整者展开后呈椭圆形或倒卵形，长 0.5～2 cm，宽 0.3～1 cm，先端近圆形，常具小尖头，基部楔形，中部以上边缘有腺点，羽状脉，上面深绿色，近革质。气弱，味苦、涩。

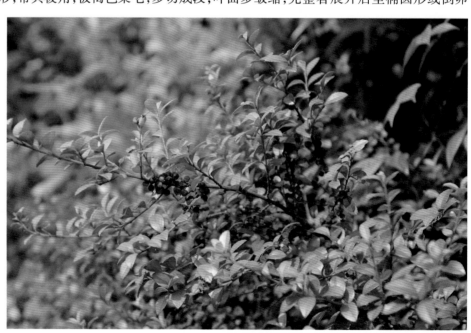

【性味归经】味苦，性凉。归肺经、大肠经。

【功效与主治】祛风止痛、清热利湿、收敛止血。主治风湿痹痛、牙痛、泄泻、痢疾、血崩、便血、肺结核咳血。

【民族用药经验】

①治风湿痹痛：大红袍 30 g，水煎服。（贵州各族均用）

②治牙痛：大红袍 15 g、竹叶椒 10 g，水煎服。（黄平苗族）

③治泄泻：大红袍 15 g、铁扫帚 15 g，水煎服。（贵定苗族）

④治痢疾：大红袍 15 g、苦参 10 g，水煎服。（龙里布依族）

⑤治血崩：大红袍 15 g、仙鹤草 15 g、紫珠 15 g，水煎服。（剑河侗族）

⑥治肺结核咳血：大红袍 30 g、白及 30 g，水煎服。（毕节彝族）

【用法用量】内服：煎汤，9～30 g。外用：叶适量，煎水洗。

【汪按】大红袍之名始载于《贵州民间药物》，又称矮零子、豆瓣柴、铁打杆。《植物名实图考》称簸赭子，《云南中草药》称碎米果、牙痛草、碎米颗，《贵州中草药名录》称碎米柴，《贵州草药》称小铁子。本书以大红袍为药材名，铁仔为植物名。

《四川省中草药标准（试行稿）》（第二批）1979 年版，以碎米柴为药材名，铁仔 *Myrsine africana* L. 为植物名，药用部位以新鲜地上部分收载。

大红袍为贵州常用黔药，是贵州汉族、苗族、侗族、布依族等民族习用药物。药材来源均为野生。大红袍具祛风止痛、清热利湿、收敛止血之功效，故常用于治疗风湿痹痛、牙痛、泄泻、痢疾、血崩、便血、肺结核咳血等。若治风湿痹痛，以大红袍 15 g、大风藤 15 g、黑骨藤 10 g、铁筷子 10 g、透骨香 10 g、大山羊 10 g，水煎服。若治泄泻，以大红袍 15 g、尖子木 15 g、红花地桃花 15 g、黑汉条 15 g，水煎服。若治血崩，以大红袍 15 g、红孩儿 15 g、大叶紫珠 15 g，水煎服。若治便血，以大红袍 15 g、黄鹤菜 10 g、大乌泡 10 g，水煎服。若治肺结核咳血，以大红袍 15 g、血盆草 15 g、万寿竹 15 g、萆草 15 g，水煎服。

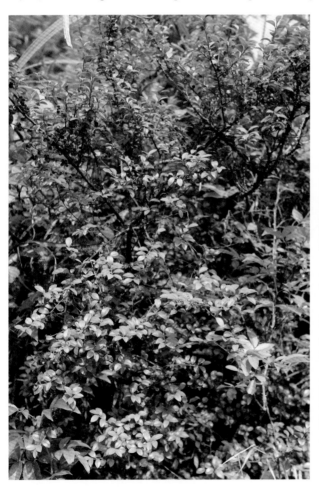
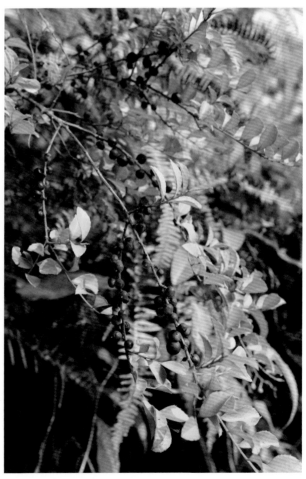

大接骨丹 dàjiēgǔdān

Torricelliae Angulatae Cortex

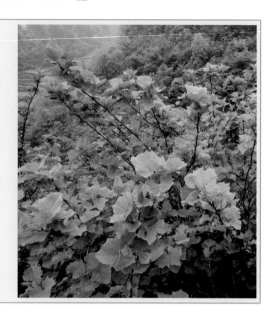

【黔称】水冬瓜(各地均称)。

【民族药名】

侗药名:meix jubs naemx 美球冷(黔东南侗族)。

布依药名:vai³¹ tçaŋ²⁴ 槐犟(贵定布依族)。

【来源】为山茱萸科植物有齿鞘柄木的根皮、树皮。

【原植物】有齿鞘柄木 *Torricellia angulata* Oliv. var. *intermedia*(Harms)Hu。

落叶小乔木,高 3.5~12 m。树皮灰黑色;小枝圆柱形,灰绿色,无毛,有不完全的环形叶痕,髓部宽,松软,白色。叶互生;叶柄淡绿色,长 4.5~8.5 cm;叶纸质,椭圆状卵形至宽卵形,长 10~15 cm,宽 8~16.2 cm,上面绿色,下面淡绿色,先端突尖,基部浅心形,边缘的粗锯齿有须头,有时有波状棱角,掌状叶脉 7~9 条,在上面微隆起,近于无毛,下面明显突出,疏生短柔毛,网脉在下面明显。总状圆锥花序顶生,下垂,微被短柔毛,长 12~35 cm,花小。雄花的花萼管短,有裂片 5 枚,先端钝尖,长约 0.3 mm;花瓣 5 片,长椭圆形,长约 5 mm,白色,无毛,先端钩状内弯;雄蕊 5 枚,与花瓣互生,花丝短,无毛,长约 0.5 mm,花药长方形,长约 1.5 mm;花盘平坦,近圆形,中间有 1~3 个小型圆锥状的退化花柱;花梗短,圆柱形,长 2~2.5 mm,疏被短柔毛或近无毛,有小苞片 2 枚,干膜质,披针形,长 1~2.5 mm。雌花的花萼裂片 3~5 枚,不整齐,三角形,锐尖;无花瓣及雄蕊;花盘不明显;子房卵圆形,长约 5 mm,无毛,花柱 3~4 枚,粗壮。果实核果状,卵形,长 5~6 mm,直径约 3 mm,平滑无毛。花期 11 月至第二年 3 月,果期第二年 3—4 月。

【生境与分布】生于海拔 400~1800 m 的林缘或林中。分布于贵州各地。此外,我国陕西、甘肃、湖北、湖南、广西、四川、云南等地也有分布。

【采收加工】全年均可采收,鲜用或晒干。

【药材性状】根皮呈卷曲的筒状或平筒状,也有双筒状和不规则的碎片,长短不一;外表面为黄棕色

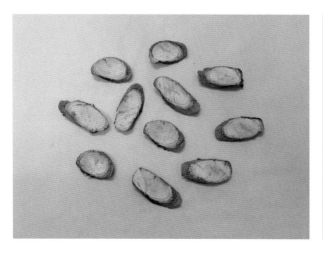

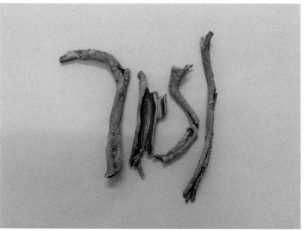

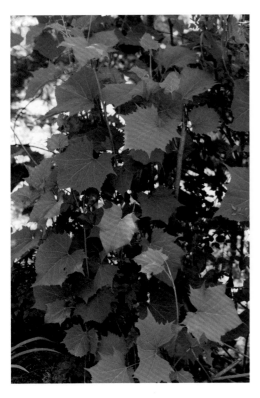

或红棕色,有纵向扭曲的沟及横向长圆形皮孔;内表面呈紫黑色或紫棕色,有纵纹。质脆,易折断,断面不平坦,断面外层黄色,内层紫黑色。气辛,味微苦。

【性味归经】味辛、微苦,性平。归肝经、肾经、胃经。

【功效与主治】活血止痛、解毒消肿。主治跌打损伤、骨折筋伤、闭经、风湿痹痛、胃痛、腹痛泄泻、水肿。

【民族用药经验】

①治风湿痹痛:大接骨丹15 g,水煎服。(贵州各族均用)

②治跌打瘀痛:大接骨丹15 g、五香血藤15 g,水煎服。(贵阳苗族)

③治骨折筋伤:大接骨丹15 g、杜仲15 g、续断15 g,水煎服。(贵阳布依族)

④治胃痛:大接骨丹15 g、胃友10 g,水煎服。(贵阳布依族)

【用法用量】内服:煎汤,6～15 g。外用:适量,捣烂敷;或研末调敷。

【汪按】大接骨丹之名始载于《云南中草药》,又称接骨丹、接骨丹树。《植物名实图考》称水冬瓜木,《贵州草药》称清明花,《贵州民间方药集》称水冬瓜、水五加。本书以大接骨丹为药材名,有齿鞘柄木为植物名。

《贵州省中药材、民族药材质量标准》2003年版,以水冬瓜根皮为药材名,有齿鞘柄木 *Torricellia angulata* Oliv. var. *intermedia*(Harms)Hu 为植物名,药用部位以干燥根皮收载。

《贵州省地方标准(修订本)》1994年版,以水冬瓜根皮为药材名,齿叶叨里木 *Torricellia angulata* Oliv. var. *intermedia*(Harms)Hu 为植物名,药用部位以干燥根皮收载。

大接骨丹为贵州常用黔药,是贵州苗族、布依族等民族习用药物。药材来源为野生和栽培。大接骨丹具活血止痛、解毒消肿之功效,故常用于治疗跌打损伤、骨折筋伤、闭经、风湿痹痛、胃痛、腹痛泄泻、水肿等。若治跌打损伤,以大接骨丹15 g、五花血藤15 g、五香血藤15 g、小果微花藤10 g,水煎服。若治骨折(复位后),以大接骨丹、鲜乌蔹梅、鲜三角咪、鲜四块瓦各等量,捣烂敷,并用小夹板固定。若治闭经,以大接骨丹15 g、五花血藤10 g、鸡血藤15 g、油麻血藤15 g,水煎服。若治风湿痹痛,以大接骨丹15 g、黑骨藤10 g、小果微花藤10 g、桂枝10 g,水煎服。若治腹痛泄泻,以大接骨丹15 g、金荞麦15 g、车前子10 g,水煎服。若治胃痛,以大接骨丹30 g、鸡矢藤30 g、水三七5 g、五香血藤10 g,水煎服。若治水肿,以大接骨丹15 g、接骨木10 g、土茯苓15 g、凤尾草15 g,水煎服。

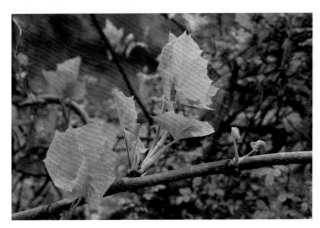

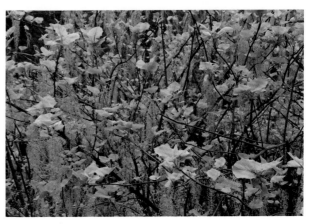

大钱麻 dàqiánmá

Girardiniae Diversifoliae Herba et Radix

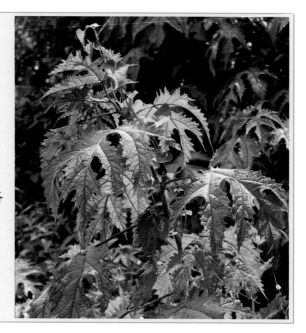

【黔称】老虎禾麻(瓮安),禾麻(贵阳),大红禾麻(各地均称)。

【民族药名】

水药名:hum⁴ pha¹ 恒怕(三都水族)。

【来源】为荨麻科植物大蝎子草的全草或根。

【原植物】大蝎子草 *Girardinia diversifolia*(Link)Friis。

多年生直立草本,高 0.5～2 m。茎具棱,全体伏生粗毛和粗螫毛。单叶互生;叶柄长 6～12 cm;托叶合生,先端 2 裂,卵状披针形,长 1～1.2 cm,膜质,淡褐色,早落;叶宽卵形至扁圆形,长 8～15 cm,宽 7～14 cm,先端 3～5 裂,基部圆形、截形或略心形,边缘有粗大锯齿,上面深绿色,密布点状钟乳体,下面淡绿色,两面均伏生粗毛和淡黄色粗螫毛。雌雄同株或异株;花序腋生,穗状;雄花序较雌花序短,位于茎的下部;雌花花被片 2 裂,上端的椭圆形,先端有不明显的 3 齿裂,下端的线形,外面均伏生粗毛和粗螫毛。瘦果扁圆形,直径约 2 mm,基部被宿存的花被片抱托,花柱宿存。花期 9—10 月,果期 10—11 月。

【生境与分布】生于海拔 500～1400 m 的林下湿地、沟旁草丛中或村寨路旁。分布于贵州各地。此外,我国陕西、甘肃、湖北、广西、四川、云南等地也有分布。

【采收加工】全年均可采收,鲜用或晒干。

【药材性状】全草长 0.5～2 m,被粗毛和粗螫毛。茎有棱。叶皱缩,展平后长、宽均为 8～14 cm,基部浅心形或近截形,掌状 3～5 深裂,边缘有粗锯齿,两面均有毛;叶柄长 4～12 cm;托叶宽卵形,合生。气微,味苦。

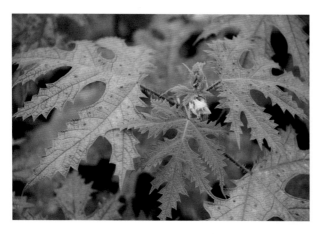

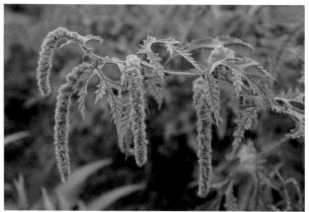

【性味归经】味苦、辛,性凉,有小毒。归肺经。

【功效与主治】祛风除痰、利湿解毒。主治咳嗽痰多、风湿痹痛、跌打损伤、头痛、皮肤瘙痒、水肿疮毒、毒蛇咬伤。

【民族用药经验】

①治风湿痹痛:大钱麻15 g,水煎服。(贵州各族均用)

②治跌打损伤:大钱麻15 g、见血飞15 g,水煎服。(凯里苗族)

③治咳嗽痰多:大钱麻15 g、矮地茶10 g,水煎服。(剑河侗族)

④治皮肤瘙痒:大钱麻15 g、土茯苓15 g,水煎服。(龙里布依族)

【用法用量】内服:煎汤,9~15 g;或捣汁。外用:适量,煎水熏洗。

【汪按】大钱麻之名始载于《滇南本草》,又称梗麻。《四川常用中草药》称掌叶蝎子草、红活麻,《云南中草药》称大钱麻,《滇南本草》(整理本)称大钱麻,《贵州中草药名录》称虎麻、禾麻,《贵州草药》称老虎禾麻、大红禾麻。陕西称火麻,云南称前麻、钱麻、荨麻。本书以大钱麻为药材名,大蝎子草为植物名。

大钱麻为贵州常用黔药,是贵州汉族、苗族、侗族、布依族等民族习用药物。药材来源大部分为野生,少部分为栽培。大钱麻具祛风除痰、利湿解毒之功效,故常用于治疗咳嗽痰多、风湿痹痛、跌打损伤、头痛、皮肤瘙痒、水肿疮毒、毒蛇咬伤等。若治咳嗽痰多,以大钱麻10 g、大百部10 g、岩白菜10 g,水煎服。若治风湿痹痛,以大钱麻15 g、黑骨藤10 g、飞天蜈蚣10 g、紫金莲10 g,水煎服。若治跌打损伤,以大钱麻10 g、刺异叶花椒10 g、黄山药10 g,水煎服。若治皮肤瘙痒,以大钱麻10 g、蛇倒退10 g、龙葵10 g、地肤子10 g,水煎服。若治水肿疮毒,以大钱麻15 g、车前草10 g、金银花10 g、土茯苓10 g,水煎服。

此外,需注意的是,在贵州各地,大钱麻习称红禾麻、大红禾麻,需与同科植物珠芽艾麻 *Laportea bulbifera* (Sieb. et Zucc.) Weed. 相区别,珠芽艾麻也习称红禾麻。

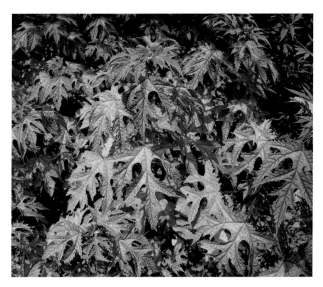
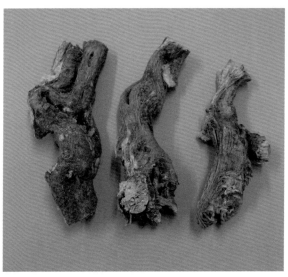

大青叶 dàqīngyè

Isatidis Indigoticae Folium

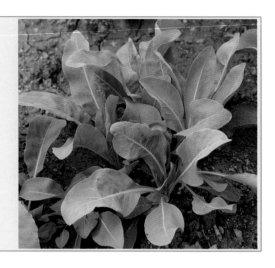

【黔称】大青叶（各地均称）。

【民族药名】

苗药名：reib mas zhant 芮谬沾（黔东南苗族）。

【来源】为十字花科植物菘蓝的叶。

【原植物】参见"板蓝根"条。

【生境与分布】参见"板蓝根"条。

【采收加工】8—10月采叶,晒干。

【药材性状】叶多皱缩、破碎,完整的叶片长椭圆形至长圆状倒披针形,长4~16 cm,宽1~4 cm,先端钝尖或钝圆,基部渐狭下延成翼状叶柄,全缘或稍具波状齿,上面、下面均为灰绿色或棕绿色,无毛;羽状网脉,主脉在下面突出。质脆。气微,味稍苦。以叶大、色绿者为佳。

【性味归经】味苦,性寒。归肝经、心经、胃经、脾经。

【功效与主治】清热解毒、凉血消斑。主治高热烦渴、神昏、斑疹、吐血、衄血、黄疸、泄泻、痢疾、丹毒、喉痹、口疮、痄腮。

【民族用药经验】

①治风热感冒:大青叶15 g,水煎服。（贵州各族均用）

②治外感风热感冒:大青叶15 g、鱼鳅串15 g,水煎服。（雷山苗族）

③治黄疸:大青叶15 g、大马蹄草15 g,水煎服。（施秉苗族）

④治痢疾:大青叶15 g、苦参10 g,水煎服。（剑河侗族）

⑤治泄泻:大青叶15 g、金樱子15 g,水煎服。（龙里布依族）

⑥治咽喉肿痛:大青叶15 g、八爪金龙10 g,水煎服。（都匀水族）

【用法用量】内服:煎汤,10~15 g;或鲜品30~60 g,捣汁。外用:适量,捣烂敷;或煎水洗。

【汪按】大青叶之名始载于《药材学》。《本草正》称蓝叶,《食鉴本草》称蓝菜。本书以大青叶为药材名,菘蓝为植物名。

《中国药典》2010年版、2005年版、2005年版（增补）、2000年版、1995年版、1990年版、1985年版,《内蒙古蒙药材标准》1987年版,《中华中药典》(台湾)2004年版,以大青叶为药材名,菘蓝 *Isatis indigotica* Fort. 为植物名,药用部位以干燥叶收载。

《中国药典》1977年版、《维吾尔药材标准》(上册)1993年版、《新疆维吾尔自治区药品标准》1987年版,以大青叶为药材名,菘蓝 *Isatis tinctoria* L. 为植物名,药用部位以干燥叶收载。

大青叶为贵州常用黔药,是贵州汉族、苗族、侗族、布依族、水族、土家族等民族习用药物。药材来源均为栽培。大青叶具清热解毒、凉血消斑之功效,故常用于治疗高热烦渴、神昏、斑疹、吐血、衄血、黄疸、泄泻、痢疾、丹毒、喉痹、口疮、痄腮等。若治外感风热感冒,以大青叶15 g、鱼鳅串15 g、马鞭草10 g、一枝黄花10 g,水煎服。若治高热头痛、汗出,以大青叶30 g、石膏15 g、金银花15 g、碎米桠10 g、齐头蒿10 g,水煎服。若治热

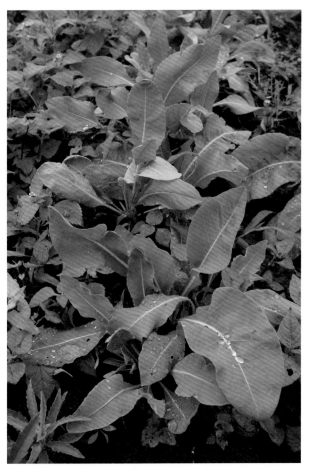

入营血，以大青叶30 g、山栀子10 g、水牛角30 g、滇紫草15 g、金银花15 g、丹皮15 g，水煎服。若治肺炎发热、咳嗽、痰黄稠，以大青叶15 g、黄芩15 g、金银花15 g、连翘15 g、鱼腥草15 g，水煎服。若治湿热黄疸，以大青叶15 g、板蓝根15 g、田基黄15 g、大马蹄草15 g、茵陈15 g、金钱草15 g、车前草15 g，水煎服。若治急性胃肠炎，以大青叶15 g、刺梨根15 g、十大功劳10 g、芥菜15 g、尖子木10 g，水煎服。若治痢疾，以大青叶15 g、马齿苋15 g、石韦15 g、仙鹤草15 g、委陵菜15 g，水煎服。若治口疮，以大青叶10 g、黄芩10 g、十大功劳10 g，水煎服。若治咽喉肿痛，以大青叶10 g、八爪金龙10 g、见风青10 g，水煎服。

大青叶具较强清热解毒之功效，故张三雷称："蓝草，味苦气寒，为清热解毒之上品，专主温邪热病，实热蕴结及痈疡肿毒诸证，可以服食，可以外敷，其用甚广，又能杀虫，疗诸虫毒蛰者。盖百虫之毒，皆由温热凝结而成，故凡清热之品，即为解毒杀虫之品。又凡苦寒之物，其性多燥，尚有热盛津枯之病，苦寒在所顾忌，而蓝之鲜者，大寒胜热而不燥，尤为清火队中马川良品也。"

大青叶异物同名品甚多，《别录》《本草图经》《纲目》《植物名实图考》中的大青叶，经有关专家考证，为唇形科植物大青 Clerodendrum cyrtophyllum Turcz.，在湖南、江西、甘肃和广东等地使用的大青叶为此种。唇形科植物大青不含大青叶素 B、靛蓝、靛玉红、靛蓝等成分，而含一种黄酮苷。它的根不作板蓝根用。据谢宗万教授介绍，他在福建调查时，南平以其根充作"地骨皮"用，还有一些地区以之充作"五加皮"用。

十字花科植物菘蓝 Isatis indigotica Fort. 的叶，是目前全国"大青叶"的主流品种，其根为板蓝根，习称北板蓝根。贵州不产本种，而引种后在全省各地栽培。贵州本地所产的"大青叶"和"板蓝根"为爵床科植物马蓝 Baphicacanthus cusia（Nees）Bremek. 的叶和根，也是贵州苗族、侗族、布依族等民族习用植物，除药用外，还可用于染布。

蓼科植物蓼蓝 Polygonum tinctorium Ait.，《本经》以其果实入药称"蓼实"，唐代已扩大到用草，并认之为佳品，《本经逢原》中所述之大青叶即为本种。在我国东北、山西、江苏、河北等地也作大青叶使用。

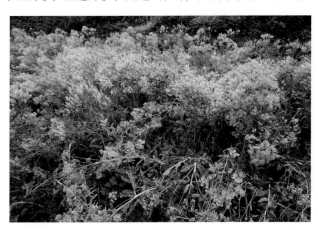

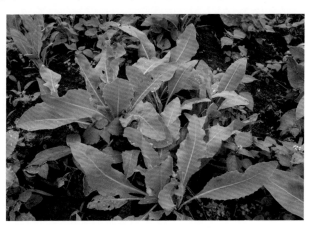

大乌泡 dàwūpào

Rubi Multibracteati Radix et Herba

【黔称】倒生根(都匀),黄水泡(罗甸),无刺乌泡(榕江),糖泡叶(松桃),乌泡(望谟),马莓叶(安顺),大乌泡(各地均称)。

【民族药名】

苗药名:zend liul gangt 真溜杠(黔东南苗族)。

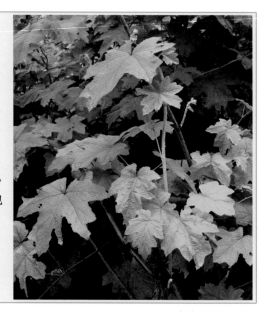

【来源】为蔷薇科植物大乌泡的根或全株。

【原植物】大乌泡 *Rubus multibracteatus* Lévl. et Vant.。

灌木,高 2~3 m。茎粗壮,密被黄色茸毛和散生极短的弯刺。单叶互生;叶柄长 3~6 cm,密被黄柔毛;托叶条裂;叶革质,近圆形,直径 5~16 cm,掌状 7~9 浅裂,裂片常 2 浅裂或又有缺刻,先端钝圆或急尖,基部心形,边缘有不整齐锯齿,上面有短柔毛和密集的小突起,下面密被黄色茸毛;主脉掌状 5~7 出,网脉显明。圆锥花序或总状花序顶生和腋生,密生黄色茸毛;苞片椭圆形,长 1~1.5 cm,边缘撕裂状;萼片卵形,先端常多裂,外面密生黄色茸毛;花瓣稍长于花萼,近椭圆形,白色,有爪;雄蕊多数;心皮多数,着生于突起的花托上。聚合果球形,直径约 1.5 cm,上生有多数红色浆果状小核果。花期 4—6 月,果期 8—9 月。

【生境与分布】生于海拔 700~2500 m 的山坡、沟谷阴处、灌丛中、林缘及路边。分布于贵州各地。此外,我国广东、广西、云南等地也有分布。

【采收加工】根:秋季、冬季采挖,洗净,切片,晒干。全株:全年均可采收,洗净,晒干。

【药材性状】叶多破碎或皱缩成团,完整者展平后近圆形,直径 4~12 cm,掌状 7~9 裂,顶生裂片不明显 3 裂,先端圆钝或锐尖,基部心形,边缘有不整齐的重锯齿,上面黄绿色,具短柔毛,下面灰绿色,密被茸毛;叶柄圆柱形,长 4~6 cm。质脆,易破碎。气微,味微苦。

【性味归经】味苦、涩,性凉。归肺经、脾经、大肠经、肝经。

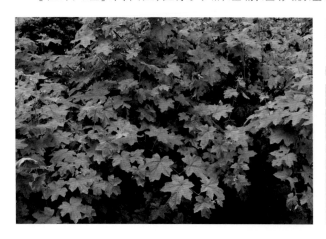

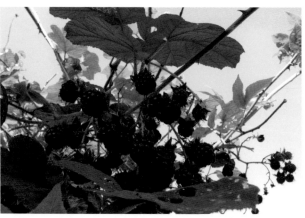

【功效与主治】清热解毒、止血止痛、祛风除湿。主治感冒发热、咳嗽咯血、鼻衄、月经不调、外伤出血、痢疾、泄泻、脱肛、风湿痹痛。

【民族用药经验】

①治感冒发热：大乌泡 30 g，水煎服。（贵州各族均用）

②治咳嗽咯血：大乌泡 15 g、红紫苏 15 g，水煎服。（黄平苗族）

③治鼻衄：大乌泡 15 g、大地柏枝 15 g、血盆草 15 g，水煎服。（榕江苗族）

④治月经不调：大乌泡 15 g、对叶莲 10 g，水煎服。（罗甸布依族）

⑤治痢疾：大乌泡 15 g、地锦 15 g，水煎服。（都匀水族）

⑥治风湿痹痛：大乌泡 15 g、铁筷子 10 g、三角咪 10 g，水煎服。（独山布依族）

【用法用量】内服：煎汤，10~30 g。外用：适量，捣烂敷；或研末撒。

【汪按】大乌泡之名始载于《云南中草药》，又称老牛黄泡、乌泡。《贵州草药》称倒生根、黄水泡、无刺乌泡、糖泡叶、乌泡、马莓叶，《中国植物志》称大红黄泡，《广西植物名录》称多苞叶悬钩子。本书以大乌泡为药材名和植物名。

《贵州省中药材、民族药材质量标准》2003 年版，以大乌泡为药材名，大乌泡 *Rubus multibracteatus* Lévl. et Vant. 为植物名，药用部位以干燥叶收载。

大乌泡为贵州常用黔药，是贵州汉族、苗族、侗族、布依族、水族等民族习用药物。药材来源均为野生。大乌泡具清热解毒、止血止痛、祛风除湿之功效，故常用于治疗感冒发热、咳嗽咯血、鼻衄、月经不调、外伤出血、痢疾、泄泻、脱肛、风湿痹痛等。若治感冒发热，以大乌泡 15 g、鱼鳅串 15 g、马鞭草 15 g，水煎服。若治咳嗽咯血，以大乌泡 15 g、矮地茶 15 g、仙鹤草 15 g、白及 15 g，水煎服。若治鼻衄，以大乌泡 30 g、大叶紫珠 30 g、滇丹参 15 g，水煎服。若治痛经，以大乌泡 15 g、五花血藤 15 g、大血藤 15 g、鸡血藤 15 g，水煎服。若治痢疾，以大乌泡 15 g、苦参 10 g、黄柏 10 g，水煎服。若治泄泻，以大乌泡 30 g、车前子 10 g、小夜关门 10 g、羊奶奶根 10 g，水煎服。若治脱肛，以大乌泡 30 g、血人参 30 g、大夜关门 30 g，水煎服。若治风湿痹痛，以大乌泡 15 g、黑骨藤 10 g、小果蔷薇藤 10 g、大风藤 10 g、滇白珠 10 g、清香藤 10 g、臭山羊 10 g、常春藤 10 g、大血藤 30 g，水煎服。

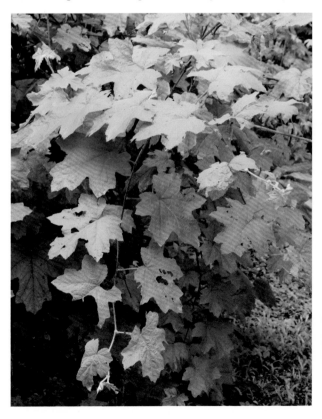
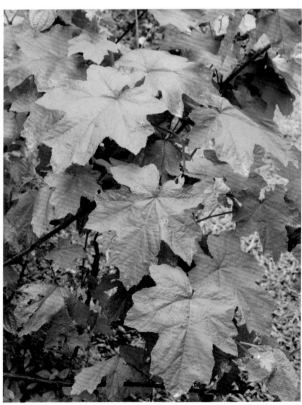

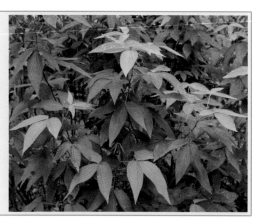

大叶千斤拔 dàyèqiānjīnbá

Flemingiae Macrophyllae Radix

【黔称】大叶千斤拔(各地均称)。

【民族药名】

苗药名:deid jongx yul 低腈由(黔东南苗族)。

水药名:mai⁴ ljut⁷ sa:p⁷梅路沙(都匀水族)。

【来源】为豆科植物大叶千斤拔的根。

【原植物】大叶千斤拔 *Flemingia macrophylla*(Willd.) Prain。

直立灌木,高1~3 m。嫩枝密生黄色短柔毛。小叶3枚,顶生小叶宽披针形,长6~20 cm,宽2.5~9 cm,先端尖,基部圆楔形,上面几乎无毛,下面沿叶脉有黄色柔毛,基出脉3条;侧生小叶较小,偏斜,基出脉2条;叶柄有狭翅,有短柔毛。总状花序腋生,花多而密,花序轴及花梗均密生淡黄色短柔毛;花萼钟状,萼齿5枚,披针形,最下面1枚萼齿较长,外面有毛;花冠紫红色,长约1 cm;子房有丝状毛。荚果椭圆形,长约1.5 cm,褐色,有短柔毛。种子1~2粒,球形,黑色。花期6—8月,果期7—9月。

【生境与分布】生于空旷草地或灌丛中。分布于贵州的兴义、安龙、罗甸等地。此外,我国云南、四川、广东、广西、江西、福建等地也有分布。

【采收加工】秋季采收,抖净泥土,晒干。

【药材性状】根较粗壮,多有分枝,表面深红棕色,香气较浓厚,有突起的横长皮孔及细皱纹,近顶端常成圆肩膀状,下半部间见须根痕;栓皮薄,鲜时易刮离,刮去栓皮可见棕红色或棕褐色韧皮部。质坚韧,不易折断。横切面韧皮部棕红色,木质部宽广,淡黄白色,有细微的放射状纹理。气微,味甘、微涩。

【性味归经】味甘、微涩,性平。归肝经、肾经。

【功效与主治】祛风除湿、活血解毒、强筋壮骨。主治风湿骨痛、腰肌劳损、四肢痿软、跌打损伤、咽喉肿痛、月经不调、带下、腹胀、食少、气虚足肿。

【民族用药经验】

①治风湿痹痛:大叶千斤拔10 g、黑骨藤10 g、大血藤10 g,水煎服。(贵州各族均用)

②治腰肌劳损:大叶千斤拔10 g、杜仲10 g、续断10 g,水煎服。(罗甸苗族)

③治跌打损伤:大叶千斤拔10 g、见血飞10 g、水冬瓜10 g,水煎服。(兴义布依族)

④治月经不调:大叶千斤拔15 g、血人参15 g,水煎服。(安龙布依族)

【用法用量】内服:煎汤,10~30 g;或浸酒。外用:研末撒;或捣烂敷。

【注按】大叶千斤拔之名始载于《贵州民间药物》,又称天根不倒。《广西药用植物名录》称大猪尾、千斤力,《云南药用植物名录》称千金红、红豆草。本书以大叶千斤拔为植物名和药材名。

《中国药典》2010年版、2005年版,《湖南省中药材标准》1993年版,以千斤拔为药材名,大叶千斤拔

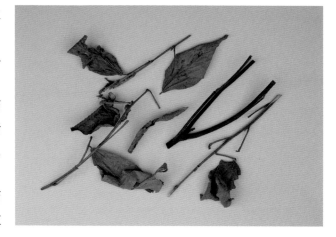

Flemingia macrophylla(Willd.)O. Kuntze 为植物名,药用部位以干燥根收载。

《中国药典》(附录)2000 年版,以千斤拔为药材名,大叶千斤拔 *Flemingia macrophylla*(Willd.)Merr. 为植物名,药用部位以干燥根收载。

《广西壮族自治区壮药质量标准》(第一卷)2008 年版、《广西中药材标准》(第二册)1996 年版,以千斤拔为药材名,大叶千斤拔 *Flemingia macrophylla*(Willd.)Prain 为植物名,药用部位以干燥根收载。

《湖南省中药材标准》2009 年版,以千斤拔为药材名,大叶千斤拔 *Flemingia macrophylla*(Willd.)Prain 为植物名,药用部位以干燥根和茎收载。

《广西中药材标准》(附录)1990 年版,以千斤拔为药材名,大叶千斤拔 *Flemingia macrophylla*(Willd.)Merr. 为植物名,药用部位以干燥根和茎收载。

大叶千斤拔为贵州常用黔药,是贵州汉族、苗族、侗族、布依族等民族习用药物。药材来源均为野生。大叶千斤拔具祛风除湿、活血解毒、强筋壮骨之功效,故常用于治疗风湿骨痛、腰肌劳损、四肢萎软、跌打损伤、咽喉肿痛、月经不调、带下、腹胀、食少、气虚足肿等。若治风湿骨痛,以大叶千斤拔 15 g、豨莶草 10 g、金钩莲 10 g、南蛇藤 10 g,水煎服。若治腰肌劳损,以大叶千斤拔 10 g、山蒟 10 g、石海椒 10 g、杜仲 10 g、苦糖果 10 g,水煎服。若治阳痿,以大叶千斤拔 10 g、淫羊藿 10 g、仙茅 10 g、金樱子 10 g、韭子 10 g,水煎服。若治偏瘫,以大叶千斤拔 15 g、灯盏花 15 g、血人参 15 g、宝盖草 10 g,水煎服。若治月经不调,以大叶千斤拔 10 g、对叶莲 10 g、鸡冠花 10 g、锦鸡儿 10 g,水煎服。若治带下过多,以大叶千斤拔 10 g、三白草 10 g、月季花 10 g、海金沙藤 10 g,水煎服。若治胃痛,以大叶千斤拔 15 g、鸡矢藤 15 g、金荞麦 15 g、胃友 10 g,水煎服。

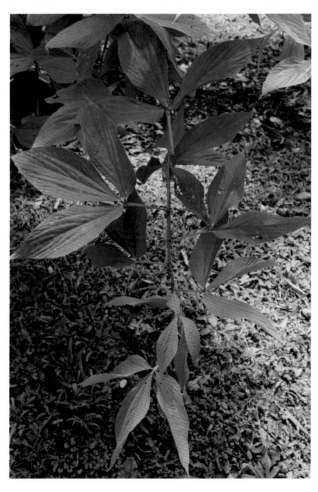
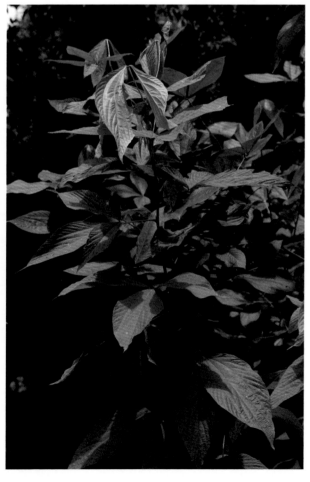

淡竹叶 dànzhúyè

Lophatheri Herba

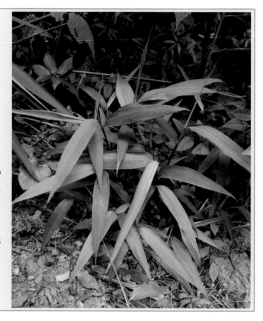

【黔称】淡竹叶(各地均称)。

【民族药名】

苗药名:niangx ghab nex gix 仰格陇给(黔东南苗族),reib nux hold 锐路罗(松桃苗族) uab nex gix yet 连努给石(黔南苗族)。

侗药名:nyangt bav baenl sigt 娘巴笨席(凯里侗族),nian ba ben 念把崩(剑河侗族)。

水药名:$?djut^7 va^5 fan^1$ 图洼奋(荔波水族)。

【来源】为禾本科植物淡竹叶的全草。

【原植物】淡竹叶 *Lophatherum gracile* Brongn. 。

多年生草本,高40～90 cm。根状茎粗短,坚硬;须根稀疏,其近顶端或中部常肥厚成纺锤状的块根;茎纤弱,多少木质化。叶互生,广披针形,长5～20 cm,宽1.5～3 cm,先端渐尖或短尖,全缘,基部近圆形或楔形,常渐狭缩成柄状或无柄,平行脉多条,并有明显横脉,呈小长方格状,两面光滑或有小刺毛;叶鞘边缘光滑或具毛;叶舌短小,质硬,长0.5～1 mm,有缘毛。圆锥花序顶生,长10～30 cm,分枝较少,疏散,斜升或开展;小穗线状披针形,长7～12 mm,宽1.5～2.5 mm,具粗壮的小穗柄,穗柄长约1 mm;颖长圆形,具5条脉,先端钝,边缘薄膜质,第1颖短于第2颖;外稃较颖长,披针形,长6～7 mm,宽约3 mm,先端具短尖头,具5～7条脉,内稃较外稃短,膜质透明。颖果纺锤形,深褐色。花期6—9月,果期8—10月。

【生境与分布】生于山坡林下或沟边阴湿处。分布于贵州的印江、德江、松桃、雷山、黎平、锦屏、榕江、从江、紫云、独山、湄潭,以及毕节和贵阳等地。此外,我国长江流域以南和西南等地也有分布。

【采收加工】5—6月未开花时采收,切除须根,晒干。

【药材性状】茎圆柱形,长25～30 cm,直径1.5～2 mm,表面淡黄绿色,有节,节上有叶鞘,断面中空;叶多皱缩卷曲,叶片展开后呈披针形,长5～20 cm,宽1～3 cm,表面浅绿色或黄绿色;叶脉平行,具横行小脉,呈小长方格状;叶鞘长约5 cm,开裂,具纵条纹,叶鞘边缘光滑或有白色长柔毛。体轻,质柔韧。气微,味淡。以叶大、色绿、不带根及花穗者为佳。

【性味归经】味甘、淡,性寒。归心经、胃经、小肠经。

【功效与主治】清热、除烦、利尿。主治烦热口渴、口舌生疮、牙龈肿痛、小儿惊啼、小便赤涩、淋浊。

【民族用药经验】

①治热病烦渴:淡竹叶15 g,水煎服。(贵州各族均用)

②治口舌生疮:淡竹叶10 g、漆姑草10 g,水煎服。(雷山苗族)

③治小便涩痛:淡竹叶10 g、四季红10 g,水煎服。(榕江苗族)

④治小儿惊啼:淡竹叶6 g、华钩藤6 g,水煎服。(独山布依族)

⑤治感冒发热、咽喉肿痛:淡竹叶10 g、鱼鳅串10 g,水煎服。(锦屏侗族)

⑥治牙龈肿痛:淡竹叶15 g、百两金5 g,水煎服。(德江土家族)

【用法用量】内服:煎汤,6～15 g。

【汪按】淡竹叶之名始载于《滇南本草》。《分类草药性》称竹叶门冬青,《华南经济禾草植物》称山鸡米,《广西药用植物图志》称金竹叶,《江苏省植物药材志》称花竹叶,《广西中药志》称山冬、地竹,《药材学》称淡竹米,《闽东本草》称林下竹。本书以淡竹叶为药材名和植物名。

《中国药典》2010 年版、2005 年版、2000 年版、1995 年版、1990 年版、1985 年版、1977 年版、1963 年版,《新疆维吾尔自治区药品标准》(第二册)1980 年版,以淡竹叶为药材名,淡竹叶 *Lophatherum gracile* Brongn. 为植物名,药用部位以干燥茎叶收载。

《上海市中药材标准》(附录)1994 年版,以淡竹叶根为药材名,淡竹叶 *Lophatherum gracile* Brongn. 为植物名,药用部位以干燥块根收载。

淡竹叶为贵州常用黔药,是贵州汉族、苗族、侗族、布依族、土家族等民族习用药物。药材来源为野生和栽培。淡竹叶具清热、除烦、利尿之功效,故常用于治疗烦热口渴、口舌生疮、牙龈肿痛、小儿惊啼、小便赤涩、淋浊等。若治烦热口渴,以淡竹叶 10 g、鱼鳅串 10 g、温大青 10 g、龙葵 10 g,水煎服。若治口舌生疮,以淡竹叶15 g、四季红 15 g、珍珠菜 10 g、大铜钱草 10 g,水煎服。若治牙龈肿痛,以淡竹叶 15 g、老君须 10 g、鹿耳林 10 g、见风青 10 g,水煎服。若治小儿惊啼,以淡竹叶 6 g、艾蒿 6 g、金钩莲 6 g,水煎服。若治咽喉肿痛,以淡竹叶 15 g、碎米桠 10 g、牛蒡子 10 g、见风青 10 g,水煎服。若治感冒发热,以淡竹叶 15 g、小叶桑 10 g、青蒿 10 g、鼠曲草 10 g,水煎服。若治小便赤涩,以淡竹叶 15 g、盾蕨 10 g、酸浆 10 g、刺儿菜 10 g、透骨香 10 g,水煎服。若治血淋,以淡竹叶 15 g、刺儿菜 15 g、接骨木 10 g、水豆瓣 10 g、石韦 10 g,水煎服。

淡竹叶为清心火、利小便之要药,凡心火旺、小便淋漓涩痛者,均可配伍应用,无问虚实。故倪朱谟在《本草汇言》中曰:"淡竹叶,清心火,利小便,通淋用之药也。淡味五脏无归,但入太阳利小便为专用,有走无守,证因气壮火郁,小水不利,用无不宜。"《本经逢原》也指出:"淡竹叶,性专淡渗下降,故能去烦热,清心利小便。"此外,《植物名实图考》称:"淡竹叶,祥从《本草纲目》,今江西、湖南原野多有之,考古方淡竹叶,《梦溪笔谈》之谓对苦竹而言;或又谓自有一种淡竹;唯李时珍以此革定为淡竹叶。"故古代所称"淡竹叶"的中药,其中有竹的嫩叶,有淡竹叶的叶,也有苦竹的叶。而李时珍使用的淡竹叶则为禾本科植物淡竹叶 *Lophatherum gracile* Brongn. 的干燥茎叶。

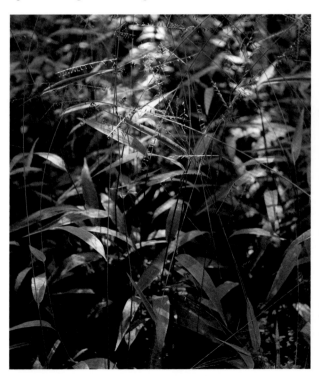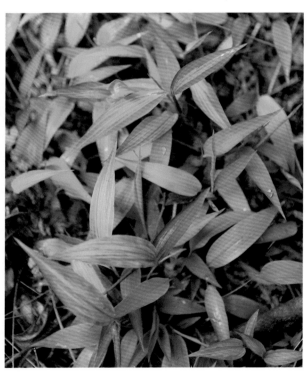

倒生根 dǎoshēnggēn

Rubi Coreani Radix

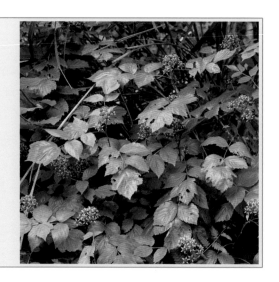

【黔称】倒生根(各地均称)。

【民族药名】

水药名:tum⁶pa:k⁸豆八(三都水族)。

【来源】为蔷薇科植物插田泡的根。

【原植物】参见"插田泡果"条。

【生境与分布】参见"插田泡果"条。

【采收加工】9—10月挖根,洗净,切片,晒干。

【药材性状】根圆柱形,外皮棕褐色,较薄,易脱落。质坚硬,不易折断,断面韧皮部棕色,木质部黄白色。气微,味苦、涩。

【性味归经】味苦、涩,性凉。归肝经、肾经。

【功效与主治】活血止血、祛风除湿。主治跌打损伤、骨折、月经不调、吐血、衄血、风湿痹痛、水肿、小便不利、瘰疬。

【民族用药经验】

①治跌打损伤:倒生根15 g,水煎服。(贵州各族均用)

②治痛经:倒生根10 g、花蝴蝶10 g,水煎服。(凯里侗族)

③治风湿痹痛:倒生根15 g、黑骨藤10 g,水煎服。(雷山苗族)

④治吐血:倒生根15 g、仙鹤草15 g,水煎服。(望谟布依族)

⑤治小便不利:倒生根15 g、车前草15 g,水煎服。(江口土家族)

【用法用量】内服:煎汤,6 ~ 15 g;或浸酒。外用:适量,鲜品捣烂敷。

【汪按】倒生根之名始载于《重庆草药》,又称大乌泡根、乌泡倒角、两头草、乌龙毛。《陕西中草药》称过江龙,《湖南药物志》称乌泡、爬船泡、爬船莓、龙船泡刺、红刺台,《经济植物手册》称插田泡,《华北经济植物志要》称高丽悬钩子。湖北称乌沙莓、荞麦泡。本书以倒生根为

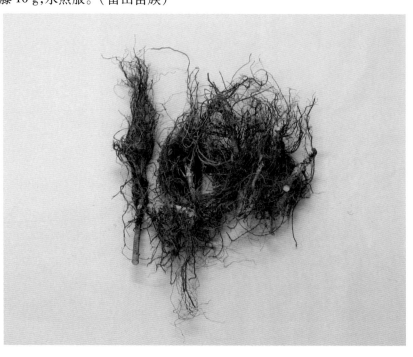

药材名,插田泡为植物名。

　　倒生根为贵州常用黔药,是贵州汉族、苗族、侗族、布依族、土家族等民族习用药物。药材来源均为野生。倒生根具活血止血、祛风除湿之功效,故常用于治疗跌打损伤、骨折、月经不调、吐血、衄血、风湿痹痛、水肿、小便不利、瘰疬等。若治跌打损伤,以倒生根 15 g、爬山豆 10 g、五香血藤 10 g、乌蔹莓 10 g、扯根菜 10 g、追风伞 10 g、活血莲 10 g,水煎服。若治骨折(复位后),以倒生根15 g、淫羊藿 10 g、杜仲 10 g、续断 10 g,水煎服。若治痛经,以倒生根 15 g、五花血藤 15 g、油麻血藤 15 g、香樟根 10 g、八月瓜根 10 g,水煎服。若治吐血、衄血,以倒生根 15 g、仙鹤草 15 g、大叶紫珠10 g、元宝草 10 g、血盆草 10 g,水煎服。若治风湿痹痛,以倒生根 15 g、大血藤10 g、黑骨藤 10 g、乌骨藤 10 g,水煎服。若治水肿,以倒生根 15 g、陆英 10 g、车前子 10 g、滇白珠 10 g,水煎服。若治小便不利,以倒生根 15 g、石韦 10 g、凤尾草 10 g、接骨木 10 g,水煎服。

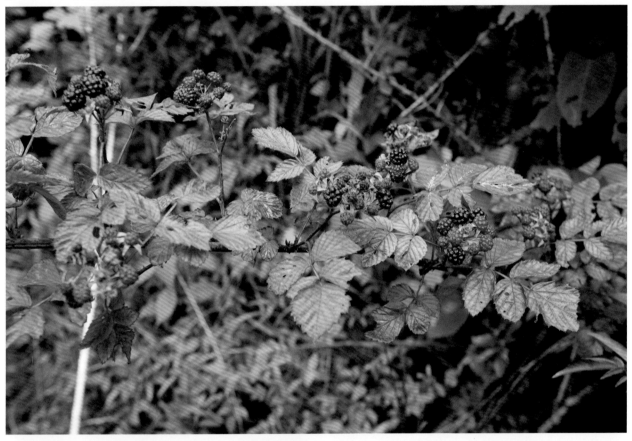

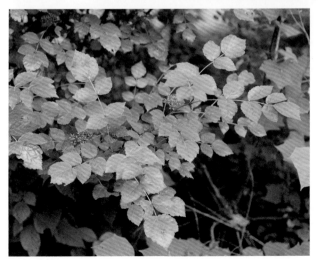

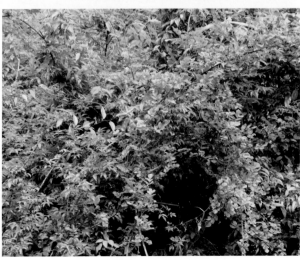

地柏枝 dìbǎizhī

Selaginellae Moellendorfii Herba

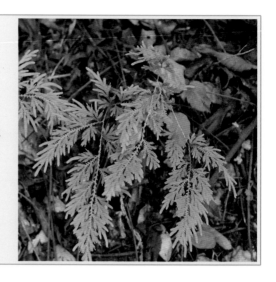

【黔称】四叶菜(贵阳),岩柏枝(各地均称)。

【民族药名】

苗药名:dil baik 地柏(黄平苗族)。

【来源】为卷柏科植物江南卷柏的全草。

【原植物】江南卷柏 *Selaginella moellendorfii* Hieron.。

多年生草本。茎直立,高达40 cm。主茎直立,圆柱形或具棱,禾秆色;下部不分枝,上部三至四回分枝,呈复叶状,卵状三角形,长5~12 cm。分枝上的叶小,二型,排列成4行,2行侧叶的叶片卵状三角形,长1.5~2.5 mm,宽1~2 mm,两侧不对称,先端急尖,基部圆形或近心形,边缘为膜质薄边,具微齿;2行中叶的叶片较小,疏生,卵圆形,长1~1.5 mm,宽0.5~1 mm,先端渐尖并具芒刺,基部心形,中脉明显,边缘白色,有微齿。孢子囊穗单生于枝顶,四棱形,长3~6 mm;孢子叶圆形至卵状钻形,长约1.5 mm,宽约1 mm,边缘有小齿,龙骨状。孢子二型。孢子期8—10月。

【生境与分布】生于潮湿山坡、林下、溪边或石缝中。分布于贵州各地。此外,我国陕西、甘肃等地也有分布。

【采收加工】夏季、秋季采收,洗净,晒干或鲜用。

【药材性状】根茎灰棕色,弯曲,根自其左、右两侧发出,纤细,具根毛。茎禾秆色或基部稍带红色,高10~40 cm,直径1.5~2 mm,下部不分枝,上部分枝。叶多扭曲皱缩,上面淡绿色,下面灰绿色,二型,贴生小枝中央的叶较小,卵圆形,先端尖。孢子囊穗少见。茎质柔韧,不易折断;叶质脆,易碎。气微,味淡。以体整、色绿、无泥杂者为佳。

【性味归经】味辛、微甘,性平。归肺经、肝经、大肠经。

【功效与主治】清热利湿、止血。主治肺热咯血、吐血、衄血、便血、痔疮出血、外伤出血、发热、小儿惊风、湿热黄疸、淋病、水肿、水火烫伤。

【民族用药经验】

①治各种出血:地柏枝30 g,水煎服。(贵州各族均用)

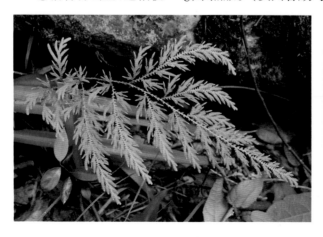

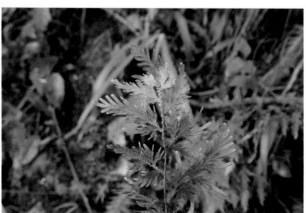

②治肺热咯血:地柏枝15g、白及15g,水煎服。(黄平苗族)

③治便血:地柏枝30g、仙鹤草30g,水煎服。(剑河侗族)

④治湿热黄疸:地柏枝30g、虎杖15g,水煎服。(罗甸布依族)

⑤治热淋:地柏枝15g、车前草15g、川木通10g,水煎服。(江口土家族)

⑥治肝硬化腹水:地柏枝15g、白茅根15g、车前子10g,水煎服。(江口土家族)

⑦治跌打损伤:地柏枝30g、土三七30g,捣烂敷。(雷山苗族)

【用法用量】内服:煎汤,15~30g,大剂量可用至60g。外用:适量,研末调敷;或鲜品捣烂敷。

【汪按】地柏枝之名始载于《草木便方》。《本草图经》称地柏,《浙江天目山药用植物志》称岩柏草、石柏,《浙江民间常用草药》称山扁柏、细叶狼鸡、红鸡草、并草、垟柏、发治草,《江西草药》称孔雀毛、高脚红萝卜、夹韦草、土黄连、石金花、帅石草、石掌柏,《贵州草药》称岩柏枝、四叶菜,《陕西中草药》称岩花、石松柏、千步还阳,《广西本草选编》称百叶草、百叶卷柏,《安徽中草药》称伤寒草,《四川中药志》称曲兰草、岩柏、软鸡草、拨云草,《中草药学》称黄疸卷柏。广东、广西称烂皮蛇,四川称金花草。本书以地柏枝为药材名,江南卷柏为植物名。

地柏枝为贵州常用黔药,是贵州汉族、苗族、侗族、布依族、土家族等民族习用药物。药材来源均为野生。地柏枝具清热利湿、止血之功效,故常用于治疗肺热咯血、吐血、衄血、便血、痔疮出血、外伤出血、发热、小儿惊风、湿热黄疸、淋病、水肿、水火烫伤等。若治肺热咯血,以地柏枝15g、活血莲15g、假木豆10g、反背红10g、矮地茶10g,水煎服。若治吐血,以地柏枝15g、白及15g、仙鹤草15g、朱砂莲15g,水煎服。若治便血,以地柏枝15g、大蓟15g、水黄杨木15g、地榆15g,水煎服。若治湿热黄疸,以地柏枝15g、田基黄15g、红花龙胆15g,水煎服。若治肝硬化腹水,以地柏枝15g、猪鬃草10g、凤尾草根10g、海金沙藤10g、槐叶萍6g、茯苓10g、泽泻10g,水煎服。若治跌打损伤,以地柏枝15g、铁筷子10g、五花血藤10g、五香血藤10g,水煎服。

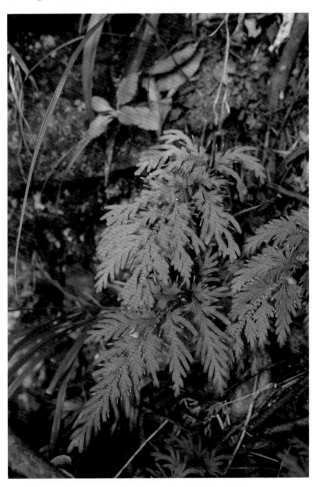
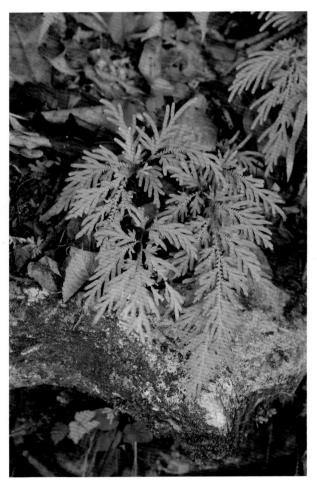

地蜂子 dìfēngzǐ

Potentillae Freynianae Radix et Herba

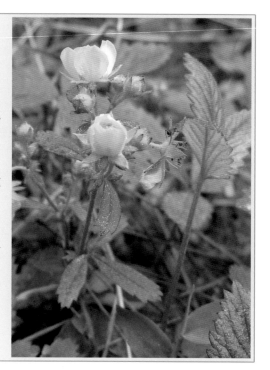

【黔称】山蜂子(铜仁),三爪金(榕江、黎平、麻江),播系草(剑河),地蜘蛛(都匀),地蜂子(贵阳),铁枕头(绥阳)。

【民族药名】

苗药名:vob hob dlub 莴哈收(松桃苗族),dat gangb niub 它岗妞(黔东南苗族)。

侗药名:laol jenc 劳苓(黔东南侗族)。

水药名:?ma^1 tin^1 mon^6 锐加女个(荔波水族)。

【来源】为蔷薇科植物三叶委陵菜的根或全草。

【原植物】三叶委陵菜 *Potentilla freyniana* Bornm.。

多年生草本,高8～25 cm。有匍匐枝或不明显;根分枝多,簇生;花茎纤细,直立或上升,被疏柔毛。基生叶为掌状三出复叶,连叶柄长4～30 cm;托叶膜质,褐色,外被稀疏长柔毛;小叶长圆形、卵形或椭圆形,先端急尖或钝圆,基部楔形或宽楔形,边缘有多数急尖的锯齿,两面疏生平铺柔毛,下面沿脉较密。茎生叶1～2枚;小叶与基生叶小叶相似,唯叶柄很短,边缘锯齿减少;托叶草质,呈缺刻状锐裂,有稀疏长柔毛。花两性;伞房状聚伞花序顶生;花直径0.8～1 cm;萼片5枚,三角状卵形,先端渐尖;副萼片5枚,披针形,先端渐尖,与萼片近等长,外被平铺柔毛;花瓣5片,长圆状倒卵形,先端微凹或钝圆,淡黄色;花柱近顶生,上部粗,基部细。成熟瘦果卵球形,直径0.5～1 mm,表面有明显脉纹。花期、果期3—6月。

【生境与分布】生于海拔500～1600 m的向阳山坡草地上、溪边及疏林下阴湿处。分布于贵州各地。此外,我国四川、云南、河北、山西、陕西、甘肃、山东、浙江、江西、福建、湖北、湖南等地也有分布。

【采收加工】夏季采收,洗净,晒干或鲜用。

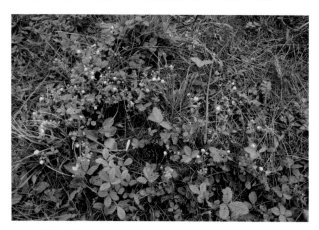

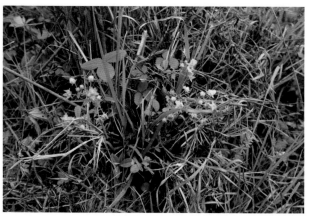

【药材性状】根茎纺锤形、圆柱形或哑铃形,微弯曲,有的形似蜂腹,长 1.5~4 cm,直径 0.5~1.2 cm,表面灰褐色或黄褐色,粗糙,有皱纹和突起的根痕及须根,顶端有叶柄残基,被柔毛。质坚硬,不易折断。断面颗粒状,深棕色或黑褐色,中央色深,在放大镜下可见白色细小结晶。气微,味微苦而涩,且微具清凉感。

【性味归经】味苦、涩,性凉。归肺经、大肠经、胃经。

【功效与主治】清热解毒、敛疮止血、散瘀止痛。主治咳嗽、痢疾、肠炎、痈肿疔疮、烫伤、口舌生疮、骨髓炎、骨结核、瘰疬、痔疮、毒蛇咬伤、崩漏、月经过多、产后出血、外伤出血、胃痛、牙痛、胸骨痛、腰痛、跌打损伤。

【民族用药经验】

①治咳喘:地蜂子 15 g,蒸甜酒服。(贵州各族均用)

②治咳嗽:地蜂子 10 g、矮地茶 15 g,水煎服。(榕江苗族)

③治痢疾:地蜂子 10 g、地榆 10 g,水煎服。(剑河侗族)

④治胃痛:地蜂子 10 g、青藤香 6 g,水煎服。(都匀布依族)

⑤治月经过多:地蜂子 15 g、仙鹤草 15 g,水煎服。(都匀水族)

【用法用量】内服:煎汤,10~15 g;或研末,1~3 g;或浸酒。外用:适量,捣烂敷;或煎水洗;或研末调敷。

【汪按】地蜂子之名始载于《贵州民间药物》,又称白果金梅、山蜂子、三爪金、铁枕头。《浙江民间常用草药》称三片风、地风子、三叶蛇子草,《四川常用中草药》称铁秤砣,《全国中草药汇编》称蜂子芪、独脚伞、独脚委陵菜、地蜘蛛、三叶翻白草,《云南种子植物名录》称大花假蛇莓。陕西称三张叶,江西称软梗蛇扭、毛猴子,湖北称蜂子七、土蜂子、大救驾、地骨造,浙江称独立金蛋。本书以地蜂子为药材名,三叶委陵菜为植物名。

《贵州省中药材、民族药材质量标准》2003 年版,以地蜂子为药材名,三叶委陵菜 *Potentilla freyniana* Bornm. 为植物名,药用部位以干燥根茎收载。

地蜂子为贵州常用黔药,是贵州汉族、苗族、侗族、布依族、水族、土家族等民族习用药物。药材来源均为野生。地蜂子具清热解毒、敛疮止血、散瘀止痛之功效,故常用于治疗咳嗽、痢疾、肠炎、痈肿疔疮、烫伤、口舌生疮、骨髓炎、骨结核、瘰疬、痔疮、毒蛇咬伤、崩漏、月经过多、产后出血、外伤出血、胃痛、牙痛、胸骨痛、腰痛、跌打损伤等。若治咳喘,以地蜂子 10 g、岩白菜 10 g、岩豇豆 10 g、大丁草 10 g,水煎服。若治痢疾,以地蜂子 10 g、铁苋草 15 g、大乌泡 10 g、地苓 10 g、尖子木 10 g,水煎服。若治肠炎,以地蜂子 15 g、见风青 15 g、鸡矢藤 15 g、苦金盆 6 g,水煎服。若治各种痈肿疔疮,以地蜂子 15 g、金银花 15 g、龙葵 10 g、蛇莓 10 g,水煎服。若治烫伤,以地蜂子 15 g、虎杖 15 g、冬青 10 g、金银花 10 g、蒲公英 10 g、紫花地丁 10 g,水煎服。若治崩漏,以地蜂子 15 g、紫珠 15 g、朱砂莲 15 g、血人参 15 g、金荞麦 15 g、鸡矢藤 15 g,水煎服。若治胃溃疡出血,以地蜂子 15 g、朱砂莲 15 g、仙鹤草 15 g、大夜关门 15 g、血人参 15 g,水煎服。若治胃痛,以地蜂子 10 g、鸡矢藤 15 g、铁冬青 10 g、七叶莲 10 g,水煎服。若治痛经,以地蜂子 10 g、香樟根 10 g、五花血藤 10 g、五香血藤 10 g、油麻血藤 15 g、八月瓜根 15 g,水煎服。若治腰痛,以地蜂子 15 g、杜仲 15 g、续断 15 g、小果微花藤 10 g,水煎服。若治跌打损伤,以地蜂子 10 g、见血飞 10 g、铁冬青 10 g、铁筷子 10 g、五花血藤 15 g、接骨木 15 g,水煎服。

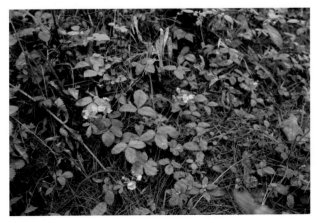
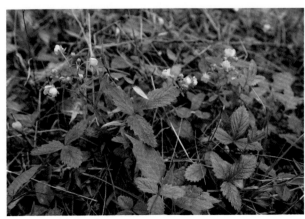

地瓜根 dìguāgēn

Fici Tikouae Radix

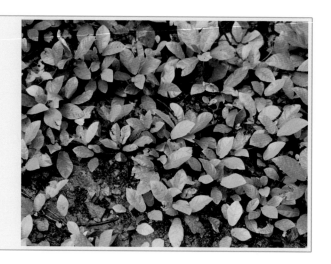

【黔称】地瓜根(各地均称)。

【民族药名】

侗药名:jaol jah 叫甲(榕江侗族)。

水药名:wa⁵ ja:u¹ ʔoŋ⁵ 娃要哄(三都水族)。

【来源】为桑科植物地瓜榕的根。

【原植物】地瓜榕 *Ficus tikoua* Bur.。

多年生落叶匍匐藤木。全株有乳汁。茎圆柱形或略扁,棕褐色,分枝多,节略膨大,触地生细长不定根。单叶互生;叶柄长 1～2 cm;叶坚纸质,卵形或倒卵状椭圆形,长 1.6～8 cm,宽 1～4 cm,先端钝尖,基部近圆形或浅心形,边缘有疏浅波状锯齿,上面绿色,被短刺毛,粗糙,下面浅绿色,沿脉被短毛;具三出脉,侧脉 3～4 对。隐头花序,成对或簇生于无叶的短枝上,常埋于土内,球形或卵圆形,直径 1～2 cm,成熟时淡红色;基生苞片 3 枚;雄花及瘿花生于同一花序托内,花被片 2～6 枚,雄蕊 1～3 枚;雌花生于另一花序托内。果为瘦果。花期 4—6 月,果期 6—9 月。

【生境与分布】生于低山区的疏林、山坡、沟边或旷野草丛中。分布于贵州各地。此外,我国四川、云南、陕西、湖北、湖南、广西、西藏等地也有分布。

【采收加工】夏季、秋季可摘全株,除去地上部分,洗净,晒干或鲜用。

【药材性状】根圆柱形,直径约 7 mm,表面暗紫棕色,具不规则纵皱纹。质硬,断面韧皮部暗紫色,木质部灰黄色。气微,味淡。

【性味归经】味苦、涩,性凉。归脾经、肾经。

【功效与主治】清热利湿、消肿止痛。主治泄泻、痢疾、风湿痹痛、遗精、白带、瘰疬、痔疮、疮痈、跌打损伤。

【民族用药经验】

①治泄泻:地瓜根 30 g,水煎服。(贵州各族均用)

②治痢疾:地瓜根 30 g、朝天罐 30 g,水煎服。(龙里苗族)

③治风湿痹痛:地瓜根30 g、大风藤 15 g,水煎服。(龙里苗族)

【用法用量】内服:煎汤,15～60 g。

【注按】地瓜根之名始载于《草木便方》。本书以地瓜根为药材名,

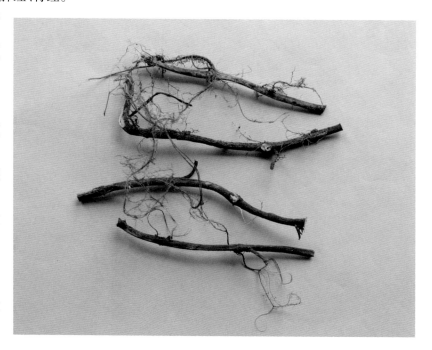

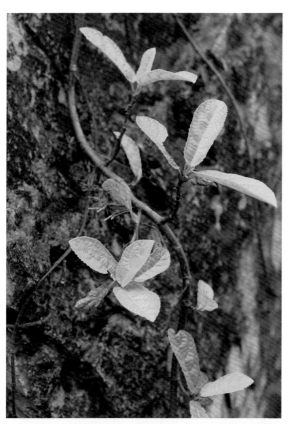

地瓜榕为植物名。

地瓜根为贵州常用黔药，是贵州汉族、苗族、侗族、布依族、水族、土家族、仡佬族等民族习用药物。药材来源均为野生。地瓜藤具清热利湿、消肿止痛之功效，故常用于治疗泄泻、痢疾、风湿痹痛、遗精、白带、瘰疬、痔疮、疮痈、跌打损伤等。若治泄泻，以地瓜根30 g、车前子10 g、大夜关门10 g，水煎服。若治痢疾，以地瓜根30 g、委陵菜30 g、地榆15 g，水煎服。若治风湿痹痛，以地瓜根15 g、阎王刺10 g、凤仙透骨草10 g、金钩莲10 g、铁筷子10 g，水煎服。若治遗精，以地瓜根30 g、淫羊藿10 g、杜仲10 g、金灯藤10 g、大夜关门20 g，水煎服。若治白带，以地瓜根30 g、土茯苓30 g、车前子10 g、金樱根10 g，水煎服。若治瘰疬，以地瓜根30 g、大贝10 g、生牡蛎30 g、五花血藤10 g、五香血藤10 g，水煎服。若治痔疮，以地瓜根30 g、苦参10 g、槐角10 g、血盆草15 g，水煎服。若治疮痈，以地瓜根30 g、石膏15 g、金银花藤10 g、蒲公英10 g、铁冬青10 g、七叶莲10 g，水煎服。若治跌打损伤，以地瓜根30 g、飞天蜈蚣15 g、岩花椒10 g、黄果藤10 g、酢浆草15 g、矮陀陀10 g，水煎服。

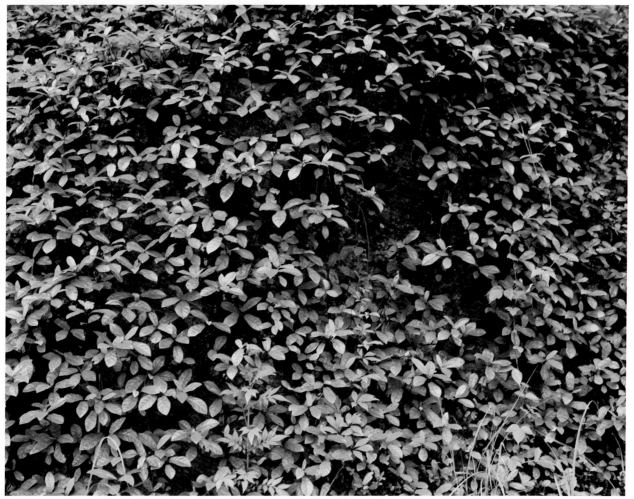

地瓜藤 dìguāténg

Fici Tikouae Caulis et Folium

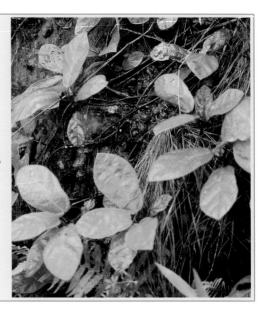

【黔称】地枇杷(剑河、溶江),地郎果(黎平),过山龙、野地瓜藤(贵阳),地瓜藤(各地均称)。

【民族药名】

侗药名:jaol jah 叫甲(榕江侗族)。

水药名:wa⁵ ja:u¹ ʔoŋ⁵ 娃要哄(三都水族)。

【来源】为桑科植物地瓜榕的茎、叶。

【原植物】参见"地瓜根"条。

【生境与分布】参见"地瓜根"条。

【采收加工】9—10月采收,洗净,晒干。

【药材性状】茎圆柱形,直径4~6 mm,常附有须状不定根;表面棕红色至暗棕色,具纵皱纹,幼枝有明显的环状托叶痕;质稍硬,断面中央有髓。叶多皱缩,破碎;完整叶倒卵状椭圆形,长1.5~6 cm,宽1~4 cm,先端急尖,基部圆形或近心形,边缘具细锯齿,上面灰绿色至深绿色,下面灰绿色,网脉明显;纸质易碎。气微,味淡。

【性味归经】味苦,性寒。归肺经、脾经、胃经、大肠经。

【功效与主治】清热利湿、活血通络、解毒消肿。主治肺热咳嗽、痢疾、水肿、黄疸、小儿消化不良、风湿痹痛、痛经、带下、跌打损伤、痔疮出血、无名肿毒。

【民族用药经验】

①治肺热咳嗽:地瓜藤20 g,水煎服。(贵州各族均用)

②治痢疾:地瓜藤15 g、地榆15 g,水煎服。(龙里苗族)

③治乳腺炎:地瓜藤15 g、蒲公英15 g,水煎服。(麻江苗族)

④治荨麻疹:地瓜藤30 g、红禾麻10 g,水煎服。(剑河侗族)

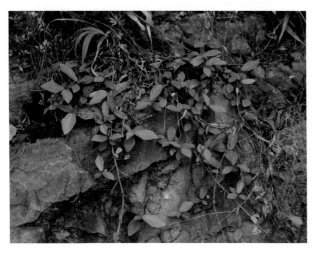

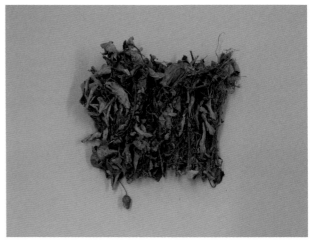

⑤治水肿:地瓜藤15 g、毛大丁草10 g,水煎服。(望谟布依族)

⑥治黄疸:地瓜藤15 g、田基黄15 g,水煎服。(黎平侗族)

⑦治小儿消化不良:地瓜藤10 g、鸡内金6 g,水煎服。(道真仡佬族)

⑧治风湿痹痛:地瓜藤15 g、大风藤15 g,水煎服。(江口土家族)

【用法用量】内服:煎汤,15~30 g。外用:适量,捣烂敷;或煎水洗。

【汪按】地瓜藤之名始载于《贵州民间方药集》,又称牛马藤、过石龙。《草木便方》称过山龙、土瓜,《天宝本草》称地蜈蚣,《贵州民间药物》称过山龙,《四川中药志》称铺地蜈蚣,《贵州草药》称地枇杷、地郎果、过山龙、野地瓜藤,《广西中草药》称双坡虎、爬地牛奶、钻地龙,《云南中草药》称遍地金、地板藤、地枇杷、万年扒,《湖南药物志》称地血茎、牛托鼻、拦路虎、地木耳。本书以地瓜藤为药材名,地瓜榕为植物名。

《贵州中药材民族药材质量标准》2019年版,以地瓜藤为药材名,地果 *Ficus tikoua* Bur. 为植物名,药用部位以新鲜或干燥地上部分收载。

《贵州省中药材、民族药材质量标准》2003年版,以地瓜藤为药材名,地瓜 *Ficus tikoua* Bur. 为植物名,药用部位以新鲜或干燥地上部分收载。

《贵州省地方标准(修订本)》1994年版,以地瓜藤为药材名,地瓜 *Ficus tikoua* Bur. 为植物名,药用部位以干燥茎叶收载。

地瓜藤为贵州常用黔药,是贵州汉族、苗族、侗族、布依族、土家族、水族、仡佬族等民族习用药物。药材来源均为野生。地瓜藤具清热利湿、活血通络、解毒消肿之功效,故常用于治疗肺热咳嗽、痢疾、水肿、黄疸、小儿消化不良、风湿痹痛、痛经、带下、跌打损伤、痔疮出血、无名肿毒等。若治肺热咳嗽,以地瓜藤15 g、金银花15 g、矮地茶15 g,水煎服。若治痢疾,以地瓜藤15、铁苋菜15 g、天青地白15 g,水煎服。若治水肿,以地瓜藤15 g、四季红15 g、凤尾草10 g、扯根菜10 g,水煎服。若治黄疸,以地瓜藤15 g、虎杖10 g、大马蹄草10 g、地耳草10 g、小龙胆草10 g,水煎服。若治小儿消化不良,以地瓜藤10 g、野山楂10 g、刺梨10 g、莱菔子6 g、鸡矢藤10 g,水煎服。若治风湿痹痛,以地瓜藤15 g、黑骨藤10 g、大血藤10 g、香花崖豆藤10 g、油麻血藤10 g、大风藤10 g,水煎服。若治痛经,以地瓜藤30 g、五花血藤15 g、五香血藤15 g、油麻血藤15 g、桂枝10 g,水煎服。若治带下,以地瓜藤30 g、土茯苓15 g、车前草10 g、鸡冠花6 g、锦鸡儿10 g,水煎服。若治跌打损伤,以地瓜藤15 g、爬行卫矛10 g、泽兰10 g、黄山药10 g、三角咪10 g,水煎服。若治痔疮出血,以地瓜藤30 g、仙鹤草15 g、大叶紫珠15 g,水煎服。若治乳腺炎,以地瓜藤15 g、金银花藤15 g、紫花地丁15 g、蒲公英15 g、千年老鼠屎10 g,水煎服。若治皮肤瘙痒,以地瓜藤15 g、廊茵15 g、龙葵15 g、五花血藤10 g、五香血藤10 g,水煎服。

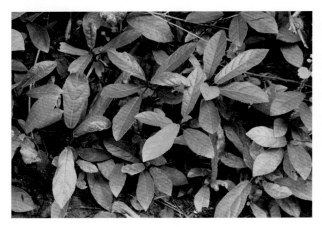
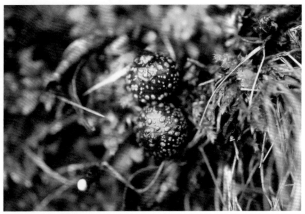

地仙桃 dìxiāntáo

Lithospermi Zollingeri Fructus seu Herba

【黔称】地仙桃(各地均称)。

【民族药名】

苗药名:jab ghet lul diol 加给漏多(黄平苗族)。

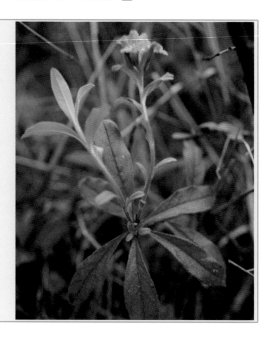

【来源】为紫草科植物梓木草的果实及全草。

【原植物】梓木草 *Lithospermum zollingeri* DC.。

多年生匍匐草本。根数条,粗线形,外皮黑褐色;茎基部常平卧、匍匐,长约 30 cm;新枝自老枝叶腋长出,直立,全株被开展的糙伏毛。基生叶有短柄,倒披针形或匙形,长 8 ~ 18 cm,宽 3 ~ 6 cm;茎生叶近无柄,倒披针形,先端急尖或钝,基部较狭,全缘,两面均被白色糙伏毛,下面较密。花单生于新枝上部的叶腋,或有数朵花形成稀疏的花序;苞片叶状,披针形;花萼长约 6.5 mm,5 裂,裂片线状披针形,两面被硬毛;花冠蓝色、蓝紫色或白色,长 1.5 ~ 2 cm,5 裂,裂片倒卵形,近等大,外面稍有毛;喉部有 5 条向筒部延伸的纵褶,呈龙骨状突起,与花冠裂片对生;雄蕊 5 枚,内藏,着生在花冠筒中部以下;子房 4 深裂,花柱 1 枚,线形,直立,柱头头状。小坚果 4 枚,斜卵圆形,乳白色,平滑,直径 2.5 ~ 3 mm,腹面中线凹陷形成纵沟,包在宿萼中。花期 4—5 月,果期 6—8 月。

【生境与分布】生于丘陵山地、林下路边或草丛中。分布于贵州的印江、开阳等地。此外,我国陕西、甘肃、青海、新疆、江苏、浙江、福建、台湾、四川、西藏等地也有分布。

【采收加工】7—8 月果实成熟时采收,晒干。

【药材性状】果实椭圆形或斜卵圆形,直径 2.5 ~ 3 mm,腹面中线凹陷形成纵沟,表面乳白色,光滑润泽。质坚硬,破碎后可见种子,种皮与果壳愈合,棕黑色,种仁灰白色而稍黄,富含油脂。

【性味归经】味甘、辛,性温。归脾经、胃经。

【功效与主治】温中散寒、行气活血、消肿止痛。主治胃脘冷痛、脘腹胀满、泛吐

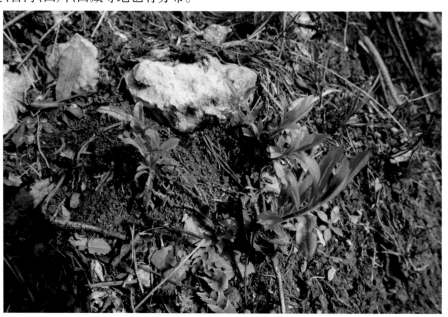

酸水、跌打肿痛、骨折。

【民族用药经验】

①治胃脘冷痛：地仙桃 10 g，水煎服。（贵州各族均用）

②治脘腹胀满：地仙桃 10 g、金荞麦 10 g，水煎服。（开阳苗族）

③治跌打肿痛：地仙桃 10 g、见血飞 10 g，水煎服。（万山土家族）

【用法用量】内服：煎汤，3～10 g；或研末。外用：适量，捣烂敷。

【汪按】地仙桃之名始载于《陕西中草药》，又称接骨仙桃草、马非。《中药大辞典》称琉璃草，《全国中草药汇编》称小紫草、墨飞、猫舌头草。本书以地仙桃为药材名，梓木草为植物名。

地仙桃为贵州常用黔药，是贵州汉族、苗族、土家族等民族习用药物。药材来源均为野生。地仙桃具温中散寒、行气活血、消肿止痛之功效，故常用于治疗胃脘冷痛、脘腹胀痛、泛吐酸水、跌打肿痛、骨折等。若治胃脘冷痛，以地仙桃 10 g、小青藤香 10 g、兰花参 10 g、通光散 10 g，水煎服。若治脘腹胀痛，以地仙桃 10 g、金荞麦 10 g、苦爹菜 10 g、莱菔子 10 g，水煎服。若治泛吐酸水，以地仙桃 10 g、金荞麦 10 g、瓦楞子 10 g、乌贼骨 10 g，水煎服。若治跌打肿痛，以地仙桃 10 g、三角咪 10 g、大红袍 10 g、白簕 10 g，水煎服。若治骨折（复位后），以鲜地仙桃 15 g、鲜水冬瓜 15 g、鲜八角莲 10 g、鲜费菜 20 g、鲜积雪草 20 g，捣烂敷。

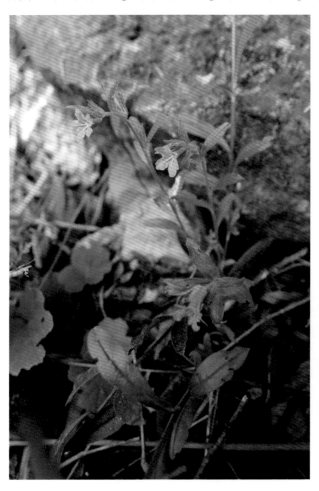
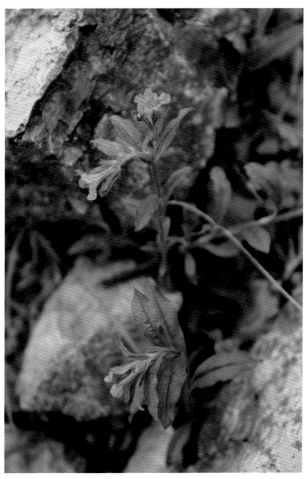

地羊鹊 dìyángquè

Loti Corniculati Herba

【黔称】金花菜(瓮安),百脉根(各地均称)。

【民族药名】

水药名:?ma¹ se¹ lium³ 骂谢溜(三都水族)。

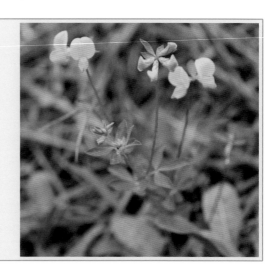

【来源】为豆科植物百脉根的全草。

【原植物】百脉根 *Lotus corniculatus* L. 。

多年生草本,高 10~60 cm。茎丛生,有疏长柔毛或后无毛。小叶 5 枚,其中 3 枚小叶生于叶柄的顶端,2 枚小叶生于叶柄的基部;小叶叶柄极短,长约 1 mm;叶纸质,卵形或倒卵形,长 5~20 mm,宽 3~12 mm,先端尖,基部圆楔形,全缘,无毛或两面主脉上有疏长毛。花 3~4 朵排成顶生的伞形花序,具叶状总苞片;花长 1~1.4 cm;花萼黄绿色,宽钟形,近膜质,内外均具长硬毛,萼齿 5 枚,三角形;花冠蝶形,黄色,旗瓣倒卵形,长 9~13 mm,宽 4~6 mm,具较长的爪,翼较龙骨瓣稍长,龙骨瓣弯曲;雄蕊 10 枚,二体;子房无柄,花柱长而弯曲,柱头小。荚果长圆状筒形,褐色,长 2~2.7 cm,宽 3~4 mm,内含多粒种子。花期 5—7 月,果期 8—9 月。

【生境与分布】生于山坡草地上或田间湿润处。分布于贵州的施秉、威宁、普安、纳雍、龙里等地。此外,我国四川、云南、陕西、甘肃、湖南、广西、西藏等地也有分布。

【采收加工】夏季采收,鲜用或晒干。

【药材性状】本品茎丛生,长 13~56 cm。叶多破碎,偶见完整者,呈卵形或倒卵形,长 5~20 mm,宽 3~12 mm,先端尖,基部圆楔形,全缘。花暗黄色。气微,味甘。

【性味归经】味甘、微苦,性凉。归肺经、胃经、大肠经。

【功效与主治】清热解毒、止咳平喘、利湿消痞。主治风热咳嗽、咽喉肿痛、胃脘痞满疼痛、疔疮、无名肿毒、湿疹、痢疾、痔疮便血。

【民族用药经验】

①治咽喉肿痛:地羊鹊 15 g,水煎服。(贵州各族均用)

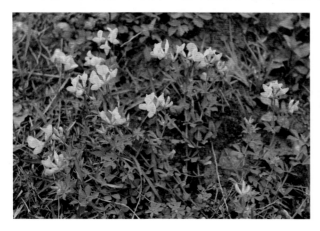
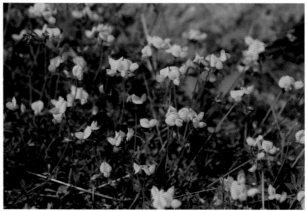

②治风热咳嗽:地羊鹊15 g、桑叶10 g、矮地茶10 g,水煎服。(施秉苗族)

③治咽喉肿痛:地羊鹊10 g、八爪金龙6 g,水煎服。(龙里布依族)

④治痔疮便血:地羊鹊15 g、地榆15 g,水煎服。(威宁彝族)

【用法用量】内服:煎汤,9~18 g。外用:适量,捣烂敷。

【汪按】地羊鹊之名始载于《四川常用中草药》,又称斑鸠窝、酸米子、小花生藤。《新华本草纲要》称黄花草、黄瓜菜、金花菜,《贵州中草药资源研究》称百脉根。本书以地羊鹊为药材名,百脉根为植物名。

地羊鹊为贵州常用黔药,是贵州汉族、苗族、布依族、水族、彝族等民族习用药物。地羊鹊具清热解毒、止咳平喘、利湿消痈之功效,故常用于治疗风热咳嗽、咽喉肿痛、胃脘痞满疼痛、疔疮、无名肿毒、湿疹、痢疾、痔疮便血等。若治风热咳嗽,以地羊鹊15 g、鱼鳅串10 g、牛豆柴10 g、三脉叶马兰10 g,水煎服。若治咽喉肿痛,以地羊鹊10 g、草玉梅10 g、飞天蜈蚣10 g,水煎服。若治胃脘痞满疼痛,以地羊鹊15 g、鸡矢藤10 g、莱菔子10 g,水煎服。若治无名肿毒,以地羊鹊15 g、金银花15 g、龙葵15 g、紫背天葵10 g,水煎服。若治湿疹,以地羊鹊15 g、龙葵15 g、菝葜15 g,水煎服。若治痢疾,以地羊鹊15 g、地锦15 g、苦参6 g,水煎服。若治痔疮便血,以地羊鹊15 g、地榆10 g、槐角10 g、湖南连翘10 g,水煎服。

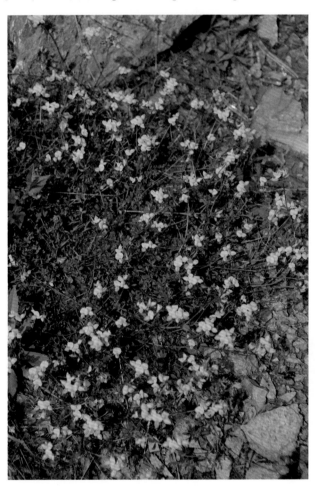
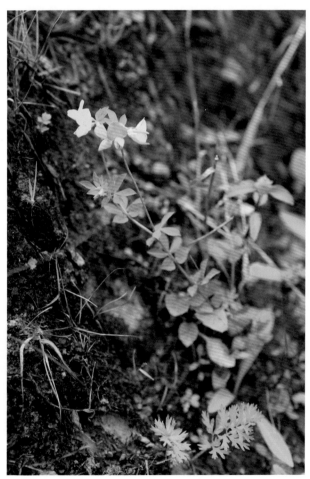

滇鸡骨常山 diānjīgǔchángshān

Alstoniae Yunnanensis Radix seu Racemus cum Folio

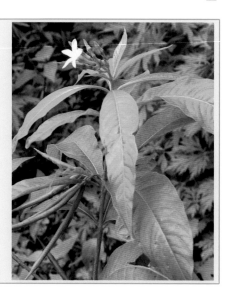

【黔称】鸡骨常山(各地均称)。

【民族药名】

苗药名:guk cangk saib 骨常山(黄平苗族)。

【来源】为夹竹桃科植物鸡骨常山的根及枝叶。

【原植物】鸡骨常山 *Alstonia yunnanensis* Diels。

直立灌木,高 1~3 m。多分枝,具乳汁,枝条具白色突起的皮孔。叶 3~5 枚轮生;叶薄纸质,倒卵状披针形或长圆状披针形,先端渐尖,基部窄楔形,全缘,长 6~18.5 cm,宽 1.3~4.5 cm,上面深绿色,下面灰绿色,两面被短柔毛,叶腋间及叶腋外密生腺体。花紫红色,数朵组成顶生聚伞花序或近顶生聚伞花序;花萼片披针形,长约 1.5 mm,外面被短柔毛,内面无毛,边缘有缘毛;花冠高脚碟状,花冠筒长 1~1.3 cm,中部膨大,外面无毛,内面被柔毛,裂片长圆形,长 2~6 mm,宽 1~3 mm;雄蕊着生于花冠筒中部,花药长圆形,内藏,长约 2.5 mm;子房长约 1.5 mm,无毛,花柱长约 6 mm,柱头棍棒状,先端 2 裂;花盘由 2 枚舌状鳞片组成,与心皮互生。蓇葖果 2 枚,离生,线形,先端具尖头,长 3~5 cm,直径约 4 mm,无毛。种子多粒镶嵌式排列,两端被短缘毛。花期 3—6 月,果期 7—11 月。

【生境与分布】生于海拔 1000 m 左右的山坡、灌丛中。分布于贵州的兴义、罗甸、独山等地。此外,我国广西、云南等地也有分布。

【采收加工】根:秋季、冬季采收。枝叶:夏季采收,洗净,晒干或鲜用。

【药材性状】根圆柱形,稍弯曲,常有分枝,长 10~25 cm,直径 1.5~3 cm,表面暗棕色或灰褐色,韧皮部薄,常脱落,木质部白色;质坚硬,难折断,折断面裂片状,类白色;气微,味苦。枝多切成厚约 1 mm 的斜片;老枝直径 6~8 mm,外皮灰褐色,具纵纹,皮孔细小,突起,断面中心髓部细小而中空,木质部白色;嫩枝较细,青灰色,外皮易剥离,髓部中空较大。叶轮生,多皱缩卷曲,展平后呈卵状长圆形至披针形,全缘。气微,味苦。

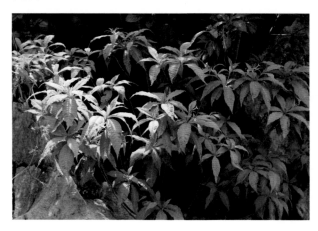

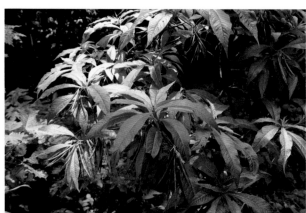

【性味归经】味苦,性寒,有小毒。归肺经、肝经。

【功效与主治】截疟、清热解毒、止血消肿。主治疟疾、感冒发热、肺热咳嗽、咽喉肿痛、口舌生疮、痈肿疮毒、跌打损伤、外伤出血。

【民族用药经验】

①治感冒发热:滇鸡骨常山6 g、马兰10 g,水煎服。（贵州各族均用）

②治肺热咳嗽:滇鸡骨常山6 g、矮地茶15 g,水煎服。（兴义布依族）

③治跌打损伤:滇鸡骨常山6 g、飞龙掌血15 g,水煎服。（罗甸布依族）

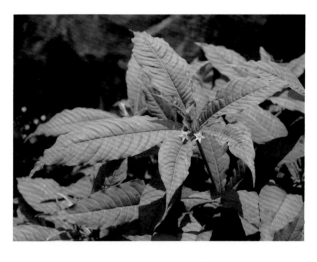

【用法用量】内服:煎汤,6~12 g。外用:适量,捣烂敷;或研末撒。

【汪按】滇鸡骨常山之名始载于《中药材品种论述》。《广西中药志》称红辣树、云南鸭脚树、白虎木,《广西药用植物名录》称野辣椒、广西糖胶树,《云南中草药选》称三台高、野辣子、红花岩托、四角枫,《全国中草药汇编》称云南鸡骨常山。本书以滇鸡骨常山为药材名,鸡骨常山为植物名。

滇鸡骨常山为贵州常用黔药,是贵州汉族、布依族等民族习用药物。药材来源均为野生。滇鸡骨常山具截疟、清热解毒、止血消肿之功效,故常用于治疗疟疾、感冒发热、肺热咳嗽、咽喉肿痛、口舌生疮、痈肿疮毒、跌打损伤、外伤出血等。若治感冒发热,以滇鸡骨常山6 g、一枝黄花10 g、马鞭草10 g、一点红10 g,水煎服。若治肺热咳嗽,以滇鸡骨常山6 g、岩白菜10 g、岩豇豆10 g,水煎服。若治咽喉肿痛,以滇鸡骨常山6 g、见风青10 g、牛蒡子10 g、马棘10 g,水煎服。若治骨折(复位后),以滇鸡骨常山、积雪草、水冬瓜、见血飞各适量,捣烂,加蜂蜜调敷。若治口腔炎,以滇鸡骨常山6 g、川木通10 g、龙葵10 g、淡竹叶10 g,水煎服。若治外伤出血,以滇鸡骨常山叶适量,研末撒于患处。

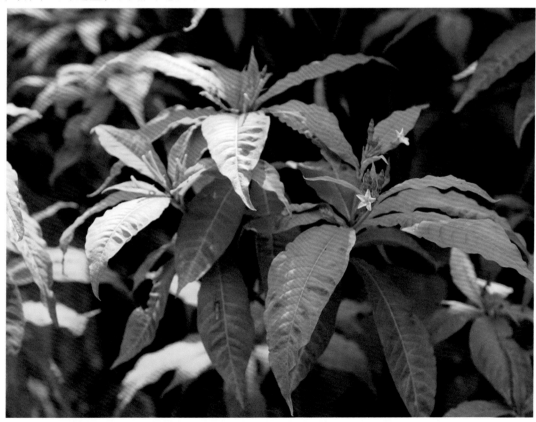

冬里麻 dōnglǐmá

Debregeasiae Orientalis Racemus cum Folio

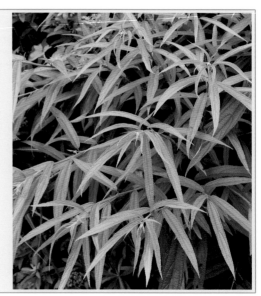

【黔称】水苏麻(安顺),水麻柳(各地均称)。

【民族药名】

水药名:mai⁴ ha¹ nam³ 梅哈娜(三都水族)。

【来源】为荨麻科植物水麻的枝叶。

【原植物】水麻 *Debregeasia orientalis* C. J. Chen。

落叶灌木,高达 1~3 m。小枝细,密生短伏毛。叶互生;叶柄长 3~6 mm;叶披针形或狭披针形,长 4~16 cm,宽 1~3 cm,先端渐尖,基部圆形或钝,边缘密生小牙齿,上面粗糙,下面密生白色短茸毛;基生脉 3 条,侧脉 5~6 对。雌雄异株;花序通常生于叶痕腋部,有短梗,常两叉状分枝,每分枝顶端各生一球形花簇;雄花花被片 4 枚,长约1.5 mm,雄蕊 4 枚;雌花簇直径约 2 mm。果序球形,直径达 7 mm,瘦果小,宿存管状花被橙黄色,肉质。花期4—7月,果期6—8月。

【生境与分布】生于海拔 400~1200 m 的丘陵、溪边或林边。分布于贵州的织金、平坝、普定、紫云、镇宁、息烽、开阳等地。此外,我国四川、云南、陕西、甘肃、湖北、湖南、广西等地也有分布。

【采收加工】夏季、秋季采收,鲜用或晒干。

【药材性状】嫩茎枝短细,顶端常有小芽,灰褐色,密生短毛。叶皱缩,展平后呈披针形或狭披针形,长 3~16 cm,宽 1~3 cm,先端渐尖,基部楔形或圆形,边缘有细锯齿,上面粗糙,下面密被白色毛,侧脉 5~6 对;叶柄长 3~6 cm,有短毛;托叶卵状披针形。气微,味微苦。

【性味归经】味辛、微苦,性凉。归肺经、肝经。

【功效与主治】疏风止咳、清热透疹、化瘀止血。主治外感咳嗽、咳血、小儿急惊风、麻疹不透、跌打损伤、妇女腹中包块、外伤出血。

【民族用药经验】

①治外感咳嗽:冬里麻 20 g,水煎服。(贵州各族均用)

②治咳血:冬里麻 15 g,紫珠 15 g,水煎服。(织金

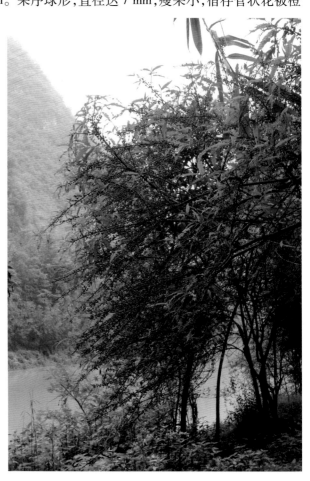

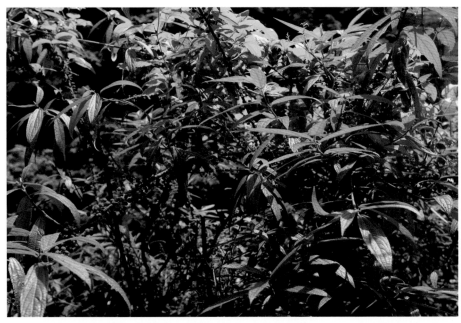

苗族）

③治小儿急惊风：冬里麻6g、九头狮子草6g、钩藤6g，水煎服。（紫云苗族）

④治跌打损伤：冬里麻15g、飞龙掌血15g，水煎服。（安龙布依族）

⑤治风湿性关节炎：冬里麻30g、珠芽艾麻15g，水煎服。（剑河侗族）

【用法用量】内服：煎汤，6~30g；或捣汁。外用：适量，研末调敷；或鲜品捣烂敷；或煎水洗。

【汪按】冬里麻之名始载于《峨眉山药用植物研究》。《广西药用植物名录》称红烟、柳海、水麻根，《贵州药用植物目录》称水麻柳、水苏麻，《秦岭植物志》称水马桑，《湖北植物志》称火麻、水冬瓜。四川称大水麻，云南称水麻秧。本书以冬里麻为药材名，水麻为植物名。

冬里麻为贵州常用黔药，是贵州汉族、苗族、侗族、布依族等民族习用药物。药材来源均为野生。冬里麻具疏风止咳、清热透疹、化瘀止血之功效，故常用于治疗外感咳嗽、咳血、小儿急惊风、麻疹不透、跌打损伤、妇女腹中包块、外伤出血等。若治外感咳嗽，以冬里麻15g、鱼鳅串10g、矮地茶10g、鸭儿芹10g，水煎服。若治咳血，以冬里麻30g、仙鹤草15g、吉祥草15g、白及15g，水煎服。若治小儿急惊风，以冬里麻6g、鱼鳅串6g、温大青6g、九头狮子草6g、金钩莲6g，水煎服。若治跌打损伤，以冬里麻15g、铁筷子10g、飞天蜈蚣10g、山蒟10g，水煎服；或以冬里麻、酢浆草、飞天蜈蚣各等量，捣烂敷。若治妇女腹中包块，以冬里麻15g、五花血藤10g、五香血藤10g、油麻血藤10g、血人参10g，水煎服。若治风湿痹痛，以冬里麻15g、铁筷子10g、小果微花藤10g、豨莶草10g、老虎禾麻10g，水煎服。

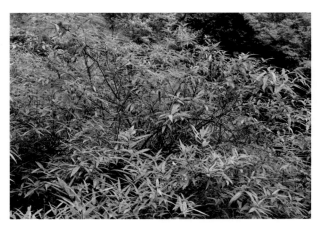 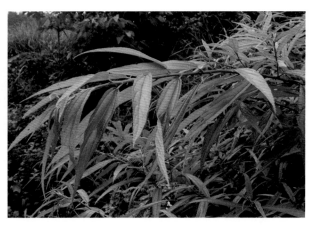

冬里麻根 dōnglǐmágēn

Debregeasiae Orientalis Radix seu Cortex

【黔称】水麻柳根（各地均称）。

【民族药名】

水药名：mai⁴ ha¹ nam³ 梅哈娜（三都水族）。

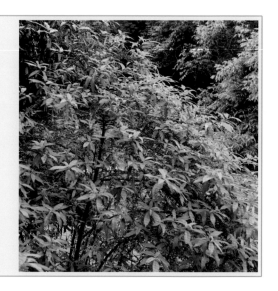

【来源】为荨麻科植物水麻的根及根皮。

【原植物】参见"冬里麻"条。

【生境与分布】参见"冬里麻"条。

【采收加工】夏季、秋季采收，洗净，鲜用或晒干。

【药材性状】主根较粗壮，长圆柱形，上粗下渐细；须根较多，质脆，易折断；根表面红褐色，密被横向突起的皮孔。断面灰白色，韧皮层与木质部易分离。气微，味微苦。

【性味归经】味微苦、辛，性平。归肝经、肾经。

【功效与主治】祛风除湿、活血止痛、解毒消肿。主治风湿痹痛、跌打损伤、骨折、外伤出血、疮痈肿毒。

【民族用药经验】

①治风湿痹痛：冬里麻根 15 g，水煎服。（贵州各族均用）

②治风湿关节痛：冬里麻根 15 g、铁筷子 10 g、黑骨藤 10 g，水煎服。（都匀苗族）

③治跌打损伤：冬麻里根 15 g、飞龙掌血 15 g，水煎服。（惠水布依族）

④治骨折（复位后）：鲜冬里麻根、母猪藤适量，捣烂敷。（都匀水族）

【用法用量】内服：煎汤，9～15 g。外用：适量，研末撒；或鲜品捣烂敷。

【注按】冬里麻根之名始载于《峨眉山药用植物研究》。云南称水麻柳根。本书以冬里麻根为药材名，水麻为植物名。

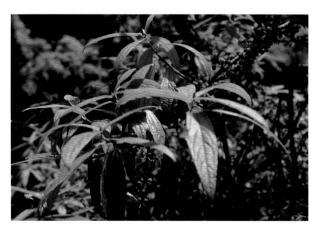

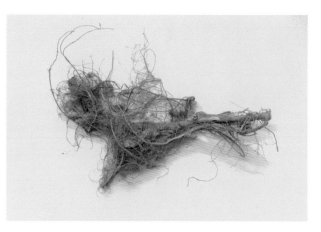

冬里麻根为贵州常用黔药,是贵州汉族、苗族、侗族、布依族、水族等民族习用药物。药材来源均为野生。冬里麻根具祛风除湿、活血止痛、解毒消肿之功效,故常用于治疗风湿痹痛、跌打损伤、骨折、外伤出血、疮痈肿毒等。若治风湿痹痛,以冬里麻根 15 g、大风藤 10 g、苦糖果 10 g、金钩莲 10 g、黄果藤 10 g,水煎服。若治跌打损伤,以冬里麻根 15 g、飞龙掌血 15 g、接骨木 15 g、土一枝蒿 15 g、珠芽艾麻 10 g,水煎服。若治疮痈肿毒,以冬里麻根 15 g、金银花 15 g、龙葵 15 g、毛秀才 15 g、蒲公英 15 g,水煎服。

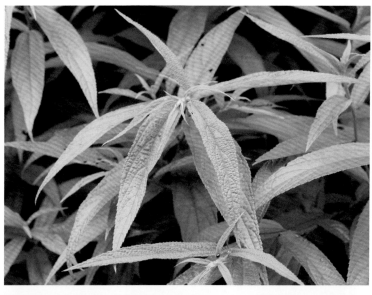

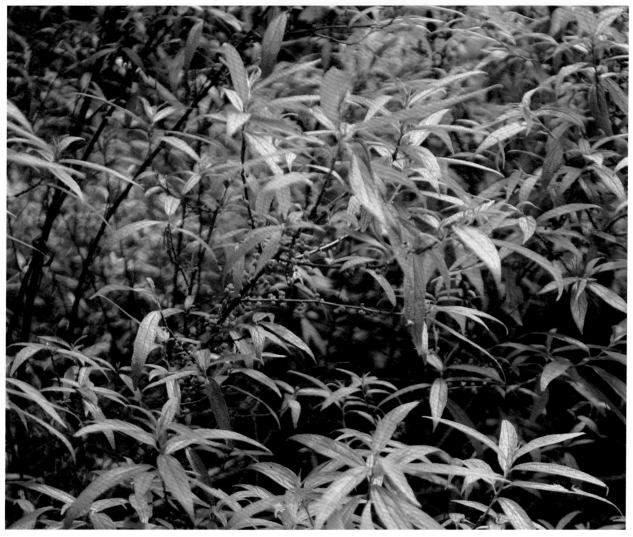

豆叶七 dòuyèqī

Rhodiolae Yunnanensis Radix seu Herba

【黔称】胡豆莲、胡豆七（各地均称）。

【民族药名】

苗药名：dek yieek qik 豆叶七（黄平苗族）。

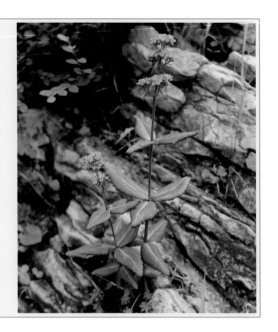

【来源】为景天科植物云南红景天的根及全草。

【原植物】云南红景天 *Rhodiola yunnanensis*（Franch.）S. H. Fu。

多年生草本。根茎粗、长，直径可达 2 cm，不分枝或少分枝，先端被卵状三角形鳞片。花茎单生或少数着生，直立无毛，高可达 100 cm。3 枚叶轮生，稀对生，卵状披针形、椭圆形、卵状长圆形至宽卵形，长 4 ~ 9 cm，宽 2 ~ 6 cm，先端钝，基部圆楔形，边缘多少有疏锯齿，稀近全缘，下面苍白绿色，无柄。聚伞圆锥花序，长 5 ~ 15 cm，宽 2.5 ~ 8 cm，多次三叉分枝；雌雄异株，稀两性花。雄花小而多，萼片 4 枚，披针形，长约 0.5 mm；花瓣 4 片，黄绿色，匙形，长约 1.5 mm；雄蕊 8 枚，较花瓣短；鳞片 4 枚，楔状四方形，长约 0.3 mm；心皮 4 枚，小。雌花萼片 4 枚；花瓣 4 片，绿色或紫色，线形，长约 1.2 mm；鳞片 4 枚，近半圆形，长约 0.5 mm；心皮 4 枚，卵形，长约 1.5 mm，基部合生。蓇葖果芒状排列，长 3 ~ 3.2 mm，基部 1 mm 先端外折合生，喙长约 1 mm。花期 5—7 月，果期 7—8 月。

【生境与分布】生于海拔 1800 ~ 2600 m 的山坡林下岩石上或河沟边岩石上。分布于贵州的赫章、威宁等地。此外，我国湖北、四川、云南、西藏等地也有分布。

【采收加工】夏季、秋季采收，洗净，晒干或鲜用。

【药材性状】本品皱缩成团，叶轮生，稀对生，完整者展平后呈卵状披针形、椭圆形、卵状长圆形至宽卵形，长 4 ~ 9 cm，宽 2 ~ 6 cm，先端钝，基部圆楔形，边缘多少有疏锯齿，稀近全缘，无柄。花茎单生或少数着生，聚伞圆锥花序。

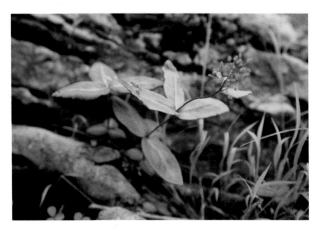

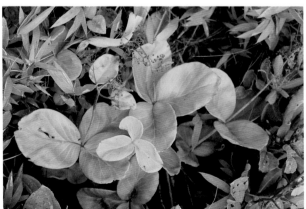

【性味归经】味苦,性凉。归肺经、肾经、肝经。

【功效与主治】补肺益肾、清热止咳、散瘀止血。主治虚劳咳嗽、肾虚腰痛、咽喉疼痛、跌打损伤、外伤出血。

【民族用药经验】

①治虚劳咳嗽:豆叶七15 g,水煎服。(贵州各族均用)

②治肾虚腰痛:豆叶七15 g,杜仲10 g,水煎服。(威宁苗族)

③治咽喉疼痛:豆叶七10 g,见风青10 g,水煎服。(赫章彝族)

④治跌打损伤、外伤出血:豆叶七适量,捣烂敷。(江口土家族)

【用法用量】内服:煎汤,6~15 g;或浸酒。外用:适量,捣烂敷。

【汪按】豆叶七之名始载于《全国中草药汇编》,又称绿豆莲、金剪刀、蚕豆七、豆叶狼毒。《贵州草药》称胡豆莲、胡豆七,《俄拉汉种子植物名称》称云南红景天。云南称三台观、铁脚莲。本书以豆叶七为药材名,云南红景天为植物名。

豆叶七为贵州常用黔药,是贵州汉族、苗族、彝族、土家族等民族习用药物。药材来源均为野生。豆叶七具补肺益肾、清热止咳、散瘀止血之功效,故常用于治疗虚劳咳嗽、肾虚腰痛、咽喉疼痛、跌打损伤、外伤出血等。若治虚劳咳嗽,以豆叶七10 g、阴地蕨10 g、果上叶10 g,水煎服。若治肾虚腰痛,以豆叶七10 g、金灯藤10 g、蜘蛛抱蛋10 g,水煎服。若治咽喉疼痛,以豆叶七10 g、碎米桠10 g、朱砂根10 g、金银花10 g、鱼鳅串10 g,水煎服。若治蛾子,以豆叶七10 g、百两金10 g、少花信筒子10 g、见风青10 g,水煎服。若治跌打损伤,以豆叶七10 g、飞龙掌血10 g、三角咪10 g、五香血藤10 g,水煎服。若治外伤出血,以豆叶七10 g、接骨草10 g、大毛香10 g、半枫荷10 g、大叶紫珠15 g,水煎服或捣烂敷。

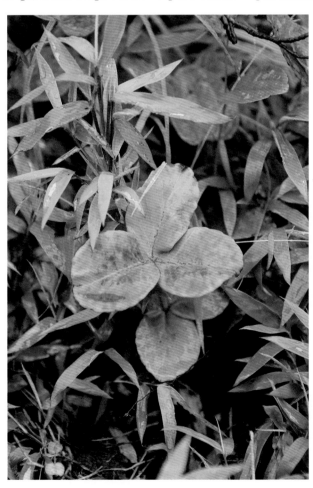
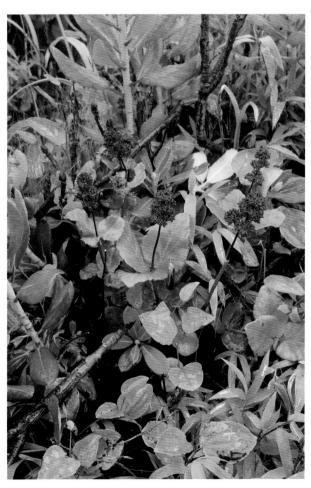

莪术 ézhú

Curcumatis Aeruginosae Rhizoma

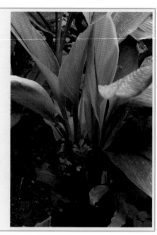

【黔称】莪术(各地均称)。

【民族药名】

布依药名:ji ŋ²⁴ jiɛ⁵³ 应野(罗甸布依族),ʔ bae²⁴ tse⁵³ tse³¹ 芒只时(贵定布依族)。

水药名:si ŋ¹ va⁵ phjiu¹ 杏瓦篦(三都水族)。

【来源】为姜科植物莪术的根茎。

【原植物】莪术 *Curcuma aeruginosa* Roxb.。

多年生草本,高约 1 m。根茎圆柱形,肉质,具樟脑般香味,淡黄色或白色;根细长或末端膨大成块根。叶直立,椭圆状长圆形至长圆状披针形,长 25 ~ 60 cm,宽 10 ~ 15 cm,中部常有紫斑,无毛;叶柄较叶片长。花葶由根茎单独发出,常先叶而生,长 10 ~ 20 cm,被疏松、细长的鳞片状鞘数枚;穗状花序阔椭圆形,长 10 ~ 18 cm,宽 5 ~ 8 cm;苞片卵形至倒卵形,稍开展,顶端钝,下部的绿色,顶端的红色,上部的紫色且较长;花萼长 1 ~ 1.2 cm,白色,顶端 3 裂;花冠管长 2 ~ 2.5 cm,裂片长圆形,黄色,不相等,后方的 1 枚较大,长 1.5 ~ 2 cm,顶端具小尖头;侧生退化雄蕊比唇瓣小;唇瓣黄色,近倒卵形,长约 2 cm,宽 1.2 ~ 1.5 cm,顶端微缺;花药长约 4 mm,药隔基部具叉开的距;子房无毛。花期 4—6 月。

【生境与分布】生于山野、村旁半阴湿的肥沃土壤上,亦见于林下。贵州的安顺等地有栽培。此外,广东、广西、四川、云南等地也有分布。

【采收加工】2 月地上部分枯萎时,挖掘根部,除去根茎上的泥土,洗净,置锅里蒸或煮约 15 min,晒干或烘干,撞去须根即成;也可将根茎放入清水中浸泡,捞起,沥干水,切薄片,晒干或烘干。

【药材性状】根茎类圆形、卵圆形、长圆形,顶端多钝尖,基部钝圆,长 2 ~ 5 cm,直径 1.5 ~ 2.5 cm。表面土黄色至灰黄色,上部环节明显,两侧各有 1 列下陷的芽痕和类圆形的侧生根茎痕。体重,质坚实,断面深绿黄色至棕色,常附有棕黄色粉末,皮层与中柱易分离。气微香,味微苦而辛。

【性味归经】味辛、苦,性温。归肝经、脾经。

【功效与主治】行气破血、消积止痛。主治血瘀腹痛、心腹胀痛、症瘕积聚、食积胀痛、血滞闭经、痛经、跌打损伤。

【民族用药经验】

①治血滞闭经:莪术 6 g、三棱 6 g,水煎服。(贵州各族均用)

②治血瘀痛经:莪术 6 g、五香血藤 10 g,水煎服。(贵定苗族)

③治食积胀痛:莪术 6 g、枳实 6 g、鸡内金 10 g,水煎服。(剑河侗族)

④治跌打损伤:莪术 6 g、见血飞 10 g、铁筷子 10 g,水煎服。(惠水布依族)

⑤治心腹胀痛:莪术 6 g、金荞麦 15 g,水煎服。(荔波水族)

【用法用量】内服:煎汤,3 ~ 10 g;或入丸、散。外用:适量,煎水洗;或研末调敷。行气止痛多生用,破血祛瘀宜醋炒。

【汪按】莪术之名始载于《医学入门》。《新修本草》姜黄条云"西戎人谓之莛药",说明当时莪术与姜黄是混称的。《本草拾遗》曰:"一名蓬莪,黑色;二名莛,黄色;三名波杀,味甘而大毒。"此中的"蓬莪"可能是指莪术 Curcuma aeruginosa Roxb.（根茎断面墨绿，干时黑色）；"莛"可能是指温郁金 Curcuma wenyujin Y. H. Chen et C. Ling（根茎断面黄色）；"波杀"有大毒，应不是姜黄属植物。《本草图经》云："蓬莪术，生西戎及广南诸州，今江、浙或有之。三月生苗在田野中。其茎如钱大，高二三尺。叶青白色，长一二尺，大五寸已来，颇类蘘荷。五月有花，作穗，黄色，头微紫，根如生姜而术在根下，似鸡鸭卵，大小不常。"并附"端州蓬莪术"和"温州蓬莪术"图。温州蓬莪术即今之温郁金，端州蓬莪术应为广西莪术。《雷公炮炙论》称蓬莪术，《新修本草》称莛药，《药谱》（侯宁极）称蓬莪术，《洁古珍珠囊》称广茂，《普济方》称蓬术，《续医说》称青姜，《生草药性备要》称羌七，《本草求真》称广术，《岭南采药录》称黑心姜，《四川中药志》称文术。本书以莪术为药材名和植物名。

《中国药典》2010 年版、2005 年版、2000 年版，《广西壮族自治区壮药质量标准》（第一卷）2008 年版，《贵州省中药材、民族药材质量标准》2003 年版，以莪术为药材名，蓬莪术 Curcuma phaeocaulis Val. 为植物名，药用部位以干燥根茎收载。

《中国药典》1995 年版、1990 年版，《中华中药典》（台湾）2004 年版，以莪术为药材名，蓬莪术 Curcuma phaeocaulis Valaleton 为植物名，药用部位以干燥根茎收载。

《中国药典》1985 年版、1977 年版、1963 年版，《新疆维吾尔自治区药品标准》（第二册）1980 年版，以莪术为药材名，莪术 Curcuma zedoaria（Berg.）Roscoe 为植物名，药用部位以干燥根茎收载。

《中药典范》（第一辑·第二册）（台湾）1985 年版，以莪术为药材名，莪术 Curcuma zedoaria Rosc. 为植物名，药用部位以干燥根茎收载。

莪术为贵州常用黔药，是贵州汉族、苗族、侗族、布依族等民族习用药物。药材来源均为栽培。莪术具行气破血、消积止痛之功效，故常用于治疗血瘀腹痛、心腹胀痛、症瘕积聚、食积胀痛、血滞闭经、痛经、跌打损伤等。若治血滞闭经，以莪术 6 g、三棱 6 g、大血藤 10 g、五花血藤 10 g、桂枝 6 g、血人参 10 g，水煎服。若治血瘀痛经，以莪术 6 g、五花血藤 10 g、小果微花藤 10 g、八月瓜根 15 g，水煎服。若治食积胀痛，以莪术 6 g、枳壳 10 g、鸡矢藤 15 g、刺梨 15 g，水煎服。若治跌打损伤，以莪术 6 g、见血飞 10 g、接骨木 10 g、大山羊 10 g、大风藤 10 g，水煎服。若治冠心病，以莪术 6 g、三棱 6 g、薤白 10 g、瓜蒌壳 15 g、金荞麦 20 g、鸡矢藤 15 g，水煎服。若治胃溃疡、十二指肠溃疡，以莪术 6 g、五香血藤 10 g、血人参 15 g、金荞麦 20 g、黄山药 20 g，水煎服。若治宫颈癌，以莪术 6 g、大血藤 10 g、油麻血藤 15 g、龙葵 10 g、毛秀才 10 g，水煎服。

莪术为破血药，作用较强，故用时应注意，非瘀血重者，不可用。《药品化义》曰："蓬术味辛性烈，专攻气中之血，主破积消坚，去积聚癖块，经闭血瘀，扑损疼痛。与三棱功用颇同，亦勿过服。"如遇气血不足之虚人，则应配以补气、补血、健脾开胃之品同用，所以《本草经疏》指出："蓬莪术行气破血散结，是其功能之所长，若夫妇人、小儿气血两虚，脾胃素弱而无积滞者，用之反能损其真气，使食愈不消而脾胃益弱，即有血气凝结、饮食积滞，亦当与健脾开胃、补益元气药同用，乃无损耳。"《药笼小品》也指出："虚人服之积未去而真已耗，须兼参术，庶几焉耳。"

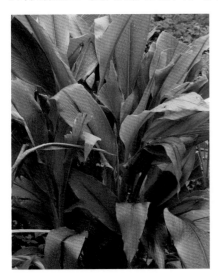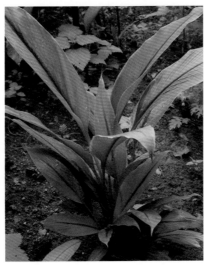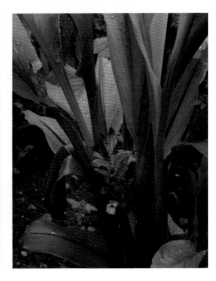

番木瓜 fānmùguā

Caricae Papayae Fructus

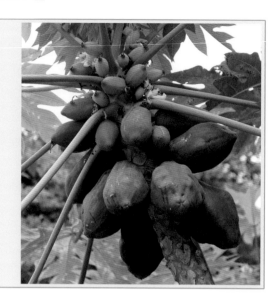

【黔称】番木瓜(各地均称)。

【民族药名】

苗药名:faib muk guab 番木瓜(黄平苗族)。

【来源】为番木瓜科植物番木瓜的果实。

【原植物】番木瓜 *Carica papaya* L.。

常绿软木质小乔木,高2~8 m。茎一般不分枝,具粗大的叶痕。叶大,近圆形,直径45~65 cm或更大,掌状5~9深裂,裂片再为羽状分裂;叶柄中空,长50~90 cm。花单性或两性;有些品种在雄株上偶尔产生两性花或雌花,并结成果实,亦有时在雌株上出现少数雄花。雄花序下垂,圆锥花序;花萼绿色,基部连合;花冠乳黄色,花冠管细管状,长约2.5 cm,花冠裂片5枚,披针形,长约1.8 cm;雄蕊10枚,长短不一,排成2轮,着生于花冠上。雌花单生或由数朵排列成伞房花序,着生于叶腋内,具短梗或近无梗;萼片绿色,长约9 mm,中部以下合生;花瓣乳黄色或黄白色,长圆形至披针形,长约5 cm,宽约2 cm;子房卵圆形,花柱5枚,柱头数裂近流苏状。两性花有雄蕊5枚,着生于近子房基部极短的花冠管上;或有雄蕊10枚,着生于近子房基部极短的花冠管上;或有雄蕊10枚,在较长的花冠管上排成2轮。浆果长圆形,成熟时橙黄色,长达30 cm,果肉厚,味香甜。种子多数,黑色。花期全年。

【生境与分布】生于村边、屋旁。贵州的册亨、望谟、兴义、罗甸、荔波、安龙等地有栽培。此外,我国福建、台湾、广东、海南、广西、云南等地也有栽培。

【采收加工】夏季、秋季采收成熟果实,鲜用或切片晒干。

【药材性状】果实较大,长圆形或短圆形,长15~30 cm,直径7~12 cm,成熟时棕黄色或橙黄色,有10条浅纵槽,果肉厚,黄色,有白色浆汁;内壁着生多数黑色种子。种子椭圆形;外包有多浆、淡黄色的假种皮,长6~7 mm,直径4~5 mm;种皮棕黄色,具网状突起。

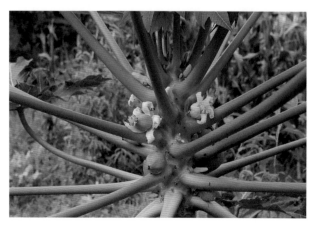

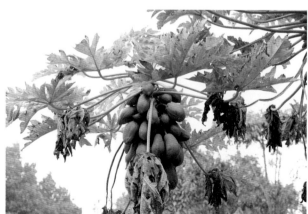

【性味归经】味甘,性平。归胃经、肝经。

【功效与主治】消食下乳、除湿通络、解毒驱虫。主治消化不良、胃脘疼痛、乳汁稀少、风湿痹痛、肢体麻木、湿疹、烂疮、肠道寄生虫病。

【民族用药经验】

①治消化不良:鲜番木瓜适量,生食。(贵州各族均用)

②治食积:鲜番木瓜50 g、莱菔子10 g,水煎服。(罗甸苗族)

③治胃脘疼痛:番木瓜15 g、通关散15 g,水煎服。(兴义布依族)

④治乳汁稀少:鲜番木瓜、鲫鱼适量,熬汤服。(兴义布依族)

【用法用量】内服:煎汤,干品9～30 g,鲜品适量;或生食。外用:取汁涂;或研末撒。

【汪按】番木瓜之名始载于《现代实用中药》。《本草品汇精要》称石瓜,《肇庆府志》称万寿果,《岭南杂记》称莲生果、乳瓜,《纲目拾遗》称番蒜,《植物名实图考》称番瓜,《台湾药用植物志》称木瓜,《陆川本草》称木冬瓜,《福建药物志》称土木瓜、万寿匏、奶匏。本书以番木瓜为药材名和植物名。

《广西中药材标准》(附录)1990年版,以番木瓜为药材名,番木瓜 *Carica papaya* L. 为植物名,药用部位以果实、干燥叶收载。

番木瓜为贵州常用黔药,是贵州汉族、苗族、布依族等民族习用药物,也是贵州常见水果。药材来源均为栽培。番木瓜具消食下乳、除湿通络、解毒驱虫之功效,故常用于治疗消化不良、胃脘疼痛、乳汁稀少、风湿痹痛、肢体麻木、湿疹、烂疮、肠道寄生虫病等。若治消化不良,以番木瓜15 g、鸡内金10 g、金荞麦15 g、鸡矢藤15 g,水煎服。若治胃脘疼痛,以番木瓜15 g、朱砂莲10 g、七叶莲10 g、鸡矢藤10 g,水煎服。若治乳汁稀少,以番木瓜30 g、无花果30 g、金钱豹15 g,水煎服。若治风湿痹痛,以番木瓜30 g、五花血藤10 g、五香血藤10 g、铁筷子10 g、见血飞10 g,水煎服。若治湿疹,以番木瓜30 g、土茯苓15 g、接骨草15 g、龙葵10 g,水煎服。

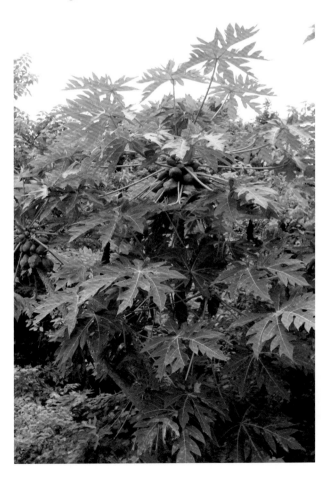
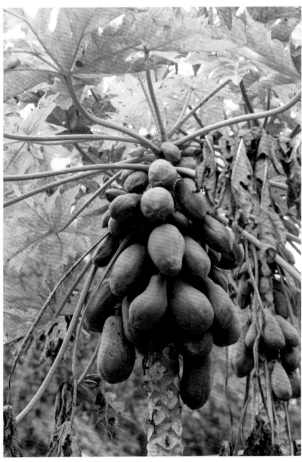

番石榴根 fānshí · liugēn

Psidii Guajavae Radix et Cortex

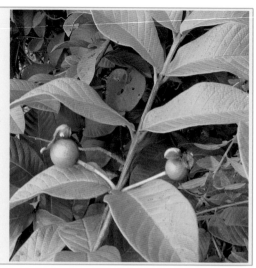

【黔称】番石榴根(各地均称)。

【民族药名】

苗药名：gab bab jangb wongx xongs 噶拔将翁雄(黄平苗族)。

【来源】为桃金娘科植物番石榴的根或根皮。

【原植物】番石榴 *Psidium guajava* L.。

落叶乔木,高5~10 m。树皮浅黄褐色,嫩枝四方形,具白色短毛,老则脱落;芽密被白色短毛。单叶互生,稀轮生,矩圆状椭圆形至卵圆形,长5~12 cm,宽3~5 cm,揉之有香气,革质,先端圆或短尖,基部钝至圆形,全缘,上面深绿色,叶脉微凹或平坦,嫩时疏生短毛,下面浅绿色,疏生小腺体,密被短柔毛;主脉隆起,侧脉7~11对,亦隆起,斜出将近叶缘而弯曲;叶柄长约4 mm。花两性,腋生1~4朵;花萼5枚,绿色,卵圆形;花瓣白色,卵形,长2~2.5 cm;雄蕊多数,与花瓣等长,花丝白色,花药浅黄色,纵裂;雌蕊1枚,花柱长于花丝,柱头圆形,子房下位,3室,胚珠多数。浆果球形、卵圆形,直径3~5 cm,果肉通常浅棕黄色,也有白色或胭脂红色。种子卵圆形,淡白色。花期5—8月。果期8—11月。

【生境与分布】生于荒地或低丘陵上。分布于贵州的安龙、兴义、望谟、罗甸等地。此外,我国福建、台湾、广东、海南、广西、四川、云南等地亦有分布。

【采收加工】全年均可采收,洗净,切片或切段,晒干或鲜用。

【药材性状】根圆柱形,直径2~5 cm,侧根须状,表面灰棕色。质坚硬,难折断,断面韧皮部薄,浅黄棕色,木质部宽,红棕色至黑褐色。味涩,微苦。

【性味归经】味涩、微苦,性平。归脾经、胃经、大肠经。

【功效与主治】收涩止泻、止痛敛疮。主治泄泻、痢疾、脘腹疼痛、脱肛、牙痛、疮疡。

【民族用药经验】

①治泄泻：番石榴根10 g,水煎服。(贵州各族均用)

②治痢疾：番石榴根10 g、地锦10 g、血盆

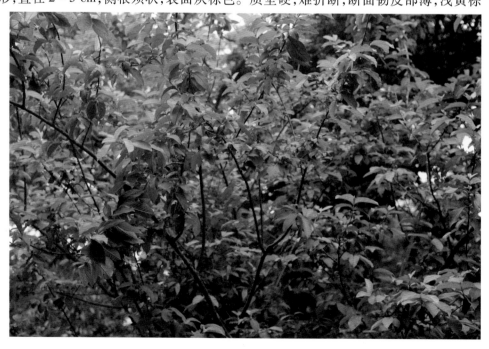

草 10 g,水煎服。(罗甸布依族)

③治脱肛:番石榴根 10 g、血人参 10 g、小叶关门 10 g,水煎服。(兴义苗族)

【用法用量】内服:煎汤,5～15 g。外用:适量,煎水洗;或捣烂敷。

【汪按】番石榴根之名始载于《岭南采药录》。本书以番石榴根为药材名,番石榴为植物名。

《广西壮族自治区壮药质量标准》(第一卷)2008 年版,以番石榴根为药材名,番石榴 *Psidium guajava* L. 为植物名,药用部位以干燥根收载。

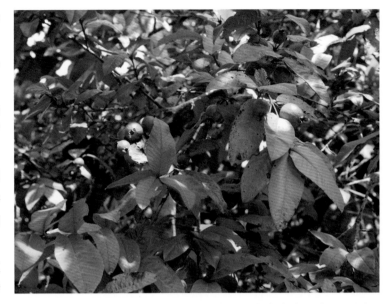

番石榴根为贵州常用黔药,是贵州汉族、苗族、布依族等民族习用药物。药材来源为栽培或野生。番石榴具收涩止泻、止痛敛疮之功效,故常用于治疗泄泻、痢疾、脘腹疼痛、脱肛、牙痛、疮疡等。若治泄泻,以番石榴根 10 g、朝天罐 10 g、刺梨根 10 g,水煎服。若治痢疾,以番石榴根 10 g、地榆 10 g、马齿苋 10 g,水煎服。若治脱肛,以番石榴根 15 g、小夜关门 10 g、大夜关门 10 g,水煎服。若治疮疡不收口,以番石榴根 10 g、血人参 10 g、羊乳 10 g、见风青 10 g,水煎服。

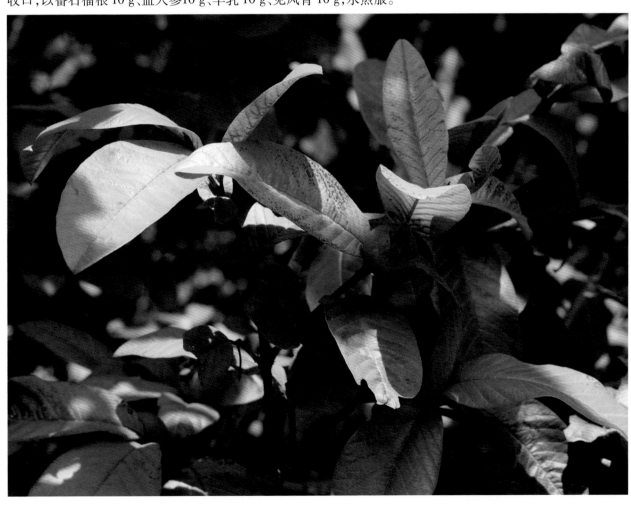

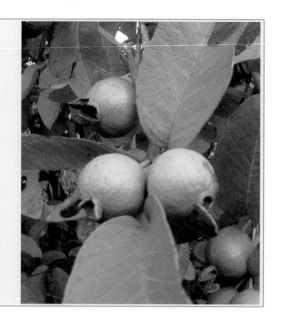

番石榴果 fānshí · liuguǒ

Psidii Guajavae Fructus

【黔称】番石榴果(各地均称)。

【民族药名】

苗药名:jangb wongx xongs 将翁雄(黄平苗族)。

【来源】为桃金娘科植物番石榴的成熟果实。

【原植物】参见"番石榴根"条。

【生境与分布】参见"番石榴根"条。

【采收加工】秋季果实成熟时采收,一般鲜用。

【药材性状】果实圆球形、卵形或梨形,直径 3～5 cm,黑褐色,表面粗糙,顶端有宿存花萼及残留花柱。质坚实,破开后可见果肉呈浅棕黄色,粗糙,稍呈颗粒状;5 室。种子多数,互相紧密黏合,白色,呈不规则扁圆形或三角形。气特异,味微甘而涩。

【性味归经】味甘、涩,性平。归脾经、大肠经。

【功效与主治】健脾消积、涩肠止泻。主治食积饱胀、疳积、腹泻、痢疾、脱肛、血崩。

【民族用药经验】

①治食积饱胀:鲜番石榴果 30 g,水煎服。(贵州各族均用)

②治腹泻:鲜番石榴果 60 g、刺梨根 10 g,水煎服。(毕节苗族)

③治脱肛:番石榴果 12 g、血人参 15 g,水煎服。(罗甸布依族)

④治血崩:番石榴果 15 g、仙鹤草 15 g,水煎服(罗甸苗族)

【用法用量】内服:煎汤,干品 3～15 g,鲜品适量;或生食,每次 2～3 枚,每日 2～3 次。热毒血痢者禁服。

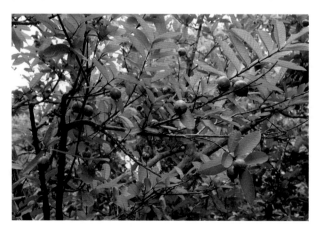

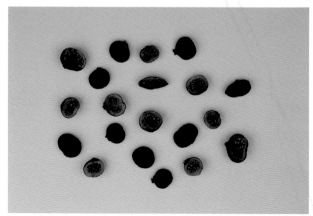

【汪按】番石榴果之名始载于《四川常用中草药》。《南越笔记》称秋果,《植物名实图考》称鸡矢果,《广西药用植物名录》称番桃,《台湾药用植物志》称那拔、蓝拔、扒仔,《云南思茅中草药选》称胶子果,《云南药用植物名录》称广石榴、冬桃、米石榴、交桃,《云南中草药选》称番稔、椒桃、缅桃,《四川中药志》称拿炓果、喇叭果。本书以番石榴果为药材名,番石榴为植物名。

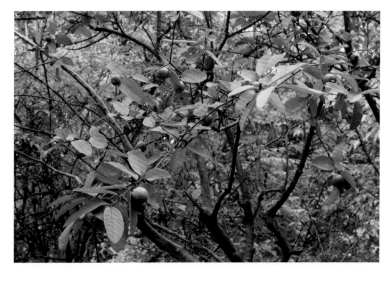

《广东省中药材标准》(第一册)2004年版,以番石榴果为药材名,番石榴 *Psidium guajava* L. 为植物名,药用部位以干燥未成熟果实收载。

番石榴果为贵州常用黔药,是贵州汉族、苗族、布依族等民族习用药物。药材来源为栽培和野生。番石榴果具健脾消积、涩肠止泻之功效,故常用于治疗食积饱胀、疳积、腹泻、痢疾、脱肛、血崩等。若治消化不良,以鲜番石榴果 100 g,水煎服。若治腹泻,以鲜番石榴果 60 g、刺梨根 30 g,水煎服。若治痢疾,以鲜番石榴果 60 g、地锦 15 g、檵木 15 g,水煎服。若治脱肛,以鲜番石榴果 60 g、金樱根 15 g、大乌泡 10 g,水煎服。若治血崩,以鲜番石榴果 60 g、血盆草 15 g、紫珠 15 g,水煎服。

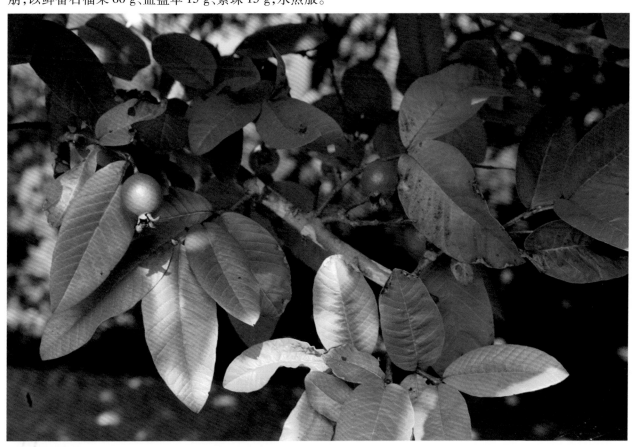

番石榴叶 fānshí · liuyè

Psidii Guajavae Folium

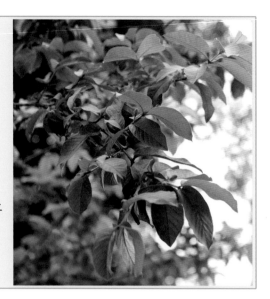

【黔称】番石榴叶(各地均称)。

【民族药名】

苗药名:gab nox jangb wongx xongs 噶漏将翁雄(黄平苗族)。

【来源】为桃金娘科植物番石榴的叶。

【原植物】参见"番石榴根"条。

【生境与分布】参见"番石榴根"条。

【采收加工】春季、夏季采收,晒干或鲜用。

【药材性状】叶矩圆状椭圆形至卵圆形,多皱缩卷曲或破碎,长 5 ~ 12 cm,宽 3 ~ 5 cm,先端短尖,基部钝至圆形,边缘全缘,上面淡棕褐色,下面灰棕色,密被短柔毛;主脉和侧脉均隆起,侧脉在近叶缘处连成边脉;叶柄长 3 ~ 5 mm。质脆,易折断。气清香,味涩、微甘、苦。

【性味归经】味苦、涩,性平。归脾经、胃经、大肠经。

【功效与主治】燥湿健脾、清热解毒。主治泻痢腹痛、食积腹胀、齿龈肿痛、风湿痹痛、湿疹瘙疮、疔疮肿毒、跌打损伤、外伤出血、蛇虫咬伤。

【民族用药经验】

①治腹泻:番石榴叶 15 g,水煎服。(贵州各族均用)

②治小儿泄泻:番石榴叶 10 g、白米适量,炒黄共煎服。(罗甸苗族)

③治跌打损伤:鲜番石榴叶、鲜接骨木各适量,捣烂敷。(兴义布依族)

【用法用量】内服:煎汤,干品 5 ~ 15 g,鲜品 24 ~ 30 g;或研末。外用:适量,捣烂敷;或煎水洗;或含漱;或研末撒。

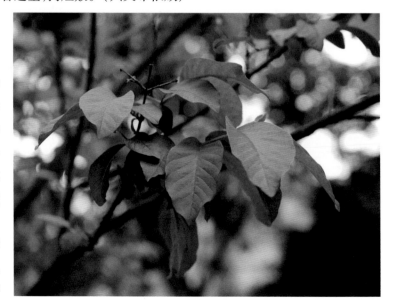

【汪按】番石榴叶之名始载于《南宁药物志》。《广西植物志》称鸡矢茶,《云南中草药选》称番桃叶、麻里杆,《云南思茅中草药选》称哇桂香拉,《台湾药用植物志》称那拔叶、那拔心、拔仔心、番石榴心。本书以番石榴叶为药材名,番石榴为植物名。

《中华人民共和国卫生部药品标准中药成方制剂》(第二册·附录)1990 年版、《广东省中药材标准》(第一册)2004 年版,以番石榴叶为药材名,番石榴 *Psidium guajava* L. 为植物名,药用部位以干燥叶收载。

《湖南省中药材标准》2009 年版,以番石榴叶为药材名,番石榴 *Psidium guajava* Linnaeus 为植物名,药用部位以干燥叶收载。

《广西中药材标准》1990 年版,以番石榴叶为药材名,番石榴 *Psidium guajava* L. 为植物名,药用部位以干燥叶及带叶嫩茎收载。

番石榴叶为贵州常用黔药,是贵州汉族、苗族、布依族等民族习用药物。药材来源为栽培或野生。番石榴叶具燥湿健脾、清热解毒之功效,故常用于泻痢腹痛、食积腹胀、齿龈肿痛、风湿痹痛、湿疹臁疮、疔疮肿毒、跌打损伤、外伤出血、蛇虫咬伤等。若治泄泻,以番石榴叶 15 g、地瓜藤 15 g、尖子木 10 g,水煎服。若治痢疾,以番石榴叶 15 g、肖梵天花 15 g、铁苋菜 15 g,水煎服。若治食积腹胀,以番石榴叶 10 g、鸡矢藤 10 g、算盘子 10 g,水煎服。若治皮肤瘙痒,以番石榴叶 15 g、龙葵 10 g、过路黄 10 g、牛豆柴 10 g,水煎服。若治湿疹,以番石榴叶 10 g、车前草 10 g、陆英 10 g、毛秀才 10 g,水煎服。若治跌打损伤,以鲜番石榴叶、酸咪咪、苦爹菜各适量,捣烂敷。

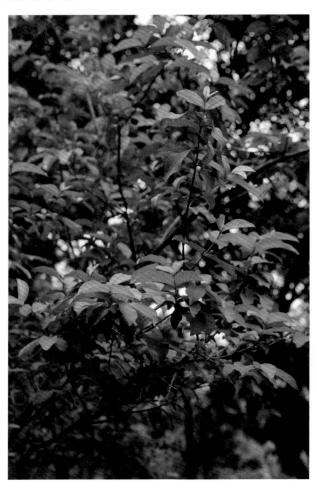
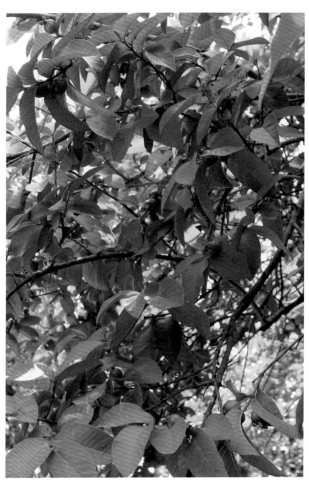

肺筋草 fèijīncǎo

Aletridis Spicatae Radix seu Herba

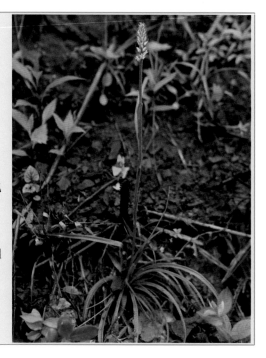

【黔称】蛆儿草(遵义),一窝蛆(贵阳),粉条儿菜(各地均称)。

【民族药名】

苗药名:nggab gid ndnd 嘎鸡都(松桃苗族),gad mang vud 打茂窝(黔东南苗族),nyox yil 略一(毕节苗族)。

侗药名:mal mudx jenc 骂满岑(黔东南侗族)。

【来源】为百合科植物粉条儿菜的根及全草。

【原植物】粉条儿菜 *Aletris spicata*(Thunb.)Franch.。

多年生草本,高35~60 cm。根茎短,须根细长,其上生有多数细块根,色白似蛆,又好像"白米"。叶自根部丛生,窄条形,长15~20 cm,宽3~4 mm,先端渐尖,淡绿色。花葶从叶丛中生出,直立,上部密生短毛,稍具棱角。花疏生于总状花序上,近无梗;花被短筒状,上端6裂,裂片条状披针形,黄绿色或先端略带粉红色,外部密生短腺毛;雄蕊6枚;子房上位,3室。蒴果倒卵状椭圆形,先端有宿存花被。花期5—6月。

【生境与分布】生于低山地区阳光充足的空旷草地上或山坡、路旁、灌丛边缘。分布于贵州的榕江、赫章、织金、安龙、龙里、长顺、赤水、湄潭、修文、清镇等地。此外,我国四川、云南、河北、山西、陕西、甘肃等地也有分布。

【采收加工】5—6月采收,洗净,鲜用或晒干。

【药材性状】全草长40~60 cm。根茎短,须根丛生,纤细弯曲,有的着生多数白色细小块根,习称"金线吊白米"。叶丛生,带状,稍反曲,长10~20 cm,宽3~5 mm,淡绿色,先端尖,全缘。花茎细柱形,稍波状弯曲,直径2~3 mm,被毛;总状花序穗状,花几无梗,黄棕色,花被6裂,长约5 mm,裂片条状披针形。蒴果倒卵状三棱形。气微,味淡。

【性味归经】味甘、苦,性平。归肺经、肝经。

【功效与主治】清热、润肺止咳、活血调经、杀虫。主治咳嗽、咯血、百日咳、肺痈、乳痈、腮腺炎、闭经、缺乳、小儿疳积、蛔虫病、风火牙痛。

【民族用药经验】

①治咳嗽:肺筋草30 g,水煎服。(贵州各族均用)

②治咯血:肺筋草30 g、白及30 g,水煎服。(榕江苗族)

③治百日咳:肺筋草15 g、矮地茶15 g,水煎服。(织金苗族)

④治咳喘:肺筋草15 g、韭菜根15 g、紫苏子6 g,水煎服。(长顺布依族)

⑤治腮腺炎:肺筋草15 g、马兰15 g、鱼鳅串15 g,水煎服。(赫章彝族)

⑥治小儿疳积:肺筋草15 g、水菖蒲10 g、糯米团10 g,水煎服。(都匀水族)

【用法用量】内服:煎汤,干品10~30 g,鲜品60~120 g。外用:适量,捣烂敷。

【汪按】肺筋草之名始载于《植物名实图考》。《救荒本草》称粉条儿菜,《草木便方》称小肺金草,《分类草药性》称土瞿麦,《四川中药志》称蛆儿草、小肺筋草、一窝蛆、肺痨草,《湖南药物志》称蛆婆草、肺风草、肺痈草、金线吊白米、麻里草、曲折草、四季花、牙虫草,《陕西中草药》称银针草。浙江称野韭草、鼠牙草,广西称蛆牙草。本书以肺筋草为药材名,粉条儿菜为植物名。

《中国药典》1977 年版,以粉条儿菜为药材名,粉条儿菜 Aletris spicata(Thunb.)Franch. 为植物名,药用部位以全草收载。

《贵州省中药材、民族药材质量标准》2003 年版,以肺筋草(粉条儿菜)为药材名,粉条儿菜 Aletris spicata(Thunb.)Franch. 为植物名,药用部位以全草收载。

《湖北省中药材质量标准》2009 年,以肺筋草为药材名,肺筋草 Aletris spicata(Thunb.)Franch. 为植物名,药用部位以干燥全草收载。

肺筋草为贵州常用黔药,是贵州汉族、苗族、侗族、布依族、水族等民族习用药物。药材来源均为野生。肺筋草具清热、润肺止咳、活血调经、杀虫之功效,故常用于治疗咳嗽、咯血、百日咳、肺痈、乳痈、腮腺炎、闭经、缺乳、小儿疳积、蛔虫病、风火牙痛等。若治咳嗽,以肺筋草 15 g、岩豇豆 15 g、岩白菜 15 g、五匹风 15 g,水煎服。若治咯血,以肺筋草 30 g、麦冬 15 g、凤丫蕨 15 g、血盆草 15 g、狼把草 15 g,水煎服。若治百日咳,以肺筋草 15 g、麦冬 15 g、葫芦菜 15 g、鸭儿芹 15 g,水煎服。若治咳喘,以肺筋草 15 g、白果 6 g、小叶榕 15 g、柳叶白前 10 g、莱菔子 10 g,水煎服。若治肺痈,以肺筋草 30 g、金荞麦 30 g、金银花 15 g、黄芩 15 g、吉祥草 30 g,水煎服。若治乳痈,以肺筋草 30 g、蒲公英 30 g、紫花地丁 30 g、泥胡菜 15 g,水煎服。若治腮腺炎,以肺筋草 30 g、金银花 30 g、蒲公英 30 g,水煎服。若治闭经,以肺筋草 15 g、益母草 15 g、香樟根 15 g,水煎服。若治缺乳,以肺筋草 30 g、无花果 15 g、通草 6 g,水煎服。若治小儿疳积,以肺筋草 15 g、紫背天葵 10 g、山蒟 10 g,水煎服。若治小儿蛔虫病,以肺筋草 15 g、川楝子 6 g,水煎服。若治风火牙痛,以肺筋草 15 g、百两金 6 g、铁冬青 10 g,水煎服。

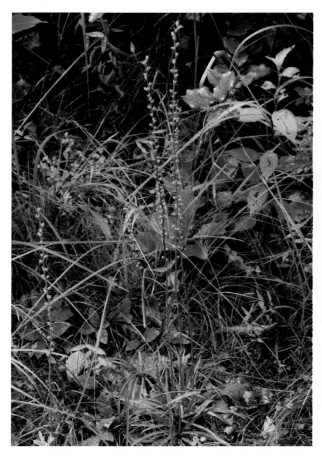
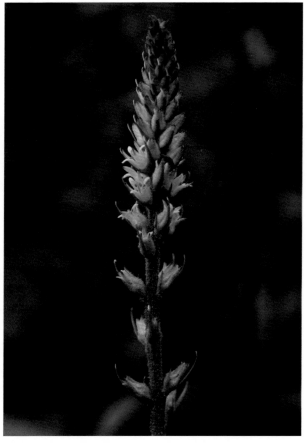

凤眼草 fèngyǎncǎo

Ailanthi Altissimae Fructus

【黔称】臭椿果(各地均称)。

【民族药名】

苗药名:jangb wob yangl 将窝央(黄平苗族)。

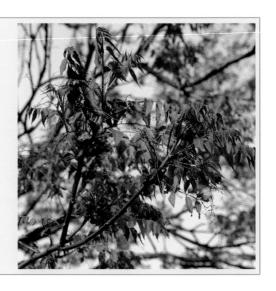

【来源】为苦木科植物臭椿的果实。

【原植物】参见"樗白皮"条。

【生境与分布】参见"樗白皮"条。

【采收加工】8—9月果实成熟时采收,除去果柄,晒干。

【药材性状】本品为菱状,扁平,长3~4.5 cm,宽1~1.5 cm,表面淡黄棕色,具细密的纵脉纹,微具光泽;中央隆起呈扁球形,其上有一明显的横向脊纹通向一侧边;常无果柄。种子1粒,扁心形,长约5 mm,宽约4 mm,种皮黄色,内有2枚富油质的子叶,呈淡黄色。气微,味苦。以干燥、饱满、无杂质、色黄褐者为佳。

【性味归经】味苦、涩,性凉。归大肠经、膀胱经。

【功效与主治】清热燥湿、止痢、止血。主治痢疾、白浊、带下、便血、尿血、崩漏。

【民族用药经验】

①治痢疾:凤眼草10 g,水煎服。(贵州各族均用)

②治白浊:凤眼草10 g、三白草10 g、猪殃殃10 g,水煎服。(龙里苗族)

③治带下:凤眼草10 g、海金沙藤10 g、杨梅根皮10 g,水煎服。(惠水苗族)

④治崩漏:凤眼草10 g、朱砂莲10 g,水煎服。(罗甸布依族)

【用法用量】内服:煎汤,3~10 g;或研末。外用:适量,煎水洗。

【汪按】凤眼草之名始载于《本草品汇精要》。《圣济总录》称椿荚,《纲目》称樗荚,《兽医常用中草药》称凤眼子,《山东中药》称樗树凸凸,《山西中药志》称樗树子,《江苏药材志》称臭椿子。本书以凤眼草为药材名,臭椿为植物名。

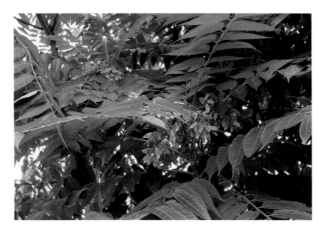

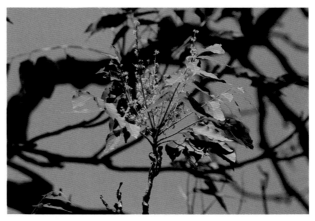

《甘肃省中药材标准》2009 年版,《山东省中药材标准》2002 年版、1995 年版,《上海市中药材标准》1994 年版,以凤眼草为药材名,臭椿 *Ailanthus altissima*(Mill.)Swingle 为植物名,药用部位以干燥成熟果实收载。

《北京市中药材标准》1998 年版,以凤眼草为药材名,臭椿 *Ailanthus altissima*(Mill.)Swingle 为植物名,药用部位以干燥果实收载。

《山西省中药材标准》1987 年版,以凤眼草为药材名,臭椿 *Ailanthus altissima*(Mill.)Swingle 为植物名,药用部位以果实收载。

《江苏省中药材标准》1989 年版、《江苏省中药材标准》(试行稿)(第二批)1986 年版,以臭椿实(凤眼草)为药材名,臭椿 *Ailanthus altissima*(Mill.)Swingle 为植物名,药用部位以干燥成熟果实收载。

凤眼草为贵州常用黔药,是贵州汉族、苗族、侗族、布依族等民族习用药物。药材来源均为野生。凤眼草具清热燥湿、止痢、止血之功效,故常用于治疗痢疾、白浊、带下、便血、尿血、崩漏等。若治痢疾,以凤眼草10 g、见风青10 g、马齿苋10 g、苦参10 g,水煎服。若治白浊,以凤眼草10 g、川木通10 g、黄柏10 g、姜黄10 g,水煎服。若治带下,以凤眼草10 g、土茯苓10 g、海金沙藤10 g、杨梅根皮10 g、金樱根10 g,水煎服。若治便血,以凤眼草10 g、见风青10 g、毛青杠10 g、羊蹄10 g、三颗针10 g,水煎服。若治尿血,以凤眼草10 g、小蓟10 g、蒲黄10 g、乌韭10 g、白茅根10 g,水煎服。若治崩漏,以凤眼草10 g、仙鹤草30 g、苎麻根30 g、地榆15 g,水煎服。

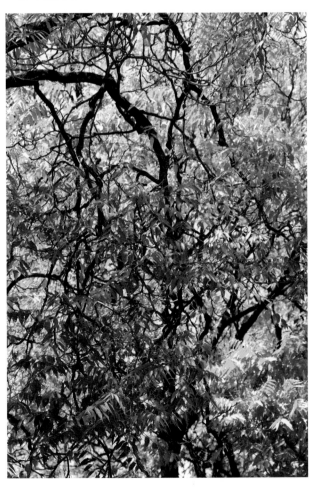
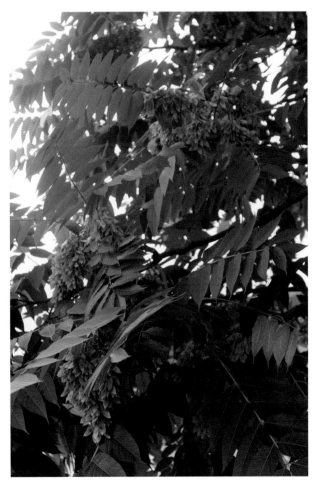

瓜子金 guāzǐjīn

Polygalae Japonicae Radix seu Herba

【黔称】辰砂草(贵阳),惊风草(毕节),接骨红(荔波),二月花(松桃),地风消(剑河),铁箭风(平塘)。

【民族药名】

侗药名:jeml naenl kuic huah 金嫩葵花(黎平侗族)。

布依药名:ɮa^{24} to^{35} lim^{31}那妥苓(罗甸布依族),pak^{35} ʔbae^{24} ma:n^{53}把莽那(贵定布依族)。

水药名:tum^6 ja:u^1 toŋ^{1}懂要冻(三都水族)。

毛南药名:ya^{53} yiŋ^{35}ɮ ɛm^{24}亚银惹(六枝毛南族)。

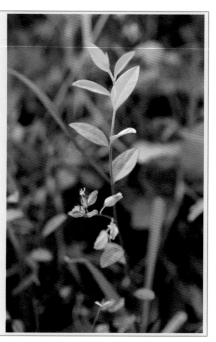

【来源】为远志科植物瓜子金的根及全草。

【原植物】瓜子金 *Polygala japonica* Houtt.。

多年生草本,高 15 ~ 30 cm。茎直立或外倾,绿褐色或绿色;枝圆柱形,具棱,有细短柔毛。单叶互生;叶柄极短,基部分枝,黄褐色,被短柔毛;叶纸质至近革质,卵形至卵状披针形,长 1 ~ 3 cm,宽 5 ~ 9 mm,绿色,先端钝,基部圆形至阔楔形,全缘,反卷,两面近于无毛或被短柔毛;主脉在上面凹陷,并被卷曲的短柔毛,侧脉 3 ~ 5 对。花两性,总状花序与叶对生;花少,6 ~ 10 朵互生,长约 7 mm,具披针形小苞片;萼片 5 枚,其中 3 枚狭线形,长约 4 mm,外面被短柔毛,里面 2 枚花瓣状,卵形至长圆形,长约 6.5 mm,基部具爪;花瓣 3 片,白色至紫色,基部合生,侧生花瓣长圆形,长约 6 mm,基部内侧被短柔毛,龙骨瓣舟状,顶端背部具鸡冠状附属物;雄蕊 8 枚,长达 6 mm,花丝几乎全部合生成鞘,1/2 以下与花瓣贴生,鞘之两侧具缘毛,花药卵形,顶孔开裂;子房倒卵形,直径约 2 mm,具翅,花柱肥厚,弯曲,长约 5 mm,柱头 2 枚,间隔位于花柱先端。蒴果圆形,绿色,直径约 6 mm,具阔翅,无毛。种子卵形,长约 3 mm,直径约 1.5 mm,黑色,密被白色短柔毛。花期 4—5 月,果期 5—7 月。

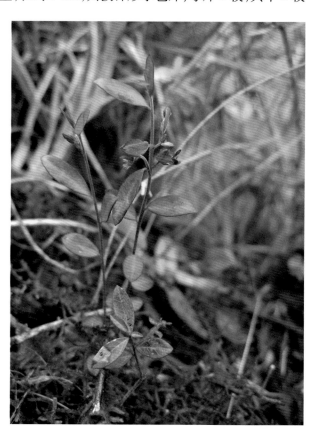

【生境与分布】生于海拔 800 ~ 2100 m 的山坡或田埂上。分布于贵州各地。此外,我国四川、云南、台湾等地也有分布。

【采收加工】秋季采收,洗净,晒干。

【药材性状】根圆柱形,稍弯曲,直径可达 4 mm,表面黄褐色,有纵皱纹,质硬,断面黄白色。茎少分枝,长 10 ~ 30 cm,灰绿色或灰棕色,被细柔毛。叶皱缩,展平后呈卵或卵状披针形,长 1 ~ 3 cm,宽 0.5 ~ 1 cm,侧脉明显,先端短尖,基部圆形或楔形,全缘,灰绿色;叶柄短,有柔毛。总状花序腋生,最上面的花序低于茎的顶端;花多皱缩。蒴果圆而扁,长约 7 mm,具阔翅,边缘无缘毛,萼片宿存。种子扁卵形,褐色,密被柔毛,基部有种阜。气微,味微辛、苦。以叶多、有根者为佳。

【性味归经】味苦、微辛,性平。归肺经、肝经、心经。

【功效与主治】祛痰止咳、散瘀止血、宁心安神、解毒消肿。主治咳嗽痰多、跌打损伤、风湿痹痛、吐血、便血、心悸、失眠、咽喉肿痛、痈肿疮疡、毒蛇咬伤。

【民族用药经验】

①治咳嗽痰多:瓜子金 15 g,水煎服。(贵州各族均用)

②治百日咳:瓜子金 10 g、矮地茶 10 g,水煎服。(雷山苗族)

③治跌打损伤:瓜子金鲜品适量,捣烂敷。(榕江侗族)

④治风湿痹痛:瓜子金 15 g、青风藤 15 g,水煎服。(荔波水族)

⑤治吐血:瓜子金 15 g、仙鹤草 15 g,水煎服。(荔波布依族)

⑥治失眠:瓜子金 15 g、夜交藤 15 g,水煎服。(六枝毛南族)

【用法用量】内服:煎汤,干品 6～15 g,鲜品 30～60 g;或研末;或浸酒。外用:适量,捣烂敷。

【注按】瓜子金之名始载于《植物名实图考》,又称金锁匙、神砂草、地藤草。《滇南本草》称丁蒿、苦远志,《分类草药性》称远志草,《民间常用草药汇编》称黄连、瓜子草,《重庆草药》称小金盆、鸡拍翅,《浙江中药手册》称竹叶地丁,《南宁市药物志》称银不换,《湖南药物志》称铁线风、瓜子莲、女儿红,《江西民间草药验方》称歼疟草、散血丹,《浙江民间常用草药》称小叶地丁草、小叶瓜子草、高脚瓜子草,《常用中草药手册》称通性草、黄瓜仁草,《贵州草药》称接骨红、地风消、铁箭风,《云南中草药选》称小丁香、小万年青、蓝花地丁,《红河中草药》称火草杆、慢惊药、地丁,《全国中草药汇编》称金牛草,《云南药用植物名录》称直立地丁、苦草,《贵州民间方药集》称辰砂草、惊风草、瓜米细辛、鱼胆草,《台湾药用植物志》称七寸金、蚋仔草、铁钓竿,《福建药物志》称铁甲草,《广西药用植物名录》称紫金花,《贵州中草药名录》称小远志,《广东植物志》称卵叶远志。本书以瓜子金为药材名和植物名。

《中国药典》2010 年版、1977 年版,《贵州省中药材、民族药材质量标准》2003 年版,《湖北省中药材质量标准》2009 年版,《河南省中药材标准》1993 年版,《江苏省中药材标准》1989 年版,《江苏省中药材标准(试行稿)》(第一批)1986 年版,以瓜子金为药材名,瓜子金 *Polygala japonica* Houtt. 为植物名,药用部位以干燥全草收载。

《上海市中药材标准》1994 年版,以竹叶地丁草(瓜子金)为药材名,瓜子金 *Polygala japonica* Houtt. 为植物名,药用部位以干燥全草收载。

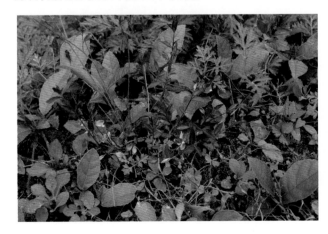
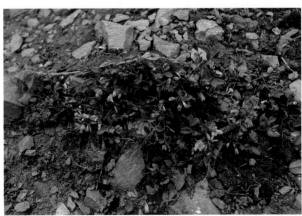

瓜子金为贵州常用黔药,是贵州汉族、苗族、侗族、布依族、水族等民族习用药物。瓜子金具祛痰止咳、散瘀止血、宁心安神、解毒消肿之功效,故常用于治疗咳嗽痰多、跌打损伤、风湿痹痛、吐血、便血、心悸、失眠、咽喉肿痛、痈肿疮疡、毒蛇咬伤等。若治咳嗽痰多,以瓜子金15 g、矮地茶15 g、岩豇豆15 g,水煎服。若治百日咳,以瓜子金15 g、南沙参10 g、麦冬10 g,水煎服。若治跌打损伤,以瓜子金10 g、臭草10 g、见血飞10 g、铁筷子10 g,水煎服。

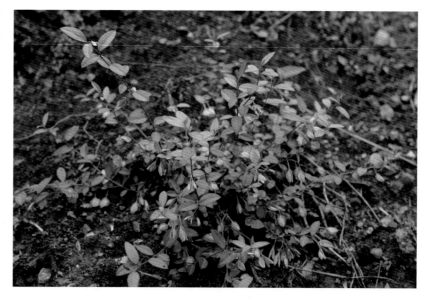

若治风湿痹痛,以瓜子金15 g、三角风15 g、三角咪15 g、黑骨藤10 g,水煎服。若治吐血、便血,以瓜子金10 g、仙鹤草10 g、紫珠10 g、地榆10 g,水煎服。若治心悸,以瓜子金10 g、血人参10 g、油麻藤15 g,水煎服。若治失眠,以瓜子金15 g、夜交藤15 g、酸枣仁15 g、血人参15 g,水煎服。若治咽喉肿痛,以瓜子金15 g、八爪金龙10 g,水煎服。若治急性扁桃体炎,以瓜子金15 g、草珊瑚15 g、金银花15 g、山豆根6 g,水煎服。若治骨髓炎、骨结核,以瓜子金15 g、金银花15 g、连翘15 g、龙葵10 g、马鞭草10 给、葎草花6 g,水煎服。

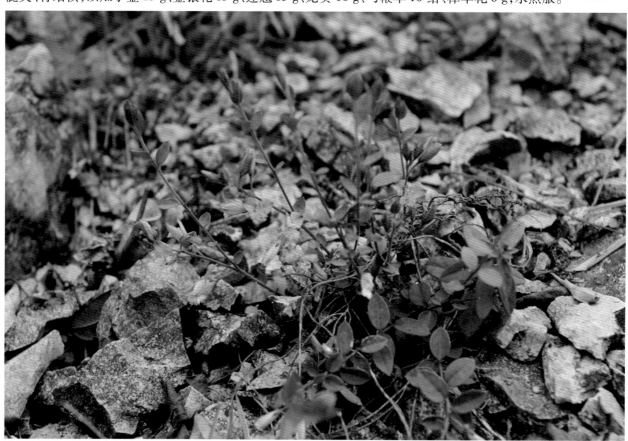

管仲 guǎnzhòng

Potentillae Fulgentis Radix et Herba

【黔称】白头翁(各地均称)。

【民族药名】

侗药名:mal gaos bagx 骂高罢(黔东南侗族)。

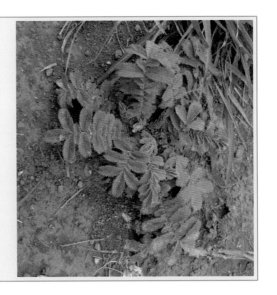

【来源】为蔷薇科植物西南委陵菜的根或带根全草。

【原植物】西南委陵菜 *Potentilla fulgens* Wall. ex Hook.。

多年生草本,高 10～60 cm。根粗壮,圆柱形。花茎密被开展的长柔毛及短柔毛。基生叶为间断羽状复叶,有小叶 6～13(～15)对,连叶柄长 6～30 cm,叶柄密被开展的长柔毛及短柔毛;小叶无柄或顶生小叶有柄;托叶膜质,褐色,外被长柔毛;小叶倒卵形或倒卵状椭圆形,长 1～6.5 cm,宽 0.5～3.5 cm,先端钝圆,边缘有多数尖锐锯齿,上面伏生疏柔毛,下面密被白色绢毛及茸毛。茎生叶与基生叶相似,唯向上的小叶对数逐渐减少;托叶草质,上面密被长柔毛,下面被白色绢毛,边缘有锐锯齿。花两性;伞房状聚伞花序顶生;萼片5 枚,三角状卵形,先端急尖,被长柔毛,副萼片5 枚,椭圆形,先端急尖,全缘,稀有齿,外面密生白色绢毛,与萼片近等长;花直径 1.2～1.5 cm;花瓣5 片,黄色。瘦果光滑。花期、果期6—10 月。

【生境与分布】生于海拔 1100～2260 m 的山坡草地、林缘、灌丛及林中。分布于贵州的威宁、赫章、水城、安龙、兴义、龙里、三都等地。此外,我国四川、云南、湖北、广西等地也有分布。

【采收加工】夏季、秋季采挖带根的全草,洗净,晒干或鲜用。

【药材性状】根圆柱形,略呈扭曲状弯曲,根头部膨大,并密生灰白色茸毛,表面棕褐色,具明显纵皱纹,顶端有时具环纹,并有圆柱状根茎或根茎残基。质坚而稍脆,折断面平整,略粉质,横断面形成层环明显,韧皮部淡黄色,木质部棕黄色或带粉红色,呈放射状排列。气微,味微苦、涩。

【性味归经】味苦、涩,性寒。归脾经、肺经。

【功效与主治】清热解毒、涩肠止泻、凉血止血。主治赤白下痢、肠炎腹泻、肠风下血、肺痨咯血、吐血、衄血、崩漏、带下、外伤出血、疔疮、烧伤。

【民族用药经验】

①治痢疾:管仲30 g,水煎服。(贵州各族均用)

②治肺痨咯血:管仲15 g、白及15 g,水煎服。(龙里苗族)

③治崩漏:管仲30 g、仙鹤草30 g,水煎服。(兴义布依族)

④治肠风下血:管仲30 g、羊蹄10 g、仙鹤草10 g,水煎服。(威宁彝族)

⑤治吐血:管仲30 g、紫珠根30 g,水煎服。(都匀水族)

【用法用量】内服:煎汤,15～30 g;或研末,1～1.5 g;或浸酒。外用:适量,捣烂敷;或研末撒。

【汪按】管仲之名始载于《滇南本草》,又称番白叶。《滇南本草》(整理本)称翻白地榆、地管子、马屎根,《红河中草药》称翻白叶,《西昌中草药》称红地榆、翻转白,《全国中草药汇编》称银毛委陵菜、白地榆、地槟榔、翻白草。广西称地榆、赤地榆、精地白,四川称光委陵,云南称马水根、白薄草、紫地榆。本书以管仲为药材名,西南委陵菜为植物名。

《贵州省中药材、民族药材质量标准》2003 年版,以委陵菜根为药材名,西南委陵菜 *Potentilla fulgens* Wall. ex Hook. 为植物名,药用部位以干燥根收载。

《云南省中草药标准》〔第四册·彝族药(Ⅱ)〕2005 年版,以管仲为药材名,西南委陵菜 *Potentilla fulgens* Wall. ex Hook. 为植物名,药用部位以干燥根收载。

《云南省药品标准》1996 年版、1974 年版,以管仲为药材名,翻白叶 *Potentilla fulgens* Wall. 为植物名,药用部位以干燥根收载。

管仲为贵州常用黔药,是贵州汉族、苗族、侗族、布依族、水族等民族习用药物。药材来源均为野生。管仲具清热解毒、涩肠止泻、凉血止血之功效,故常用于治疗赤白下痢、肠炎腹泻、肠风下血、肺痨咯血、吐血、衄血、崩漏、带下、外伤出血、疗疮、烧伤等。若治痢疾,以管仲 30 g、铁苋菜 30 g、尖子木 15 g,水煎服。若治肠炎腹泻,以管仲 15 g、仙鹤草 15 g、苦参 10 g,水煎服。若治肠风下血,以管仲 15 g、见风青 15 g、大蓟 15 g、地榆 15 g,水煎服。若治肺痨咯血,以管仲 30 g、白及 15 g、毛青杠 15 g、茜草 15 g、黄脚鸡 15 g、百合 15 g,水煎服。若治吐血、衄血,以管仲 15 g、白及 15 g、通光散 10 g、鸡矢藤 15 g、金荞麦 15 g、仙鹤草 15 g,水煎服。若治崩漏,以管仲 15 g、朱砂莲 15 g、仙鹤草 15 g、金荞麦 30 g、四叶参 15 g,水煎服。若治带下,以管仲 15 g、蒲公英 15 g、紫花地丁 15 g、紫背天葵 15 g、龙葵 15 g、毛秀才 15 g,水煎服。若治烧伤,以管仲 30 g、虎杖 30 g、腐婢 15 g、金银花 15 g、连翘 15 g、马鞭草 15 g、草河车 15 g、红果楠 15 g,水煎服。

管仲在贵州各地习称白头翁,但非《中国药典》中的白头翁,《中国药典》中的白头翁为毛茛科植物白头翁 *Pulsatilla chinensis*(Bunge)Regel 的干燥根,《中国药典》中的白头翁贵州不产,贵州习惯以此种充作白头翁用。此外,贵州还以管仲同科植物委陵菜 *Potentilla chinensis* Ser. 的根充作白头翁用。

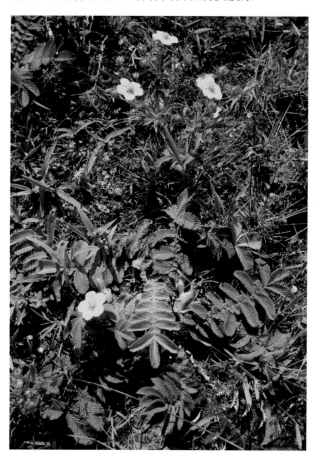
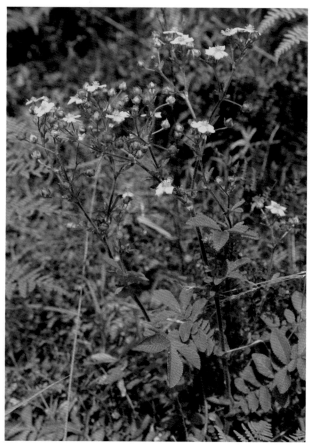

过路黄 guòlùhuáng

Lysimachiae Congestiflorae Herba

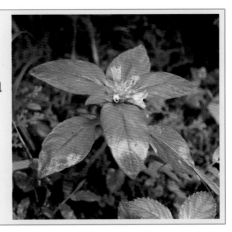

【黔称】过路黄(各地均称)。

【民族药名】

苗药名:reib giand beut 芮赶抱(黔东南苗族)。

侗药名:dah kanp mant 达坑密(黔东南侗族)。

【来源】为报春花科植物聚花过路黄的全草。

【原植物】聚花过路黄 *Lysimachia congestiflora* Hemsl.。

多年生匍匐草本。茎基部节间短,常生不定根,上部及分枝上升,长6~50 cm。叶对生,茎端的2对间距短,近密集;叶柄长1.4~9 cm;叶卵形、阔卵形至近圆形,长0.7~4.5 cm,宽0.6~3 cm,先端锐尖或钝,基部近圆形或截形,上面绿色,下面颜色较淡,有时沿中脉和侧脉染紫红色,两面多少被具节糙伏毛,侧脉2~4对,网脉纤细,不明显。花2~4朵集生于茎端和枝端排列成近头状的总状花序,在花序下方的1对叶腋有时具单生的花;花梗极短或长至2 mm;花萼5深裂,长5~8.5 mm,分裂几乎达基部,裂片披针形,宽约1.5 mm,背面被疏柔毛;花冠黄色,内面基部紫红色,长9~11 mm,基部合生部分长2~3 mm,5裂,裂片卵状椭圆形至长圆形,宽3~6.5 mm,先端锐尖或钝,散生暗红色或黑色的腺点;雄蕊5枚,花丝下部合生成高约2.5 mm的筒,分离部分长2.5~4.5 mm,花药长圆形,长约1.5 mm;子房被毛,花柱长5~7 mm。蒴果球形,直径3~4 mm,上半部具毛;花萼宿存。花期5—6月,果期7—10月。

【生境与分布】生于海拔1100~2100 m的山坡、路旁或水沟边。分布于贵州各地。此外,我国陕西、甘肃、台湾等地也有分布。

【采收加工】夏季、秋季采收,洗净,晒干。

【药材性状】全草常缠绕成团。茎纤细,表面紫红色或暗红色,被柔毛,有的节上具须根。叶对生;叶片多皱缩,展平后呈卵形、阔卵形或三角状卵形,长1.5~3.5 m,宽1~2 cm,先端钝尖,基部楔形或近圆形,两面多少被毛,对光透视可见棕红色腺点,近叶缘处多而明显。有时可见数朵花聚生于茎端;花冠黄色,5裂,裂片先端具紫色腺点。气微,味微苦。

【性味归经】味辛、微苦,性微温。归肺经、肝经、膀胱经。

【功效与主治】祛风散寒、化痰止咳、解毒利湿、消积排石。主治风寒头痛、咳嗽痰多、咽喉肿痛、黄疸、胆结石、尿路结石、小儿疳积、痈疽疔疮、毒蛇咬伤。

【民族用药经验】

①治风寒感冒、咳嗽痰多:过路黄15 g,水煎服。(贵州各族均用)

②治黄疸:过路黄15 g、海金沙藤

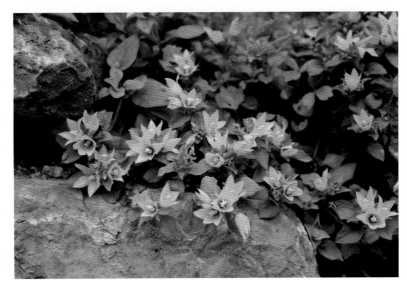

15 g、虎杖 15 g，水煎服。（惠水苗族）

③治尿路结石：过路黄 15 g、土茯苓 15 g、石韦 15 g、须须药 15 g、接骨木 15 g，水煎服。（三都水族）

【用法用量】内服：煎汤，9～15 g；或浸酒。

【注按】过路黄之名始载于《草木便方》。《植物名实图考》称临时救，《四川中药志》称过路黄，《湖南药物志》称胡氏排草，《元江哈尼族药》称对生黄花叶，《常用草药治疗手册》（成都）称小风寒、红头绳、风寒草。湖南称黄花珠、九连灯。本书以过路黄为药材名，聚花过路黄为植物名。

《四川省中药材标准》（增补本）1987 年版，以风寒草为药材名，聚花过路黄 *Lysimachia congestiflora* Hemsl. 为植物名，药用部位以干燥全草收载。

过路黄为贵州常用黔药，是贵州汉族、苗族、侗族、布依族、水族、土家族等民族习用药物。药材来源均为野生。过路黄具祛风散寒、化痰止咳、解毒利湿、消积排石之功效，故常用于治疗风寒头痛、咳嗽痰多、咽喉肿痛、黄疸、胆结石、尿路结石、小儿疳疾、痈疽疔疮、毒蛇咬伤等。若治风寒头痛，以过路黄 15 g、紫苏 10 g、大风藤 15 g、马棘 10 g、铁冬青 10 g、铁包金 10 g、七叶莲 15 g，水煎服。若治咳嗽痰多，以过路黄 15 g、矮地茶 15 g、岩豇豆 10 g、岩白菜 10 g，水煎服。若治咽喉肿痛，以过路黄 15 g、碎米桠 10 g、草玉梅 10 g、金银花藤 10 g、龙葵 10 g，水煎服。若治黄疸，以过路黄 15 g、小龙胆草 15 g、虎杖 15 g、金钱草 15 g、海金沙藤 10 g、郁金 10 g、八月瓜根 15 g、龙葵 10 g，水煎服。若治尿路结石，以过路黄 30 g、土茯苓 30 g、石韦 15 g、须须药 15 g、接骨木 15 g，水煎服。若治小儿疳积，以过路黄 10 g、山楂 10 g、刺梨 10 g、莱菔子 10 g（打碎）、五花血藤 6 g、五香血藤 6 g，水煎服。若治痈疽疔疮，以过路黄 15 g、金银花 15 g、连翘 15 g、龙葵 10 g、五花血藤 15 g、五香血藤 15 g，水煎服。若治皮肤疮痈，以过路黄 15 g、一枝黄花 10 g、蛇倒退 15 g、地肤子 10 g，水煎服。若治月经不调、痛经，以过路黄 15 g、五花血藤 10 g、五香血藤 10 g、鸡血藤 10 g、油麻血藤 30 g，水煎服。

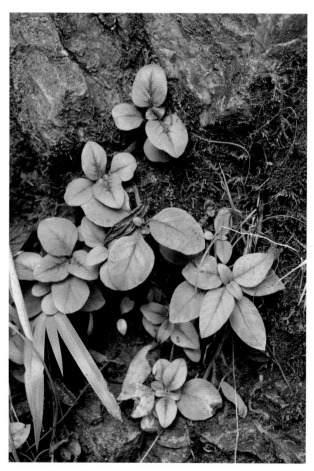
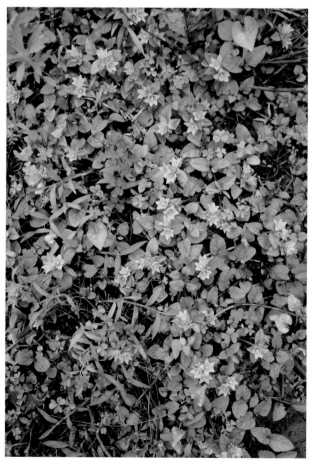

黑及草 hēijícǎo

Haleniae Ellipticae Herba

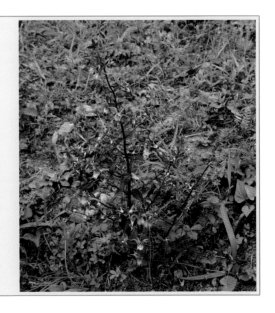

【黔称】何小根(雷山),龙胆(赫章),黑及草(各地均称)。

【民族药名】

苗药名:reib ghued yend 锐怪英(黔东南苗族)。

水药名:?ma¹ ?do⁵ mon⁶ 骂躲满(荔波水族)。

【来源】为龙胆科植物椭圆叶花锚的全草。

【原植物】椭圆叶花锚 *Halenia elliptica* D. Don。

二年生草本,高 20~50 cm。茎直立,近四棱形,少分枝。基生叶椭圆形,长 2~3 cm,宽 5~15 mm,全缘,具宽、扁的柄,柄长 1~1.5 cm,叶脉 3 条;茎生叶对生,几无柄,抱茎,长椭圆形或卵状披针形,长 2~7 cm,宽 0.5~2(~3.5) cm,先端钝或急尖,基部圆形或阔楔形,全缘,主脉 5 条。聚伞花序顶生或腋生,花梗长短不等,长 0.5~3.5 cm;花直径 1~1.5 cm;花萼 4 裂,裂片椭圆形或卵形;花冠蓝色或紫色,4 裂,裂片卵圆形或椭圆形,裂片基部有窝孔,延伸成一长距;雄蕊 4 枚,着生于花冠近基部;子房卵形,长约 5 mm,花柱极短,柱头 2 裂。蒴果宽卵形,长约 1 cm,分裂至基部。种子褐色。花期、果期 7—9 月。

【生境与分布】生于高山草坡、灌丛中及山谷水沟边。分布于贵州的威宁、赫章、大方、水城、盘州、兴义、道真、湄潭、清镇、开阳等地。此外,我国四川、云南、辽宁、内蒙古、山西、湖北、湖南等地也有分布。

【采收加工】夏季、秋季采收,除去杂质,晒干或鲜用。

【药材性状】表面绿色至黄绿色,茎上有对生残叶,断面中空。叶暗绿色,皱缩易碎,完整者展平后呈卵形、椭圆形或卵状披针形,长 2~3.5 cm,宽 0.6~1.2 cm,全缘,有 3 条明显的纵脉。聚伞花序,花皱缩,花梗细长,长 0.2~2 cm;花萼绿色,4 深裂;花冠蓝色或浅黄棕色,4 深裂,基部有距。体轻,质软。气微,味苦、微涩。以茎黄绿色、叶暗绿色、味苦者为佳。

【性味归经】味苦,性寒。归肺经、肝经。

【功效与主治】清热解毒、疏肝利胆、疏风止痛。主治急性肝炎、慢性肝炎、胆囊炎、肠胃炎、流行性感冒、咽喉肿痛、牙痛、脉管炎、外伤感染发热、中暑腹痛、外伤出血。

【民族用药经验】

①治急性肝炎:黑及草15 g,水煎服。(贵州各族均用)

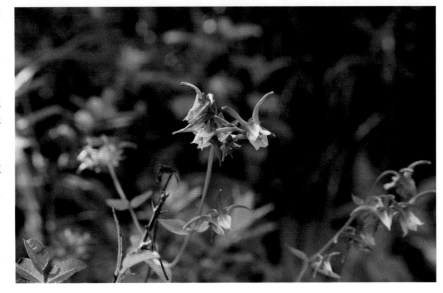

②治慢性肝炎：黑及草15 g、田基黄15 g，水煎服。（雷山苗族）

③治腹泻：黑及草15 g、地榆10 g，水煎服。（盘州苗族）

④治风热感冒：黑及草15 g、鱼鳅串15 g，水煎服。（兴义布依族）

⑤治咽喉肿痛：黑及草15 g、八爪金龙10 g，水煎服。（道真仡佬族）

【用法用量】内服：煎汤，10～15 g；或炖肉。外用：适量，捣烂敷。

【汪按】黑及草之名始载于《贵州民间药物》。《贵州药用植物目录》称阿小根、龙胆，《云南药用植物名录》称青鱼胆、肝火药，《云南中草药》称黑节苦草、鸡脚连，《藏药标准》称花锚、甲地然果。四川称四棱草、小儿肿消、花脸锚。本书以黑及草为药材名，椭圆叶花锚为植物名。

黑及草为贵州常用黔药，是贵州汉族、苗族、侗族、布依族、仡佬族等民族习用药物。药材来源均为野生。黑及草具清热解毒、疏肝利胆、疏风止痛之功效，故常用于治疗急性肝炎、慢性肝炎、胆囊炎、肠胃炎、流行性感冒、咽喉肿痛、牙痛、脉管炎、外伤感染发热、中暑腹痛、外伤出血等。若治急性肝炎，以黑及草10g、大马蹄草15 g、清明菜15 g、虎杖15 g，水煎服。若治慢性肝炎，以黑及草15 g、田基黄15 g、青鱼胆草10 g、六月雪10 g、五花血藤15 g、酢浆草15 g、丹参10 g，水煎服。若治慢性肠炎，以黑及草15 g、见风青15 g、石菖蒲6 g、蜘蛛香10 g、刺梨15 g、委陵菜20 g、金银花10 g、薄荷10 g，水煎服。若治咽喉肿痛，以黑及草15 g、冬凌草10 g、草玉梅10 g、龙葵10 g，水煎服。若治牙痛，以黑及草15 g、百两金6 g、漆姑草10 g、金果榄6 g、石膏20 g，水煎服。若治脉管炎，以黑及草15 g、金银花30 g、龙葵20 g、蛇莓20 g、五花血藤25 g、大血藤15 g、鸡血藤15 g，水煎服。若治中暑腹痛，以黑及草15 g、苦参10 g、木香10 g，水煎服。

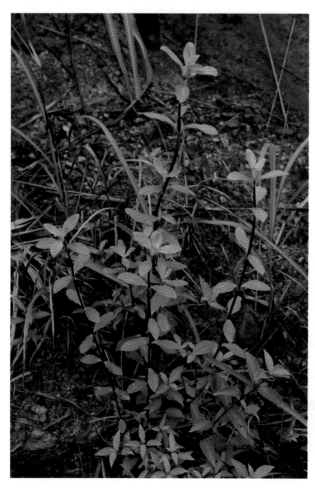
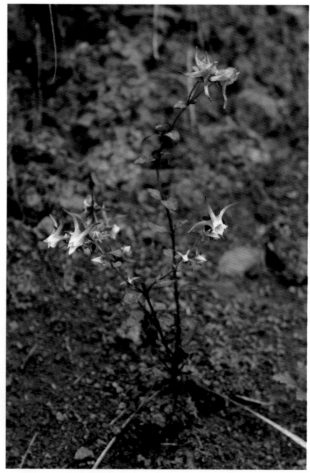

红果楠 hóngguǒnán

Actinodaphnis Cupularis Radix et Folium

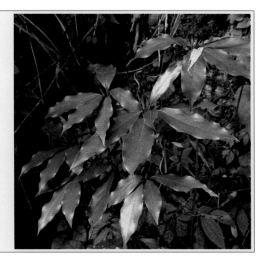

【黔称】凉药(镇远),小楠木(正安),红果楠(各地均称)。
【民族药名】
水药名:mai⁴ tjum¹ ha:n⁵梅动汉(三都水族)。

【来源】为樟科植物红果黄肉楠的根或叶。

【原植物】红果黄肉楠 *Actinodaphne cupularis*(Hemsl.)Gamble。

灌木或小乔木,高 2 ~ 10 m,胸径达 15 cm。小枝细,灰褐色;顶芽卵圆形或圆锥形,鳞片外面被锈色丝状短柔毛,边缘有睫毛状齿。叶通常 5 ~ 6 枚簇生于枝端,呈轮生状,长圆形至长圆状披针形,长 5.5 ~ 13.5 cm,宽 1.5 ~ 2.7 cm,两端渐尖或急尖,革质,上面绿色,有光泽,无毛,下面粉绿色,有灰色或灰褐色短柔毛;羽状脉,中脉在上面下陷而在下面突起,侧脉每边 8 ~ 13 条,斜展,纤细,在上面不甚明显,稍下陷,在下面明显且突起,横脉不甚明显;叶柄长 3 ~ 8 mm,有沟槽,被灰色或灰褐色短柔毛。伞形花序单生或数个簇生于枝侧,无总花梗;苞片 5 ~ 6 枚,外被锈色丝状短柔毛。每一雄花序有雄花 6 ~ 7 朵;花梗及花被筒密被黄褐色长柔毛;花被裂片 6 ~ 8 枚,卵形,长约 2 mm,宽约 1.5 mm,外面中肋有柔毛,内面无毛,能育雄蕊 9 枚,花丝长约 4 mm,无毛,第三轮基部两侧的腺体有柄;退化雌蕊细小,无毛。每一雌花序常有雌花 5 朵;子房椭圆形,无毛,花柱长 1.5 mm,外露,柱头 2 裂。果卵形或卵圆形,长 12 ~ 14 mm,直径约 10 mm,先端有短尖,无毛,成熟时红色,着生于杯状果托上;果托深 4 ~ 5 mm,外面有皱褶,全缘或为粗波状缘。花期 11 月至第二年 3 月,果期第二年 8—10 月。

【生境与分布】生于海拔 360 ~ 1300 m 的溪旁、密林及灌丛中。分布于贵州各地。此外,我国广西、四川、湖北、陕西、河南等地也有分布。

【采收加工】夏季、秋季采收,除去杂质,洗净,晒干。

【药材性状】主根圆柱形,较长,支根较少;主根表面栓皮灰褐色,易脱落,栓皮脱落后表面黄褐色,较光滑,断面白色,质硬,不易折断。叶革质,易碎,完整者长圆形至长圆状披针形,上面绿色,有光泽,下面粉绿色,有灰色或灰褐色短柔毛;羽状脉,中脉在上面下陷,在下面突起。气微,味辛。

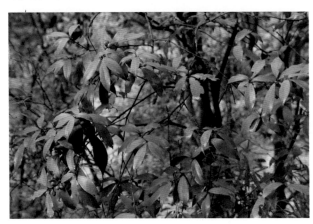

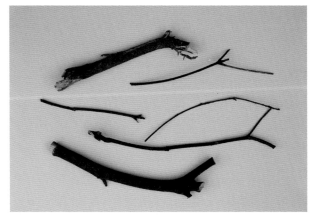

【性味归经】味辛,性平。归肺经、胃经。

【功效与主治】清热解毒、降逆止呕。主治水火烫伤、脚癣、痔疮、呕吐。

【民族用药经验】

①治水火烫伤:红果楠适量,煎水洗。(贵州各族均用)

②治脚癣:红果楠适量,煎水洗。(榕江苗族)

③治痔疮:红果楠适量,煎水洗。(凯里侗族)

④治呕吐:红果楠6g,水煎服。(龙里布依族)

【用法用量】内服:煎汤,6～10g;或磨汁。外用:适量,煎水擦(洗)。

【汪按】红果楠之名始载于《贵州草药》,又称凉药、小楠木。四川称粉天台、老鹰茶。本书以红果楠为药材名,红果黄肉楠为植物名。

红果楠为贵州常用黔药,是贵州汉族、苗族、布依族等民族习用药物。药材来源均为野生。红果楠具清热解毒、降逆止呕之功效,故常用于治疗水火烫伤、脚癣、痔疮、呕吐等。若治水火烫伤,以红果楠30g、虎杖30g、冬青叶30g,煎水洗;或以红果楠10g、金银花30g、连翘15g、蒲公英15g、紫花地丁15g、千年老鼠屎10g、地榆10g,水煎服。若治脚癣,以红果楠10g、土荆芥10g、博落回10g、苦参10g,煎水洗。若治痔疮,以红果楠10g、紫背天葵10g、苦参10g、石韦10g,煎水洗。若治呕吐,以红果楠10g、旋覆花10g、莱菔子10g,水煎服。

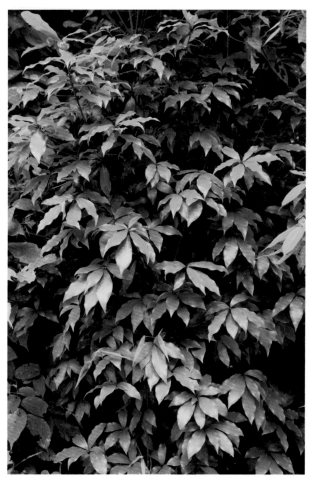
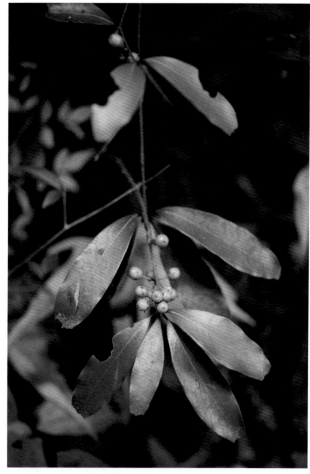

红花菜 hónghuācài

Astragali Sinici Herba

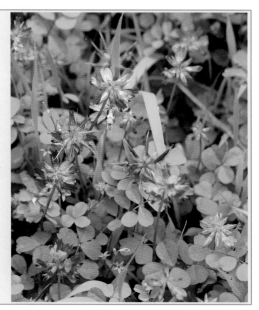

【黔称】米伞花(贵阳),螃蟹花(都匀),野豌豆(安顺),野鸭草(麻江),斑鸠花、蕨藜子(绥阳),紫云英(各地均称)。

【民族药名】

水药名:?ma¹ jeŋ⁶ hui³ 骂纪灰(都匀水族)。

【来源】为豆科植物紫云英的全草。

【原植物】紫云英 *Astragalus sinicus* L. 。

二年生草本,多分枝,匍匐,高 10 ~ 30 cm,被白色疏柔毛。奇数羽状复叶,具 7 ~ 13 枚小叶,长 5 ~ 20 cm,宽 5 ~ 12 cm;叶柄较叶轴短;托叶离生,卵形,长 3 ~ 6 mm,先端尖,基部多少合生,具缘毛;小叶倒卵形或椭圆形,长 10 ~ 15 mm,宽 4 ~ 10 mm,先端钝圆或微凹,基部宽楔形,两面被长硬毛,具短柄。5 ~ 10 朵花组成总状花序,呈伞形;总花梗腋生,较叶长;苞片三角状卵形,长约 0.5 mm;花梗短;花萼钟状,长约4 mm,被白色柔毛,萼齿披针形,长约为萼筒的1/2;花冠紫红色或橙黄色,旗瓣倒卵形,长 10 ~ 11 mm,先端微凹,基部渐狭成瓣柄,翼瓣较旗瓣短,长约 8 mm,瓣片长圆形,基部具短耳,瓣柄长约为瓣片的1/2,龙骨瓣与旗瓣近等长,瓣片半圆形,瓣柄长约为瓣片的1/3;子房无毛或疏被白色短柔毛,具短柄。荚果线状长圆形,稍弯曲,长 12 ~ 20 mm,宽约4 mm,具短喙,黑色,具隆起的网纹。种子肾形,栗褐色,长约3 mm。花期 2—6 月,果期 3—7 月。

【生境与分布】生于山坡、溪边及潮湿处。分布于贵州各地。此外,我国长江流域各地也有分布。

【采收加工】夏秋采收,鲜用或晒干。

【药材性状】本品主根纤细,外皮白色;茎丛生。叶皱缩,偶见奇数羽状复叶,小叶倒卵形,先端微凹或圆形,基部楔形。荚果线状长圆形,稍弯,长 10 ~ 20 mm,宽约4 mm,黑色,无毛。气微弱,嚼之微有豆腥气,味淡。

【性味归经】味微甘,性平。归肺经、肝经。

【功效与主治】清热解毒、祛风明目、凉血止血。主治咽喉肿痛、风痰咳嗽、目赤肿痛、齿衄、疔疮、带状疱疹、疥癣、痔疮、外伤出血、月经不调、带下、紫癜。

【民族用药经验】

①治咽喉肿痛:红花菜 15 g、牛蒡子 10 g、金银花 10 g,水煎服。(贵州各族均用)

②治乳蛾:红花菜 15 g、马勃 10 g,水煎服。(龙里苗族)

③治风痰咳嗽:红花菜 15 g、鱼鳅串 15 g,水煎服。(麻江苗族)

④治目赤肿痛:红花菜 15 g、一枝黄花 15 g、天胡荽 15 g,水煎服。(锦屏侗族)

⑤治疮痈:红花菜 30 g、龙葵 15 g、积雪草 15 g,水煎服。(罗甸布依族)

⑥治皮肤瘙痒:红花菜 30 g、蛇倒退 30 g,水煎服。(印江土家族)

⑦治白带过多:红花菜30 g、土茯苓30 g、车前草15 g,水煎服。(荔波水族)

【用法用量】内服:煎汤,15～30 g;或捣汁。外用:适量,鲜品捣烂敷;或研末调敷。

【汪按】红花菜之名始载于《植物名实图考》,又称翘摇、翘翘花、野蚕豆。《救荒本草》称米布袋,《野菜谱》称碎米荠,《现代实用中药》称荷花郎,《国产牧草植物》称莲花草、花草,《贵州民间方药集》称螃蟹花、灯笼花,《贵州民间药物》称米伞花、野鸭草,《贵州草药》称斑鸠花,《陕西中草药》称囊龙珠,《草药手册》称米筛花草、红花草、花菜,《中草药手册》称红花郎,《浙江药用植物志》称草籽。本书以红花菜为药材名,紫云英为植物名。

《四川省中草药标准(试行稿)》(第二批)1979 年版,以沙苑子为药材名,紫云英 *Astragalus sinicus* L. 为植物名,药用部位以干燥成熟种子收载。

红花菜为贵州常用黔药,是贵州汉族、苗族、侗族、布依族、水族、土家族等民族习用药物。药材来源均为野生。红花菜具清热解毒、祛风明目、凉血止血之功效,故常用于治疗咽喉肿痛、风痰咳嗽、目赤肿痛、齿衄、疔疮、带状疱疹、疥癣、痔疮、外伤出血、月经不调、带下、紫癜等。若治咽喉肿痛,以红花菜30 g、射干10 g、金银花10 g、鱼鳅串10 g、龙葵10 g,水煎服。若治红眼病,以红花菜15 g、夏枯草10 g、马鞭草10 g,水煎服。若治风痰咳嗽,以红花菜30 g、蛇倒退10 g、矮地茶10 g、岩豇豆10 g,水煎服。若治疔疮,以红花菜15 g、蒲公英15 g、紫花地丁15 g、野菊花10 g、紫背天葵6 g,水煎服。若治带状疱疹,以红花菜30 g、夏枯草10 g、滇龙胆6 g、六月雪10 g、七叶莲15 g,水煎服。若治痔疮,以红花菜15 g、槐花10 g、羊蹄10 g,水煎服。若治齿衄,以红花菜30 g、朱砂莲15 g、毛青杠15 g、过路黄15 g,水煎服。若治紫癜,以红花菜30 g、水牛角15 g、过路黄15 g、南板蓝根15 g,水煎服。若治白带,以红花菜30 g、金荞麦30 g、土茯苓30 g、猪尾巴15 g,水煎服。若治小儿咳嗽,以红花菜15 g、果上叶10 g、岩白菜10 g、岩豇豆10 g,水煎服。

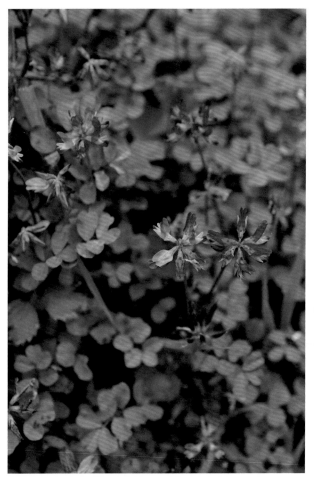

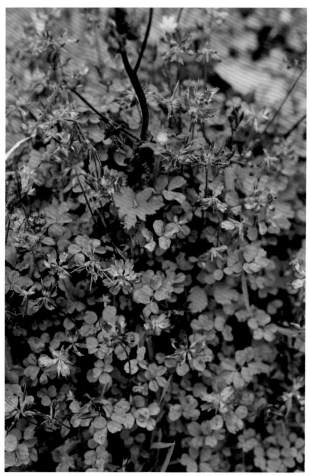

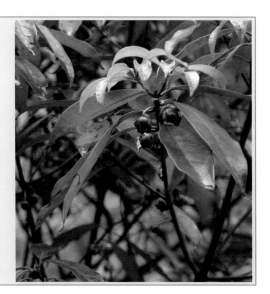

红茴香根 hónghuíxiānggēn

Illicii Henryi Radix seu Cortex

【黔称】土八角(各地均称)。

【民族药名】

苗药名:gab bab bak gok 嘎拔八国(黄平苗族)。

【来源】为八角科植物红茴香的根及根皮。

【原植物】红茴香 *Illicium henryi* Diels。

常绿灌木或小乔木,高3~7 m。树皮灰白色,幼枝褐色。单叶互生;叶柄长1~2 cm,上部有不明显的窄翅;叶革质,长披针形、倒披针形或倒卵状椭圆形,长10~16 cm,宽2~4 cm,先端长渐尖,基部楔形,全缘,边缘稍反卷,上面深绿色,有光泽及透明油点,下面淡绿色。花红色,腋生或近顶生,单生或2~3朵集生;花梗长1~5 cm;花被片10~14枚,最大1枚椭圆形或宽椭圆形,长7~10 mm,宽5~8 mm;雄蕊11~14枚,排成1轮;心皮7~8枚,花柱钻形,长2.3~3.3 mm。聚合果直径1.5~3 cm,骨葖果7~8枚,单一骨葖果先端长尖,略弯曲,呈鸟喙状。种子扁卵形,棕黄色,平滑,有光泽。花期4—5月,果期9—10月。

【生境与分布】生于海拔300~2500 m的山谷、溪边或山地密林、疏林、灌丛中。分布于贵州的江口、松桃、黎平、荔波、正安、务川、清镇、修文、开阳等地。此外,我国陕西、四川等地也有分布。

【采收加工】全年均可采收,洗净,晒干;或切成小段,晒至半干,剖开韧皮部,去除木质部,取根皮用,晒干。

【药材性状】根圆柱形,常不规则弯曲,直径2~3 cm,表面粗糙,棕褐色,具明显的横向裂纹和纵皱纹,少数栓皮易剥落现出棕色韧皮部;质坚硬,不易折断,断面淡棕色,外圈红棕色,木质部占根的大部分。气香,味辛、涩。根皮呈不规则的块片,略卷曲,厚1~2 mm,外表面棕褐色,具纵皱纹及少数横向裂纹,内表面红棕色,光滑,有纵向纹理;质坚脆,断面略整齐。气香,味辛、涩。

【性味归经】味辛,性温,大毒。归肝经、肾经。

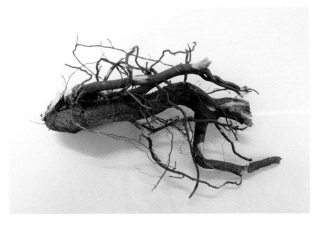

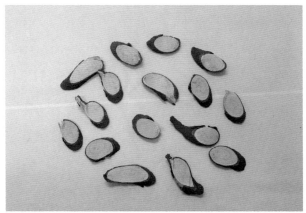

【功效与主治】活血止痛、祛风除湿。主治跌打损伤、风寒湿痹、腰腿痛。

【民族用药经验】

①治风湿痹痛:红茴香根 3 g,水煎服。(贵州各族均用)

②治风湿性关节炎:红茴香根 3 g、红禾麻根 10 g,水煎服。(雷山苗族)

③治跌打损伤:红茴香根 3 g、飞龙掌血根皮 10 g,水煎服。(黎平侗族)

④治腰腿疼:红茴香根 3 g、蜘蛛抱蛋 10 g,水煎服。(荔波布依族)

⑤治肩关节炎:红茴香根 3 g、桑寄生 10 g,水煎服。(务川仡佬族)

【用法用量】内服:煎汤,根 3~6 g,根皮 1.5~4.5 g;或研末,0.6~0.9 g。外用:适量,研末调敷。

【注按】红茴香根之名始载于《四川植物志》,又称土八角、土大香。《全国中草药汇编》称红毒茴根,《草药手册》称八角茴,《安徽中草药》称野八角、山木蟹,《广西药用植物名录》称桂花钻。本书以红茴香根为药材名,红茴香为植物名。

《湖南省中药材标准》2009 年版,以红茴香根为药材名,红茴香 *Illicium henryi* Diels 为植物名,药用部位以干燥根或根皮收载。

红茴香根为贵州常用黔药,是贵州汉族、苗族、侗族、布依族等民族习用药物。药材来源均为野生。红茴香根具活血止痛、祛风除湿之功效,故常用于治疗跌打损伤、风寒湿痹、腰腿痛等。若治跌打损伤,以红茴香根 10 g、见血飞 10 g、五香血藤 10 g、活血莲 10 g,研末,以蜂蜜调敷;或以红茴香根 3 g、大血藤 15 g、五香血藤 15 g、五爪龙 15 g,水煎服。若治风湿痹痛,以红茴香根 3 g、大风藤 10 g、透骨香 10 g、竹叶椒根 10 g、虎杖 10 g,水煎服。若治风湿腰痛,以红茴香根 3 g、小果微花藤 10 g、母猪藤 10 g、三角咪 10 g、杜仲 15 g,水煎服。若治腰肌劳损,以红茴香根 3 g、刺楸 10 g、常春藤 10 g、苦皮藤 10 g、杜仲 10 g、续断 10 g、金毛狗脊 10 g,水煎服。若治肩关节痛,以红茴香根 3 g、黄姜 10 g、桑寄生 10 g、香樟根 15 g、木防己 10 g,水煎服。

红茴香根有毒,故用量不宜大,鲜品毒性更大,故不宜内服。但笔者在贵州遵义务川调查民族药时,发现在当地有把红茴香根当作八角使用的习惯,但他们都知道其有毒,故服用剂量较小。

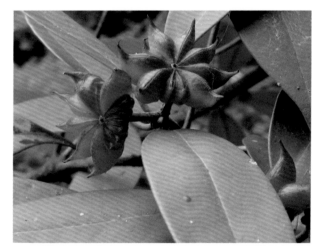 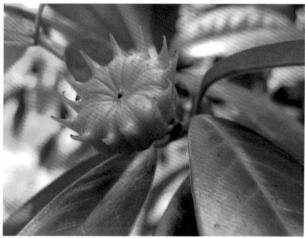

红鸡踢香 hóngjītīxiāng

Elaeagni Henryi Caulis seu Folium

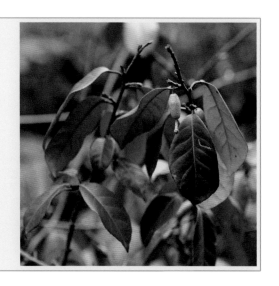

【黔称】羊奶奶叶(各地均称)。

【民族药名】

水药名:mai⁴ tut⁸ 梅读(三都水族)。

【来源】为胡颓子科植物宜昌胡颓子的茎叶。

【原植物】宜昌胡颓子 *Elaeagnus henryi* Warb. Apud Diels。

常绿直立灌木,高 3～5 m。茎具刺,刺长 8～20 mm;幼枝淡褐色,密被鳞片。叶互生;叶柄长 8～15 mm;叶革质,宽椭圆形或倒卵状椭圆形,长 6～15 cm,宽 3～5 cm,先端渐尖或急尖,基部阔楔形,上面深绿色,下面银白色,密被白色鳞片或散生少数褐色鳞片。花银白色,密被鳞片,1～5 朵生于短小枝上组成短总状花序;花枝锈色,长 3～6 mm;花梗长 2～5 mm,萼筒管状漏斗形,长 6～8 mm,上部 4 裂,裂片三角形;雄蕊 4 枚,花丝极短;花柱直立或稍弯曲,无毛。果实长圆形,多汁,长约 18 mm,幼时密被银白色鳞片和散生少数褐色鳞片,成熟时红色。花期 10—11 月,果期第二年 4 月。

【生境与分布】生于海拔 450～2300 m 的疏林或灌丛中。分布于贵州的印江、江口、黎平、安龙等地。此外,我国四川、云南、陕西、安徽、浙江、江西、福建、湖北、湖南、广东、广西等地也有分布。

【采收加工】全年均可采收,鲜用或晒干。

【药材性状】叶稍皱缩,展平后呈宽椭圆形或倒卵状椭圆形,长 5～16 cm,宽 3～5 cm,先端渐尖,基部宽楔形或钝圆,边缘近全缘或浅波状,向背面反卷或略反卷,上面黄绿色或棕黄色,有时散生深褐色鳞片,下面灰白色,密被灰白色鳞片,并散生少数点状褐色或深褐色鳞片;主脉在上面多略下陷呈沟状,在下面突出;叶柄长 0.4～1.5 cm,黄棕色至黑棕色,上面有沟,密被褐色或深褐色鳞片。质硬脆,革质。气微,味微涩。

【性味归经】味苦、涩,性凉。归膀胱经、肺经、肝经。

【功效与主治】散瘀消肿、接骨止痛、平喘止咳。主治跌打肿痛、骨折、风湿骨痛、哮喘。

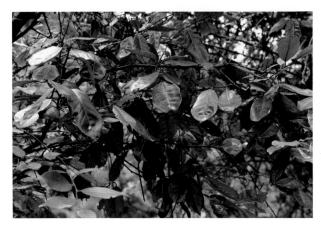

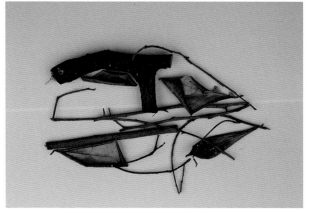

【民族用药经验】

①治咳喘：红鸡踢香10 g，水煎服。（贵州各族均用）

②治咳喘：红鸡踢香10 g、伸筋草10 g，水煎服。（龙里苗族）

③治跌打肿痛：红鸡踢香10 g、飞龙掌血10 g，水煎服。（安龙布依族）

④治风湿骨痛：红鸡踢香15 g、黑骨藤10 g，水煎服。（黎平侗族）

⑤治风湿关节痛：红鸡踢香15 g、桑寄生15 g、土牛膝15 g，水煎服。（江口土家族）

【用法用量】内服：煎汤，9～15 g；或浸酒。外用：适量，捣碎，以酒炒敷。

【汪按】红鸡踢香之名始载于《陆川本草》。《广西药用植物名录》称金背藤、金耳环、红面将军，《贵州中草药名录》称羊奶奶。本书以红鸡踢香为药材名，宜昌胡颓子为植物名。

《贵州省中药材、民族药材质量标准》2003年版，以羊奶奶叶（胡颓子叶）为药材名，宜昌胡颓子 *Elaeagnus henryi* Warb. 为植物名，药用部位以干燥叶收载。

《贵州省地方标准（修订本）》1994年版，以羊奶奶叶为药材名，宜昌胡颓子 *Elaeagnus henryi* Warb. 为植物名，药用部位以干燥叶收载。

红鸡踢香为贵州常用黔药，是贵州汉族、苗族、侗族、布依族、土家族等民族习用药物。药材来源均为野生。红鸡踢香具散瘀消肿、接骨止痛、平喘止咳之功效，故常用于治疗跌打肿痛、骨折、风湿骨痛、哮喘等。若治跌打肿痛，以红鸡踢香10 g、刺异叶花椒10 g、蜀葵叶薯蓣10 g、七叶莲15 g，水煎服；或以红鸡踢香、陆英、酢浆草各等量，捣烂敷。若治骨折（复位后），以红鸡踢香10 g、苎麻10 g、草珊瑚10 g、杜仲15 g、续断15 g、见血飞15 g，水煎服。若治风湿骨痛，以红鸡踢香10 g、五花血藤10 g、五香血藤10 g、油麻血藤10 g、七叶莲15 g、鸡矢藤15 g、杜仲15 g、续断15 g，水煎服。若治哮喘，以红鸡踢香15 g、矮地茶15 g、岩白菜15 g、柳叶白前10 g、对叶百部10 g、珍珠菜10 g，水煎服。

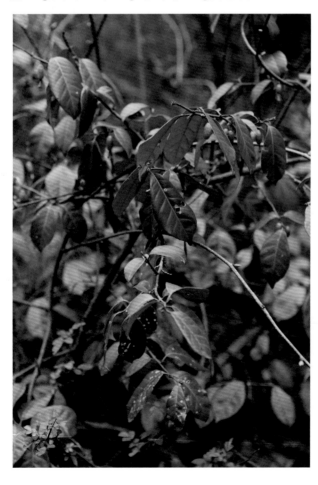
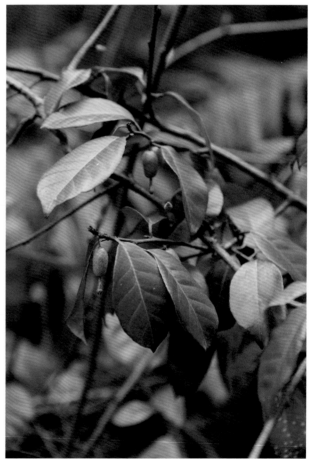

红鸡踢香根 hóngjītīxiānggēn

Elaeagni Henryi Radix

【黔称】羊奶奶根(各地均称)。

【民族药名】

水药名:mai⁴ tut⁸梅读(三都水族)。

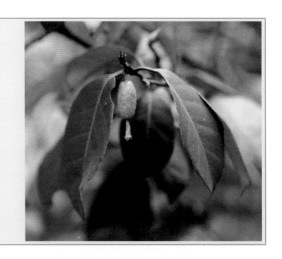

【来源】为胡颓子科植物宜昌胡颓子的根。

【原植物】参见"红鸡踢香"条。

【生境与分布】参见"红鸡踢香"条。

【采收加工】全年均可采收,洗净,切片,晒干。

【药材性状】根椭圆形,表面灰褐色或棕褐色,粗糙不平,栓皮多不整齐纵裂而呈鳞片状,有的可见支根痕;根皮内表面浅黄色或浅棕黄色,具网状纹理。质地坚实,难折断,横断面隐约可见同心环层。气微,味苦。

【性味归经】味苦、酸,性平。归肺经、大肠经、肝经。

【功效与主治】清热利湿、止咳、止血。主治风湿痹痛、咳喘、痢疾、吐血、血崩、痔疮出血、恶疮。

【民族用药经验】

①治痢疾:红鸡踢香根 30 g,水煎服。(贵州各族均用)

②治风湿腰痛:红鸡踢香根 15 g、淫羊藿 15 g,水煎服。(黎平苗族)

③治血崩:红鸡踢香根 15 g、朱砂莲 15 g,水煎服。(龙里布依族)

④治咳喘:红鸡踢香根 10 g、矮地茶 15 g,水煎服。(江口土家族)

【用法用量】内服:煎汤,15～30 g。外用:适量,煎水洗。

【汪按】红鸡踢香根之名始载于《贵州中草药名录》。本书以红鸡踢香根为药材名,宜昌胡颓子为植物名。

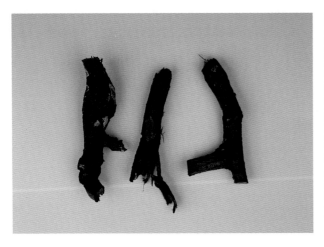

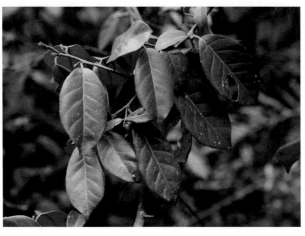

　　红鸡踢香根为贵州常用黔药,是贵州汉族、苗族、布依族、土家族等民族习用药物。药材来源均为野生。红鸡踢香根具清热利湿、止咳、止血之功效,故常用于治疗风湿痹痛、咳喘、痢疾、吐血、血崩、痔疮出血、恶疮等。若治风湿痹痛,以红鸡踢香根15 g、大风藤10 g、黑骨藤10 g、五香血藤10 g、五花血藤10 g、大血藤10 g,水煎服。若治咳喘,以红鸡踢香根15 g、岩白菜10 g、岩豇豆10 g、矮地茶10 g、黄荆子10 g,水煎服。若治痢疾,以红鸡踢香根10 g、委陵菜10 g、铁苋草10 g,水煎服。若治吐血,以红鸡踢香根10 g、大蓟10 g、小蓟10 g,水煎服。若治血崩,以红鸡踢香根15 g、仙鹤草15 g、苎麻根15 g、血人参15 g,水煎服。若治痔疮出血,以红鸡踢香根15 g、苦参10 g、石韦10 g、牛舌片10 g,水煎服。若治恶疮,以红鸡踢香根15 g、龙葵10 g、毛秀才10 g、紫背天葵10 g、血人参10 g,水煎服。

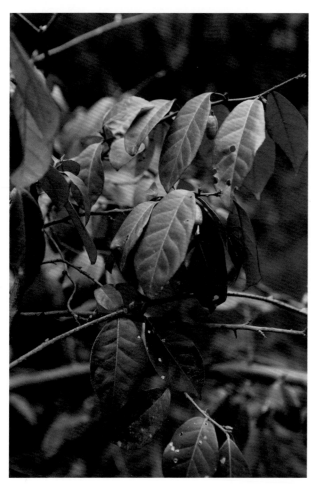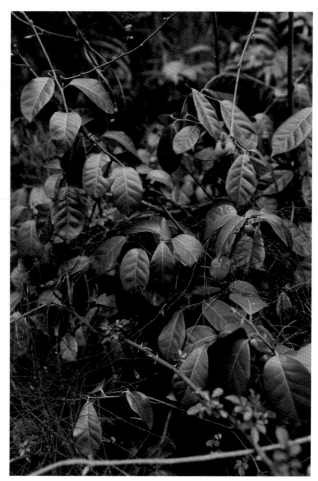

红马蹄草 hóngmǎtícǎo

Hydrocotylis Nepalensis Herba

【黔称】大地星宿(各地均称)。

【民族药名】

苗药名:vaob qul mais 窝秋买(黄平苗族)。

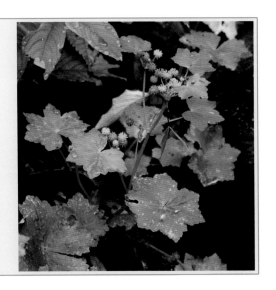

【来源】为伞形科植物红马蹄草的全草。

【原植物】红马蹄草 *Hydrocotyle nepalensis* Hook.。

多年生草本。茎匍匐蔓生,节上生不定根与不定芽,逐渐长成直立茎,高 15～30 cm,质柔软,被疏生细毛。叶稀疏而互生;叶近圆形,5～7 掌状浅裂,裂片先端钝,边缘具钝缺齿,基部心形,掌状叶脉较为明显,绿色,两面被紫色细毛;具柄,长 1.5～9 cm,基部有托叶鞘。伞形花序,小球形,直径约 6 mm,单生或数个聚生于小枝上端;总花梗长 0.5～2 cm;小花绿白色;萼齿小;花瓣 5 片;雄蕊 5 枚;子房下位,2 室,每室具胚珠 1枚;花柱 2 枚。双悬果,近圆形,两侧压扁。花期、果期 5—11 月。

【生境与分布】生于山野的沟边、路边、林旁的阴湿草丛中。分布于贵州的印江、黄平、榕江、册亨、兴仁、安龙、罗甸、独山、赤水等地。此外,我国四川、陕西、安徽、浙江、江西、湖北、湖南、云南、广西、广东等地也有分布。

【采收加工】全年均可采收,晒干备用。

【药材性状】茎纤细柔软而弯曲,有分枝,被疏毛,节上生根。单叶互生,叶柄基部有叶鞘,被毛;叶多皱缩,完整叶近圆形,5～7 掌状浅裂,裂片先端钝,基部心形,边缘有缺齿,具掌状叶脉,两面被紫色细毛。质脆。气微,味淡。

【性味归经】味辛、微苦,性凉。归肺经、大肠经。

【功效与主治】清热利湿、化瘀止血、解毒。主治感冒、咳嗽、痰中带血、痢疾、泄泻、痛经、月经不调、跌打损伤、外伤出血、痈疮肿毒。

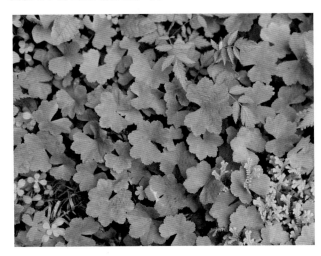

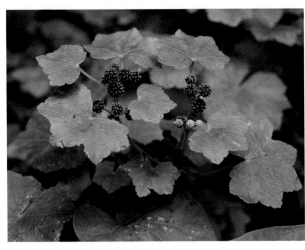

【民族用药经验】

①治感冒咳嗽、舌苔薄黄:红马蹄草 15 g,水煎服。(贵州各族均用)

②治咳嗽、痰黄稠:红马蹄草 15 g、矮地茶 15 g、龙葵 10 g,水煎服。(黄平苗族)

③治痢疾:红马蹄草 15 g、地锦 15 g、铁苋菜 15 g,水煎服。(榕江苗族)

④治泄泻:红马蹄草 15 g、尖子木 15 g,水煎服。(罗甸布依族)

⑤治月经不调:红马蹄草 15 g、对叶莲 10 g、元宝草 10 g,水煎服。(兴仁布依族)

⑥治湿疹:红马蹄草 15 g、一枝黄花 15 g,水煎服。(印江土家族)

⑦治跌打损伤:红马蹄草 15 g、三角咪 15 g,水煎服。(安龙布依族)

【用法用量】内服:煎汤,6~15 g;或浸酒。外用:适量,捣烂敷;或煎水洗。

【注按】红马蹄草之名始载于《四川中药志》,又称马蹄肺筋草、接骨草。《浙江药用植物志》称塌菜、八角金钱、大叶止血草,《广西药用植物名录》称水钱草、大雷公根,《贵州中草药名录》称大地星宿。浙江称金钱薄荷、大叶止血莲,湖北称红石胡荽,广西称大雷公藤,四川称铜钱草、一串钱、大马蹄草。本书以红马蹄草为药材名和植物名。

红马蹄草为贵州常用黔药,是贵州汉族、苗族、侗族、布依族、土家族等民族习用药物。药材来源均为野生。红马蹄草具清热利湿、化瘀止血、解毒之功效,故常用于治疗感冒、咳嗽、痰中带血、痢疾、泄泻、痛经、月经不调、跌打损伤、外伤出血、痈疮肿毒等。若治风热感冒,以红马蹄草 15 g、金银花 10 g、毛秀才 10 g、桑叶 10 g,水煎服。若治咳嗽痰黄、痰中带血,以红马蹄草 15 g、蛇莓 10 g、十大功劳 10 g、矮地茶 10 g,水煎服。若治痢疾,以红马蹄草 15 g、地榆 15 g、大红袍 10 g、血盆草 10 g,水煎服。若治泄泻,以红马蹄草 15 g、铁扫帚 10 g、车前草 10 g、朱砂莲 10 g,水煎服。若治痛经,以红马蹄草 15 g、大血藤 10 g、五花血藤 10 g、木姜子根 10 g,水煎服。若治月经不调,以红马蹄草 15 g、缺腰叶蓼 10 g、湖南连翘 10 g、元宝草 10 g,水煎服。若治跌打损伤、外伤出血,以红马蹄草 15 g、飞龙掌血 10 g、铁冬青 10 g、铁筷子 10 g、铁包金 10 g,水煎服。若治湿疹,以红马蹄草 15 g、车前草 15 g、龙葵 15 g、蛇倒退 10 g,水煎服。若治皮肤丹毒,以红马蹄草 15 g、过路黄 15 g、马鞭草 10 g、五花血藤 10 g,水煎服。若治尿路感染,以红马蹄草 15 g、头花蓼 15 g、车前草 15 g、海金沙藤 10 g,水煎服。若治带状疱疹,以红马蹄草 15 g、龙葵 15 g、毛秀才 15 g、七叶莲 15 g、十大功劳 10 g,水煎服。

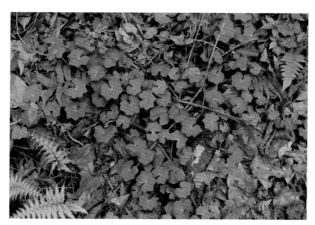
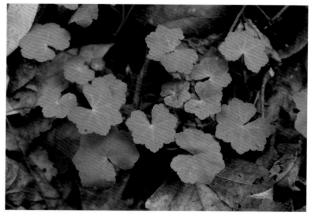

红木香 hóngmùxiāng

Kadsurae Longipedunculatae Radix seu Cortex

【黔称】大血藤、五香血藤（各地均称）。

【民族药名】

苗药名:ghab jongx zend ghongd yut 嘎龚真宫幼（黔东南苗族）,mougb lob xeed 孟里献（黔南苗族）,zid ghaid leb 枳街奶（毕节苗族）,hleat xend nqinb 那信定（松桃苗族）。

侗药名:Jaol dongl bogl padt 教荡播盘（黔东南侗族）。

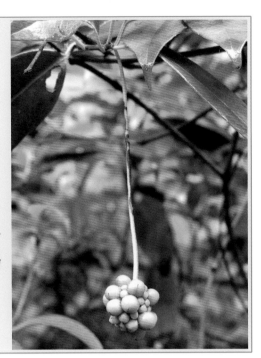

【来源】为五味子科植物长梗南五味子的根及根皮。

【原植物】长梗南五味子 *Kadsura longipedunculata* Finet et Gagn.。

常绿木质藤本,长 2.5~4 m。小枝褐色或紫褐色,皮孔明显。叶柄长 1.5~3 cm;叶长圆状披针形、倒卵状披外形或窄椭圆形,革质,长 5~13 cm,宽 2~6 cm,先端渐尖或尖,基部楔形,边缘有疏齿或有时下半部分全缘,上面深绿色而有光泽,下面淡绿色;侧脉 5~7 对。花单生于叶腋;雌雄异株;花梗细长,花下垂;花被片黄色,8~17 枚,长 8~13 mm,宽 4~10 mm,排列成 3 轮,外轮较小,卵形至椭圆形,内轮较大,长圆形至广倒卵形;雄蕊群球形,雄蕊 30~70 枚,花丝极短;雌蕊群椭圆形,心皮 40~60 枚,柱头圆盘状。聚合果球形,直径 1.5~3.5 cm,熟时红色或暗蓝色。种子 2~3 粒,肾形,淡灰褐色,有光泽。花期 5—7 月,果期 9—12 月。

【生境与分布】生于海拔 1000~1200 m 的山坡、山谷及阔叶林中。分布于贵州的江口、天柱、黎平、从江、雷山、兴义、惠水、荔波、绥阳、湄潭、息烽等地。此外,我国长江流域以南各地也有分布。

【采收加工】立冬前后采挖,去净残茎、细根及泥土,晒干;或剥取根皮,晒干。

【药材性状】根圆柱形,常不规则弯曲,长 10~50 cm 或更长,直径 1~2.5 cm,表面灰棕色至棕紫色,略粗糙,有细纵皱纹及横裂沟,并有残断支根和支根痕;质坚硬,不易折断,断面粗纤维性,韧皮部与木质部易分离,韧皮部宽厚,棕色,木质部浅棕色,密布导管小孔;气微香而特异,味苦、辛。根皮为卷筒状或不规则的块片,厚 1~4 mm,外表面栓皮大都脱落而露出紫色内皮,内表面暗棕色至灰棕色;质坚而脆。

【性味归经】味辛、苦,性温。归脾经、胃经、肝经。

【功效与主治】理气止痛、祛风通络、活血消肿。主治胃痛、腹痛、风湿痹痛、痛经、月经不调、产后腹痛、咽喉肿痛、痔疮、无名肿毒、跌打损伤。

【民族用药经验】

①治风湿疼痛:红木香 15 g,水煎服。（贵州各族均用）

②治胃痛:红木香 10 g、鸡矢藤 15 g,水煎服。（雷山苗族）

③治痛经:红木香 10 g、大血藤 10 g、八月瓜根 10 g,水煎服。（黎平侗族）

④治月经不调:红木香 10 g、对叶莲 10 g,水煎服。（兴义布依族）

⑤治跌打损伤:红木香 10 g、小果微花藤 10 g,水煎服。（荔波水族）

【用法用量】内服:煎汤,9~30 g;或研末,1~1.5 g。外用:适量,煎水洗;或研末调敷。

【汪按】红木香之名始载于《纲目拾遗》。《采药书》(汪连仕)称紫金皮、金谷香、紧骨香、木腊,《植物名实图考》称广福藤、内风消,《浙江天目山药用植物志》称冷饭包、大活血,《文山中草药》称小血藤、大红袍,《江西中药》称内红消,《广西本草选编》称小钻、钻骨风,《安徽中药》称紫金藤,《经济植物志》称盘柱南五味子,《中国高等植物图鉴》称南五味子。浙江称香藤根、过山龙。本书以红木香为药材名,长梗南五味子为植物名。

《中国药典》1977年版,以南五味子根为药材名,南五味子 Kadsura longipedunculata Finet et Gagnep. 为植物名,药用部位以干燥根收载。

《中华人民共和国卫生部药品标准中药成方制剂》(第五册·附录)1992年版、《黑龙江省中药材标准》2001年版,以紫荆皮为药材名,南五味子 Kadsura longipedunculata Finet et Gagnep. 为植物名,药用部位以干燥根皮收载。

《贵州省中药材、民族药材质量标准》2003年版,以五香血藤为药材名,长梗南五味子 Kadsura longipedunculata Finet et Gagnep. 为植物名,药用部位以干燥根收载。

《贵州省中药材质量标准》1988年版,以五香血藤为药材名,南五味子 Kadsura longipedunculata Finet et Gagnep. 为植物名,药用部位以干燥根收载。

《上海市中药材标准》1994年版,以红木香为药材名,南五味子 Kadsura longipedunculata Finet et Gagnep. 为植物名,药用部位以干燥根收载。

《湖南省中药材标准》2009年版,以南五味子根为药材名,南五味子 Kadsura longipedunculata Finet et Gagnpain 为植物名,药用部位以干燥根收载。

《上海市中药材标准》1994年版(附录),以紫金皮(南五味子根皮)为药材名,南五味子 Kadsura longipedunculata Finet et Gagnep. 为植物名,药用部位以干燥根皮收载。

《内蒙古中药材标准》1988年版,以紫荆皮为药材名,长梗南五味子(盘柱南五味子) Kadsura longipedunculata Finet et Gagn. 为植物名,药用部位以根皮收载。

《山东省中药材标准》2002年版、1995年版,以紫荆皮为药材名,长梗南五味子 Kadsura longipedunculata Finet et Gagnep. 为植物名,药用部位以干燥根皮收载。

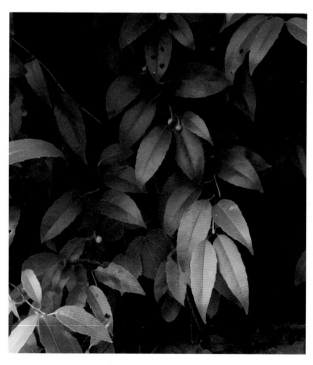 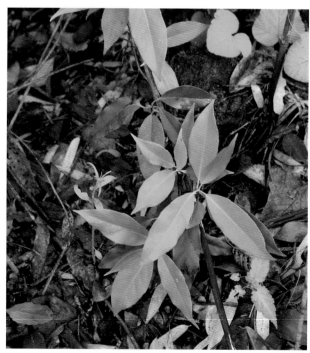

《北京市中药材标准》1998 年版,以川槿皮为药材名,南五味子 *Kadsura longipedunculata* Finet et Gagnep. 为植物名,药用部位以干燥根皮收载。

《云南省中药材标准》[第四册·彝族药(Ⅱ)]2005 年版,以五香血藤为药材名,南五味子 *Kadsura longipedunculata* Finet et Gagnep. 为植物名,药用部位以干燥藤茎收载。

《江西省中药材标准》1996 年版,以内风消为药材名,南五味子 *Kadsura longipedunculata* Finet et Gagnep. 为植物名,药用部位以干燥藤茎收载。

《湖南省中药材标准》2009 年版,以红木香为药材名,南五味子 *Kadsura longipedunculata* Finet et Gagnpain 为植物名,药用部位以干燥茎收载。

《福建省中药材标准》2006 版,以红木香为药材名,南五味子 *Kadsura longipedunculata* Finet et Gagn. 为植物名,药用部位以干燥茎收载。

《新疆维吾尔自治区药品标准》(第二册)1980 年版,以紫荆皮为药材名,长梗南五味子 *Kadsura longipedunculata* Finet et Gagn. 为植物名,药用部位以干燥根皮收载。

红木香为贵州常用黔药,是贵州汉族、苗族、侗族、布依族、壮族、仡佬族等民族习用药物。药材来源均为野生。红木香具理气止痛、祛风通络、活血消肿之功效,故常用于治疗胃痛、腰痛、风湿痹痛、痛经、月经不调、产后腹痛、咽喉肿痛、痔疮、无名肿毒、跌打损伤等。若治胃痛,以红木香 15 g、金荞麦 15 g、鸡矢藤 15 g、通光散 10 g,水煎服。若治风湿痹痛,以红木香 15 g、铁筷子 10 g、七叶莲 15 g、透骨香 15 g,水煎服。若治痛经,以红木香 10 g、五花血藤 10 g、油麻血藤 10 g,水煎服。若治月经不调,以红木香 10 g、鸡血藤 10 g、鸡冠花 6 g、益母草 6 g,水煎服。若治产后腹痛,以红木香 10 g、金荞麦 15 g、鸡矢藤 15 g、香附 10 g,水煎服。若治咽喉肿痛,以红木香 10 g、见风青 10 g、八爪金龙 6 g,水煎服。若治痔疮,以红木香 10 g、白刺花 10 g、土大黄 10 g,水煎服。若治无名肿毒,以红木香 10 g、蒲公英 15 g、金银花 15 g、马鞭草 10 g,水煎服。若治跌打损伤,以红木香 15 g、水冬瓜 15 g、飞龙掌血 15 g、铁包金 10 g,水煎服。

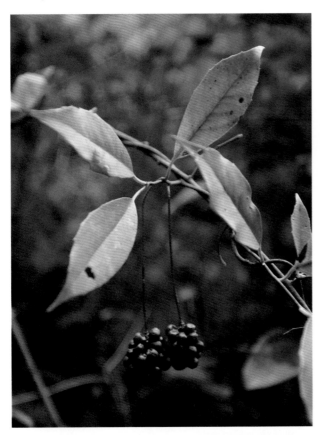
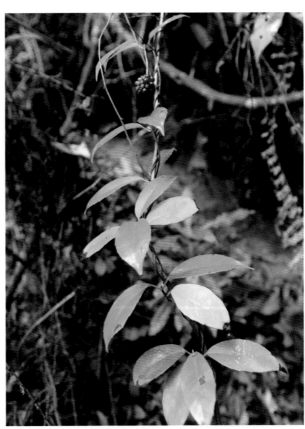

红酸七 hóngsuānqī

Tricyrtidis Macropodae Radix et Herba

【黔称】白七(雷山),牛尾参(惠水)。

【民族药名】

苗药名:liak jiangs wangx 拉将翁(黄平苗族)。

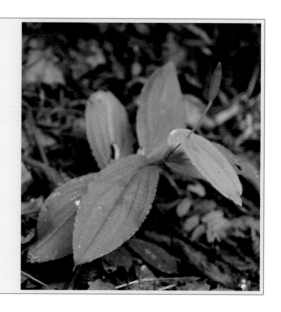

【来源】为百合科植物油点草的根或全草。

【原植物】油点草 *Tricyrtis macropoda* Miq.。

多年生草本,长可达1 m。根状茎横走,茎上部具短糙毛。叶互生,近无柄,抱茎;叶卵状椭圆形、长圆形至长圆状披针形,长8~16 cm,宽6~9 cm,先端渐尖或急尖,基部心形或圆形,边缘具短糙毛,两面疏生短糙伏毛。二歧聚伞花序顶生,或生于上部叶腋,花序轴和花梗生有淡褐色短糙毛,并间生细腺毛;花梗长1.4~2.5 cm;苞片很小,花疏生;花被片6枚,离生,卵状椭圆形至披针形,长1.5~2 cm,开放后自中下部向下反折,绿白色或白色,内面具多数紫红色斑点,外轮3枚较内轮宽,在基部向下延伸而呈囊状;雄蕊6枚,花丝中上部向外弯垂,具紫色斑点,花药长圆形;子房3室,柱头3裂,每裂片上端又2深裂,密生腺毛。蒴果直立,长2~3 cm。种子小而扁,卵形或圆形。花期、果期6—9月。

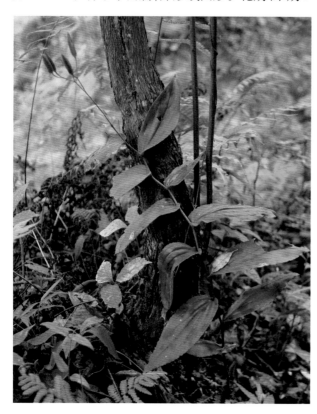

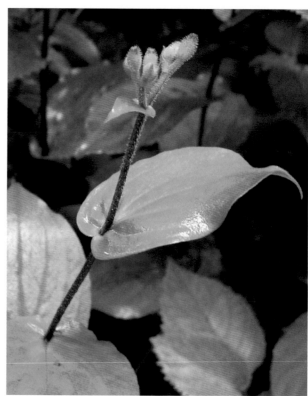

【生境与分布】生于海拔 800～2400 m 的山地林下、草丛中或岩石缝中。分布于贵州的榕江、雷山、普安、惠水、道真等地。此外,我国江苏、安徽、浙江、江西、福建、湖北、湖南、广东、广西等地也有分布。

【采收加工】夏季、秋季采挖,洗净,晒干。

【药材性状】根茎扁圆柱形,有横向环状排列的不定根,髓部中空。茎扁圆柱形,有明显的棱,直径 0.3～0.6 cm,表面黄绿色或淡黄棕色,质脆,髓部中空,有时可见残留果实。叶互生,多皱缩卷曲,完整者展平后呈椭圆形或长圆状披针形,表面黄绿色至绿色。质脆,易折断。气微,味淡。

【性味归经】味甘,性平。归肺经、肝经。

【功效与主治】补肺止咳、理气止痛、散结。主治肺虚咳嗽、痞块。

【民族用药经验】

①治咳嗽:红酸七 15 g,水煎服。(贵州各族均用)

②治肺虚咳嗽:红酸七 10 g、岩豇豆 10 g,水煎服。(雷山苗族)

③治症瘕:红酸七 15 g、荷莲豆菜 10 g,水煎服。(惠水布依族)

【用法用量】内服:煎汤,9～15 g。

【汪按】红酸七之名始载于《全国中草药汇编》,又称粗轴油点草。《贵州草药》称白七、牛尾参,《浙江药用植物志》称水杨罗、粗柄油点草。本书以红酸七为药材名,油点草为植物名。

红酸七为贵州常用黔药,是贵州汉族、苗族、布依族等民族习用药物。药材来源均为野生。红酸七具补肺止咳、理气止痛、散结之功效,故常用于治疗肺虚咳嗽、痞块等。若治肺虚咳嗽,以红酸七 15 g、麦冬 10 g、南沙参 10 g,水煎服。若治气阴两虚咳嗽,以红酸七 15 g、竹节人参 15 g、岩白菜 10 g、玉竹 10 g,水煎服。若治症瘕,以红酸七 15 g、八月瓜根 15 g、五花血藤 10 g、五香血藤 10 g、矮地茶 10 g、白簕 10 g、臭牡丹 10 g,水煎服。

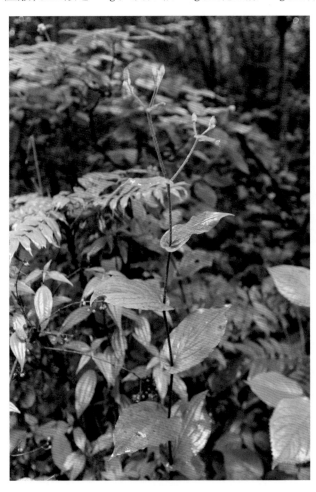
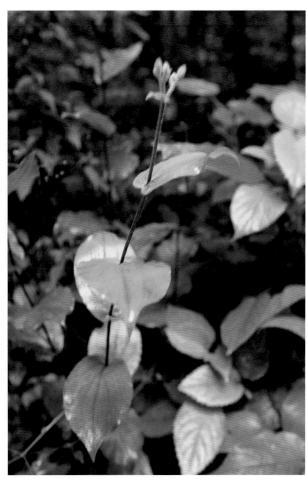

喉咙草 hóulóngcǎo

Androsacis Umbellatae Herba seu Fructus

【黔称】佛顶珠(贵阳),白花草(绥阳),清明花(铜仁),喉咙草(各地均称)。

【民族药名】

水药名:$?ma^1 qo^4$ 骂哥(三都水族)。

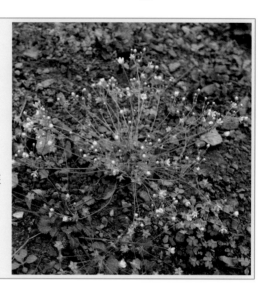

【来源】为报春花科植物点地梅的全草及果实。

【原植物】点地梅 *Androsace umbellata* (Lour.) Merr. 。

一年生或二年生草本。全株被节状细柔毛,主根不明显,具多数须根。叶全部基生,平铺地面;叶柄长 1～4 cm,被开展的柔毛;叶片近圆形或卵圆形,直径 5～20 mm,先端钝圆,基部浅心形至近圆形,边缘具三角状钝齿,两面均被贴伏的短柔毛。花葶通常数枚自叶丛中抽出,高 4～15 cm,被白色短柔毛。伞形花序有 4～15 朵花;苞片数枚,卵形至披针形,长 3.5～4 mm;花梗纤细,长 1～3 cm,被柔毛并杂生短柄腺体;花萼 5 深裂,几达基部,裂片长卵形或卵状披针形,长 3～4 mm,果期伸长可达 5 mm,并呈星状水平开展,具 3～6 条明显的纵脉;花冠白色,直径 4～6 mm,花冠筒长约 2 mm,短于花萼,喉部黄色,花冠 5 裂,裂片倒卵状长圆形,长 2.5～3 mm,宽 1.5～2 mm;雄蕊着生于花冠筒中部,长约 1.5 mm,花丝短;子房球形,花柱短,胚珠多数。蒴果近球形,直径 2.5～4 mm,先端 5 瓣裂,裂瓣膜质,白色,具宿存花萼。种子棕褐色,长圆状多面体形,直径 0.6～0.8 mm。花期 4—5 月,果期 6 月。

【生境与分布】生于向阳地、疏林下及林缘、草地。分布于贵州的剑河、万山、罗甸、龙里、三都、息烽、修文、开阳等地。此外,我国东北、华北和秦岭以南各地也有分布。

【采收加工】清明前后采收全草,晒干。

【药材性状】全草皱缩,被白色节状细柔毛,根细须状。叶基生,多皱缩碎落,完整者展开后呈近圆形或卵圆形,黄绿色,直径 5～20 mm,边缘具三角状钝齿,两面均被贴伏的短柔毛;叶柄长 1～4 cm,有白毛。花葶纤细,有的可见顶生伞形花序,小花浅黄色,或已结成球形蒴果,具深裂的宿萼。质脆,易碎。气微,味辛而微苦。

【性味归经】味苦、辛,性微寒。归肺经、肝经、膀胱经。

【功效与主治】清热解毒、消肿止痛。主治咽喉肿痛、口疮、牙痛、头痛、赤眼、风湿痹痛、哮喘、淋浊、疔疮肿毒、烧伤、烫伤、蛇咬伤、跌打损伤。

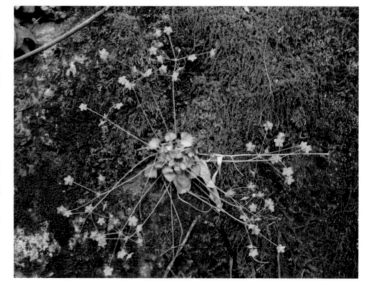

【民族用药经验】

①治咽喉肿痛:喉咙草 15 g,水煎服。(贵州各族均用)

②治牙痛:喉咙草 15 g、大山羊 15 g,水煎服。(剑河苗族)

③治风湿痹痛:喉咙草 15 g、大风藤 15 g,水煎服。(剑河侗族)

④治哮喘:喉咙草 10 g、矮地茶 10 g、岩白菜 10 g,水煎服。(罗甸布依族)

⑤治淋浊:喉咙草 10 g、四季红 10 g,水煎服。(龙里布依族)

⑥治跌打损伤:喉咙草 10 g、乱头发 10 g,水煎服。(万山土家族)

【用法用量】内服:煎汤,9～15 g;或研末;或浸酒;或用开水泡代茶饮。外用:适量,鲜品捣烂敷;或煎水洗、含漱。

【汪按】喉咙草之名始载于《中国药用植物志》,又称五朵云、汉仙桃草。《草木便方》称佛顶珠、地胡椒、五岳朝天、小虎耳草,《中国树木分类学》称铜钱草、白花草,《植物名汇》称索河花,《四川中药志》称小一口血,《本草推陈》称喉蛾草,《贵州草药》称清明花,《上海常用中草药》称白花珍珠草、五角星草,《云南中草药》称天星草、天吊冬、顶珠草,《陕西中草药》称仙牛桃、金牛草。本书以喉咙草为药材名,点地梅为植物名。

《上海市中药材标准》1994 年版,以点地梅(喉咙草)为药材名,点地梅 *Androsace umbellata* (Lour.) Merr. 为植物名,药用部位以干燥或新鲜全草收载。

喉咙草为贵州常用黔药,是贵州汉族、苗族、侗族、布依族、土家族、水族等民族习用药物。药材来源均为野生。喉咙草具清热解毒、消肿止痛之功效,故常用于治疗咽喉肿痛、口疮、牙痛、头痛、赤眼、风湿痹痛、哮喘、淋浊、疔疮肿毒、烧伤、烫伤、蛇咬伤、跌打损伤等。若治咽喉肿痛,以喉咙草 10 g、金银花 10 g、连翘 10 g、牛蒡子 10 g,水煎服。若治口疮,以喉咙草 10 g、委陵菜 10 g、天胡荽 10 g,水煎服。若治牙痛,以喉咙草 10 g、铁筷子 10 g、铁冬青 10 g、金银花 10 g,水煎服。若治头痛,以喉咙草 10 g、五花血藤 10 g、油麻血藤 10 g、黑骨藤 10 g、小果微花藤 10 g,水煎服。

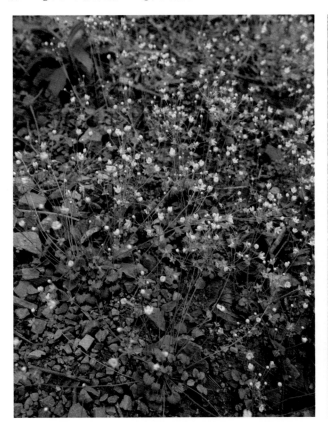
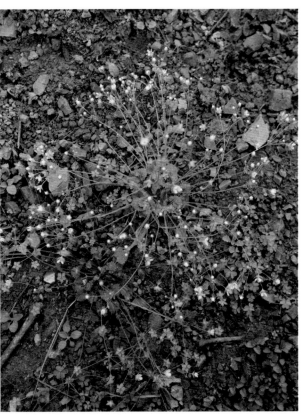

候风藤 hòufēngténg

Styracis Japonici Folium et Fructus

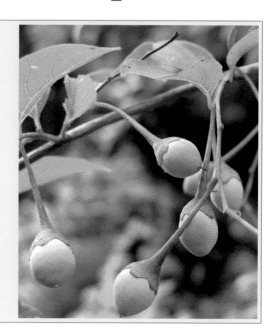

【黔称】木香紫、野白果树（水城），山白果（威宁）。

【民族药名】

苗药名：hek fengb tengk 候风藤（黄平苗族）。

【来源】为安息香科植物野茉莉的叶或果实。

【原植物】野茉莉 *Styrax japonicus* Sieb. et Zucc. 。

灌木或小乔木，高4~8 m，稀高达10 m。树皮灰褐色或黑褐色。叶互生；叶柄长5~10 mm，疏被星状短柔毛；叶椭圆形或长圆状椭圆形至卵状椭圆形，长4~10 cm，宽1.5~6 cm，先端急尖或渐尖，基部楔形或宽楔形，全缘或上半部分具疏齿，上面除叶脉疏被星状毛外，其余无毛而略粗糙，下面仅主脉和侧脉汇合处有白色髯毛；侧脉5~7对。花单生于叶腋，或2~5朵组成总状花序，长5~8 cm；花梗纤细，无毛，长2~3 cm；小苞片线形或线状披针形，无毛，易落；花萼杯状，有5枚短齿；花白色，花冠5裂，裂片卵形、倒卵形或椭圆形，两面均被星状毛；雄蕊10枚，花丝等长，上部分离，连合成筒，下部被白色长柔毛。果实近球形至卵形，直径8~10 mm，先端具小尖头，外面密被星状茸毛。种子褐色，表面具深皱纹。花期4—7月，果期7—11月。

【生境与分布】生于海拔400~1800 m的山林下或路边灌丛中。分布于贵州的梵净山及凯里、从江、黎平、水城、盘州、晴隆、兴仁、贞丰、独山、三都、清镇、息烽等地。

【采收加工】叶：春季、夏季采收。果实：夏季、秋季果熟期采摘。鲜用或晒干。

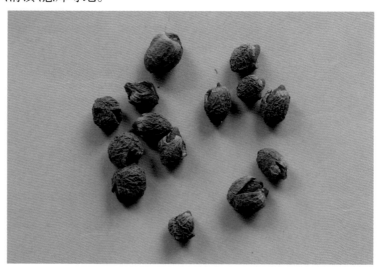

【药材性状】本品叶多皱缩，展平后呈椭圆形或长圆状椭圆形至卵状椭圆形，长4~10 cm，宽1.5~6 cm，疏被星状短柔毛，先端急尖或渐尖，基部楔形或宽楔形，全缘或上半部具疏齿。果实近球形至卵形，直径8~10 mm，先端具小尖头，外面密被星状茸毛。种子褐色，表面具深皱纹。气微，味微苦。

【性味归经】味辛、苦，性温，有小毒。归肝经。

【功效与主治】祛风除湿、舒筋通络。主治风湿痹痛、瘫痪。

【民族用药经验】

①治风湿痹痛:候风藤10 g,水煎服。(贵州各族均用)

②治膝关节痛:候风藤10 g、川牛膝10 g,水煎服。(凯里苗族)

③治瘫痪:候风藤10 g、雷五加15 g、黑骨藤10 g,水煎服。(兴仁布依族)

【用法用量】内服:煎汤,3~10 g。

【注按】候风藤之名始载于《植物名实图

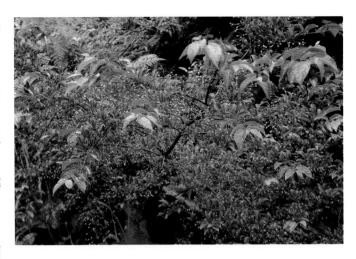

考》。《贵州中草药名录》称木香紫、野白果树,《贵州草药》称山白果。湖北称木橘子,广东称耳完桃。本书以候风藤为药材名,野茉莉为植物名。

候风藤为贵州常用黔药,是贵州汉族、苗族、布依族、水族等民族习用药物。药材来源均为野生。候风藤具祛风除湿、舒筋通络之功效,故常用于治疗风湿痹痛、瘫痪等。若治风湿痹痛,以候风藤10 g、黑骨藤10 g、铁筷子10 g、大风藤10 g,水煎服。若治肩周炎,以候风藤10 g、桑枝15 g、七叶莲15 g、豨莶草15 g、淫羊藿10 g,水煎服。若治风湿腰痛,以候风藤10 g、五花血藤10 g、五香血藤10 g、小果微花藤10 g、杜仲19 g、续断10 g,水煎服。若治膝关节痛,以候风藤10 g、怀牛膝15 g、凤仙透骨草15 g、杜仲15 g、续断10 g,水煎服。若治风湿头痛,以候风藤10 g、南布正15 g、七叶莲15 g、大风藤10 g、铁冬青10 g、铁包金10 g,水煎服。若治瘫痪,以候风藤10 g、大风藤10 g、金钩莲根10 g、苦糖果10 g、桑寄生10 g、五花血藤10 g、五香血藤10 g、油麻血藤15 g,水煎服。

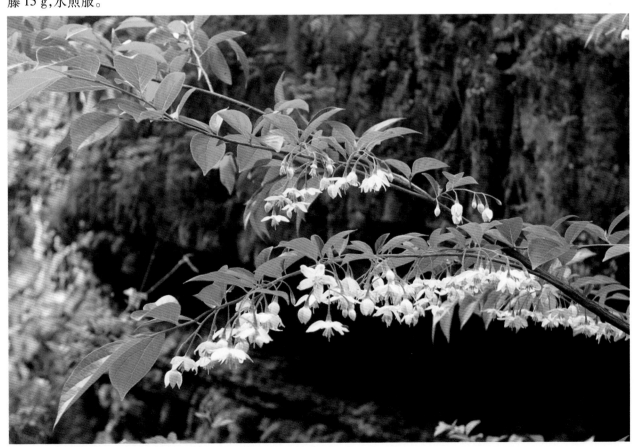

胡荽 húsuī

Coriandri Sativi Herba

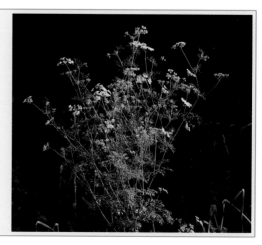

【黔称】香菜(各地均称)。

【民族药名】

苗药名:ghab hlab ngangs caot 嘎土昂超(黔东南苗族),yanx xid 芫荽(松桃苗族)。

水药名:ʔma¹ zui¹ 骂瑞(三都水族)。

【来源】为伞形科植物芫荽的带根全草。

【原植物】芫荽 *Coriandrum sativum* L. 。

一年生或二年生草本,高 30～100 cm。全株无毛,有强烈香气。根细长,有多数纤细的支根;茎直立,多分枝,有条纹。基生叶一至二回羽状全裂,叶柄长 2～8 cm;羽片广卵形或扇形半裂,长 1～2 cm,宽 1～1.5 cm,边缘有钝锯齿,缺刻或深裂;上部茎生叶 3 回至多回羽状分裂,末回裂片狭线形,长 5～15 mm,宽 0.5～1.5 mm,先端钝,全缘。伞形花序顶生,或与叶对生;花序梗长 2～8 cm;伞辐 3～8 条;小总苞片 2～5 枚,线形,全缘;小伞形花序有花 3～10 朵,花白色或带淡紫色,萼齿通常大小不等,卵状三角形或长卵形;花瓣倒卵形,长 1～1.2 mm,宽约 1 mm,先端有内凹的小舌片;辐射瓣通常全缘,有 3～5 条脉;花柱于果成熟时向外反曲。果实近球形,直径约 1.5 mm,背面主棱及相邻的次棱明显,胚乳腹面内凹,油管不明显,或有 1 个位于次棱下方。花期、果期 4—11 月。

【生境与分布】贵州各地均有栽培。

【采收加工】全年均可采收,洗净,晒干或鲜用。

【药材性状】本品多卷缩成团,茎、叶枯绿色,干燥茎直径约 1 mm。叶多脱落或破碎,完整叶一至二回羽状分裂。根须状或长圆锥形,表面类白色。具浓烈的特殊香气,味淡、微辛。

【性味归经】味辛,性温。归肺经、脾经、肝经、胃经。

【功效与主治】发表透疹、消食开胃、止痛解毒。主治风寒感冒、麻疹透发不畅、食积、脘腹胀痛、呕恶、头痛、牙痛、脱肛、丹毒、疮肿初起、蛇咬伤。

【民族用药经验】

①治麻疹透发不畅:胡荽 15 g 或鲜胡荽 30 g,水煎服。(贵州各族均用)

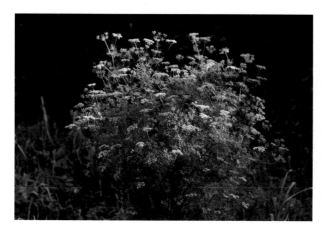

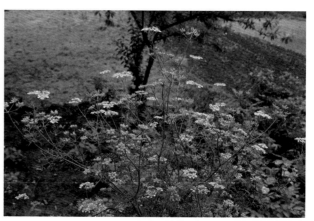

②治麻疹透发不畅:胡荽 15 g、香菇柄 15 g,水煎服。(毕节苗族)

③治风寒感冒、头痛鼻塞:胡荽 10 g、紫苏叶 10 g、荆芥 10 g,水煎服。(龙里布依族)

④治食积:胡荽 15 g、莱菔子 10 g、山楂 10 g,水煎服。(剑河侗族)

⑤治胃寒疼痛:胡荽 15 g、金荞麦 15 g,水煎服。(铜仁土家族)

⑥治肛门瘙痒:胡荽 15 g、苦参 15 g,水煎服。(荔波水族)

【用法用量】内服:煎汤,干品 3 ~ 15 g,鲜品 30 ~ 60 g。外用:适量,煎水喷涂。

【汪按】胡荽之名始载于《食疗本草》。《本草拾遗》称香荽,《外台秘要》称胡荽,《东轩笔录》称园荽,《日用本草》称芫荽、胡荽,《普济方》称芫荽,《湖南药物志》称莚荽菜、莚葛草、满天星。本书以胡荽为药材名,芫荽为植物名。

《江西省中药材标准》1996 年版、《藏药标准》1979 年版,以芫荽为药材名,芫荽 *Coriandrum sativum* L. 为植物名,药用部位以干燥全草收载。

《上海市中药材标准》1994 年版,以芫荽为药材名,芫荽 *Coriandrum sativum* L. 为植物名,药用部位以干燥地上部分收载。

胡荽为贵州常用黔药,是贵州汉族、苗族、侗族、布依族、土家族、水族等民族习用药物。药材来源均为栽培。胡荽具发表透疹、消食开胃、止痛解毒之功效,故常用于治疗风寒感冒、麻疹透发不畅、食积、脘腹胀痛、呕恶、头痛、牙痛、脱肛、丹毒、疮肿初起、蛇咬伤等。若治风寒感冒、咳嗽鼻塞,以胡荽 15 g、云实 10 g、百部 10 g、岩豇豆 10 g、鸭儿芹 10 g,水煎服。若治麻疹透发不畅,以胡荽 15 g、西河柳 10 g、香椿芽 15 g,水煎服。若治食积,以胡荽 15 g、鸡矢藤 15 g、莱菔子 10 g、刺梨 10 g,水煎服。若治脘腹胀痛,以胡荽 15 g、蜘蛛香 10 g、预知子 10 g,水煎服。若治头痛,以胡荽 15 g、川芎 10 g、天麻 10 g,水煎服。若治牙痛,以胡荽 15 g、石膏 15 g、知母15 g、七叶莲 15 g、铁包金 10 g,水煎服。若治脱肛,以胡荽 15 g、柴胡 10 g、升麻 10 g、黄芪 15 g,水煎服。若治丹毒,以胡荽 15 g、过路黄 15 g、水牛角 10 g、蛇倒退 10 g、龙葵 10 g,水煎服。

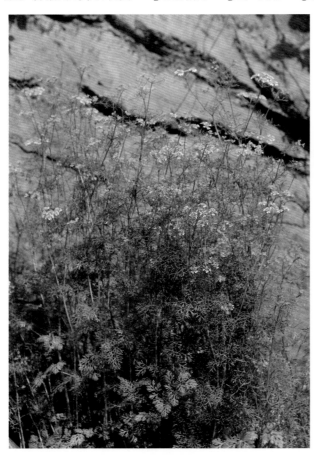
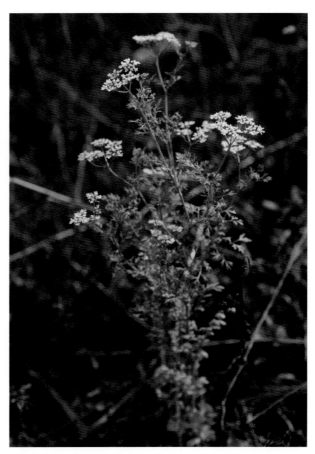

华清香藤 huáqīngxiāngténg

Jasmini Sinensis Herba

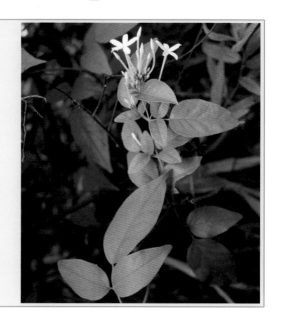

【黔称】华清香藤(各地均称)。

【民族药名】

苗药名:huak qingb xangb tengk 华清香藤(黄平苗族)。

【来源】为木犀科植物华素馨的全株。

【原植物】华素馨 *Jasminum sinense* Hemsl.。

缠绕藤本,高1~8 m。小枝褐色或紫色,密被锈色长柔毛。叶对生,三出复叶,叶柄长0.5~3.5 cm;小叶纸质,卵形或卵状披针形,先端钝、锐尖至渐尖,基部圆形或圆楔形,边缘反卷,两面被锈色柔毛,下面脉上尤密;顶生小叶片较大,长3~12.5 cm,宽2~8 cm,叶柄长0.8~3 cm;侧生小叶片长1.5~7.5 cm,宽0.8~5.4 cm,叶柄短,长1~6 mm。聚伞花序常呈圆锥状排列,顶生或腋生,花多数,稍密集,稀单花腋生;花梗缺或具短梗,长1~5 mm;花芳香;花萼被柔毛,裂片线形或尖三角形,长0.5~5 mm,果时稍增大;花冠白色或淡黄色,高脚碟状,花冠管细长,长1.5~4 cm,直径1~1.5 mm,裂片5枚,长圆形或披针形;花柱长。果长圆形或近球形,长0.8~1.7 cm,直径6~10 mm,黑色。花期6—10月,果期9月至第二年5月。

【生境与分布】生于山坡灌丛或林中。分布于贵州的江口、松桃、关岭、兴义、兴仁、册亨、安龙、贵定、瓮安、荔波、湄潭、清镇等地。此外,我国浙江、江西、福建、湖北、湖南、广东、广西、四川、云南等地也有分布。

【采收加工】全年或夏季、秋季采收,除去泥土等杂质,切片或切段,鲜用或晒干。

【药材性状】藤茎呈类圆柱形,直径3~5 mm,多扭曲成团,表面有柔毛,质稍硬,断面纤维性较强,黄白色,中央有黄棕色髓部。叶对生或脱落,小叶展平后呈长卵形,长3~12 cm,宽2~8 cm,先端钝或尖,基部圆形或圆楔形,边缘反卷,两面有柔毛,侧脉3~6对,叶柄长短不一。有时可见聚伞花序。气微香,味微苦、涩。

【性味归经】味苦,性寒。归肺经、肝经。

【功效与主治】清热解毒、通络止痛。主治疮疡肿毒、风湿痹痛、外伤出血、烧伤、烫伤。

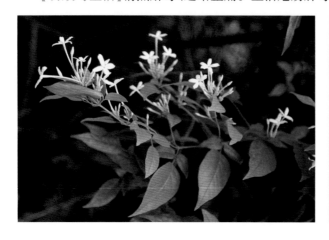

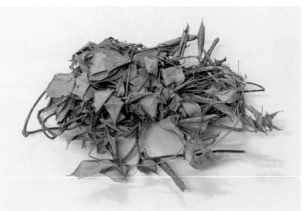

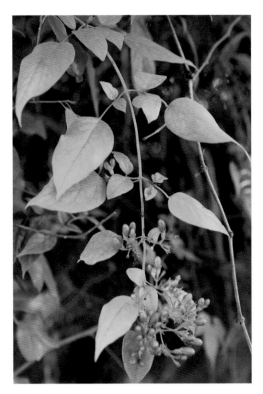

【民族用药经验】

①治疮疡肿毒：华清香藤 30 g，水煎服。（贵州各族均用）

②治风湿痹痛：华清香藤 30 g、苦皮藤 10 g，水煎服。（贵定苗族）

③治乳痈：华清香藤 15 g、蒲公英 15 g，水煎服。（关岭苗族）

④治红丝疗：华清香藤 30 g、龙葵 15 g，水煎服。（册亨布依族）

【用法用量】内服：煎汤，15～30 g。外用：适量，捣烂敷。

【汪按】华清香藤之名始载于《湖南药物志》，又称九龙藤、吊三角。本书以华清香藤为药材名，华素馨为植物名。

华清香藤为贵州常用黔药，是贵州汉族、苗族、侗族、布依族、水族等民族习用药物。药材来源均为野生。华清香藤具清热解毒、通络止痛之功效，故常用于治疗疮疡肿毒、风湿痹痛、外伤出血、烧伤、烫伤等。若治无名肿毒，以华清香藤 15 g、蒲公英 15 g、野菊花 10 g、千年老鼠屎 10 g、重楼 10 g，水煎服。若治风湿热痹、关节疼痛，以华清香藤 15 g、苦糖果 15 g、桑枝 10 g、猪殃殃 15 g、七叶莲 15 g、鸡矢藤 15 g，水煎服。若治外伤出血，以华清香藤 15 g、金银花 15 g、蒲公英 15 g，捣烂敷。若治烧伤、烫伤，以华清香藤 15 g、冬青叶 15 g、腐婢 15 g、地榆 15 g、虎杖 15 g，水煎服。

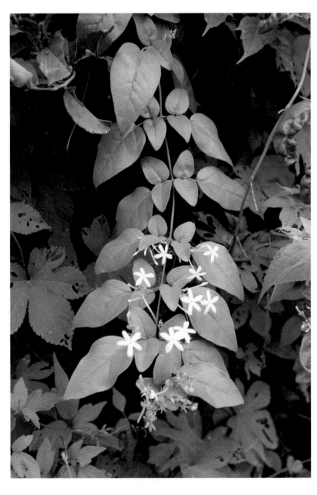

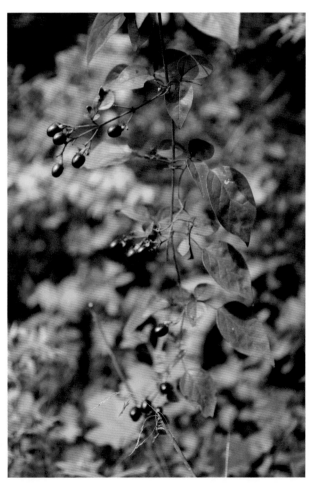

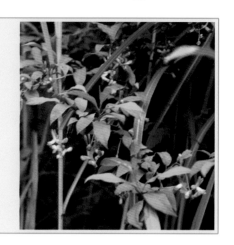

黄花倒水莲 huánghuādàoshuǐlián

Polygalae Falacis Radix et Herba

【黔称】黄花倒水莲(各地均称)。

【民族药名】

苗药名:jangb xiob 加巧(黄平苗族)。

【来源】为远志科植物黄花倒水莲的根或全株。

【原植物】黄花倒水莲 *Polygala falax* Hemsl.。

灌木或小乔木,高1~3 m。根粗壮,多分枝,表面淡黄色,肉质;茎灰色,有浅褐色斑点;枝圆柱形,灰绿色,密被长而平展的短柔毛。单叶互生;叶柄长9~14 mm,上面具槽,被短柔毛;叶膜质,披针形至椭圆状披针形,长8~20 cm,宽3~7 cm,先端渐尖,基部楔形至钝圆,全缘,上面深绿色,下面淡绿色,两面均被短柔毛;主脉在上面凹陷,在下面隆起,侧脉每边8~9条。花两性,总状花序顶生或腋生,长8~15 cm,下垂,被短柔毛;花长15~17 mm;萼片5枚,早落,均具缘毛;外萼片3枚,小,不等大,中间1枚盔形,其余2枚卵形至圆形,长达3 mm;内萼片2枚,大,花瓣状,斜倒卵形,先端圆形,基部渐狭;花瓣3片,黄色,侧生花瓣长圆形,2/3以下与龙骨瓣合生,基部向上盔状延长,内侧无毛,龙骨瓣盔状,长约12 mm,鸡冠状附属物具柄,流苏状;雄蕊8枚,长10~11 mm,2/3以下连合成鞘,花药卵形;子房扁,圆形,具缘毛,基部具环状花盘,花柱长8~9 mm,先端略呈2浅裂的喇叭形,柱头具短柄。蒴果阔倒心形至圆形,绿黄色,直径1~1.4 cm,具半同心圆状突起的棱,无翅,具缘毛。种子圆形,直径约4 mm,棕黑色至黑色,密被白色短柔毛,近种脐端具一顶端突起的种阜。花期5—8月,果期8—12月。

【生境与分布】生于海拔360~1650 m的山谷林下、水旁阴湿处。分布于贵州的印江、黎平、黄平、赫章、大方、惠水、独山、绥阳、安龙等地。此外,我国江西、福建、湖南、广东、广西、云南等地也有分布。

【采收加工】全株:春季、夏季采收,切段,晒干。根:秋季、冬季采挖,切片,晒干。

【药材性状】根粗大,肥厚多肉,直径0.6~3 cm,有分枝,表面淡黄色,味略苦。单叶互生,具柄;叶质薄,多皱缩,完整叶呈窄长方形或倒卵状披针形,长5~20 cm,宽3~7 cm,先端渐尖,基部楔形或近圆形,全缘,两面无毛或具稀疏的短柔毛。气微,味淡。

【性味归经】味甘、微苦,性平。归肝经、肾经、脾经。

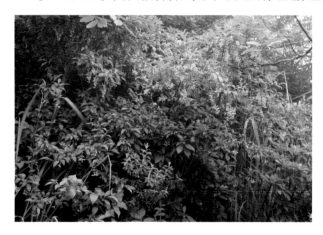

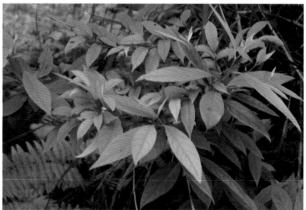

【功效与主治】补虚健脾、散瘀通络。主治劳倦乏力、子宫脱垂、小儿疳积、脾虚水肿、带下清稀、风湿痹痛、腰痛、月经不调、痛经、跌打损伤。

【民族用药经验】

①治劳倦乏力：黄花倒水莲 30 g，水煎服。（贵州各族均用）

②治产后血虚：黄花倒水莲 15 g、茸毛木蓝 15 g，水煎服。（黄平苗族）

③治子宫脱垂：黄花倒水莲 15 g、羊乳 10 g，水煎服。（兴义布依族）

④治脾虚水肿：黄花倒水莲 15 g、四季红 10 g，水煎服。（黎平侗族）

【用法用量】内服：煎汤，15～30 g。外用：适量，捣烂敷。

【汪按】黄花倒水莲之名始载于《广西本草选编》。《常用中草药手册》称黄花参、鸡仔树、吊吊黄，《广西药用植物名录》称黄花吊水莲、观音串，《中草药学》称黄花大远志，《全国中草药汇编》称黄花远志、吊黄、倒吊黄花，《湖南药物志》称木本远志，《福建药物志》称倒吊黄、黄花金盏、观音坠、黄花鸡骨草。江西称黄金印、念健，广东称牛耳音，广西称白马胎、一身保暖。本书以黄花倒水莲为药材名和植物名。

《湖南省中药材标准》2009 年版，以黄花倒水莲为药材名，黄花倒水莲 *Polygala fallax* Hemsley 为植物名，药用部位以干燥根收载。

《湖南省中药材标准》1993 年版，以黄花倒水莲为药材名，黄花倒水莲 *Polygala aureocauda* Dunn 为植物名，药用部位以根收载。

《广西中药材标准》（第二册）1996 年版，以黄花倒水莲为药材名，黄花倒水莲 *Polygala fallax* Hemsl. 为植物名，药用部位以干燥根收载。

黄花倒水莲为贵州常用黔药，是贵州汉族、苗族、侗族、布依族等民族习用药物。药材来源均为野生。黄花倒水莲具补虚健脾、散瘀通络之功效，故常用于治疗劳倦乏力、子宫脱垂、小儿疳积、脾虚水肿、带下清稀、风湿痹痛、腰痛、月经不调、痛经、跌打损伤等。若治劳倦乏力、产后虚弱，以黄花倒水莲 15 g、五指毛桃 15 g、仙鹤草 10 g，水煎服。若治视物昏花、面色苍白之血虚，以黄花倒水莲 15 g、血人参 15 g、鸡血藤 15 g，水煎服。若治子宫脱垂，以黄花倒水莲 15 g、竹节人参 10 g、金钱豹 10 g、岩枇杷 10 g，水煎服。若治脾虚水肿，以黄花倒水莲 15 g、金荞麦 15 g、茯苓 10 g、泽泻 10 g，水煎服。若治肾虚腰痛，以黄花倒水莲 15 g、淫羊藿 10 g、杜仲 10 g、续断 10 g，水煎服。若治风湿痹痛，以黄花倒水莲 15 g、小果微花藤 10 g、三角咪 10 g、飞龙掌血 10 g、黑骨藤 10 g、铁筷子 10 g，水煎服。若治跌打损伤，以黄花倒水莲 15 g、爬山猴 10 g、追风伞 10 g、五香血藤 10 g、大血藤 10 g、松风草 6 g，水煎服。若治急性黄疸型肝炎，以黄花倒水莲 15 g、虎杖 10 g、青鱼胆草 10 g、六月雪 10 g、翠云草 10 g、垂盆草 10 g、积雪草 10 g，水煎服。若治月经不调，以黄花倒水莲 15 g、对叶莲 10 g、元宝草 10 g，水煎服。若治痛经，以黄花倒水莲 15 g、五花血藤 10 g、缺腰叶蓼 10 g、贵州金丝桃 10 g、算盘子 10 g，水煎服。若治白带过多，以黄花倒水莲 15 g、鸡矢藤 10 g、大琉璃草 10 g、裸蒴 10 g，水煎服。

黄花倒水莲又称黄花远志，应注意与荷包山桂花 *Polygala arillata* Buch.-Ham. ex D. Don 相区别，两者为同科植物，但不同种，功效、主治均不相同，故临床使用要注意区别。

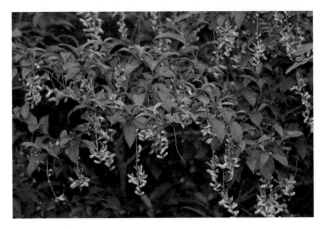
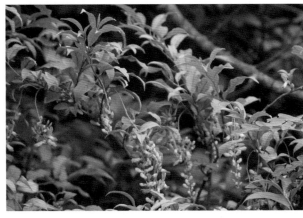

黄花香 huánghuāxiāng

Polygalae Furcatae Herba

【黔称】黄花香(兴义)。

【民族药名】

苗药名:huangk huab xangb 黄花香(黄平苗族)。

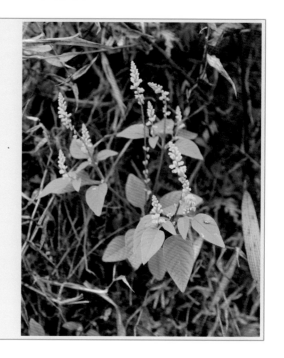

【来源】为远志科植物肾果小扁豆的带根全草。

【原植物】肾果小扁豆 *Polygala furcata* Royle。

一年生直立草本,高 5～15 cm。茎绿色,圆柱形,具棱和狭翅;小枝自基顶生出,叉状分枝。叶柄长 0.5～1 cm;叶纸质,卵形、椭圆形至卵状披针形,长 2～4 cm,宽 1～2.5 cm,先端渐尖,基部楔形,下延,上面绿色,疏被白色短硬毛,下面淡绿色,无毛;主脉两面隆起,侧脉明显,具缘毛。总状花序腋生,花密集;花小,具早落小苞片;总花梗具棱;萼片 5 枚,外面 3 枚小,卵形至三角状卵形,长约 1.5 mm,宽约 1 mm,里面 2 枚大,花瓣状,长圆形,长约 3 mm,宽约 2 mm,先端圆形,基部具爪;花瓣 3 片,黄色,侧生花瓣长圆形,较龙骨瓣稍长,龙骨瓣具 2 枚薄片,先端具 2 浅裂或不裂的附属物;雄蕊 8 枚,3/4 以下合生成鞘,花药卵形;子房倒卵形,直径约 1 mm,花柱向上逐渐加宽,弯曲呈喇叭状,柱头生于"喇叭"的内缘。蒴果略圆形,宽过于长,先端微凹,无尖头,具由下向上逐渐加宽的翅,翅具横脉。种子卵球形,长约 1.5 mm,直径约 1 mm,黑色,被白色短柔毛,具白色盔状种阜和亮黑色的小附属物。花期、果期 8—9 月。

【生境与分布】生于海拔 1300～1600 m 的石灰岩灌丛中或陡坡上。分布于贵州的兴义等地。此外,我国广西、云南等地也有分布。

【采收加工】春季、夏季采收,鲜用或切段晒干。

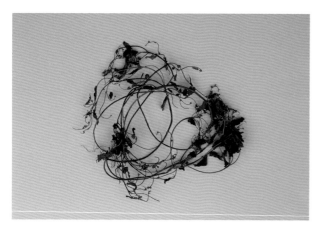

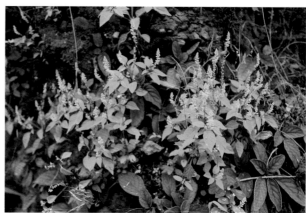

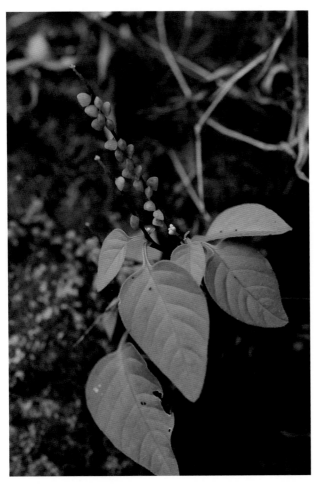

【药材性状】本品多皱缩。茎纤细,圆柱形,具棱和狭翅。叶多破碎,偶见完整者,呈卵形、椭圆形至卵状披针形,长2~4 cm,宽1~2.5 cm,先端渐尖,基部楔形,下延,上面绿色,下面淡绿色。气微,味微苦。

【性味归经】味微苦,性平。归肺经、肾经、心经。

【功效与主治】祛痰止咳、解毒、散瘀、止血。主治咳嗽痰多、咽喉肿痛、牙痛、疔疮、失眠多梦、跌打损伤、外伤出血。

【民族用药经验】

①治咳嗽痰多:黄花香10 g,岩豇豆10 g,水煎服。(贵州各族均用)

②治咳嗽:黄花香10 g,百部10 g,水煎服。(兴义苗族)

③治咽喉肿痛:黄花香10 g,见风青10 g,水煎服。(兴义布依族)

【用法用量】内服:煎汤,6~10 g。外用:适量,捣烂敷。

【汪按】黄花香之名始载于《贵州草药》。《广西药用植物名录》称肾果小扁豆,《中国高等植物图鉴》称叉枝远志。本书以黄花香为药材名,肾果小扁豆为植物名。

　　黄花香为贵州常用黔药,是贵州汉族、苗族、布依族等民族习用药物。药材来源均为野生。黄花香具有祛痰止咳、解毒、散瘀、止血之功效,故常用于治疗咳嗽痰多、咽喉肿痛、牙痛、疔疮、失眠多梦、跌打损伤、外伤出血等。若治咳嗽痰多,以黄花香10 g、桔梗10 g、矮地茶10 g,水煎服。若治咳喘,以黄花香10 g、蛇倒退10 g、肺筋草10 g、黄荆子6 g,水煎服。若治咽喉肿痛,以黄花香10 g、香茶菜10 g、百两金6 g、毛秀才10 g,水煎服;或以黄花香10 g、罗芙木6 g、金果榄6 g,水煎服。若治牙痛,以黄花香10 g、单面针10 g、金银花10 g、龙葵10 g,水煎服。若治疔疮,以黄花香10 g、马鞭草10 g、龙葵10 g、毛秀才10 g、蒲公英10 g,水煎服或捣烂敷。若治失眠多梦,以黄花香10 g、夜交藤15 g、合欢皮10 g、仙鹤草10 g、大夜关门15 g,水煎服。若治跌打损伤,以黄花香10 g、见血飞10 g、铁筷子10 g、铁冬青10 g、大血藤10 g、五花血藤10 g、小果微花藤10 g,水煎服。若治外伤出血,以黄花香10 g、泥胡菜10 g、珍珠菜10 g、糯米团10 g,水煎服或捣烂敷。

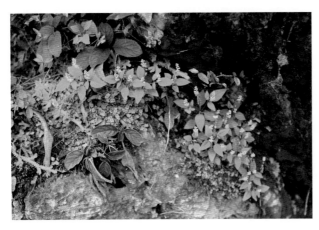

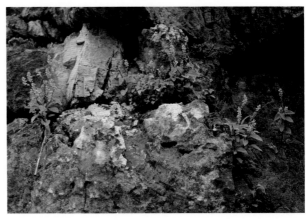

黄脚鸡 huángjiǎojī

Disporopsis Pernyi Rhizoma

【黔称】小玉竹（各地均称），十样错（贵阳），黄脚鸡（都匀）。

【民族药名】

苗药名：uab luab ghaib 蛙拉街（黔南苗族），guab faob 噶发（毕节苗族）。

水药名：$?ma^1 wa^5 fan^1$ 骂瓦犯（惠水水族）。

布依药名：$fai^{31} zot^{33} ji\varepsilon^{53}$ 槐若野（罗甸布依族）。

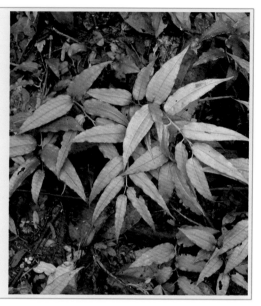

【来源】为百合科植物深裂竹根七的根茎。

【原植物】深裂竹根七 *Disporopsis pernyi* (Hua) Diels。

多年生草本，高 20~30 cm。根茎横走，圆柱形，略扁，有环节及茎基痕迹，外皮黄色，须根多数；茎直立或稍倾斜，绿色，具细棱。叶互生，叶柄长 3~9 mm；叶卵状披针形，长 6~10 cm，宽 1.8~2.8 cm，先端渐尖，基部阔楔形，全缘；三出脉。花单生或成对生于叶腋，花梗长 1~1.5 cm；花被基部筒状，先端 6 裂，白色；副花冠 6 枚，每枚 2 裂；子房上位。浆果球形，直径 6~7 mm；种子 1~3 粒。花期 4—5 月，果期 11—12 月。

【生境与分布】生于海拔 1100 m 左右的山坡阴湿处或溪旁。分布于贵州的梵净山及册亨、都匀、息烽、清镇等地，全省各地庭院宅旁多有栽培。此外，我国四川、云南、浙江、江西、台湾、湖南、广西等地也有分布。

【采收加工】夏季、秋季采收，洗净，鲜用或蒸后晒干。

【药材性状】根长圆柱形，略扁，分枝较多，长 4~18 cm，直径 0.3~1.2 cm，表面黄白色或棕黄色，具纵皱纹及微隆起的环节，有白色圆点状的须根痕和圆盘状茎痕。质软，不易折断，断面角质样或颗粒样。气微，味甘、微苦，嚼之发黏。

【性味归经】味甘，性平。归肺经、胃经、肾经。

【功效与主治】益气健脾、养阴润肺、活血舒筋。主治产后虚弱、小儿疳积、阴虚咳嗽、多汗、口干、跌打损伤、风湿痹痛、腰痛。

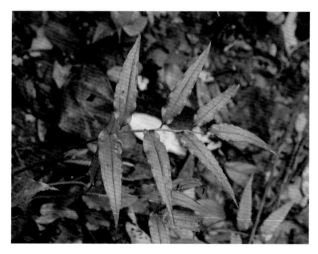

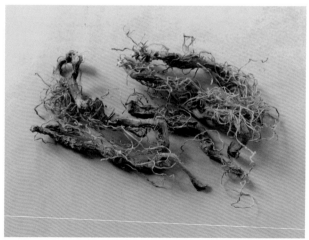

【民族用药经验】

①治阴虚咳嗽:黄脚鸡 30 g,水煎服。(贵州各族均用)

②治产后虚弱:黄脚鸡 30 g,炖鸡一只,吃肉喝汤。(都匀苗族)

③治干咳少痰:黄脚鸡 15 g、桔梗 10 g,水煎服。(册亨布依族)

④治风湿痹痛:黄脚鸡 15 g、老虎禾麻 10 g,水煎服。(荔波水族)

⑤治腰痛:黄脚鸡 15 g、杜仲 15 g,水煎服。(剑河侗族)

⑥治跌打损伤:黄脚鸡 10 g、黄精 10 g,水煎服。(道真仡佬族)

【用法用量】内服:煎汤,6~30 g;或浸酒。外用:适量,鲜品捣烂敷;或浸酒擦。

【汪按】黄脚鸡之名始载于《贵州草药》,又称玉竹、十样错。《贵州药用植物目录》称竹节参,《湖南药物志》称竹叶三七、黄三七、黄鳝七。本书以黄脚鸡为药材名,深裂竹根七为植物名。

黄脚鸡为贵州常用黔药,是贵州汉族、苗族、侗族、土家族、仡佬族等民族习用药物。药材来源为野生和栽培。黄鸡脚具益气健脾、养阴润肺、活血舒筋之功效,故常用于治疗产后虚弱、小儿疳积、阴虚咳嗽、多汗、口干、跌打损伤、风湿痹痛、腰痛等。若治产后虚弱,以黄脚鸡 10 g、蜘蛛果 10 g、金钱豹 10 g、油麻血藤 15 g,水煎服。若治小儿疳积,以黄脚鸡 6 g、鸡内金 6 g、山楂 6 g、刺梨 6 g、鸡矢藤 6 g、怀山药 10 g、矮地茶 10 g、岩枇杷 10 g、岩白菜 10 g,水煎服。若治多汗,以黄脚鸡 15 g、血人参 10 g、金钱豹 10 g、仙鹤草 10 g,水煎服。若治跌打损伤,以黄脚鸡 10 g、飞天蜈蚣 10 g、飞龙掌血 10 g、黄栌 10 g、桑寄生 10 g,水煎服。若治风湿痹痛,以黄脚鸡 10 g、大血藤 10 g、五花血藤 10 g、小果微花藤 10 g,水煎服。若治腰痛,以黄脚鸡 15 g、杜仲 10 g、续断 10 g、骚羊古 10 g,水煎服。若治肾虚夜尿多,以黄脚鸡 15 g、淫羊藿 10 g、仙茅 10 g、骚羊古 10 g、金灯藤 10 g、大夜关门 15 g,水煎服。

黄脚鸡习称玉竹、小玉竹,但非天门冬科植物玉竹 Polygonatum odoratum (Mill.) Druce 的根茎,两者功效、主治不尽相同,故使用时需注意。

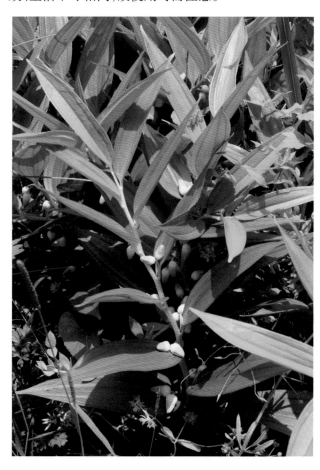
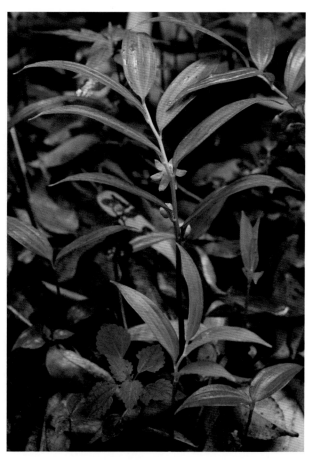

黄金凤 huángjīnfèng

Impatientis Siculiferis Herba

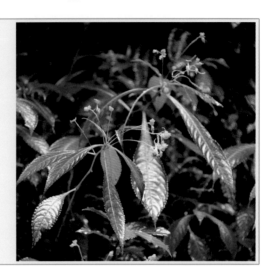

【黔称】黄金凤、水金凤(各地均称)。

【民族药名】

苗药名:huangk jinb fengl 黄金凤(黄平苗族)。

【来源】凤仙花科植物黄金凤的全草。

【原植物】黄金凤 *Impatiens siculifer* Hook. f. 。

一年生草本,高30~60 cm。茎细弱,不分枝或有少数分枝。叶互生,通常密集于茎或分枝的上部,卵状披针形或椭圆状披针形,长5~13 cm,宽2.5~5 cm,先端急尖或渐尖,基部楔形,边缘有粗圆齿,齿间有小刚毛,侧脉5~11对;下部叶的叶柄长1.5~3 cm,上部叶近无柄。总花梗生于上部叶腋,花5~8朵排成总状花序;花梗纤细,基部有1枚披针形苞片宿存;花黄色;侧生萼片2枚,窄矩圆形,先端突尖;旗瓣近圆形,背面中肋增厚成狭翅;翼瓣无柄,2裂,基部裂片近三角形,上部裂片条形;唇瓣狭漏斗状,先端有喙状短尖,基部延长成内弯或下弯的长距;花药钝。蒴果棒状。花期5—10月,果期6—11月。

【生境与分布】生于海拔800~2500 m的山谷潮湿地或密林中。分布于贵州的梵净山及绥阳、江口、雷山、黎平、安龙、望谟等地。此外,我国江西、福建、湖南、湖北、广西、四川、重庆、云南等地亦有分布。

【采收加工】夏季、秋季采收。洗净,鲜用或晒干。

【药材性状】茎圆柱形,长2~4 cm,直径0.2~0.5 cm;表面棕黄色或黄绿色,有明显的节和棱线;质脆,断面白绿色。叶片多皱缩、破碎,绿黑色或黄绿色,完整叶片单叶互生,展平后呈卵状披针形或椭圆状披针形,先端急尖或渐尖,基部楔形,边缘有粗圆齿,齿间有小刚毛。气微香,味苦。

【性味归经】味苦、辛,性温。归肝经、脾经。

【功效与主治】祛风除湿、活血消肿、清热解毒。主治风湿骨痛、风湿麻木、跌打损伤、烧伤、烫伤。

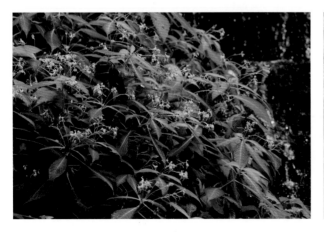

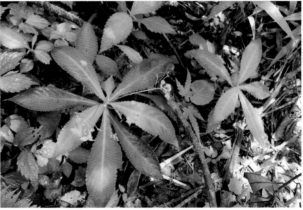

【民族用药经验】

①治风湿骨痛:黄金凤15 g,水煎服。(贵州各族均用)

②治四肢关节疼痛:黄金凤15 g、川牛膝15 g,水煎服。(黄平苗族)

③治风湿麻木:黄金凤15 g、铁筷子10 g,水煎服。(雷山苗族)

④治烧伤、烫伤:黄金凤30 g、虎杖30 g、冬青叶30 g、金银花30 g,煎水洗患处。(都匀水族)

【用法用量】内服:煎汤,9~15g。外用:适量,捣烂敷;或煎水熏洗。

【汪按】黄金凤之名始载于《贵州中草药名录》,又称岩胡椒。《四川省中药资源普查名录》称纽子七。本书以黄金凤为药材名和植物名。

黄金凤为贵州常用黔药,是贵州汉族、苗族、侗族、布依族等民族习用药物。药材来源均为野生。黄金凤具祛风除湿、活血消肿、清热解毒之功效,故常用于治疗风湿骨痛、风湿麻木、跌打损伤、烧伤、烫伤等。若治风湿骨痛,以黄金凤15 g、铁筷子10 g、黑骨藤10 g、小果微花藤10 g、臭山羊10 g,水煎服。若治风湿麻木,以黄金凤15 g、五香血藤15 g、五花血藤15 g、香花崖豆藤15 g、骚羊古10 g、铁线莲10 g,水煎服。若治跌打损伤,以黄金凤15 g、接骨木15 g、苦皮藤10 g、铁筷子10 g、铁冬青10 g,水煎服。若治烧伤、烫伤,以黄金凤15 g、虎杖15 g、冬青叶10 g、腐婢10 g、金银花15 g、紫花地丁15 g、蒲公英15 g,水煎服。

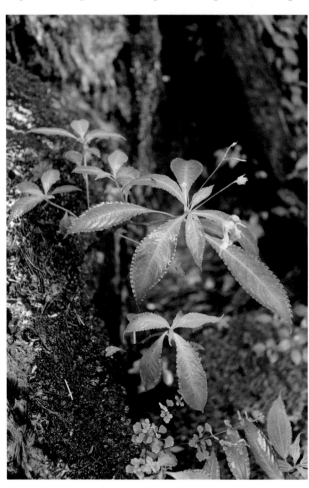
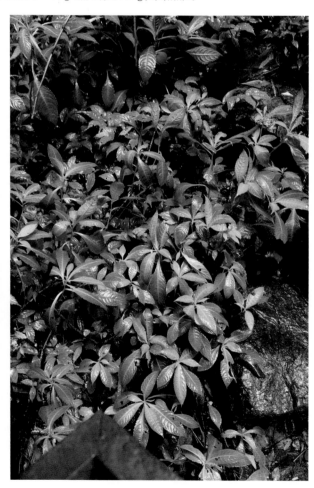

黄桷根 huángjuégēn

Fici Virentis Cortex

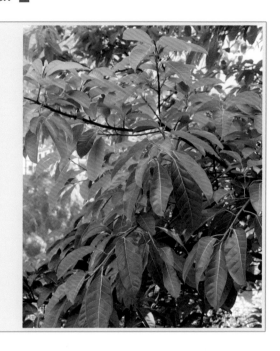

【黔称】黄桷根皮(各地均称)。

【民族药名】

苗药名:gab bal huangk jioek 噶巴黄桷(黄平苗族)。

【来源】为桑科植物黄葛树的根皮。

【原植物】黄葛树 *Ficus virens* Ait. var. *sublanceolata*(Miq.)Corner。

落叶乔木,高 15 ~ 20 m。板根延伸达几十米外,支柱根形成树干,胸径达 3 ~ 5 m。叶互生;叶柄长 2.5 ~ 5 cm;托叶广卵形,急尖,长 5 ~ 10 cm;叶纸质,长椭圆形或近披针形,长 8 ~ 16 cm,宽 4 ~ 7 cm,先端短渐尖,基部钝或圆形,全缘;基出脉 3 条,侧脉 7 ~ 10 对,网脉稍明显。隐头花序(榕果),花序单生或成对腋生,或 3 ~ 4 个簇生于已落叶的老枝上,近球形,直径 5 ~ 8 mm,成熟时黄色或红色;基部苞片 3 枚,卵圆形,细小,无总花梗;雄花、瘿花、雌花同生于一花序托内;雄花无梗,少数,着生于花序托内壁近口部,花被片 4 ~ 5 枚,线形,雄蕊 1 枚,花丝短;瘿花具花被片 3 ~ 4 枚,花柱侧生;雌花无梗,花被片 4 枚。瘦果微有皱纹。花期、果期全年。

【生境与分布】生于疏林中或溪边。分布于贵州的册亨、兴义、安龙、望谟、罗甸、习水、赤水、镇宁、关岭等地。此外,我国广东、海南、广西、四川、云南等地也有分布。

【采收加工】全年均可采收,鲜用或晒干。

【药材性状】根皮呈片状,外表面灰色,有光泽,具横皱纹;内表面黄色。气微,味苦。

【性味归经】味苦、酸,性温。归肺经、肾经。

【功效与主治】祛风除湿、通经活络、消肿、杀虫。主治风湿痹痛、四肢麻木、半身不遂、劳伤腰痛、跌打损伤、水肿、疥癣。

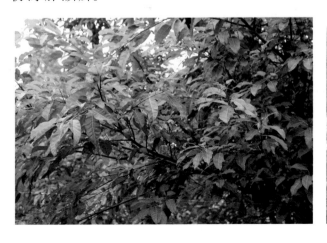

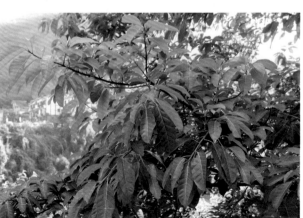

【民族用药经验】

①治风湿痹痛:黄桷根15 g,水煎服。(贵州各族均用)

②治四肢麻木、半身不遂:黄桷根15 g、八角枫3 g、小果微花藤10 g,水煎服。(罗甸布依族)

③治劳伤腰痛:黄桷根15 g、杜仲15 g、续断15 g,水煎服。(册亨布依族)

【用法用量】内服:煎汤,9~30 g;或浸酒。外用:适量,煎水洗浴。

【汪按】黄桷根之名始载于《草木便方》。《分类草药性》称黄葛根。本书以黄桷根为药材名,黄葛树为植物名。

　　黄桷根为贵州常用黔药,是贵州汉族、苗族、布依族等民族习用药物。药材来源均为野生。黄桷根具祛风除湿、通经活络、消肿、杀虫之功效,故常用于治疗风湿痹痛、四肢麻木、半身不遂、劳伤腰痛、跌打损伤、水肿、疥癣等。若治风湿痹痛、四肢麻木、半身不遂,以黄桷根15 g、红禾麻15 g、南蛇藤15 g、苦糖果15 g、黄山药15 g,水煎服。若治劳伤腰痛,以黄桷根15 g、杜仲15 g、金钩莲根15 g、野茉莉10 g、蜀葵叶薯蓣15 g、七叶莲30 g,水煎服。若治跌打损伤,以黄桷根15 g、水冬瓜15 g、见血飞15 g、狭叶桃叶珊瑚15 g、七叶莲15 g、铁冬青15 g,水煎服。若治水肿,以黄桷根15 g、龙葵15 g、凤尾草15 g、猫须草15 g、黄姜15 g,水煎服。若治疥癣,以黄桷根30 g、龙葵30 g、一枝黄花30 g、五花血藤15 g、大血藤15 g、油麻血藤15 g,水煎服。

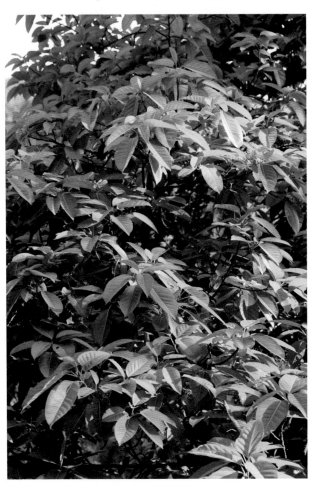 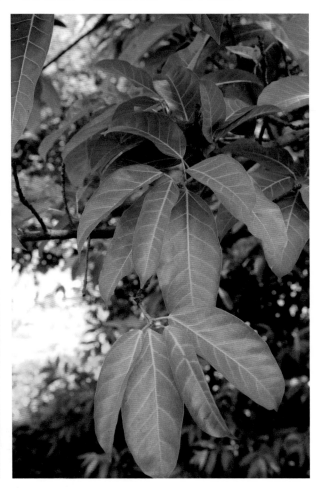

黄桷叶 huángjuéyè

Fici Virentis Folium

【黔称】黄桷叶(各地均称)。

【民族药名】

苗药名:gab nek huangk jioek 噶喽黄桷(黄平苗族)。

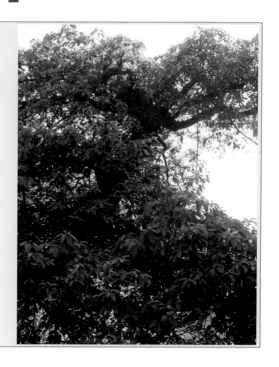

【来源】为桑科植物黄葛树的叶。

【原植物】参见"黄桷根"条。

【生境与分布】参见"黄桷根"条。

【采收加工】夏季、秋季采收,鲜用或晒干。

【药材性状】叶皱缩,展平后呈长椭圆形或近披针形,长 8~16 cm,宽 4~7 cm,先端短渐尖,基部钝或圆形,全缘,基出脉 3 条,侧脉 7~10 对,网脉稍明显。气微,味苦。

【性味归经】味苦,性平。归肺经、肝经、肾经。

【功效与主治】祛风通络、止痒敛疮、活血消肿。主治筋骨疼痛、迎风流泪、皮肤瘙痒、臁疮、跌打损伤、骨折。

【民族用药经验】

①治皮肤瘙痒:黄桷叶适量,捣烂敷或煎水洗。(贵州各族均用)

②治跌打损伤:黄桷叶适量,捣烂敷。(罗甸苗族)

③治筋骨疼痛:黄桷叶 15 g、铁筷子 10 g,水煎服。(安龙布依族)

【用法用量】内服:煎汤,9~15 g。外用:适量,捣烂敷;或煎水洗。

【汪按】黄桷叶之名始载于《草木便方》。《生草药性备要》称大榕叶。本书以黄桷叶为药材名,黄葛树为植物名。

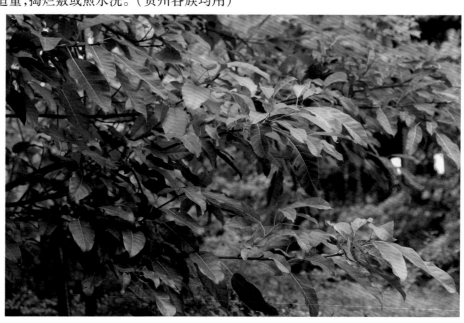

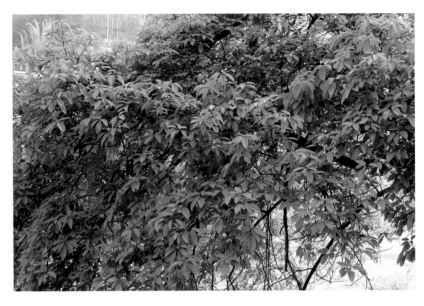

黄榄叶为贵州常用黔药,是贵州汉族、苗族、布依族等民族习用药物。药材来源均为野生。黄榄叶具祛风通络、止痒敛疮、活血消肿之功效,故常用于治疗筋骨疼痛、迎风流泪、皮肤瘙痒、臁疮、跌打损伤、骨折等。若治筋骨疼痛,以黄榄叶 15 g、黑骨藤 10 g、铁筷子 10 g、铁冬青 10 g,水煎服。若治迎风流泪,以黄榄叶 15 g、枸杞 10 g、菊花 10 g、油麻血藤 15 g,水煎服。若治皮肤瘙痒,以黄榄叶 15 g、地肤子 10 g、蛇莓 10 g、五花血藤 10 g、大血藤 10 g、油麻血藤 15 g,水煎服。若治臁疮,以黄榄叶 15 g、龙葵 10 g、草玉梅 10 g、血人参 15 g、五花血藤 15 g、大血藤 15 g、油麻血藤 20 g,水煎服。若治跌打损伤,以黄榄叶 15 g、铁筷子 10 g、大风藤 10 g、五花血藤 10 g、油麻血藤 15 g,水煎服。若治骨折(复位后),以黄榄叶 15 g、淫羊藿 10 g、杜仲 10 g、续断 10 g、水冬瓜 15 g,水煎服。

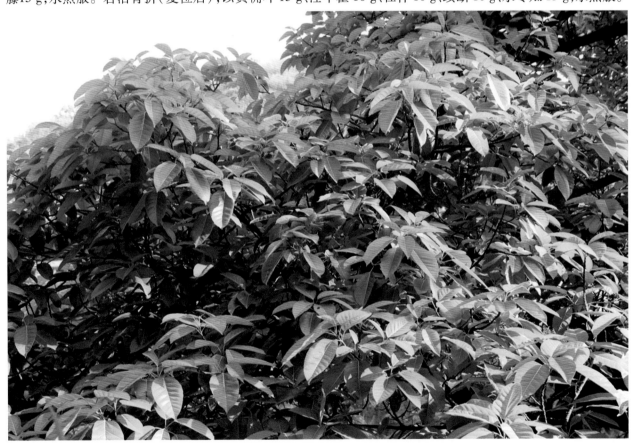

黄水枝 huángshuǐzhī

Tiarellae Polyphyllae Herba

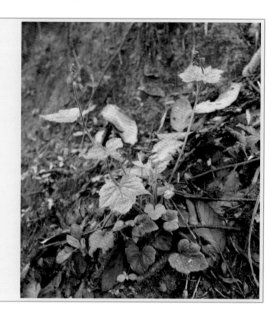

【黔称】黄水枝(各地均称)。

【民族药名】

苗药名：vaob zenl wais 窝正完(黄平苗族)。

【来源】为虎耳草科植物黄水枝的全草。

【原植物】黄水枝 *Tiarella polyphylla* D. Don。

多年生草本，高 22~44 cm。根茎横生，黄褐色，具鳞片，直径 3~6 mm；茎不分枝，有纵沟，绿色，被白色柔毛。基生叶心形至卵圆形，长 3~8.5 cm，宽 2.5~11 cm，先端急尖，基部心形，边缘有腺毛和不整齐的钝锯齿，齿端有刺，上面绿色，被白色腺毛；叶柄长 5~18 cm，有伸展的长柔毛或腺毛。茎生叶互生，2~3 枚，叶较小；叶柄短；叶脉掌状五出，较明显，黄褐色。总状花序顶生，直立，长 8~25 cm，密生短腺毛；苞片小，钻形；花梗长约 10 mm；花萼钟形，裂片 5 枚，三角形，先端急尖；无花瓣；雄蕊 10 枚；花丝钻形；雌蕊 1 枚；心皮 2 枚，不等大，下部合生；子房上位，1 室，花柱 2 枚。蒴果有 2 个角。种子多数。花期、果期 4—11 月。

【生境与分布】生于海拔 1600 m 左右的林下、灌丛中和阴湿地。分布于贵州的黎平、务川、水城、龙里、开阳等地。此外，我国四川、云南、陕西、甘肃、安徽、浙江、江西、福建、湖北、湖南、台湾、广东、广西、西藏等地也有分布。

【采收加工】4—10 月采收，洗净，晒干或鲜用。

【药材性状】根茎细圆柱形，直径 3~6 mm；表面褐色，具多数黄褐色鳞片。茎细，圆柱形，有纵沟，直径 3~6mm，灰绿色，被白色茸毛。叶多破碎，基生叶卵圆形或心形，长 2~8 cm，宽 2.2~11 cm，先端急尖，基部心形，边缘具不整齐钝锯齿和腺毛，叶柄长 5~15 cm；茎生叶较小，叶脉掌状五出，较明显，叶柄短。有的可见枝端有总状花序，密生腺毛；有的可见蒴果，长约 1 cm，具 2 个角。气微，微苦。

【性味归经】味苦，性寒。归肺经。

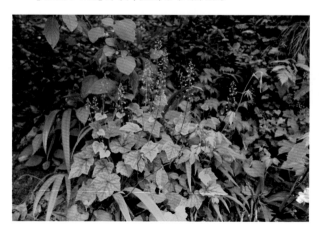

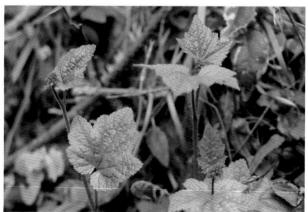

【功效与主治】清热解毒、活血祛瘀、消肿止痛。主治疮疖、无名肿毒、咳嗽气喘、肝炎、跌打损伤。

【民族用药经验】

①治疮痈肿毒:黄水枝15 g,水煎服。(贵州各族均用)

②治疗疮:黄水枝15 g、蒲公英15 g、金银花15 g,水煎服。(龙里苗族)

③治咳嗽:黄水枝15 g、矮地茶15 g,水煎服。(黎平侗族)

④治肝炎:黄水枝10 g、田基黄10 g、小龙胆草10 g,水煎服。(开阳布依族)

【用法用量】内服:煎汤,9~15 g;或浸酒。外用:适量,捣烂敷。

【汪按】黄水枝之名始载于《四川省武隆县火炉区药用植物图志》。《四川中药志》称博落,《浙江天目山药用植物志》称高脚铜高牌,《广西药用植物名录》称紫背金钱,《云南种子植物名录》称水前胡,《陕西中草药》称虎耳草。湖北称防风七。本书以黄水枝为药材名和植物名。

黄水枝为贵州常用黔药,是贵州汉族、苗族、侗族、布依族等民族习用药物。药材来源均为野生。黄水枝具清热解毒、活血祛瘀、消肿止痛之功效,故常用于治疗疮疖、无名肿毒、咳嗽气喘、肝炎、跌打损伤等。若治疮痈肿毒、疗疮痛疖,以黄水枝15 g、金银花15 g、连翘10 g、蒲公英15 g、紫花地丁15 g、紫背天葵10 g、野菊花10 g,水煎服;或以黄水枝15 g、龙葵10 g、毛秀才10 g、大金银花10 g、木芙蓉10 g、鸭跖草15 g、血水草10 g,水煎服。若治咳嗽气喘,以黄水枝15 g、岩白菜15 g、岩豇豆15 g、大丁草10 g、阴地蕨10 g、蛇含委陵菜10 g,水煎服。若治肝炎,以黄水枝10 g、田基黄10 g、天胡荽10 g、虎杖10 g、贯叶连翘10 g、阴行草10 g、鸡矢藤15 g,水煎服。若治跌打损伤,以黄水枝10 g、三角咪10 g、飞龙掌血15 g、刺三甲10 g、积雪草15 g,水煎服;或以黄水枝、费菜、陆英各等量,捣烂敷。

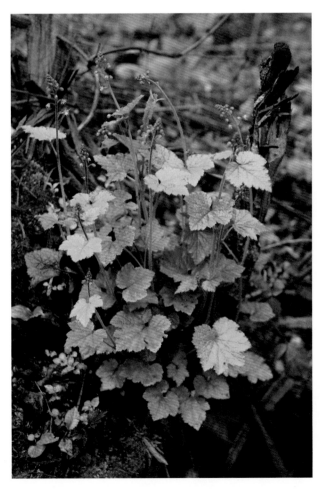 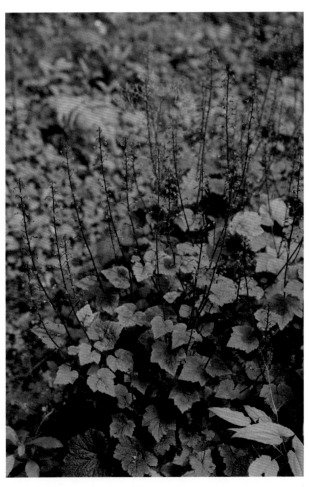

火炭母草 huǒtànmǔcǎo

Polygoni Chinensis Herba

【黔称】火炭母(各地均称)。

【民族药名】

水药名:ʔau^4 ʔboy^5 γa^1 ma:n^{3}熬猛嘎慢(三都水族)。

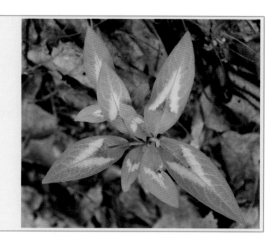

【来源】为蓼科植物火炭母草的地上部分。

【原植物】火炭母草 *Polygonum chinense* L. 。

多年生草本,长约 1 m。茎近直立或蜿蜒,无毛。叶互生,有柄,叶柄基部两侧常各有 1 枚耳垂形的小裂片,小裂片通常早落;托叶鞘通常膜质,斜截形;叶卵形或长圆状卵形,长 5 ~ 10 cm,宽 3 ~ 6 cm,先端渐尖,基部截形,全缘,两面均无毛,有时下面沿脉有毛,下面有褐色小点。头状花序排列成伞房花序或圆锥花序;花序轴密生腺毛;苞片膜质,卵形,无毛;花白色或淡红色;花被 5 裂,裂片果时增大;雄蕊 8 枚,花柱 3 枚。瘦果卵形,有 3 条棱,黑色。花期 7—9 月,果期 8—10 月。

【生境与分布】生于山谷、水边、湿地。分布于贵州各地。此外,我国浙江、江西、福建、台湾、湖北、湖南、广东、海南、广西、四川、云南、西藏等地也有分布。

【采收加工】夏季、秋季采收,鲜用或晒干。

【药材性状】茎扁圆柱形,有分枝,长 30 ~ 100 cm,节稍膨大,下部节上有须根;表面淡绿色或紫褐色,无毛,有细棱;质脆,易折断,断面灰黄色,多中空。叶互生,多卷缩、破碎,完整叶展平后呈卵状长圆形,长 5 ~ 10 m,宽 2 ~ 4.5 cm,先端短尖,基部截形或稍圆,全缘,上面暗绿色,下面色较浅,两面近于无毛;托叶鞘筒状,膜质,先端偏斜。气微,味苦、微涩。以叶多、色绿者为佳。

【性味归经】味辛、苦,性凉,有毒。归肺经、肝经、大肠经。

【功效与主治】清热利湿、凉血解毒、平肝明目、活血舒筋。主治痢疾、泄泻、咽喉肿痛、白喉、肺热咳嗽、百日咳、肝炎、带下、中耳炎、湿疹、眩晕耳鸣、跌打损伤。

【民族用药经验】

①治痢疾:火炭母草 15 g,水煎服。(贵州各族均用)

②治黄疸型肝炎:火炭母草 15 g、田基黄 15 g,水煎服。(龙里布依族)

③治湿疹:火炭母草 15 g、车前子 10 g,水煎服。(施秉苗族)

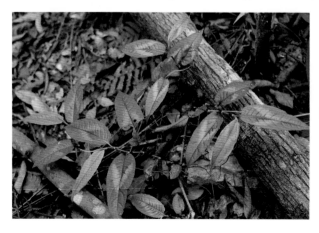

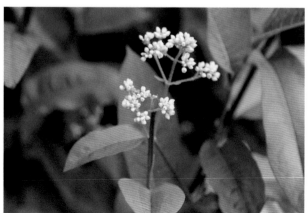

④治咽喉肿痛:火炭母草15 g,草玉梅10 g,水煎服。(剑河侗族)

⑤治肺热咳嗽:火炭母草15 g,矮地茶15 g,水煎服。(龙里布依族)

【用法用量】内服:煎汤,干品9~15 g,鲜品30~60 g。外用:适量,捣烂敷;或煎水洗。

【汪按】火炭母草之名始载于《本草图经》。《生草药性备要》称火炭毛,《植物名实图考》称乌炭子,《分类草药性》称运药,《福建民间草药》称火炭母、山荞麦草,《桂林市药物志》称地肤蝶,《四川中药志》称黄鳝藤、晕药,《岭南草药志》称火炭星、鹊糖梅,《泉州本草》称乌白饭草,《广东中草药》称红梅子叶、白饭草、大叶沙滩子,《福建中草药》称乌饭藤、水沙柑子、鸪鹚饭、水退瘀,《常用中草药手册》称胖根藤,《广西中草药》称老鼠蔗,《四川常用中草药》称小晕药、花脸晕药,《云南药用植物名录》称蓼草,《福建药物志》称白乌饭藤、信饭藤、酸管杖、大沙柑草,《广西药用植物名录》称火炭藤、水洋流,《贵州中草药名录》称酸广台、接骨丹、大红袍、野辣蓼。本书以火炭母草为药材名和植物名。

《中国药典》1977年版、《贵州省中药材、民族药材质量标准》2003年版、《广西壮族自治区壮药质量标准》(第一卷)2008年版、《湖北省中药材质量标准》2009年版、《广东省中药材标准》(第一册)2004年版,以火炭母为药材名,火炭母 Polygonum chinense L. 为植物名,药用部位以干燥全草收载。

《中国药典》1977年版、《广西壮族自治区壮药质量标准》(第一卷)2008年版,以火炭母为药材名,粗毛火炭母 Polygonum chinense L. var. hispidum Hook. f. 为植物名,药用部位以干燥全草收载。

《贵州省中药材、民族药材质量标准》2003年版,以火炭母为药材名,硬毛火炭母 Polygonum chinense L. var. hispidum Hook. f. 为植物名,药用部位以干燥全草收载。

火炭母草为贵州常用黔药,是贵州汉族、苗族、侗族、布依族、水族等民族习用药物。药材来源均为野生。火炭母草具清热利湿、凉血解毒、平肝明目、活血舒筋之功效,故常用于治疗痢疾、泄泻、咽喉肿痛、白喉、肺热咳嗽、百日咳、肝炎、带下、中耳炎、湿疹、眩晕耳鸣、跌打损伤等。若治痢疾,以火炭母草15 g、地榆15 g、尖子木15 g,水煎服。若治泄泻,以火炭母草15 g、羊奶奶10 g、地苍10 g、车前子10 g,水煎服。若治咽喉肿痛,以火炭母草15 g、碎米桠10 g、八爪金龙10 g,水煎服。若治白喉,以鲜火炭母草适量,捣烂取汁,加蜂蜜适量,少量多次灌服。若治肺热咳嗽,以火炭母草15 g、鱼鳅串15 g、金银花10 g,水煎服。若治百日咳,以火炭母草10 g、矮地茶10 g、岩白菜10 g,水煎服。若治湿热黄疸,以火炭母草15 g、青鱼胆草15 g、虎杖10 g、六月雪10 g,水煎服。若治带下,以火炭母草15 g、土茯苓15 g、车前草10 g、金荞麦15 g,水煎服。若治真菌性阴道炎,以火炭母草15 g、木槿15 g、凤尾草15 g,煎水坐浴。若治痈肿疮毒,以火炭母草15 g、金银花15 g、滇黄芩10 g、十大功劳10 g,水煎服。若治荨麻疹,以火炭母草15 g、五花血藤15 g、五香血藤15 g、地肤子10 g,水煎服。若治眩晕耳鸣,以火炭母草15 g、南布正15 g、土茯苓10 g,水煎服。若治跌打损伤,以火炭母草15 g、见血飞10 g、大风藤10 g、陆英10 g、三角咪10 g,水煎服。若治子宫颈癌,以火炭母草15 g、毛秀才15 g、龙葵15 g、核桃枝15 g、茅莓15 g、大血藤15 g、油麻血藤15 g,水煎服。

贵州全省分布有火炭母 Polygonum chinense L.、硬毛火炭母 Polygonum chinense L. var. hispidum Hook. f. 及宽叶火炭母 Polygonum chinense L. var. ovalifolium Meisn. 三种,临床上三者同等使用。

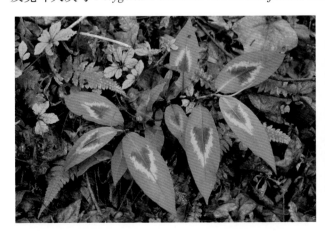
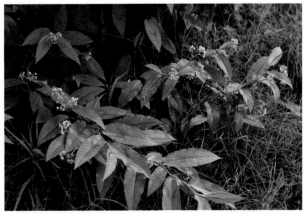

鸡冠参 jīguānshēn

Cyanotidis Vagae Radix et Herba

【黔称】蓝花耳菜(各地均称)。

【民族药名】

水药名:qaŋ¹ nam³ n² 杠娜尼(三都水族)。

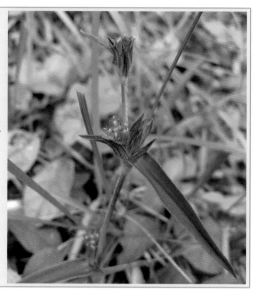

【来源】为鸭跖草科植物蓝耳草的根或全草。

【原植物】蓝耳草 *Cyanotis vaga*(Lour.)Roem. et Schult. 。

多年生直立或披散小草本,高可达 30 cm。植株常被白色疏长绵毛,或有时近于无毛,有多数须根。叶互生;叶披针形、狭长圆形或近线形;基生叶较大,长 3 ~ 8 cm,宽 5 ~ 12 mm;茎生叶较小,先端渐尖或略钝,基部下延,两面被稀疏短绵毛。聚伞花序顶生或腋生,总苞片与叶相似,长 2 ~ 5 cm,苞片镰刀状长圆形,长 5 ~ 10 mm,边缘具毛;萼片 3 枚,披针形,基部连合,长约 5 mm,背面被白色绵毛;花蓝色;花瓣 3 枚,匙状长圆形,两端分离,中部合生成筒,长 5 ~ 8 mm;雄蕊 6 枚,能育,花丝上部密被淡蓝色绵毛;子房长圆形,先端被硬毛,3 室,花柱线形,长约 7 mm,先端稍膨大。蒴果倒卵状三棱形,先端被细长硬毛,每室有种子 1 ~ 2 粒。种子表面有网纹和窝孔。花期 7—9 月。

【生境与分布】生于海拔 1500 ~ 2700 m 的山坡、草地及疏林下。分布于贵州的纳雍、赫章、织金、威宁、水城、平坝、关岭、普安、安龙、兴义、兴仁、清镇等地。此外,我国四川、云南、广东、海南、广西、西藏等地也有分布。

【采收加工】夏季、秋季采收,洗净,鲜用或晒干。

【药材性状】全草皱缩,根呈须根状。叶卷曲,展平后呈披针形、狭长圆形或近线形;基生叶较大,长 3 ~ 8 cm,宽 5 ~ 12 mm;茎生叶较小,先端渐尖或略钝,基部下延,两面被稀疏短绵毛。叶腋处偶见天蓝色花。气微,味苦。

【性味归经】味苦,性温。归肺经、肾经。

【功效与主治】祛风湿、舒筋活络、利尿。主治风湿痹痛、跌打损伤、水肿、中耳炎、湿疹。

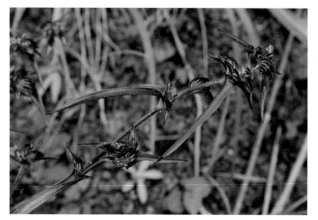

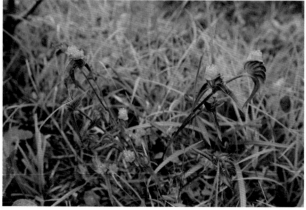

【民族用药经验】

①治风湿痹痛:鸡冠参 15 g,水煎服。(贵州各族均用)

②治风湿关节痛:鸡冠参 15 g、川牛膝 10 g,水煎服。(关岭苗族)

③治跌打损伤:鸡冠参 15 g、飞龙掌血 15 g,水煎服。(织金苗族)

④治水肿:鸡冠参 15 g、车前草 15 g,水煎服。(兴义布依族)

⑤治湿疹:鸡冠参 15 g、马鞭草 10 g,水煎服。(织金彝族)

【用法用量】内服:煎汤,9~15 g;或浸酒。外用:适量,捣烂敷。

【汪按】鸡冠参之名始载于《昆明民间常用草药》,又称露水草。《云南中草药》称鸡心贝母、假仓山贝、勾蛋贝。本书以鸡冠参为药材名,蓝耳草为植物名。

鸡冠参为贵州常用黔药,是贵州汉族、苗族、布依族、彝族等民族习用药物。药材来源均为野生。鸡冠参具祛风湿、舒筋活络、利尿之功效,故常用于治疗风湿痹痛、跌打损伤、水肿、中耳炎、湿疹等。若治风湿痹痛,以鸡冠参 15 g、五香血藤 15 g、大风藤 10 g、追风伞 10 g,水煎服。若治跌打损伤,以鸡冠参 15 g、水冬瓜 15 g、飞龙掌血 10 g、黑骨藤 10 g,水煎服。若治水肿,以鸡冠参 15 g、陆英 10 g、四季红 10 g、水白菜 10 g,水煎服。若治中耳炎,以鸡冠参 15 g、天胡荽 10 g、马鞭草 10 g,水煎服。若治湿疹,以鸡冠参 15 g、龙葵 10 g、五花血藤 10 g,水煎服。

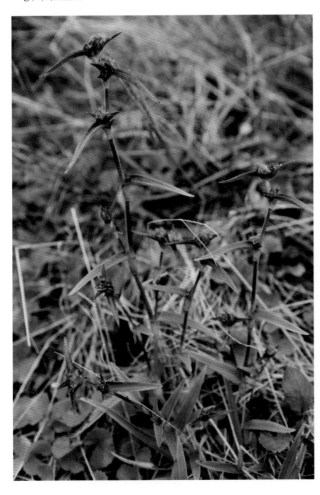
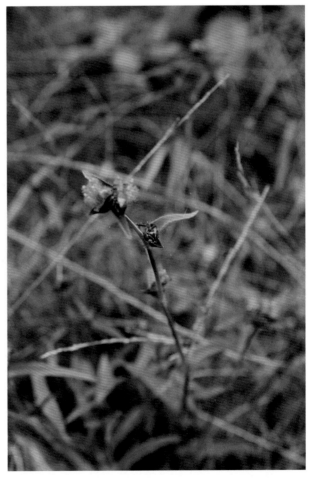

鸡血莲 jīxuèlián

Pronephrii Penangiani Rhizoma

【黔称】鸡血莲(各地均称)。

【民族药名】

苗药名:ghob dad shongb 喔达松(黔东南苗族)。

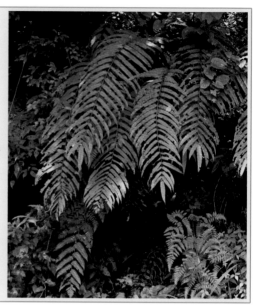

【来源】为金星蕨科植物披针新月蕨的根茎。

【原植物】披针新月蕨 *Pronephrium penangianum*(Hook.)Holtt. 。

植株高 120~200 cm。根茎长而横生,偶有披针形鳞片。叶近生;叶柄长 100 cm,淡红棕色;叶纸质,干后多呈浅紫色,长 40~80 cm,无毛,一回羽状;羽片近对生,稍斜上,中部以下的羽片长 20~30 cm,宽 2~2.7 cm,基部圆楔形,边缘具软骨质尖齿或大锯齿,顶生羽片同形,有长柄;侧脉羽状,小脉除顶部 2~3 对分离外,均连接成 2 行长方形网眼。孢子囊群圆形,背生于小脉中部或中部稍下处;无囊群盖。

【生境与分布】生于海拔 1500 m 左右的疏林下、溪边或路边阴湿处。分布于贵州各地。此外,我国陕西、甘肃、江西等地也有分布。

【采收加工】夏季、秋季采收,晒干或鲜用。

【药材性状】根状茎长,横生,表皮褐棕色,有较多的支根痕,表面具明显的棱,根状茎上残留倒钩状的叶柄。气微,味苦。

【性味归经】味苦、涩,性凉。归大肠经。

【功效与主治】活血调经、散瘀止痛、除湿。主治月经不调、崩漏、跌打损伤、风湿痹痛、痢疾、水肿。

【民族用药经验】

①治月经不调:鸡血莲 10 g,水煎服。(贵州各族均用)

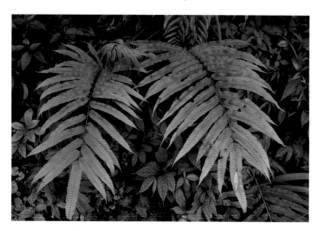

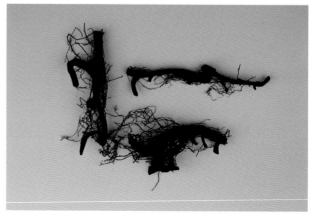

②治崩漏:鸡血莲 10 g、仙鹤草 15 g,水煎服。(雷山苗族)

③治跌打损伤:鸡血莲 15 g、飞龙掌血 15 g,水煎服。(剑河侗族)

④治风湿痹痛:鸡血莲 15 g、大风藤 10 g、黑骨藤 10 g,水煎服。(龙里布依族)

⑤治痢疾:鸡血莲 15 g、天青地白 15 g,水煎服。(都匀水族)

⑥治水肿:鸡血莲 10 g、土茯苓 10 g,水煎服。(铜仁土家族)

【用法用量】内服:煎汤,9~18 g;或浸酒。外用:适量,捣烂敷;或浸酒擦。

【汪按】鸡血莲之名始载于《四川常用中草药》,又称地苏木、过山龙、蕨其钻石黄。《湖南药物志》称土当归、活血莲、散血莲,《贵州药用植物目录》称凤尾七,《贵州中草药名录》称铁板金、铁蕨鸡,《中国主要植物图说·蕨类植物门》称潘南新月蕨,《中国药用孢子植物》称光株新月蕨。本书以鸡血莲为药材名,披针新月蕨为植物名。

鸡血莲为贵州常用黔药,是贵州汉族、苗族、侗族、布依族、水族、土家族等民族习用药物。药材来源均为野生。鸡血莲具活血调经、散瘀止痛、除湿之功效,故常用于治疗月经不调、崩漏、跌打损伤、风湿痹痛、痢疾、水肿等。若治月经后期,以鸡血莲 15 g、五香血藤 10 g、五花血藤 10 g、香樟根 10 g,水煎服。若治月经先期,以鸡血莲 10 g、血人参 15 g、鸡矢藤 15 g、金荞麦 15 g、元宝草 10 g、缺腰叶蓼 10 g,水煎服。若治崩漏,以鸡血莲 10 g、仙鹤草 15 g、血苔 15 g、珠子参 15 g、四叶参 15 g,水煎服。若治跌打损伤,以鸡血莲 15 g、铁筷子 10 g、母猪藤 10 g、松风草 10 g、矮陀陀 10 g,水煎服。若治风湿痹痛,以鸡血莲 15 g、黑骨藤 10 g、爬山豆 10 g、透骨香 10 g、驳骨丹 10 g,水煎服。

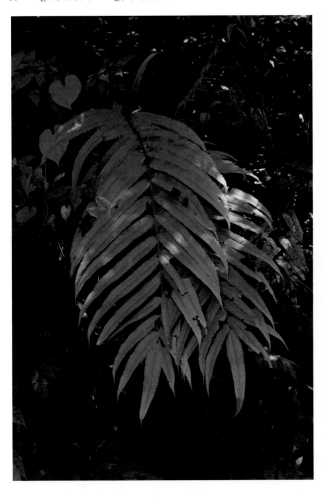 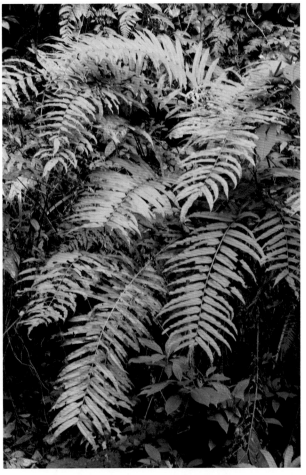

鸡眼草 jīyǎncǎo

Kummerowiae Striatae Herba

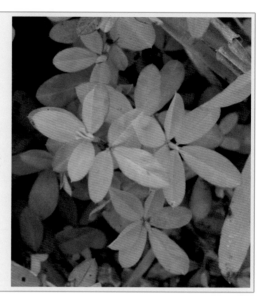

【黔称】土文花(惠水),满路金鸡、细花草(榕江),鸡眼草(各地均称)。

【民族药名】

水药名:ʔma¹kuŋ¹pau²骂共保(三都水族)。

【来源】为豆科植物鸡眼草的全草。

【原植物】鸡眼草 *Kummerowia striata*(Thunb.)Schindl.。

一年生草本,披散或平卧,多分枝,高(5~)10~45 cm,茎和枝上被倒生的白色细毛。叶为三出羽状复叶;托叶大,膜质,卵状长圆形,长3~4 mm,比叶柄长,具条纹,有缘毛;叶柄极短;小叶纸质,倒卵形、长倒卵形或长圆形,较小,长6~22 mm,宽3~8 mm,先端圆形,稀微缺,基部近圆形或宽楔形,全缘;两面沿中脉及边缘有白色粗毛,但上面毛较稀少,侧脉毛多而密。花小,单生或2~3朵簇生于叶腋;花梗下端具2枚大小不等的苞片;花萼基部具4枚小苞片,其中1枚极小,位于花梗关节处,小苞片常具5~7条纵脉;花萼钟状,紫色,5裂,裂片宽卵形,具网状脉,外面及边缘具白毛;花冠粉红色或紫色,长5~6 mm,比花萼长约1倍,旗瓣椭圆形,下部渐狭成瓣柄,具耳,龙骨瓣比旗瓣稍长或近等长,翼瓣比龙骨瓣稍短。荚果圆形或倒卵形,长3.5~5 mm,比花萼稍长(可比花萼长1倍),先端短尖,被小柔毛。花期7—9月,果期8—10月。

【生境与分布】生于路旁、田边、溪旁或山坡草地。分布于贵州各地。此外,我国其他地区也有分布。

【采收加工】秋季采挖,洗净,切段,晒干。

【药材性状】茎枝圆柱形,多分枝,长5~30 cm,被白色向下的细毛。三出羽状复叶互生,叶多皱缩,完整小叶展开之后呈长椭圆形或倒卵状长椭圆形,长5~15 mm,先端钝圆,有小突刺,基部楔形;沿中脉及叶缘疏生白色长毛;托叶2枚。花腋生,花萼钟状,深紫褐色;蝶形花冠浅玫瑰色,较花萼长。荚果卵状矩圆形,顶端稍急尖,有小喙,长达4 mm。种子1粒,黑色,具不规则褐色斑点。气微,味淡。

【性味归经】味甘、辛、微苦,性平。归肝经、脾经、肺经、肾经。

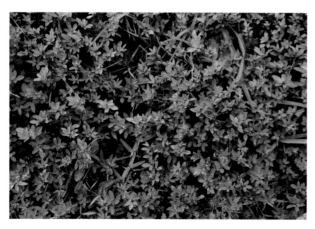

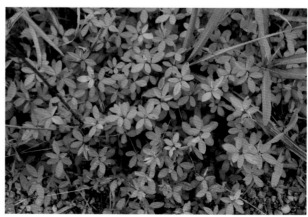

【功效与主治】清热解毒、健脾利湿、活血止血。主治感冒发热、暑湿吐泻、黄疸、痈疖疔疮、痢疾、热淋、咯血、衄血、跌打损伤、赤白带下。

【民族用药经验】

①治感冒发热:鸡眼草15 g、鱼鳅串15 g,水煎服。(贵州各族均用)

②治腹泻:鸡眼草15 g、马齿苋15 g,水煎服。(剑河苗族)

③治黄疸:鸡眼草15 g、凤尾草15 g、车前草15 g,水煎服。(榕江苗族)

④治热淋:鸡眼草30 g、海金沙藤20 g、石韦10 g,水煎服。(都匀布依族)

【用法用量】内服:煎汤,干品9~30 g,鲜品30~60 g;或捣汁;或研末。外用:适量,捣烂敷。

【汪按】鸡眼草之名始载于《救荒本草》,又称掐不齐。《本草求原》称人字草,《植物名实图考》称斑珠科、公母草,《南京民间药草》称小蓄片,《中医药实验研究》称妹子草、红花草、地兰花,《中国主要植物图说》称牛黄草、炸古基,《贵阳民间药草》称土文花、满路金鸡、细花草,《四川中药志》称白斑鸠窝、大山斑鸠窝,《湖南药物志》称鸳鸯草、夜关门、老鸦须、铺地龙,《常用中草药手册》称米碎草、孩儿草,《浙江民间常用草药》称莲子草、花花草、夏闭草、小延力草、花生草、白萹蓄、瞎眼草,《上海常用中草药》称蚂蚁草,《福建中草药》称小号苍蝇翼、红骨丹,《广西本草选编》称三叶人字草,《全国中草药汇编》称铺地锦。安徽称斑鸠窝,福建称小关门草、叶合草、曲仔草、三叶草、苍蝇翼、夜明草、老蛇草、红莲子草、纱帽草,浙江称雌雄草、锄头口草、日头草、细号合萌、太阳草、关门草,广西称乳汁草、蛤蚜草、紫花地丁、红筋草、乌蝇翼,江西称雄雌草、阴阳草、对叉草,湖北称扁子草、粪嘴草,广东称乌鸦羽、乌蝇翼,台湾称蝴蝇翼,四川称豆瓣草、粪蛆草、斑鸠窝。本书以鸡眼草为植物名和药材名。

《广东省中药材标准》2010年版,以人字草为药材名,鸡眼草 Kummerowia striata (Thunb.) Schindl. 为植物名,药用部位以干燥全草收载。

《上海市中药材标准》1994年版,以鸡眼草为药材名,鸡眼草 Kummerowia striata (Thunb.) Schindl. 为植物名,药用部位以干燥全草收载。

鸡眼草为贵州常用黔药,是贵州汉族、苗族、侗族、布依族、水族等民族习用药物。药材来源均为野生。鸡眼草具清热解毒、健脾利湿、活血止血之功效,故常用于治疗感冒发热、暑湿吐泻、黄疸、痈疖疔疮、痢疾、热淋、咯血、衄血、跌打损伤、赤白带下等。若治感冒发热,以鸡眼草15 g、九头狮子草15 g、鱼鳅串15 g,水煎服。若治泄泻,以鸡眼草30 g、地榆10 g、天青地白10 g,水煎服。若治痢疾,以鸡眼草30 g、铁苋菜30 g、野牡丹30 g,水煎服。若治黄疸,以鸡眼草15 g、当药15 g、酢浆草15 g、六月雪15 g、车前草15 g,水煎服。若治热淋,以鸡眼草15 g、小蓟15 g、白茅根15 g、冬葵15 g,水煎服。若治咯血,以鸡眼草15 g、仙鹤草15 g、白及15 g、朱砂莲15 g,水煎服。若治衄血,以鸡眼草15 g、白茅根15 g、野牡丹10 g、刺儿菜10 g,水煎服。若治跌打损伤,以鸡眼草15 g、酢浆草15 g、大血藤10 g、铁筷子10 g,水煎服。若治带下,以鸡眼草30 g、三白草15 g、委陵菜15 g、鸡冠花6 g,水煎服。

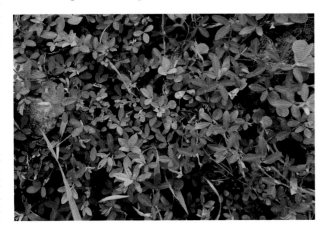 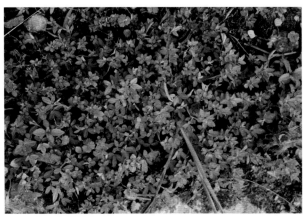

吉祥草 jíxiángcǎo

Reineckeae Carneae Herba

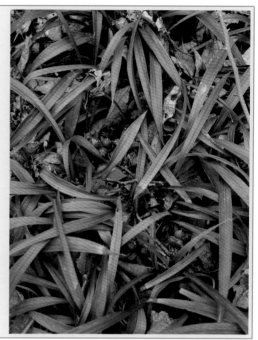

【黔称】观音草（贵阳），小九龙盘（黔东南），千里马（绥阳）。

【民族药名】

苗药名：reid youx sad 锐油沙（松桃苗族），hniad maib yagnt 莨迈样（黔东南苗族）。

水药名：ʔma¹ hui² çu⁶ 骂灰秀（三都水族）。

布依药名：ȵa²⁴ ʔduŋ³⁷ 那龙（罗甸布依族），ȵa²⁴ ʔai²⁴ 亚宝（贵定布依族）。

毛南药名：taŋ²² kep⁴² 烫克（惠水毛南族）。

【来源】为百合科植物吉祥草的全草。

【原植物】吉祥草 *Reineckea carnea*（Andr.）Kunth。

多年生草本。茎匍匐于地上，似根茎，绿色，多节，节上生须根。叶簇生于茎顶或茎节，每簇 3～8 枚；叶条形至披针形，长 10～38 cm，宽 0.5～3.5 cm，先端渐尖，向下渐狭成柄。花葶长 5～15 cm；穗状花序长 2～6.5 cm，上部花有时仅具雄蕊；苞片卵状三角形，膜质，淡褐色或带紫色；花被片合生成短管状，上部 6 裂，裂片长圆形，长 5～7 mm，稍肉质，开花时反卷，粉红色；花芳香；雄蕊 6 枚，短于花柱，花丝丝状，花药近长圆形，两端微凹；子房瓶状，3 室，花柱丝状，柱头头状，3 裂。浆果球形，直径 6～10 mm，熟时鲜红色。花期、果期 7—11 月。

【生境与分布】生于阴湿山坡、山谷中。分布于贵州各地。此外，我国四川、云南、陕西、江苏、安徽、浙江、江西、河南、湖北、湖南、广东、广西等地也有分布。

【采收加工】全年均可采收，连根挖起，洗净，鲜用或晒干。

【药材性状】干燥全草呈黄褐色。茎细长，节明显，节上有残留的膜质鳞叶，并有少数弯曲、卷缩的须状根。叶皱缩，展开后呈线形、卵状披针形或线状披针形，全缘，无柄，先端尖或长尖，基部平阔形，长 7～30 cm，宽 0.5～3 cm；叶脉平行，中脉明显。气微，味甘。

【性味归经】味甘，性凉。归肺经、脾经、大肠经。

【功效与主治】清肺止咳、凉血止血、解毒利咽。主治肺热咳嗽、咯血、吐血、衄血、便血、咽喉肿痛、目赤翳障、痈肿疮疖。

【民族用药经验】

①治肺热咳嗽：吉祥草 15 g，水煎服。（贵州各族均用）

②治咳嗽：吉祥草 15 g、矮地茶 15 g，水煎服。（雷山苗族）

③治咳血：吉祥草 15 g、仙鹤草 15 g，水煎服。（剑河侗族）

④治黄疸：吉祥草 15 g、鬼针草 15 g，水煎服。（都匀布依族）

⑤治便血：吉祥草 15 g、槐角 10 g，水煎服。（江口土家族）

⑥治跌打损伤：鲜吉祥草、鲜水冬瓜根皮、鲜凤仙花、鲜母猪藤各适量，捣烂，加酒炒热，包敷。（都匀

水族)

⑦治小儿消化不良:吉祥草 10 g、莱菔子 10 g、刺梨 6 g,水煎服。(道真仡佬族)

【用法用量】内服:煎汤,干品 6~15g,鲜品 30~60 g。外用:适量,捣烂敷。

【汪按】吉祥草之名始载于《本草拾遗》。《类证活人书》称洋吉祥草,《纲目拾遗》称解晕草、广东万年青,《植物名实图考》称松寿兰、结实兰,《分类草药性》称竹叶草,《中国药用植物志》称佛顶珠、竹叶青,《峨眉山药用植物的调查报告》称玉带草,《四川中药志》称九节莲,《常用中草药手册》称小青胆,《贵州草药》称小九龙盘,《湖南药物志》称软筋藤、竹根七,《贵州中草药名录》称观音草、地蜈蚣。本书以吉祥草为药材名和植物名。

《中华人民共和国卫生部药品标准中药成方制剂》(第十四册·附录)1997 版,以吉祥草为药材名,吉祥草 Reineckea carnea(Andr.)Kunth 为植物名,药用部位以全草收载。

《贵州省中药材、民族药材质量标准》2003 年版,以吉祥草(观音草)为药材名,吉祥草 Reineckea carnea(Andr.)Kunth 为植物名,药用部位以干燥全草收载。

《湖北省中药材质量标准》(附录)2009 年、《江西省中药材标准》1996 年版、《上海市中药材标准》1994 年版、《广西中药材标准》1990 年版、《四川省中草药标准(试行稿)》(第二批)1979 年版、《云南省中草药标准》(第一册)2005 年版,以吉祥草为药材名,吉祥草 Reineckea carnea(Andr.)Kunth 为植物名,药用部位以干燥全草收载。

《湖南省中药材标准》2009 年版,以吉祥草为药材名,吉祥草 Reineckea carnea(Andrews)Kunth 为植物名,药用部位以干燥全草收载。

《云南省药品标准》1974 年版,以玉带草为药材名,吉祥草 Reineckea carnea(Andr.)Kunth 为植物名,药用部位以干燥全草收载。

吉祥草为贵州常用黔药,是贵州汉族、苗族、侗族、布依族、土家族、仡佬族等民族习用药物。药材来源为野生和栽培。吉祥草具清肺止咳、凉血止血、解毒利咽之功效,故常用于治疗肺热咳嗽、咯血、吐血、衄血、便血、咽喉肿痛、目赤翳障、痈肿疮疖等。若治肺热咳嗽,以吉祥草 15 g、鱼鳅串 10 g、马鞭草 10 g、鱼腥草 10 g,水煎服。若治咯血,以吉祥草 15 g、蓳草 10 g、狼把草 10 g、大蓟 10 g,水煎服。若治吐血,以吉祥草 15 g、水田碎米荠 10 g、白及 10 g、秋海棠 10 g,水煎服。若治便血,以吉祥草 15 g、石胡荽 10 g、侧柏叶 10 g,水煎服;或以吉祥草 15 g、苦参 6 g、水黄杨木 10 g、白刺花 10 g,水煎服。若治咽喉肿痛,以吉祥草 15 g、见风青 10 g、八爪金龙 6 g、矮地茶 10 g,水煎服。若治黄疸,以吉祥草 15 g、茵陈 15 g、过路黄 15 g、车前草 10 g,水煎服。若治跌打损伤或骨折(复位后),以鲜吉祥草、鲜飞天蜈蚣、鲜珍珠草、鲜酢浆草、鲜猪殃殃、鲜泥胡菜、鲜母猪藤各等量,捣烂敷。

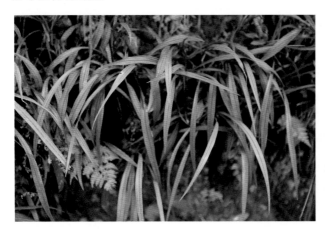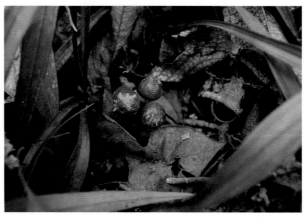

荠菜 jìcài

Capsellae Herba

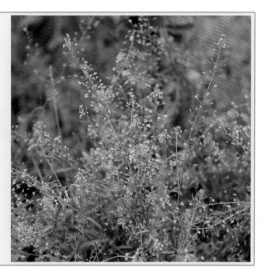

【黔称】地米菜(贵阳),雀雀菜(绥阳),鸡足菜(各地均称)。

【民族药名】

苗药名:vob nat 莴娜(黔东南苗族),reib nex kheat 锐奶改(松桃苗族),roub bik ghenb 菇比更(毕节苗族)。

水药名:ʔma¹ tin¹ qa:i⁵ 骂定解(荔波水族)。

【来源】为十字花科植物荠菜的全草。

【原植物】荠菜 *Capsella bursa-pastoris*(L.)Medic.。

一年或二年生草本,高 20 ~ 50 cm。茎直立,有分枝。基生叶丛生,呈莲座状,大头羽状分裂,长可达 12 cm,宽可达 2.5 cm;顶端裂片卵形至长圆形,长 5 ~ 30 mm,宽 2 ~ 20 mm;侧裂片 3 ~ 8 对,长圆形至卵形,长 5 ~ 15 mm,顶端渐尖,浅裂,或有不规则粗锯齿或近全缘;叶柄长 5 ~ 40 mm。茎生叶窄披针形或披针形,长 10 ~ 20 mm,宽 2 ~ 15 mm,基部箭形,抱茎,边缘有缺刻或锯齿。总状花序顶生或腋生,果期延长达 20 cm;花梗长 3 ~ 8 mm;萼片长圆形,长 1.5 ~ 2 mm;花瓣白色,卵形,长 2 ~ 3 mm,有短爪;花柱长约 0.5 mm。短角果倒三角形或倒心状三角形,长 5 ~ 8 mm,宽 4 ~ 7 mm,扁平,无毛,顶端微凹,裂瓣具网脉;果梗长 5 ~ 15 mm。种子 2 行,长椭圆形,长约 1 mm,浅褐色。

【生境与分布】生于田野、路边及庭园。分布于贵州各地。此外,我国其他地区也有分布或栽培。

【采收加工】3—5 月采收,除去杂质,洗净,晒干。

【药材性状】主根圆柱形或圆锥形,有的有分枝,长 4 ~ 10 cm;表面类白色或淡褐色,有许多须状侧根。茎纤细,黄绿色,易折断。基出叶羽状分裂,多卷缩,展平后呈披针形,顶端裂片较大,边缘有粗齿;表面灰绿色或枯黄色,有的棕褐色,纸质,易碎。茎生叶披针形,基部耳状抱茎。果实倒三角形,扁平,顶端微凹,具残存短花柱。种子细小,长椭圆形,着生在假隔膜上,呈 2 行排列。搓之有清香气,味淡。

【性味归经】味甘、淡,性凉。归肝经、肺经、脾经、膀胱经。

【功效与主治】凉肝止血、平肝明目、清热利湿。主治吐血、衄血、咯血、尿血、崩漏、目赤肿痛、眼底出血、高血压、赤白痢疾、肾炎水肿、乳糜尿。

【民族用药经验】

①治吐血、衄血、咯血、尿血:荠菜 30 g,水煎服。(贵州各族均用)

②治崩漏:荠菜 30 g,地榆 30 g,水煎服。(麻江苗族)

③治目赤疼痛:荠菜 30 g,夏枯草 10 g,水煎服。(凯里侗族)

④治痢疾:荠菜 30 g,地苓 15 g,水煎服。(惠水布依族)

⑤治水肿:荠菜 30 g,四季红 15 g,水煎服。(都匀水族)

【用法用量】内服:煎汤,干品 15 ~ 30 g,鲜品 60 ~ 120 g;或入丸、散。外用:适量,捣汁点眼。

【注按】荠菜之名始载于《千金食治》。《诗经》称荠,《礼记》称靡草,《纲目》称护生草,《医林纂要·药性》称芊菜、鸡心菜,《植物名实图考》称净肠草,《贵州草药》称地米菜、鸡脚菜。广州称菱角菜,浙江称清明菜、香田荠,上海称枕头草,广西称假水菜,四川称地地菜、烟盒草。本书以荠菜为药材名和植物名。

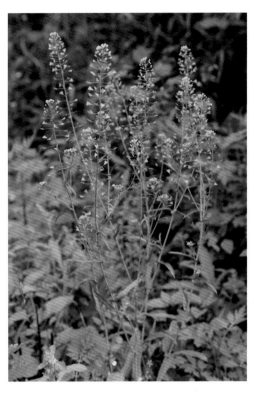

《贵州省中药材、民族药材质量标准》2003 年版、《贵州省中药材质量标准》(附录)1988 年版、《四川省中草药标准(试行稿)》(第二批)1979 年版,以荠菜为药材名,荠菜 *Capsella bursa-pastoris*(L.)Medic. 为植物名,药用部位以干燥全草收载。

《湖南省中药材标准》2009 年版,以荠菜为药材名,荠菜 *Capsella bursa-pastoris*(Linnaeus)Medikus 为植物名,药用部位以干燥全草收载。

《中华人民共和国卫生部药品标准·藏药·第一册》1995 年版,以荠菜为药材名,荠菜 *Capsella bursa-pastoris*(L.)Medic. 为植物名,药用部位以全草收载。

《北京市中药材标准》(附录)1998 年版,以荠菜为药材名,荠菜 *Capsella bursa-pastoris*(L.)Medic. 为植物名,药用部位以干燥地上部分收载。

《江苏省中药材标准》1989 年版、《江苏省中药材标准(试行稿)》(第一批)1986 年版,以荠菜(荠菜花)为药材名,荠菜 *Capsella bursa-pastoris*(L.)Medic. 为植物名,药用部位以干燥全草收载。

《上海市中药材标准》1994 年版,以荠菜花为药材名,荠菜 *Capsella bursa-pastoris*(L.)Medic. 为植物名,药用部位以带有花果的干燥全草收载。

《青海省藏药标准》1992 年版,以荠菜为药材名,荠菜 *Capsella bursa-pastoris*(L.)Medic. 为植物名,药用部位以干燥种子收载。

荠菜为贵州常用黔药,是贵州汉族、苗族、侗族、布依族、水族、土家族等民族习用药物。药材来源均为野生。荠菜具凉肝止血、平肝明目、清热利湿之功效,故常用于治疗吐血、衄血、咯血、尿血、崩漏、目赤肿痛、眼底出血、高血压、赤白痢疾、肾炎水肿、乳糜尿等。若治吐血,以荠菜 30 g、朱砂莲 15 g、仙鹤草 15 g,水煎服。若治衄血、咯血,以荠菜 30 g、白茅根 15 g、小蓟 15 g、鬼针草 15 g,水煎服。若治尿血,以荠菜 30 g、石韦 15 g、苎麻 15 g、野牡丹 15 g、水黄杨木 15 g,水煎服。若治崩漏,以荠菜 30 g、朱砂根 15 g、大夜关门 15 g、苎麻根 15 g、檵木 15 g,水煎服。若治目赤肿痛,以荠菜 30 g、龙胆草 6 g、菊花 10 g、栀子 10 g,水煎服。若治眼底出血,以荠菜 30 g、密蒙花 6 g、鸭跖草 10 g、仙鹤草 10 g、菊花 10 g、夏枯草 10 g、决明子 10 g,水煎服。若治高血压,以荠菜 30 g、钩藤 15 g、天麻 15 g、南布正 15 g、山栀茶 10 g,水煎服。若治痢疾,以荠菜 15 g、朝天罐 15 g、铁苋菜 15 g、天青地白 15 g,水煎服。若治肾炎水肿,以荠菜 15 g、四季红 10 g、猫须草 10 g、车前子 10 g,水煎服。若治乳糜尿,以荠菜 30 g、车前草 10 g、珍珠菜 10 g、槐叶苹 10 g、三白草 10 g,水煎服。

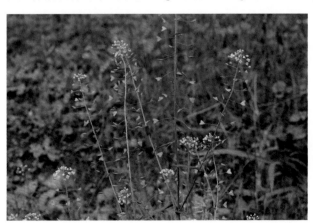

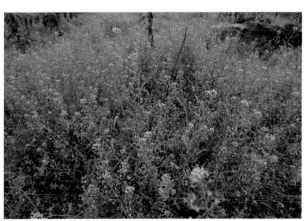

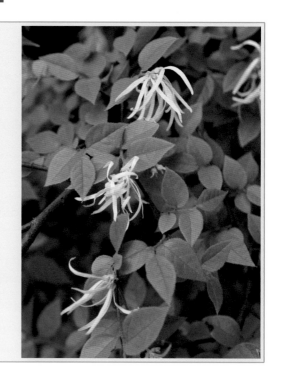

檵花 jìhuā

Loropetali Chinensis Flos

【黔称】锯木花(黎平),檵木花(各地均称)。

【民族药名】

苗药名:rab rut bad 然汝巴(黔东南苗族)。

水药名:nuk^8 mai^4 fui^{3}芦梅飞(荔波水族)。

侗药名:meix dangc demx 美当等(剑河侗族)。

【来源】为金缕梅科植物檵木的花。

【原植物】檵木 *Loropetalum chinense*(R. Br.)Oliv. 。

灌木,有时为小乔木,高1~4 m,多分枝,小枝有星状毛。叶革质,卵形,长2~5 cm,宽1.5~2.5 cm,先端尖锐,基部钝,不等侧,上面略有粗毛或无毛,干后暗绿色,无光泽,下面被星状毛,稍带灰白色,全缘;侧脉约5对,在上面明显,在下面突起;叶柄长2~5 mm,有星状毛;托叶膜质,三角状披针形,长3~4 mm,宽1.5~2 mm,早落。花3~8朵簇生,有短花梗,白色,比新叶先开放,或与嫩叶同时开放;花序柄长约1 cm,被毛;苞片线形,长约3 mm;萼筒杯状,被星状毛,萼齿卵形,长约2 mm,花后脱落;花瓣4片,带状,长1~2 cm,先端圆或钝;雄蕊4枚,花丝极短,药隔突出呈角状;退化雄蕊4枚,鳞片状,与雄蕊互生;子房完全下位,被星状毛;花柱极短,长约1 mm;胚珠1枚,垂生于心皮内上角。蒴果卵圆形,长7~8 mm,宽6~7 mm,先端圆,被褐色星状茸毛,萼筒长为蒴果的2/3。种子圆卵形,长4~5 mm,黑色,发亮。花期3—4月,果期10月。

【生境与分布】生于向阳山坡、路边、灌丛中、丘陵地及郊野溪沟边。分布于贵州各地。此外,我国四川、云南等地也有分布。

【采收加工】4月采收,阴干,贮存于干燥处。

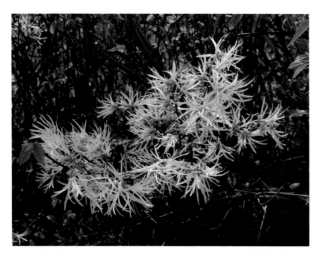

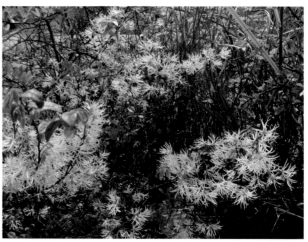

【药材性状】花常3~8朵簇生,基部有短花梗;脱落的单个花朵常皱缩呈条带状,长1~2 cm,淡黄色或浅棕色;湿润展平后,花萼筒杯状,长约5 mm,4裂;萼齿卵形,表面有灰白色星状毛;花瓣4片,带状或倒卵匙形,淡黄色,有明显的棕色羽状脉纹;雄蕊4枚,花丝级短,与鳞片状退化雄蕊互生;子房下位,花柱极短,柱头2裂。质柔韧。气微、清香,味甘、微苦。

【性味归经】味甘、微苦,性平。归脾经、肺经、大肠经。

【功效与主治】清热止咳、收敛止血。主治肺热咳嗽、咯血、鼻衄、便血、痢疾、泄泻、崩漏。

【民族用药经验】

①治肺热咳嗽:檵花10 g,水煎服。(贵州各族均用)

②治咳嗽:檵花6 g、鸭儿芹10 g、小叶桑10 g,水煎服。(龙里苗族)

③治咯血:檵花10 g、白茅根10 g,水煎服。(榕江苗族)

④治痢疾:檵花10 g、地锦10 g、铁苋菜10 g,水煎服。(黎平侗族)

⑤治崩漏:檵花10 g、大叶紫珠10 g,水煎服。(平塘布依族)

【用法用量】内服:煎汤,6~10 g。外用:适量,研末撒;或鲜品揉团塞鼻。

【汪按】檵花之名始载于《植物名实图考》,又称纸末花。《福建民间草药》称白清明花。本书以檵花为药材名,檵木为植物名。

《上海市中药材标准》(附录)1994年版,以檵木花为药材名,檵木 *Loropetalum chinense*(R. Br.)Oliv. 为植物名,药用部位以干燥花收载。

檵花为贵州常用黔药,是贵州汉族、苗族、侗族、布依族等民族习用药物。药材来源均为野生。檵花具清热止咳、收敛止血之功效,故常用于治疗肺热咳嗽、咯血、鼻衄、便血、痢疾、泄泻、崩漏等。若治肺热咳嗽,以檵花10 g、鱼腥草10 g、矮地茶10 g、鱼鳅串10 g,水煎服。若治咯血、衄血,以檵花10 g、仙鹤草10 g、小蓟10 g、鬼针草10 g,水煎服。若治血崩,以檵花10 g、朱砂莲10 g、苎麻10 g、野牡丹10 g,水煎服。若治痢疾,以檵花10 g、马齿苋10 g、水田碎米荠10 g、石韦10 g、仙鹤草10 g,水煎服。若治带下,以檵花10 g、车前子10 g、土茯苓10 g、三白草10 g、锦鸡儿10 g、委陵菜10 g,水煎服。

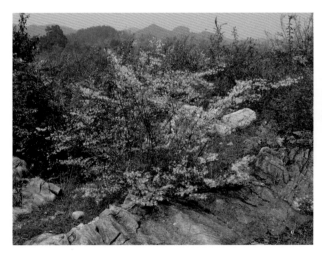
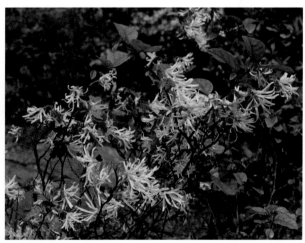

檵木根 jìmùgēn

Loropetali Chinensis Radix

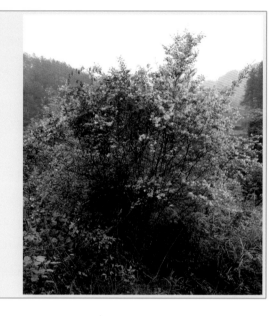

【黔称】檵木根(各地均称)。

【民族药名】

苗药名:rab rut bad 然汝巴(黔东南苗族)。

水药名:nuk⁸ mai⁴ fui³芦梅飞(荔波水族)。

侗药名:meix dangc demx 美当等(剑河侗族)。

【来源】为金缕梅科植物檵木的根。

【原植物】参见"檵花"条。

【生境与分布】参见"檵花"条。

【采收加工】全年均可采挖,洗净,切块,晒干或鲜用。

【药材性状】根圆柱形,拐状不规则弯曲或呈不规则分枝状,长短粗细不一,一般切成块状,表面灰褐色或黑褐色,具浅纵纹,有圆形的茎痕及支根痕;栓皮易呈片状剥落而露出棕红色的韧皮部。体重,质坚硬,不易折断,断面灰黄色或棕红色,纤维性。气微,味淡、微苦涩。

【性味归经】味苦、涩,性微温。归肝经、脾经、大肠经。

【功效与主治】止血、活血、收敛固涩。主治咯血、吐血、便血、外伤出血、崩漏、产后恶露不净、风湿关节痛、跌打损伤、泄泻、痢疾、白带、脱肛。

【民族用药经验】

①治崩漏:檵木根 30 g,水煎服。(贵州各族均用)

②治产后恶露不净:檵木根 15 g、仙鹤草 15 g,水煎服。(雷山苗族)

③治关节疼痛:檵木根 30 g、老虎禾麻 15 g,水煎服。(平塘布依族)

④治泄泻:檵木根 15 g、金樱根 15 g,水煎服。(黎平侗族)

【用法用量】内服:煎汤,15~30 g。外用:适量,研末撒。

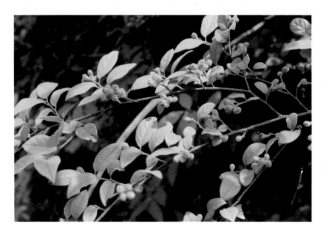

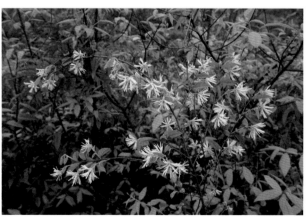

【汪按】檵木根之名始载于《江西草药》。《浙江天目山药用植物志》称檵天根,《湖北中草药志》称土降香。本书以檵木根为药材名,檵木为植物名。

　　檵木根为贵州常用黔药,是贵州汉族、苗族、侗族、布依族等民族习用药物。药材来源均为野生。檵木根具止血、活血、收敛固涩之功效,故常用于治疗咯血、吐血、便血、外伤出血、崩漏、产后恶露不净、风湿关节痛、跌打损伤、泄泻、痢疾、白带、脱肛等。若治咯血、吐血,以檵木根 30 g、元宝草 15 g、地瓜藤 15 g、血盆草 15 g,水煎服。若治崩漏,以檵木根 15 g、红紫珠 15 g、血盆草 15 g、羊乳 15 g,水煎服。若治胃出血,以檵木根 15 g、朱砂莲 15 g、大乌泡 10 g、金荞麦 15 g、鸡矢藤 15 g,水煎服。若治白带,以檵木根 15 g、金荞麦 15 g、鸡矢藤 15 g、车前子 10 g、龙葵 10 g、血人参 10 g,水煎服。若治脱肛,以檵木根 30 g、血人参 20 g、南沙参 15 g、羊乳 15 g、臭鸡腿 15 g,水煎服。若治痢疾、腹泻,以檵木根 30 g、小槐花 15 g、肖梵天花 15 g、铁苋菜 15 g、支柱蓼 15 g,水煎服。

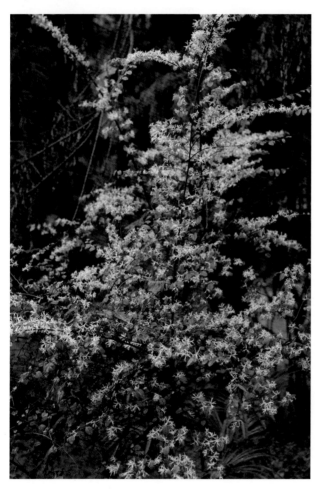
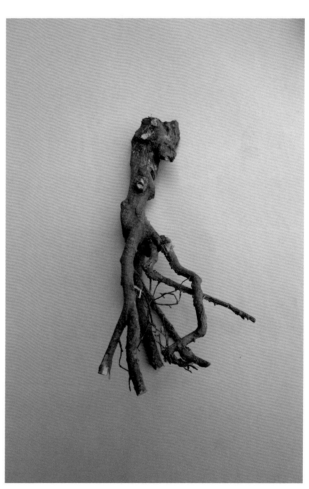

檵木叶 jìmùyè

Loropetali Chinensis Racenus cum Folio

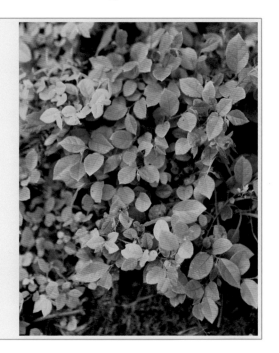

【黔称】檵木叶(各地均称)。

【民族药名】

苗药名:rab rut bad 然汝巴(黔东南苗族)。

水药名:nuk⁸ mai⁴ fui³ 芦梅飞(荔波水族)。

侗药名:meix dangc demx 美当等(剑河侗族)。

【来源】为金缕梅科植物檵木的枝叶。

【原植物】参见"檵花"条。

【生境与分布】参见"檵花"条。

【采收加工】全年均可采收,晒干。

【药材性状】叶多皱缩卷曲,完整叶展平后呈椭圆形或卵形,长 1.5～3 cm,宽 1～2.5 cm,先端锐尖,基部稍偏斜,全缘,上面灰绿色或浅棕褐色,下面色较浅,两面疏被毛;叶柄被棕色星状毛。气微,味涩、微苦。

【性味归经】味苦、涩,性凉。归肝经、胃经、大肠经。

【功效与主治】收敛止血、清热解毒。主治咯血、吐血、便血、崩漏、产后恶露不净、紫癜、暑热泻痢、跌打损伤、创伤出血、肝热目赤、喉痛。

【民族用药经验】

①治咯血、吐血:檵木叶 30 g,水煎服。(贵州各族均用)

②治便血:檵木叶 30 g、槐花 10 g,水煎服。(雷山苗族)

③治紫癜:檵木叶 30 g、过路黄 15 g,水煎服。(黎平侗族)

④治产后恶寒不净:檵木叶 30 g、仙鹤草 30 g,水煎服。(平塘布依族)

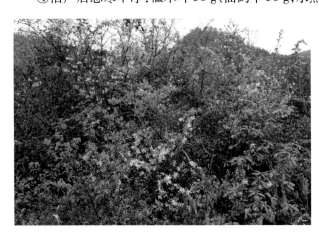

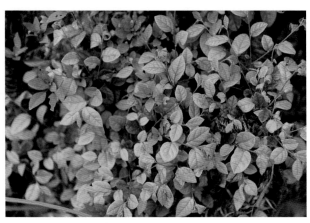

【用法用量】内服:煎汤,15～30 g。外用:适量,捣烂撒;或研末撒;或煎水洗、含漱。

【注按】檵木叶之名始载于《草药手册》。《植物名实图考》称檵花叶。本书以檵木叶为药材名,檵木为植物名。

《中国药典》2010 年版,以檵木叶为药材名,檵木 *Loropetalum chinense*（R. Brown）Oliver 为植物名,药用部位以干燥叶收载。

《上海市中药材标准》1994 年版,以檵木叶为药材名,檵木 *Loropetalum chinense*（R. Br.）Oliv. 为植物名,药用部位以干燥叶收载。

《湖南省中药材标准》2009 年版,以檵木叶为药材名,檵木 *Loropetalum chinense*（R. Brown）Oliver 为植物名,药用部位以叶收载。

檵木叶为贵州常用黔药,是贵州汉族、苗族、侗族、布依族等民族习用药物。药材来源均为野生。檵木叶具收敛止血、清热解毒之功效,故常用于治疗咯血、吐血、便血、崩漏、产后恶露不净、紫癜、暑热泻痢、跌打损伤、创伤出血、肝热目赤、喉痛等。若治咯血、吐血、便血,以檵木叶 30 g、水黄杨木 15 g、苎麻根 15 g、槐角 15 g、侧柏叶 15 g,水煎服。若治崩漏、产后恶露不净,以檵木叶 30 g、血苕 15 g、仙鹤草 15 g、朱砂莲 15 g,水煎服。若治紫癜,以檵木叶 30 g、滇紫草 15 g、血人参 15 g、鬼针草 15 g,水煎服。若治暑热泻痢,以檵木叶 30 g、三白草 15 g、泽兰 10 g、荠菜 10 g,水煎服。若治跌打损伤,以檵木叶 30 g、接骨木 15 g、飞天蜈蚣 15 g、三角咪 15 g、紫金标 10 g、黄果藤 10 g,水煎服。若治烧伤、烫伤,以檵木叶 30 g、虎杖 30 g、四季青 15 g、蒲公英 15 g、紫花地丁 15 g,水煎服。若治皮肤感染,以檵木叶 30 g、金银花 30 g、连翘 15 g、蒲公英 15 g、紫背天葵 15 g,水煎服或煎水外洗。

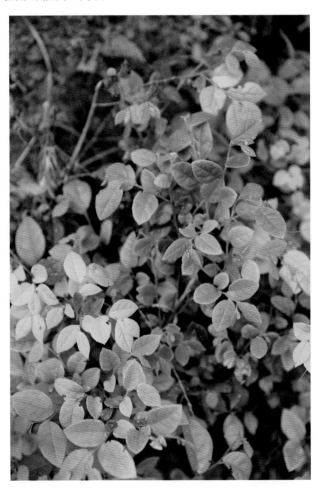
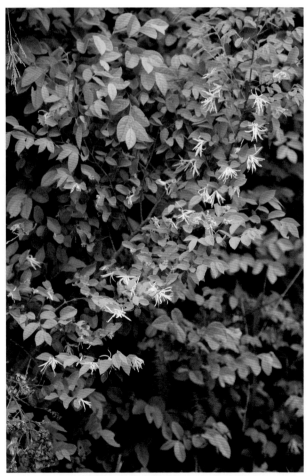

假通草树皮 jiǎtōngcǎoshùpí

Euaraliopsis Ciliatae Cortex

【黔称】假通草皮(各地均称)。

【民族药名】

苗药名:gab lik det jab tongb 噶里豆假通(黄平苗族)。

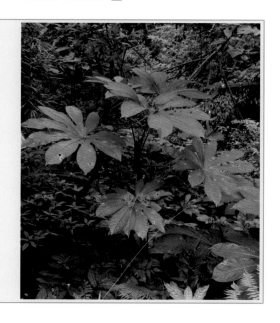

【来源】为五加科植物假通草的树皮。

【原植物】假通草 *Euaraliopsis ciliata*(Dunn)Hutch.。

多刺灌木,高约2 m。单叶互生;叶柄长约20 cm或更长,有明显的纵条纹,基部与托叶合生,有长圆形的皮孔及扁刺;托叶先端分离呈线形;叶纸质,掌状5~7深裂,深裂至叶片的3/4,长20~40 cm,宽大于长,基部心形,有掌状脉5~7条;叶裂片狭椭圆形、长圆形至卵状长圆形,长13~30 cm,宽6~12 cm,先端突尖至渐尖,边缘具纤毛状细锯齿,上面疏被刚毛,下面沿脉被刚毛,侧脉在两面明显。伞形花序组成大型圆锥花序,长20~30 cm,花序轴和分枝密生扁刺及刚伏毛;苞片三角形至三角状披针形;伞形花序有花数朵,白色;小苞片线形;花萼边缘有5枚小齿;花瓣5片,三角状长圆形;雄蕊5枚;子房半下位,2室,花柱合生成短柱状。果实扁球形至卵球形,成熟后黑色,果柄细长,花柱宿存。种子2粒。花期9—10月,果期12月至第二年3月。

【生境与分布】生于山谷密林潮湿处。分布于贵州的兴仁、安龙、荔波、龙里等地。此外,我国广西、四川、云南等地也有分布。

【采收加工】秋季、冬季剥取树皮,除去杂质,切片,鲜用或晒干。

【药材性状】树皮表面棕黄色或棕褐色,有细密的纵向条纹或皱纹,皮孔淡棕色,圆点状或略纵向延长。饮片具木质部及髓,髓呈白色,纵向观有层样隔膜。气微,味淡。

【性味归经】味辛、微苦,性平。归肝经、肾经。

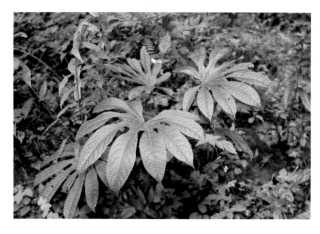

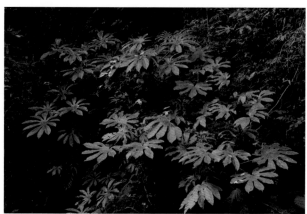

【功效与主治】祛风除湿、舒筋活络、消肿止痛。主治风湿痹痛、关节肿痛、关节屈伸不利、跌打损伤、腰酸背痛。

【民族用药经验】

①治风湿痹痛:假通草树皮30 g,水煎服。(贵州各族均用)

②治膝关节肿痛、屈伸不利:假通草树皮15 g、追风伞30 g,水煎服。(龙里苗族)

③治跌打损伤:假通草树皮15 g、飞龙掌血15 g、松风草10 g,水煎服。(兴仁布依族)

【用法用量】内服:煎汤,9~30 g;或浸酒。外用:适量,煎水洗。

【注按】假通草树皮之名始载于《峨眉山药用植物研究》。本书以假通草树皮为药材名,假通草为植物名。

假通草树皮为贵州常用黔药,是贵州汉族、苗族、布依族等民族习用药物。药材来源均为野生。假通草树皮具祛风除湿、舒筋活络、消肿止痛之功效,故常用于治疗风湿痹痛、关节肿痛、关节屈伸不利、跌打损伤、腰酸背痛等。若治风湿痹痛,以假通草树皮15 g、黑骨藤10 g、大血藤15 g、五花血藤15 g、油麻血藤15 g,水煎服。若治膝关节肿痛、屈伸不利,以假通草树皮15 g、藤石松15 g、七叶莲15 g、柳叶过山龙10 g、川牛膝15 g,水煎服。若治腰酸背痛,以假通草树皮15 g、活血莲15 g、杜仲15 g、续断15 g,水煎服。若治跌打损伤,以假通草树皮15 g、接骨草15 g、飞龙掌血15 g、三角咪15 g、花蝴蝶15 g,水煎服。

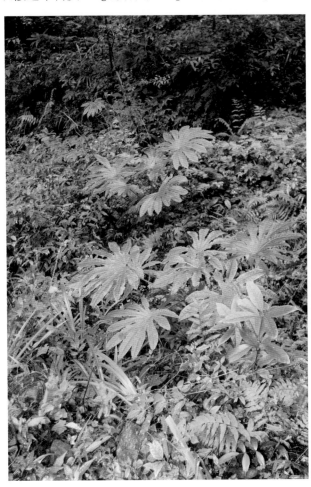
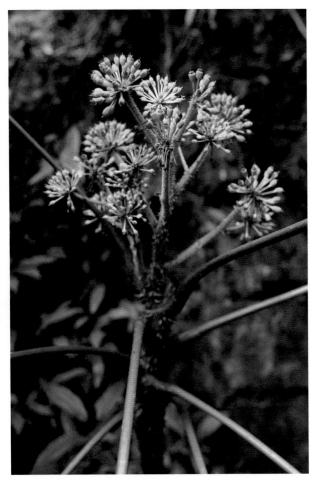

姜黄 jiānghuáng

Curcumatis Longae Rhizoma

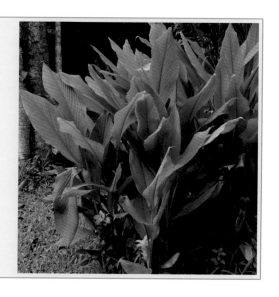

【黔称】姜黄(各地均称)。

【民族药名】

苗药名:vob had 窝哈、kid ferx 开否(黔东南苗族)。

侗药名:xingp mant 信蛮(剑河侗族)。

水药名:si ŋ^1 ma:n^3 杏妈(荔波水族)。

【来源】为姜科植物姜黄的根茎。

【原植物】姜黄 *Curcuma longa* L. 。

多年生草本,高1~1.5 m。根茎发达,成丛,分枝呈椭圆形或圆柱形,橙黄色,极香;根粗壮,末端膨大成块根。叶基生,5~7枚,2列;叶柄长20~45 cm;叶长圆形或窄椭圆形,长20~50 cm,宽5~15 cm,先端渐尖,基部楔形,下延至叶柄,上面黄绿色,下面浅绿色,无毛。花葶由叶鞘中抽出,总花梗长12~20 cm,穗状花序圆柱状,长12~18 cm;上部无花的苞片粉红色或淡红紫色,长椭圆形,长4~6 cm,宽1~1.5 cm,中下部有花的苞片嫩绿色或绿白色,卵形至近圆形,长3~4 cm;花萼筒绿白色,具3枚齿;花冠管漏斗形,长约1.5 cm,淡黄色,喉部密生柔毛,裂片3枚;能育雄蕊1枚,花丝短而扁平,花药长圆形,基部有距;子房下位,外被柔毛,花柱细长,基部有2个棒状腺体,柱头稍膨大,略呈唇形。花期8月。

【生境与分布】生于山坡草地或路旁阴湿处。分布于贵州的兴义等地。此外,我国江西、福建、台湾、广东、广西、四川、云南等地也有分布。

【采收加工】冬季待地上部分枯萎时采挖,洗净,蒸或煮15 min 左右,烘干或晒干。

【药材性状】根茎呈不规则卵圆形、圆柱形或纺锤形,常弯曲,表面深黄色,粗糙,有皱缩纹理和明显环节,并有圆形分枝痕及须根痕。质坚实,不易折断,断面棕黄色至金黄色,角质样,有蜡样光泽。气香、特异,味苦、辛。以质坚实、断面金黄、香气浓厚者为佳。

【性味归经】味苦、辛,性温。归脾经、肝经。

【功效与主治】破血行气、通经止痛。主治血瘀气滞所致诸证、胸腹胁痛、痛经、闭经、产后瘀滞腹痛、风湿痹痛、跌打损伤、痈肿。

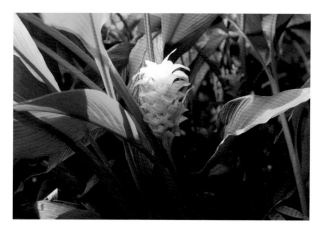

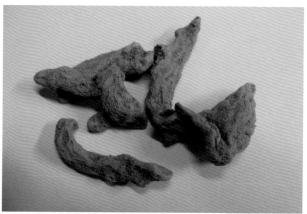

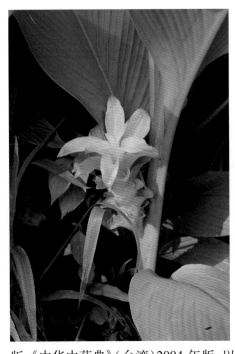

【民族用药经验】

①治痛经:姜黄10 g,水煎服。(贵州各族均用)

②治跌打损伤:姜黄10 g、见血飞10 g,水煎服。(雷山苗族)

③治风湿痹痛:姜黄10 g、大风藤10 g、小果微花藤10 g,水煎服。(兴义布依族)

④治皮肤瘙痒:姜黄10 g、地肤子10 g、蛇床子10 g,水煎服。(荔波水族)

【用法用量】内服:煎汤,3～10 g;或入丸、散。外用:适量,研末调敷。

【汪按】姜黄之名始载于《新修本草》。《纲目》称宝鼎香,《生草药性备要》称黄姜。本书以姜黄为药材名和植物名。

《中国药典》2010年版、2005年版、2000年版、1995年版、1990年版、1985年版、1977年版、1963年版,《贵州省中药材、民族药材质量标准》(副篇)2003年版,《内蒙古蒙药材标准》1987年版,《新疆维吾尔自治区药品标准》(第二册)1980年版,《藏药标准》1979年版,《中华中药典》(台湾)2004年版,以姜黄为药材名,姜黄 *Curcuma longa* L. 为植物名,药用部位以干燥根茎收载。

《中药典范》(第一辑·第二册)(台湾)1985年版,以姜黄为药材名,姜黄 *Curcuma longa* Linn. 为植物名,药用部位以干燥根茎收载。

姜黄为贵州常用黔药,是贵州汉族、苗族、侗族、布依族、水族等民族习用药物。药材来源为野生和栽培。姜黄具破血行气、通经止痛之功效,故常用于治疗血瘀气滞所致诸证、胸腹胁痛、痛经、闭经、产后瘀滞腹痛、风湿痹痛、跌打损伤、痈肿等。若治胸痹,以姜黄10 g、莪术6 g、三棱6 g、黄芪15 g、血人参15 g、瓜蒌壳15 g、薤白10 g、枳壳10 g,水煎服。若治痛经,以姜黄6 g、五花血藤10 g、五香血藤10 g、小果微花藤10 g、益母草10 g、预知子15 g、香附10 g,水煎服。若治瘀血闭经,以姜黄6 g、鸡血藤15 g、油麻血藤15 g、桂枝10 g、鸡冠花10 g、莎草15 g,水煎服。若治风湿痹痛,以姜黄10 g、油麻血藤15 g、大血藤15 g、红禾麻10 g、大风藤10 g、桑寄生15 g、七叶莲15 g、黑骨藤10 g,水煎服。若治跌打损伤,以姜黄10 g、见血飞10 g、接骨木10 g、苦糖果10 g,水煎服。若治痈肿疮毒,以姜黄30 g、大黄30 g、黄柏15 g、生南星10 g、生乌头10 g、天花粉30 g、五花血藤30 g、五香血藤30 g、枇杷30 g、勾儿茶30 g,共研细末,以蜂蜜调敷。

姜黄始载于《新修本草》,据专家考证,姜黄在当时包括了姜黄属多种植物,因《新修本草》记载:"叶、根都似郁金,花春生于根,与苗并出,夏花烂,无子,根有黄、青、白三色。其作之方法与郁金同尔。西戎人谓之蒁药。"其根茎断面黄色的应是温郁金 *Curcuma wenyujin* Y. H. Chen et C. Ling,断面灰绿色或墨绿色的应是莪术 *Curcuma aeruginosa* Roxb. ,断面白色的是广西莪术 *Curcuma kwangsiensis* S. G. Lee et C. F. Liang,而不包括花从茎心抽出的姜黄 *Curcuma longa* L. (当时称郁金),同时说明姜黄与莪术有混用的现象。《本草图经》也指出:"姜黄,旧不载所出州郡,今江、广、蜀、川多有之。叶青绿,长一二尺许,阔三四寸,有斜纹如红蕉叶而小,花红白色,至中秋渐凋。春末方生,其花先生,次方生叶,不结实。根盘屈,黄色,类生姜而圆,有节。"并附"宜州(今宜昌市)姜黄""沣州(今湖南境内)姜黄"图。其所述产地、形态特征应指温郁金、广西莪术等。《纲目》也指出:"近时以扁如干姜形者,为片子姜黄,圆如蝉腹形者,为蝉肚郁金,并可浸水染色。"可浸水染色者应为姜黄,说明在明代姜黄的根茎被当作郁金用。

在古代有用老姜充姜黄使用,如《本草拾遗》云:"姜黄真者,是经种三年以上老姜。能生花,花在根际,一如襄荷,根节坚硬,气味辛辣,种姜处有之。"《本草图经》亦谓:"都下近年多种姜,往往有姜黄生卖,乃是老姜。"

金刚口摆 jīngāngkǒubǎi

Pittospori Glabrati Radix

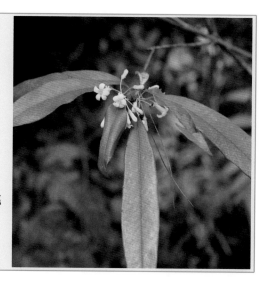

【黔称】黄栀子(各地均称)。

【民族药名】

苗药名:ghaob reib ndut bid pax 阿锐土木枇杷(松桃苗族)。

【来源】为海桐花科植物狭叶海桐的根。

【原植物】狭叶海桐 *Pittosporum glabratum* Lindl. var. *neriifolium* Rehd. et Wils.。

常绿灌木,高 0.8~2 m。全株无毛。叶散生或聚生于枝顶,呈假轮生状;叶柄长 3~10 mm;叶狭披针形、披针形或条形,长 6~22 cm,宽 0.6~2 cm,先端渐尖,基部楔形,全缘;叶脉不明显,上面中脉微凹,下面隆起。伞形花序生于枝端,有花数朵;花梗细,长 6~10 mm;花淡黄色,有香气;萼片 5 枚,三角形,长约 1 mm,有睫毛;花瓣 5 片,长约 1 cm;雄蕊 5 枚;雌蕊无毛。蒴果梨形或椭圆形,长 1.6~2.3 cm,成熟时裂为 3 瓣,果皮革质。种子红色,长 5~7 mm。花期 4—5 月,果期 8—9 月。

【生境与分布】生于海拔 800~1700 m 的山地林中或林边。分布于贵州的德江、松桃、施秉、黎平、榕江、从江、兴义、兴仁、普安、龙里、三都、荔波、都匀、赤水、绥阳等地。此外,广东、江西、湖南、四川、湖北、陕西、广西等地也有分布。

【采收加工】秋季采收,晒干。

【药材性状】根细长圆柱形,有的略弯曲,长 10~20 cm,表面灰黄色至黄褐色,较粗糙,上端可见残留的茎基痕和椭圆形皮孔。质硬,不易折断,断面木质部黄白色,可见环纹。气微,味苦、涩。

【性味归经】味苦,性凉。归肝经、胆经、心经。

【功效与主治】清热利湿、安神。主治黄疸、失眠。

【民族用药经验】

①治黄疸:金刚口摆 30 g,水煎服。(贵州各族均用)

②治黄疸:金刚口摆 15 g、田基黄 15 g,水煎服。(雷山苗族)

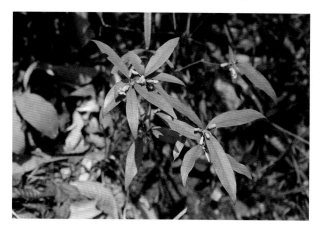

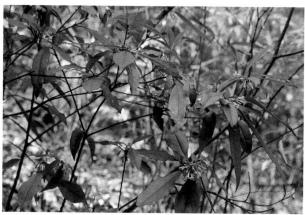

③治失眠:金刚口摆 15 g、夜交藤 15 g,水煎服。(黎平侗族)

【用法用量】内服:煎汤,10～30 g。

【汪按】金刚口摆之名始载于《贵州草药》,根据贵州雷公山苗语所收载。《贵州中草药名录》称黄栀子,《中国中药资源志要》称狭叶崖子花。广东称斩蛇剑。本书以金刚口摆为药材名,狭叶海桐为植物名。

《贵州省中药材、民族药材质量标准》2003 年版,以山栀茶(山枝茶)为药材名,狭叶海桐 *Pittosporum glabratum* Lindl. var. *neriifolium* Rehd. et Wils. 为植物名,药用部位以干燥根收载。

金刚口摆为贵州常用黔药,是贵州汉族、苗族、侗族、布依族等民族习用药物。药材来源均为野生。金刚口摆具清热利湿、安神之功效,故常用于治疗黄疸、失眠等。若治湿热黄疸,以金刚口摆 10 g、虎杖 10 g、田基黄 10 g、小龙胆草 10 g、车前草 10 g,水煎服;或以金刚口摆 15 g、茵陈 15 g、水黄杨木 10 g、獐芽菜 10 g、酢浆草 10 g、锦鸡儿 10 g,水煎服。若治失眠,以金刚口摆 15 g、夜交藤 15 g、合欢皮 15 g、南布正 15 g、五花血藤 10 g、五香血藤 10 g、油麻血藤 15 g、香花崖豆藤 15 g,水煎服。若治子宫脱垂,以金刚口摆 30 g、血人参 15 g、仙鹤草 15 g、臭鸡腿 30 g,水煎服。

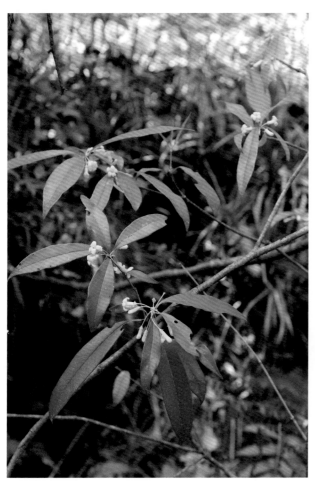
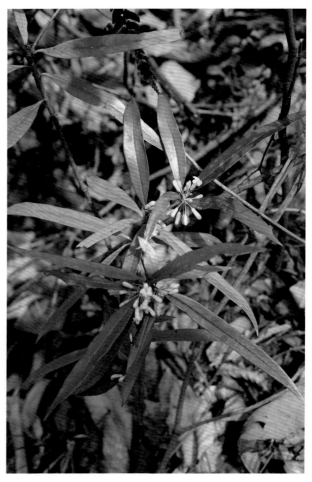

金槐 jīnhuái

Paraphlomis Javanicae Radix et Herba

【黔称】壶瓶花、荏子香(惠水),十二槐花(兴义),鼬瓣花(安龙),金槐(各地均称)。

【民族药名】

苗药名:jinb kuil 金槐(黄平苗族)。

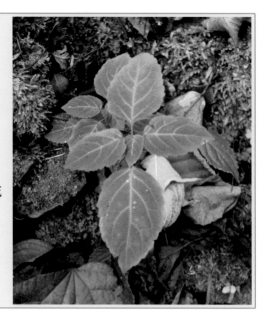

【来源】为唇形科植物小叶假糙苏的根或全草。

【原植物】小叶假糙苏 *Paraphlomis javanica*(Bl.)Prain var. *coronata*(Vaniot)C. Y. Wu et H. W. Li。

草本植物,高30~80 cm,有时高达1.5 m。茎单生,钝四棱形,被倒向平伏毛。叶对生;叶柄长约5 cm,被平伏毛;叶肉质,椭圆形、椭圆状卵形或长圆状卵形,通常长3~9 cm,宽1.5~6 cm,先端锐尖或渐尖,基部圆形或近楔形,边缘疏生锯齿或具小尖突的圆齿,齿常不明显或极浅,上面多少被小刚毛,下面沿脉上密生平伏毛,余部疏生平伏毛。轮伞花序,具多花,呈圆球形;小苞片钻形,长不超过花萼筒,被小硬毛;花梗无;花萼筒状,长约1 cm,幼时密被小硬毛,萼齿5枚,近相等,钻形或三角状钻形;花冠通常黄色或淡黄色,长约1.7 cm,外面多少被小硬毛,内面在花冠筒中上方具毛环,上唇长圆形,下唇3裂,中裂片较大;雄蕊4枚,前对较长,微被柔毛,花药2室;子房4裂,花柱略超出雄蕊,柱头2浅裂;花盘平顶。小坚果倒卵球状三棱形,黑色。花期6—8月,果期8—12月。

【生境与分布】生于海拔320~1350 m的山腰、沟谷或林下阴湿处。分布于贵州的江口、松桃、沿河、印江、德江、镇远、天柱、锦屏、榕江、平坝、兴义、安龙、贞丰、龙里、荔波、赤水、习水等地。此外,我国江西、台湾、湖南、广东、广西、四川、云南等地也有分布。

【采收加工】夏季、秋季采收,洗净,晒干。

【药材性状】主根纺锤形,支根较多,纤细。茎钝四棱形,表面墨绿色,密被茸毛,中空,质脆易断。叶对生,叶柄较长,叶多皱缩,完整者展平后呈椭圆形、椭圆状卵形或长圆状卵形,先端锐尖或渐尖,基部圆形或近楔形,边缘疏生锯齿或具小尖突的圆齿,齿常不明显或极浅。茎节上多生轮伞花序。气微,味甘。

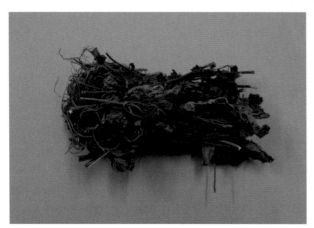

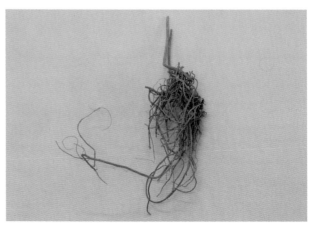

【性味归经】味甘,性平。归肺经。

【功效与主治】滋阴润燥、止咳、调经。主治阴虚劳嗽、痰中带血、月经不调。

【民族用药经验】

①治阴虚咳嗽:金槐15 g,水煎服。(贵州各族均用)

②治咳嗽且痰中带血:金槐15 g、落新妇15 g,水煎服。(松桃苗族)

③治燥咳:金槐15 g、麦冬15 g、鸭儿芹15 g,水煎服。(龙里苗族)

④治月经先期:金槐15 g、地榆10 g、鸡冠花10 g,水煎服。(兴义布依族)

⑤治痛经:金槐10 g、珍珠菜10 g,水煎服。(惠水布依族)

⑥治崩漏:金槐15 g、红孩儿15 g,水煎服。(锦屏侗族)

【用法用量】内服:煎汤,10～15 g;或炖肉、鸡、猪心、猪肺;或蒸酒。

【汪按】金槐之名始载于《贵州草药》,又称壶瓶花、荏子香、鼬瓣花、十二槐花。《广西药用植物名录》称土九楼花、玫坛花。本书以金槐为药材名,小叶假糙苏为植物名。

金槐为贵州常用黔药,是贵州汉族、苗族、侗族、布依族等民族习用药物。药材来源均为野生。金槐具滋阴润燥、止咳、调经的功效,故常用于治疗阴虚劳嗽、痰中带血、月经不调等。若治阴虚,以金槐15 g、女贞子15 g、墨旱莲15 g、南布正15 g、百尾笋15 g,水煎服。若治阴虚燥咳,以金槐15 g、麦冬10 g、天冬10 g、岩白菜15 g、岩豇豆10 g,水煎服;或以金槐15 g、黄脚鸡15 g、婆婆针线包15 g、矮地茶10 g、果上叶10 g,水煎服。若治痛经,以金槐15 g、铁包金15 g、七叶莲15 g、铁筷子15 g、桂枝10 g、香樟根10 g,水煎服。若治月经先期,以金槐15 g、女贞子15 g、墨旱莲15 g、土人参10 g,水煎服。若治崩漏,以金槐15 g、仙鹤草15 g、毛青杠15 g、金荞麦10 g、鸡矢藤10 g、血人参10 g、金樱根15 g,水煎服。

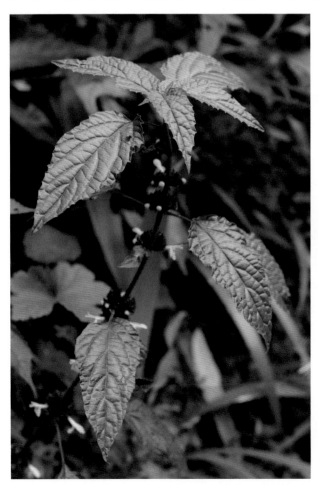
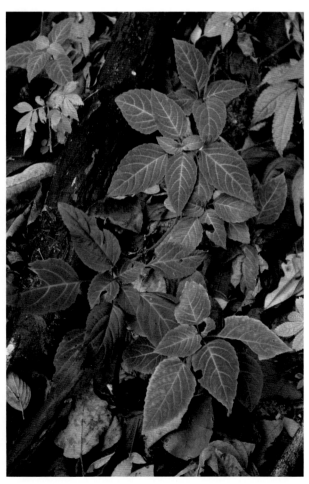

锦鸡儿 jǐnjī'ér

Caraganae Sinicae Flos

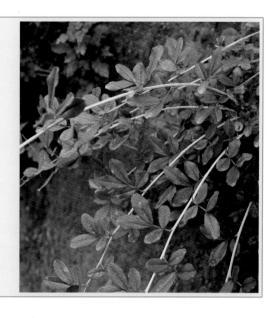

【黔称】锦鸡儿花(各地均称)。

【民族药名】

苗药名：nus jid rel 努叽热(黔东南苗族)。

侗药名：sangp nugs yangc suis 尚怒阳虽(剑河侗族)。

【来源】为豆科植物锦鸡儿的花。

【原植物】锦鸡儿 *Caragana sinica*(Buc'hoz.)Rehd.。

灌木，高 1~2 m。树皮深褐色；小枝有棱，无毛。托叶三角形，硬化成针刺，长 5~7 mm；叶轴脱落或硬化成针刺，针刺长 2~2.5 mm；小叶 2 对，羽状，有时假掌状，上部 1 对常比下部的大，厚革质或硬纸质，倒卵形或长圆状倒卵形，长 1~3.5 cm，宽 5~15 mm，先端圆形或微缺，具刺尖或无刺尖，基部楔形或宽楔形，上面深绿色，下面淡绿色。花单生，花梗长约 1 cm，中部有关节；花萼钟状，长 12~14 mm，宽 6~9 mm，基部偏斜；花冠黄色，常带红色，长 2.8~3 cm，旗瓣狭倒卵形，具短瓣柄，翼瓣稍长于旗瓣，瓣柄与瓣片近等长，龙骨瓣宽而钝；子房无毛。荚果圆筒状，长 3~3.5 cm，宽约 5 mm。花期 4—5 月，果期 7 月。

【生境与分布】生于山坡、林下或灌丛中，多为庭园栽培。分布于贵州各地。此外，我国河北、陕西、江苏、江西、浙江、福建、河南、湖北、湖南、广西、四川、云南等地也有分布。

【采收加工】在 4—5 月花盛开时采摘，晒干或烘干。

【药材性状】蝶形花，花冠黄色或赭红色；花萼钟形，基部具囊状突起，萼齿 5 裂；花冠旗瓣狭倒卵形，基部粉红色，翼瓣顶端钝圆，基部伸长呈短耳状，具长爪，龙骨瓣宽而钝，直立；雄蕊 10 枚，二体(9+1)。以干燥、色新鲜、无霉变、无杂质者为佳。

【性味归经】味甘，性微温。归脾经、肾经。

【功效与主治】健脾益肾、和血祛风、解毒。主治虚劳咳嗽、头晕耳鸣、腰膝酸软、气虚、带下、小儿疳积、痘疹透发不畅、乳痈、痛风、跌打损伤。

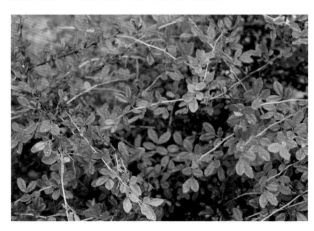

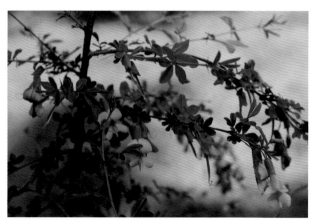

【民族用药经验】

①治带下:锦鸡儿15 g,水煎服。(贵州各族均用)

②治虚劳咳嗽:锦鸡儿5 g、枇杷花10 g、一朵云10 g,水煎服。(开阳苗族)

③治头晕耳鸣:锦鸡儿10 g、仙茅5 g,水煎服。(普安布依族)

④治腰膝酸软:锦鸡儿10 g、杜仲10 g、续断10 g,水煎服。(大方彝族)

⑤治跌打损伤:锦鸡儿10 g、蜘蛛抱蛋10 g,水煎服。(惠水毛南族)

【用法用量】内服:煎汤,3～15 g;或研末。

【汪按】锦鸡儿之名始载于《救荒本草》,又称坝齿花。《救荒本草》记载:"本名锦鸡儿花,又名酱瓣子,生山野间,人家园宅间亦多栽。叶似枸杞子叶而小,每四叶攒生一处,枝梗亦似枸杞,有小刺。开黄花,状类鸡形,结小角儿,味甜。"故名锦鸡儿。《滇南本草》称金鹊花、阳雀儿、金雀花,《纲目拾遗》称黄雀花,《植物名实图考》称土霸齿花,《福建民间草药》称猪蹄花,《浙江中药手册》称斧头花、甲鱼嘴花,《陕西中草药》称阳鹊花,《湖南药物志》称娘娘袜子、千口针,《全国中草药汇编》称大绣花针、黄棘,《天宝本草》称地羊鹊,《中国药用植物图鉴》称阳雀儿、铁扫帚。陕西称杨雀花、羊雀花、洋雀花、羊角花,江西称鸟儿花、雀里子花,河南称蚂蚱花,浙江称毛刀花,福建称刺刺花。本书以锦鸡儿为药材名和植物名。

《上海市中药材标准》1994 年版,以金雀花为药材名,锦鸡儿 *Caragana sinica*(Buc'hoz.)Rehd. 为植物名,药用部位以干燥花收载。

锦鸡儿为贵州常用黔药,是贵州汉族、苗族、布依族等民族习用药物。药材来源为野生和栽培。锦鸡儿具健脾益肾、和血祛风、解毒之功效,故常用于治疗虚劳咳嗽、头晕耳鸣、腰膝酸软、气虚、带下、小儿疳积、痘疹透发不畅、乳痈、痛风、跌打损伤等。若治虚劳咳嗽,以锦鸡儿10 g、大丁草10 g、吊石苣苔10 g,水煎服。若治腰膝酸软,以锦鸡儿10 g、淫羊藿10 g、仙茅6 g,水煎服。若治气虚,以锦鸡儿10 g、金钱豹10 g、血人参10 g,水煎服。若治带下,以锦鸡儿10 g、三白草10 g、玉簪6 g,水煎服。若治乳痈,以锦鸡儿10 g、蒲公英10 g、金银花10 g、泥胡菜10 g,水煎服。若治跌打损伤,以锦鸡儿10 g、铁筷子10 g、见血飞10 g,水煎服。

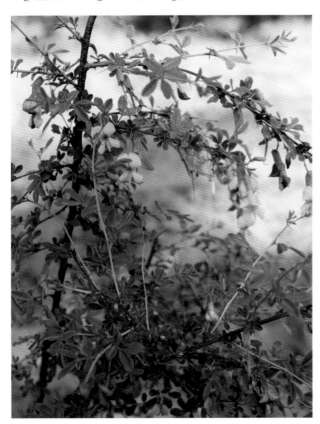
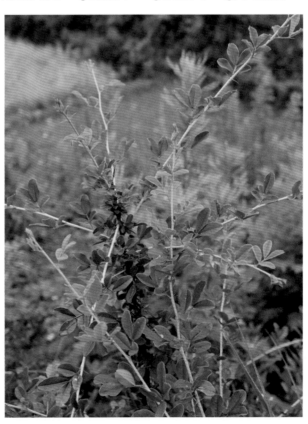

锦鸡儿根 jǐnjī'érgēn

Caraganae Sinicae Radix seu Cortex

【黔称】白藓皮(贵阳),锦鸡儿根、阳雀花根、金雀花根(各地均称)。

【民族药名】

苗药名:nus jid rel 努叽热(黔东南苗族)。

侗药名:sangp nugs yangc suis 尚怒阳虽(剑河侗族)。

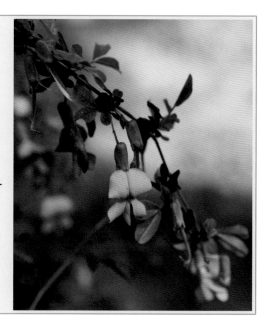

【来源】为豆科植物锦鸡儿的根及根皮。

【原植物】参见"锦鸡儿"条。

【生境与分布】参见"锦鸡儿"条。

【采收加工】全年均可采挖,洗净泥沙,除去须根及黑褐色栓皮,鲜用或晒干。

【药材性状】根圆柱形,未去栓皮者褐色,有纵皱纹,并有稀疏不规则的突出横纹;已去栓皮者多为淡黄色,间有横裂痕。根皮为单卷的圆条或条块,长 12～20 cm,圆条的直径 1～2.5 cm,条块的厚 3～7 mm,卷筒的一侧有剖开的纵裂口,内表面淡棕色;质坚韧,断面白色,微黄,有肉质,并有多数纤维。根皮以肉厚、色微黄、完整无破碎者为佳。

【性味归经】味甘、微辛,性平。归肺经、脾经。

【功效与主治】补肺健脾、活血祛风。主治虚劳倦怠、肺虚久咳、血崩、白带、乳汁不足、风湿骨痛、痛风、半身不遂、跌打损伤、眩晕。

【民族用药经验】

①治虚劳倦怠:锦鸡儿根 10 g,水煎服。(贵州各族均用)

②治肺虚久咳:锦鸡儿根 10 g、泡参 10 g、麦冬 10 g,水煎服。(龙里苗族)

③治崩漏:锦鸡儿根 10 g、大夜关门 10 g,水煎服。(惠水苗族)

④治风湿痹痛:锦鸡儿根 15 g、黑骨藤 10 g,水煎服。(普安布依族)

⑤治黄疸:锦鸡儿根 15 g、过路黄 10 g、车前草 10 g,水煎服。(荔波水族)

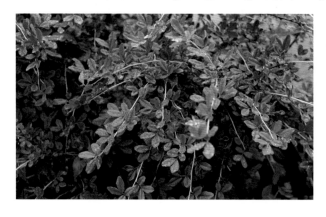

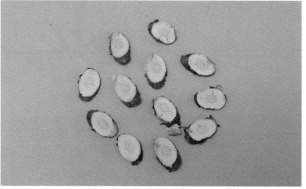

【用法用量】内服:煎汤,10~30 g。外用:适量,捣烂敷。

【汪按】锦鸡儿根之名始载于《浙江天目山药用植物志》。《植物名实图考》称白心皮,《纲目拾遗》称金雀花根,《草木便方》称板参、阳雀花根,《四川中药志》称阳雀花根皮,《浙江中药手册》称土黄芪、野黄芪。本书以锦鸡儿根为药材名,锦鸡儿为植物名。

《湖南省中药材标准》2009 年版,以锦鸡儿为药材名,锦鸡儿 *Caragana sinica* (Buc'hoz.) Rehder 为植物名,药用部位以干燥根皮收载。

《湖南省中药材标准》1993 年版,以锦鸡儿为药材名,锦鸡儿 *Caragana sinica* (Buc'hoz.) Rehd. 为植物名,药用部位以干燥根皮收载。

《四川省中草药标准(试行稿)》(第一批)1977 年版,以阳雀花根皮为药材名,锦鸡儿 *Caragana sinica* (Buc'hoz.) Rehd. 为植物名,药用部位以干燥根皮收载。

《上海市中药材标准》1994 年版,以金雀根为药材名,锦鸡儿 *Caragana sinica* (Buc'hoz.) Rehd. 为植物名,药用部位以干燥根收载。

锦鸡儿根为贵州常用黔药,是贵州汉族、苗族、布依族、水族等民族习用药物。药材来源为野生和栽培。锦鸡儿根具补肺健脾、活血祛风之功效,故常用于治疗虚劳倦怠、肺虚久咳、血崩、白带、乳汁不足、风湿骨痛、痛风、半身不遂、跌打损伤、眩晕等。若治虚劳倦怠,以锦鸡儿根 15 g、血人参 15 g、油麻血藤 15 g,水煎服。若治肺虚久咳,以锦鸡儿根 15 g、矮地茶 10 g、岩白菜 10 g、果上叶 15 g,水煎服。若治血崩,以锦鸡儿根 30 g、紫珠根 30 g、仙鹤草 15 g,水煎服。若治白带过多,以锦鸡儿根 30 g、鸡矢藤 30 g、海金沙藤 10 g、土茯苓 10 g,水煎服。若治乳汁不足,以锦鸡儿根 30 g、血人参 15 g、泡参 15 g,水煎服。若治风湿痹痛,以锦鸡儿根 15 g、大血藤 15 g、大风藤 10 g、铁筷子 10 g,水煎服。若治中风半身不遂,以锦鸡儿根 15 g、大血藤 15 g、油麻血藤 15 g、灯盏细辛 15 g,水煎服。若治跌打损伤,以锦鸡儿根 20 g、铁筷子 10 g、铁冬青 10 g、铁包金 10 g,水煎服。

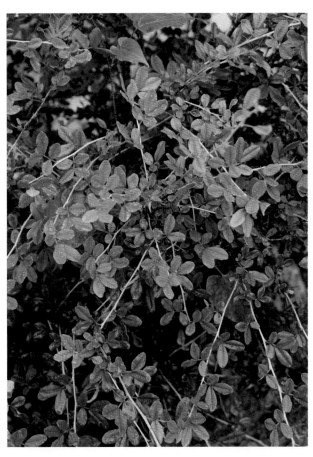
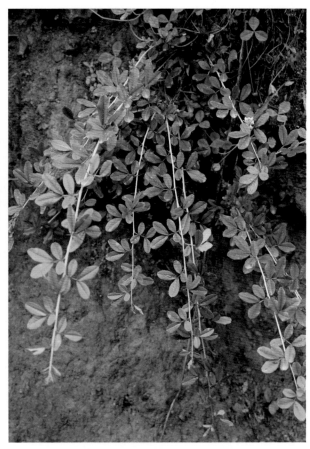

景天三七 jǐngtiānsānqī

Sedi Aizoon Herba

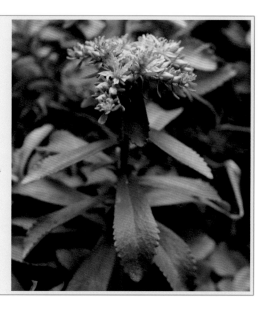

【黔称】还魂草（湄潭），佛甲菜（贵阳），土三七（各地均称）。

【民族药名】

水药名：mai⁴ tu³ ʔum³ 梅都温（荔波水族）。

【来源】为景天科植物费菜的全草。

【原植物】费菜 *Sedum aizoon* L. 。

多年生草本。根茎短，粗茎高 20~50 cm，有 1~3 条茎，直立，无毛，不分枝。叶互生，狭披针形、椭圆状披针形至卵状倒披针形，长 3.5~8 cm，宽 1.2~2 cm，先端渐尖，基部楔形，边缘有不整齐的锯齿；叶坚实，近革质。聚伞花序有多数花，水平分枝，平展，下托以苞叶；萼片 5 枚，线形，肉质，不等长，长 3~5 mm，先端钝；花瓣 5 片，黄色，长圆形至椭圆状披针形，长 6~10 mm，有短尖；雄蕊 10 枚，较花瓣短；鳞片 5 枚，近正方形，长约 0.3 mm；心皮 5 枚，卵状长圆形，基部合生，腹面突出；花柱长钻形。菁葖果星芒状排列，长约 7 mm。种子椭圆形，长约 1 mm。花期 6—7 月，果期 8—9 月。

【生境与分布】生于海拔 800~2600 m 的温暖向阳的山坡岩石或草地上。分布于贵州的雷公山及威宁、赫章、金沙、普安、息烽、清镇等地。此外，我国黑龙江、吉林、内蒙古、山西、陕西、宁夏、甘肃、青海、山东、江苏、安徽、浙江、江西、湖北、四川等地也有分布。

【采收加工】四季均可采收，多为鲜用；或秋季采收，晒干备用。

【药材性状】根茎短小，略呈块状，表面灰棕色，有根数条，粗细不等；质硬，断面暗棕色或类灰白色。茎圆柱形，长 15~40 cm，直径 2~5 mm；表面暗棕色或紫棕色，具棱；质脆，易折断，断面常中空。气微，味微酸。

【性味归经】味甘、微酸，性平。归心经、肝经、脾经。

【功效与主治】散瘀、止血、宁心安神、解毒。主治吐血、衄血、便血、尿血、崩漏、紫斑、外伤出血、跌打损伤、心悸、失眠、疮疖痈肿、烧伤、烫伤、毒虫咬伤。

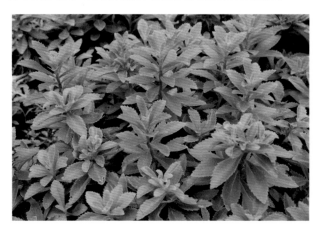

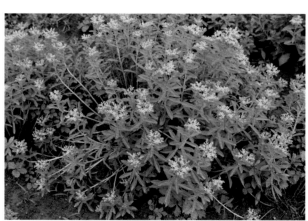

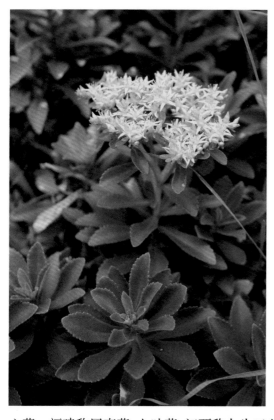

【民族用药经验】

①治跌打损伤:鲜景天三七适量,捣烂敷。(贵州各族均用)

②治吐血、咳血、鼻衄:鲜景天三七60 g,水煎服。(雷山苗族)

③治尿血:景天三七15 g、小蓟15 g,水煎服。(凯里侗族)

④治崩漏:景天三七30 g、仙鹤草15 g,水煎服。(普安布依族)

⑤治黄疸:景天三七30 g、虎杖15 g,水煎服。(都匀水族)

【用法用量】内服:煎汤,干品15～30 g,鲜品30～60 g。外用:适量,捣烂敷;或研末撒。

【汪按】景天三七之名始载于《江苏药材志》。《救荒本草》称费菜,《植物名实图考》称土三七,《南京民间药草》称八仙草,《山西中药志》称血山草,《湖南药物志》称马三七、白三七、胡椒七、晒不死,《中草药手册》称吐血草,《浙江民间常用草药》称见血散、活血丹,《浙江药用植物志》称墙头三七、养心草。福建称回声草、七叶草,江西称九头三七。本书以景天三七为药材名,费菜为植物名。

《中国药典》1977年版,《江苏省中药材标准》1989年版,《山东省中药材标准》2002年版、1995年版,《山西省中药材标准》1987年版,以景天三七为药材名,景天三七 *Sedum aizoon* L. 为植物名,药用部位以干燥全草收载。

《湖北省中药材质量标准》2009年版,以景天三七为药材名,景天三七 *Sedum aizoon* L. 为植物名,药用部位以新鲜或干燥全草收载。

《湖南省中药材标准》2009年版,以景天三七为药材名,费菜 *Sedum aizoon* (Linnaeus) Hart 为植物名,药用部位以干燥全草收载。

《福建省中药材标准》2006年版,以养心草为药材名,费菜 *Sedum aizoon* L. 为植物名,药用部位以干燥全草收载。

《上海市中药材标准》1994年版,以景天三七为药材名,费菜 *Sedum aizoon* L. 为植物名,药用部位以干燥或新鲜全草收载。

景天三七为贵州常用黔药,是贵州汉族、苗族、侗族、布依族、水族等民族习用药物。药材来源为野生和栽培。景天三七具散瘀、止血、宁心安神、解毒之功效,故常用于治疗吐血、衄血、便血、尿血、崩漏、紫斑、外伤出血、跌打损伤、心悸、失眠、疮疖痈肿、烧伤、烫伤、毒虫咬伤等。若治吐血、咳血、衄血、便血,以景天三七30 g、血苦15 g、大叶紫珠15 g,水煎服。若治尿血,以景天三七15 g、小蓟15 g、牛舌片10 g、水黄杨木10 g,水煎服。若治崩漏,以景天三七30 g、仙鹤草15 g、苎麻根15 g,水煎服。若治紫斑,以景天三七30 g、紫草10 g、蒲公英10 g,水煎服。若治跌打损伤,以景天三七30 g、见血飞15 g、接骨木15 g、红禾麻10 g,水煎服。若治心悸,以景天三七30 g、血人参15 g、油麻血藤15 g、山栀茶10 g,水煎服。若治失眠,以景天三七30 g、山栀茶15 g、夜交藤15 g、合欢皮10 g,水煎服。若治疮疡肿毒,以景天三七30 g、蒲公英15 g、紫花地丁15 g、金银花15 g、龙葵15 g、马鞭草15 g,水煎服。若治烧伤、烫伤,以景天三七30 g、虎杖15、红果冬青10 g、金银花10 g、蒲公英10 g、地榆10 g,水煎服。

九管血 jiǔguǎnxuè

Ardisiae Brevicaulis Radix et Herba

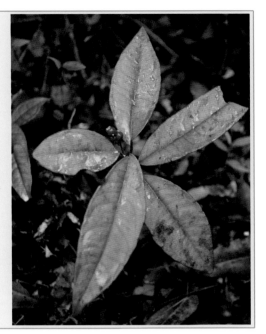

【黔称】矮陀陀（遵义），团叶八爪金龙（榕江），地柑子（毕节），山豆根（绥阳），八爪金龙（贵阳）。

【民族药名】

水药名：ja:u^1 pa:t^7 sim^{3}要板精（荔波水族）。

毛南药名：ba:^{53} za:o^{24} tçhin^{33}八爪金龙（惠水毛南族）。

【来源】为紫金牛科植物九管血的根或全株。

【原植物】九管血 *Ardisia brevicaulis* Diels。

小灌木，高 10～15 cm，具匍匐的根茎，幼嫩时被微柔毛，除侧生特殊花枝外，无分枝。叶互生，叶柄长 1～1.5 cm，被细微柔毛；叶坚纸质，狭卵形至近长圆形，先端急尖且钝或渐尖，基部楔形或近圆形，长 7～14 cm，宽 2.5～4.8 cm，近全缘，边缘具不明显的腺点，背面被细微柔毛，尤以中脉为多，具疏腺点；侧脉与中脉几成直角，至近边缘上弯，连成远离边缘的不规则的边缘脉。伞形花序着生于侧生特殊花枝顶端，近顶端有 1～2 枚叶，花梗长 1～1.5 cm；花萼基部连合达 1/3，萼片披针形或卵形，长约 2 mm，具腺点；花瓣粉红色，卵形，长约 5 mm，里面被疏柔毛，具腺点；雄蕊较花瓣短，花药披针形，背部具腺点；雌蕊与花瓣等长，无毛，具腺点。果球形，直径约 6 mm，鲜红色，具腺点，宿存萼与果梗通常为紫红色。花期 6—7 月，果期 10—12 月。

【生境与分布】生于海拔 400～1260 m 的林下阴湿处。分布于贵州各地。此外，我国四川、云南等地也有分布。

【采收加工】6—7 月采收，切碎，鲜用或晒干。

【药材性状】根圆柱形或纺锤形，长 6～12 cm，直径 5～10 mm，表面棕褐色，具皱缩。质脆，易折断，断面韧皮部宽，类白色，散在较大的深褐色朱砂点，渗出物常将韧皮部浸染成红褐色或黑褐色，近木质部有不明显的棕色环，木质部黄白色，放射纹明显。气微，味辛、涩。

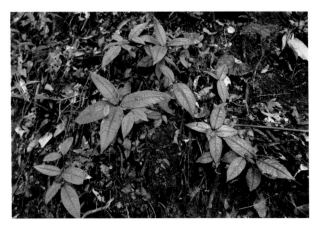

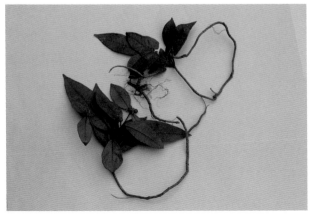

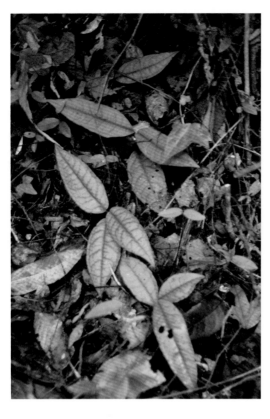

【性味归经】味苦、辛,性寒。归肺经、胃经。

【功效与主治】清热解毒、祛风止痛、活血消肿。主治咽喉肿痛、风火牙痛、风湿痹痛、跌打损伤、无名肿毒、毒蛇咬伤。

【民族用药经验】

①治咽喉肿痛:九管血 15 g,水煎服。(贵州各族均用)

②治咽喉肿痛:九管血 10 g、草玉梅 10 g,水煎服。(榕江苗族)

③治风火牙痛:九管血 10 g、马鞭草 10 g,水煎服。(剑河侗族)

④治风湿痹痛:九管血 10 g、黑骨藤 10 g,水煎服。(罗甸布依族)

⑤治跌打损伤:九管血 10 g、见血飞 10 g,水煎服。(雷山苗族)

【用法用量】内服:煎汤,9～15 g;或浸酒。孕妇慎服。

【汪按】九管血之名始载于《植物名实图考》。《常用中草药手册》称八爪金龙、八爪龙、矮茎朱砂根、开喉箭、猪总管,《贵州草药》称团叶八爪金龙、矮陀陀、地柑子,《广西药用植物名录》称散血丹、矮茎紫金牛,《新华本草纲要》称血猴爪、乌肉鸡、矮凉伞子、小罗伞、山豆根、活血胜,《中国高等植物图鉴》称血党。本书以九管血为药材名和植物名。

九管血为贵州常用黔药,是贵州汉族、苗族、侗族、布依族等民族习用药物。药材来源均为野生。九管血具清热解毒、祛风止痛、活血消肿之功效,故常用于治疗咽喉肿痛、风火牙痛、风湿痹痛、跌打损伤、无名肿毒、毒蛇咬伤等。若治咽喉肿痛,以九管血 10 g、金银花 10 g、连翘 10 g、马鞭草 10 g,水煎服。若治牙痛,以九管血 10 g、石膏 15 g、知母 15 g,水煎服。若治风湿筋骨疼痛,以九管血 10 g、老虎禾麻 10 g、金钩莲 10 g、桑寄生 10 g、大血藤 10 g,水煎服。若治跌打损伤,以九管血 10 g、见血飞 10 g、铁筷子 10 g、小果微花藤 10 g、大风藤 10 g,水煎服。若治无名肿毒,以九管血 10 g、龙葵 10 g、紫背天葵 10 g、鬼针草 10 g、蒲公英 10 g,水煎服。

九管血在贵州习称八爪金龙、开喉箭,但称八爪金龙、开喉箭的尚有朱砂根 *Ardisia crenata* Sims、红凉伞 *Ardisia crenata* Sims var. *bicolpr*(Walker)C. Y. Wu et C. Chen、百两金 *Ardisia crispa*(Thunb.)A. DC.、大叶百两金 *Ardisia crispa*(Thunb.)A. DC. var. *amplifolia* Walker、细柄百两金 *Ardisia crispa*(Thunb.)A. DC. var. *dielsii*(Lévl.)Walker 等,功效和应用不尽相同,应注意区别。

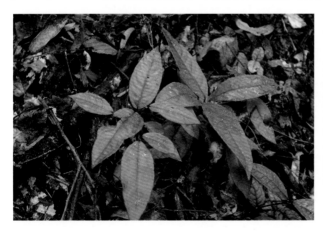

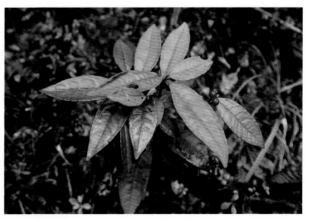

九子连环草 jiǔzǐliánhuáncǎo

Calanthis Discoloris Rhizoma

【黔称】一串纽子(贵阳),九节虫(黔东南),九子连环草(各地均称)。

【民族药名】

水药名:va⁵ ṭu³ ṭhiu³ 娃九丘(三都水族)。

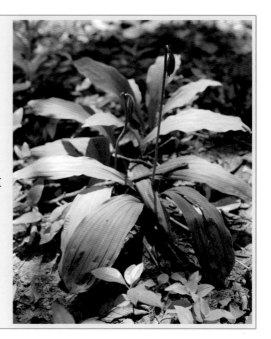

【来源】为兰科植物虾脊兰的根茎。

【原植物】虾脊兰 *Calanthe discolor* Lindl.。

根茎不明显。叶近基生,通常 3 枚,倒卵状长圆形,长 15～25 cm,宽 4～6 cm,先端急尖或钝而具短尖,基部楔形,下延成柄。花葶从叶丛中长出,长 30～50 cm;总状花序疏生数朵花,花序轴被短柔毛;苞片披针形,长 5～10 mm;萼片紫红色,卵状披针形,长约 1.3 cm,先端锐尖或细尖;花瓣比萼片小,倒卵状匙形;唇瓣与萼片等长,玫瑰色或白色,3 深裂,中裂片卵状楔形,先端 2 浅裂,前部边缘略具齿,上面具 3 条褶片,侧裂片斧状,稍向内弯,全缘;距纤细,长 6～10 mm,先端弯曲;子房被短柔毛。花期 5—6 月,果期 7—9 月。

【生境与分布】生于山坡林下的阴湿处或溪沟边的湿地。分布于贵州的榕江、金沙、盘州、平坝、荔波、三都、贵定、务川、清镇、修文等地。此外,我国江苏、安徽、浙江、福建、广东、广西、四川等地也有分布。

【采收加工】春季、夏季花后采收,洗净,鲜用或晒干。

【药材性状】根茎横生,结节状,直径 0.5～0.9 cm,节处密生须根,表面黑褐色,断面粉白色,密布小黑点。气微,味微苦。

【性味归经】味辛、微苦,性微寒。归肝经、脾经。

【功效与主治】清热解毒、活血止痛。主治瘰疬、痈肿、咽喉肿痛、痔疮、风湿痹痛、跌打损伤。

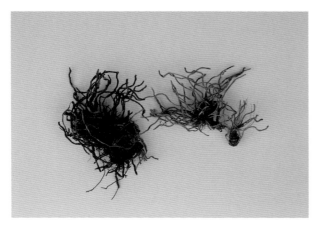

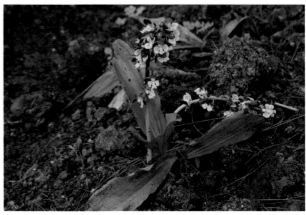

【民族用药经验】

①治瘰疬：九子连环草15 g，水煎服。（贵州各族均用）

②治瘰疬：九子连环草6 g、韭草3 g，捣烂敷。（榕江苗族）

③治咽喉肿痛：九子连环草10 g、八爪金龙6 g，水煎服。（黔东南苗族）

④治风湿痹痛：九子连环草10 g、黑骨藤6 g，水煎服。（施秉苗族）

⑤治跌打损伤：九子连环草、水冬瓜各适量，捣烂敷。（荔波布依族）

⑥治痔疮：九子连环草15 g、红果楠15 g、牛舌片15 g，水煎服。（三都水族）

【用法用量】内服：煎汤，9～15 g；或研末。外用：适量，捣烂敷；或研末调敷。

【汪按】九子连环草之名始载于《分类草药性》。《贵州民间方药集》称珠串珠、夜白鸡、串白鸡，《民间常用草药汇编》称硬九头狮子草，《四川中药志》称肉连环，《重庆草药》称连环草，《贵州草药》称九节虫、一串纽子，《浙江药用植物志》称野节兰、连珠三七，《贵州中草药名录》称铜锤草。本书以九子连环草为药材名，虾脊兰为植物名。

九子连环草为贵州常用黔药，是贵州汉族、苗族、侗族、布依族、水族等民族习用药物。药材来源均为野生。九子连环草具清热解毒、活血止痛之功效，故常用于治疗瘰疬、痈肿、咽喉肿痛、痔疮、风湿痹痛、跌打损伤等。若治颈淋巴结核，以九子连环草适量，磨醋擦；或以九子连环草15 g，炖肉服。若治痔疮或脱肛，以九子连环草15 g，研末，加菜油调敷。若治咽喉肿痛，以九子连环草10 g、碎米桠10 g、金银花10 g、牛蒡子10 g，水煎服。若治风湿痹痛，以九子连环草10 g、大风藤10 g、黑骨藤10 g、母猪藤15 g、常春藤15 g、追风伞15 g，水煎服。若治跌打损伤，以九子连环草15 g、见血飞10 g、大血藤10 g、三角咪10 g、陆英15 g，水煎服。

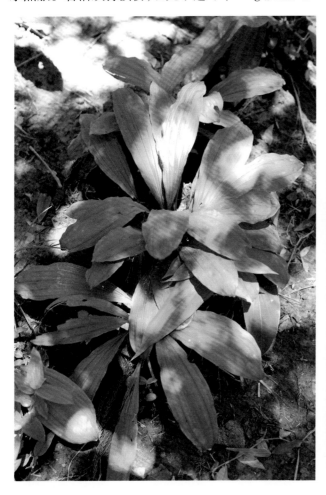
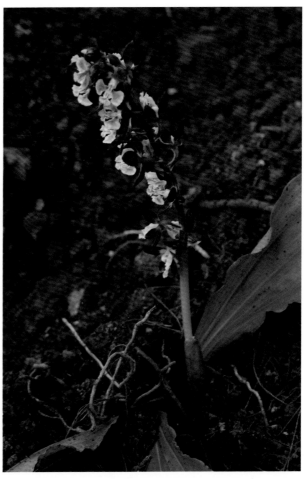

蒟蒻薯 jǔruòshǔ

Taccae Chantrieri Rhizoma

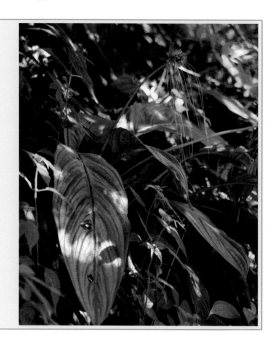

【黔称】箭根薯(各地均称)。

【民族药名】

苗药名:wob goek 窝跪(黄平苗族)。

【来源】为蒟蒻薯科植物箭根薯的根茎。

【原植物】箭根薯 *Tacca chantrieri* Andre。

多年生草本。根茎块状,粗大,具环节,有多数须根。叶基生,具柄;叶柄长约 40 cm,基部肉质,扩展成鞘状抱茎;叶长椭圆形,长 20 ~ 50 cm,宽 10 ~ 20 cm,先端渐尖,基部楔形,下延,全缘,主脉粗壮且于上面突出,侧脉羽状平行斜举,上面深绿色,下面浅绿色,两面无毛。花葶从叶丛中抽出,数朵花簇生,排成伞形花序,常下垂;花两性,辐射对称;苞片总苞状,内轮苞片线形下垂,长约 5 cm;花被管短,6 裂,白色。浆果卵形,具 6 条棱,熟后紫黑色。花期 4—6 月,果期 6—8 月。

【生境与分布】生于海拔 200 ~ 1300 m 的林下阴湿处。分布于贵州的兴义等地。此外,我国湖南、广东、海南、广西、云南等地也有分布。

【采收加工】全年均可采收,鲜用。

【药材性状】根茎皱缩,呈扁椭圆形,中部较大,两头略小,表面灰褐色,有较多的须根痕。质硬,不易折断,断面有一明显环纹,环外散在根迹维管束,明显突起。气清香,味苦。

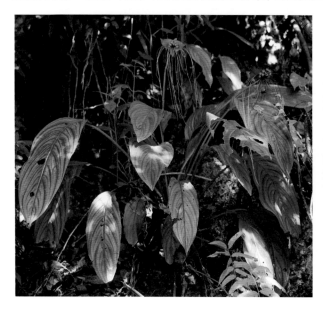

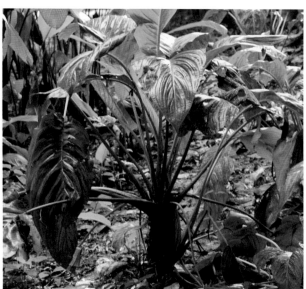

【性味归经】味苦,性寒,有小毒。归胃经、脾经、肝经。

【功效与主治】清热解毒、理气止痛。主治胃肠炎、胃溃疡、十二指肠溃疡、消化不良、痢疾、肝炎、疮疖、咽喉肿痛、烧伤、烫伤。

【民族用药经验】

①治慢性胃炎:蒟蒻薯5 g,水煎服。(贵州各族均用)

②治胃溃疡及十二指肠溃疡:蒟蒻薯5 g、山乌龟6 g,水煎服。(兴义苗族)

③治咽喉肿痛:蒟蒻薯5 g、八爪金龙6 g,水煎服。(兴义布依族)

【用法用量】内服:煎汤,5~10 g;或用水磨汁。外用:适量,捣烂敷;或用水磨汁擦。

【注按】蒟蒻薯之名始载于《广西药用植物名录》,又称大水田七、大叶屈头鸡。《广西中药志》称水狗仔,《全国中草药汇编》称老虎须、山大黄,《中国高等植物图鉴》称老虎花。云南称黄牛胆。本书以蒟蒻薯为药材名,箭根薯为植物名。

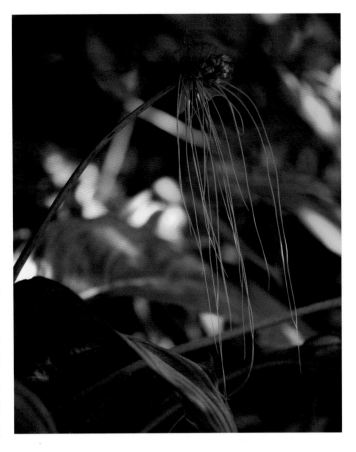

蒟蒻薯为贵州常用黔药,是贵州汉族、苗族、布依族等民族习用药物。药材来源均为野生。蒟蒻薯具清热解毒、理气止痛之功效,故常用于治疗胃肠炎、胃溃疡、十二指肠溃疡、消化不良、痢疾、肝炎、疮疖、咽喉肿痛、烧伤、烫伤等。若治慢性胃炎,以蒟蒻薯6 g、金荞麦10 g、鸡矢藤10 g、重楼5 g,水煎服。若治胃溃疡及十二指肠溃疡,以蒟蒻薯6 g、五香血藤10 g、白及10 g、黄山药10 g,水煎服。若治消化不良,以蒟蒻薯6 g、鸡矢藤10 g、打枪果10 g、木姜子根6 g,水煎服。若治痢疾,以蒟蒻薯6 g、地榆10 g、铁苋菜10 g、尖子木10 g,水煎服。若治疮疡肿毒,以蒟蒻薯6 g、龙葵10 g、金银花10 g、蒲公英10 g,水煎服。若治咽喉肿痛,以蒟蒻薯6 g、金银花10 g、牛蒡子10 g、见风青10 g,水煎服。若治烧伤、烫伤,以蒟蒻薯6 g、虎杖10 g、金银花10 g、连翘10 g、三棵针10 g,煎水洗。

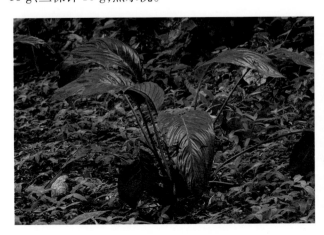
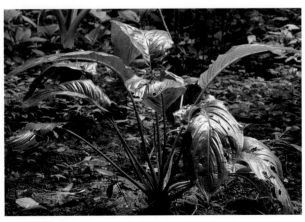

苦地胆 kǔdìdǎn

Elephantopi Scaberis Herba

【黔称】兔耳风(兴义),地胆草(各地均称)。

【民族药名】

苗药名:jedsangx pot 九搡泡(黔东南苗族)。

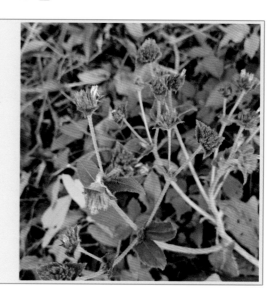

【来源】为菊科植物地胆草的全草。

【原植物】地胆草 *Elephantopus scaber* L. 。

多年生草本,高 30 ~ 60 cm。根茎平卧或斜升;茎直立,粗壮,二歧分枝,茎枝被白色粗硬毛。单叶,大都为基生;叶匙形、长圆状匙形或长圆状披针形,长 5 ~ 18 cm,宽 2 ~ 4 cm,先端钝圆,基部渐狭,边缘有圆齿状锯齿,两面被白色长粗毛,下面沿脉及叶缘的毛较密;茎生叶少而小。头状花序约有小花 4 朵;总苞片 8 枚;多数头状花序密集排列成复头状花序,通常被 3 枚卵形至长圆状卵形、长 1 ~ 1.5 cm 的叶状苞片所包围;花冠筒状,淡紫色;两性花,先端 4 裂。瘦果有棱,被白色柔毛,先端具长硬刺毛;冠毛 1 层,污白色;中上部细长,基部宽阔。花期 7—11 月,果期 11 月至第二年 2 月。

【生境与分布】生于山坡、路旁、山谷疏林中。分布于贵州各地。此外,我国江西、福建、台湾、广东、广西、云南等地也有分布。

【采收加工】夏末采收,洗净,鲜用或晒干。

【药材性状】本品全长 15 ~ 40 cm。根茎长 2 ~ 5 cm,直径 0.5 ~ 1 cm,具环节,密被紧贴的灰白色茸毛,质坚,不易折断,断面白色,根茎下簇生多数皱缩须根,棕褐色,具不规则的纵皱纹。茎圆柱形,密被紧贴的灰白色粗毛。叶多基生,展平后完整叶呈匙形或长圆状披针形,长 6 ~ 15 cm,宽 1 ~ 4 cm,黄绿色至绿褐色,具较多腺点,先端钝圆,基部渐狭,边缘稍具钝齿;两面均被紧贴的灰白色粗毛,幼叶尤甚,叶柄短,稍呈鞘状,抱茎;茎生叶少而小。气微,味微苦。

【性味归经】味苦、辛,性寒。归肺经、肝经、肾经。

【功效与主治】清热、凉血、解毒、利湿。主治感冒、百日咳、扁桃体炎、咽喉炎、结膜炎、黄疸、肾炎水肿、月经不调、白带、疮疖、湿疹、虫蛇咬伤。

【民族用药经验】

①治感冒:地胆草 10 g,水煎服。(贵州各族均用)

②治咽喉肿痛:地胆草 10 g、草玉梅 10 g,水煎服。(都匀苗族)

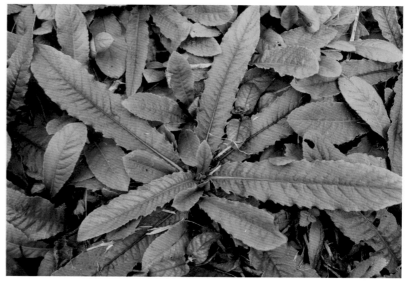

③治黄疸:地胆草 15 g、田基黄 15 g、虎杖 10 g,水煎服。(兴义布依族)

④治肾炎水肿:地胆草 15 g、四季红 15 g、凤尾草 15 g,水煎服。(册亨布依族)

⑤治白带过多:地胆草 15 g、车前草 15 g、紫薇花 6 g,水煎服。(三都水族)

【用法用量】内服:煎汤,干品 6～15 g,鲜品 30～60 g;或捣汁。外用:适量,捣烂敷;或煎水熏洗。

【汪按】苦地胆之名始载于《生草药性备要》,又称土柴胡、马架百兴。《滇南本草》称苦龙胆草,《纲目》称天芥菜、鸡疴粘,《岭南采药录》称草鞋底,《福建民间草药》称牛插鼻、铁烛台、披地挂、地枇杷、牛托鼻,《广西中兽医药用植物》称土蒲公英、吹火根、毛兜细辛,《南宁市药物志》称铺地娘,《闽东本草》称铁扫帚、铁答杯、铁丁镜、一刺针,《江西民间草药验方》称铁灯柱、毛刷子,《中草药新医疗法处方集》称苦地胆,《贵州草药》称兔耳风,《北海民间常用中草药手册》称草鞋根,《云南思茅中草药选》称理肺散、铺地丹,《全国中草药汇编》称牛吃埔、铁灯盏,《浙江药用植物志》称儿童草,《广州植物志》称地胆头、磨地胆,《海南植物志》称鹿耳草。广西、广东称假蒲公英。本书以苦地胆为药材名,地胆草为植物名。

《中国药典》(附录)2010 年版、1977 年版,《广东省中药材标准》2010 年版,《广西壮族自治区壮药质量标准》(第一卷)2008 年版,《上海市中药材标准》(附录)1994 年版,以地胆草为药材名,地胆草 *Elephantopus scaber* L. 为植物名,药用部位以干燥全草收载。

《湖南省中药材标准》2009 年版,以地胆草为药材名,地胆草 *Elephantopus scaber* Linnaeus 为植物名,药用部位以干燥全草收载。

苦地胆为贵州常用黔药,是贵州汉族、苗族、布依族、水族等民族习用药物。药材来源均为野生。苦地胆具清热、凉血、解毒、利湿之功效,故常用于治疗感冒、百日咳、扁桃体炎、咽喉炎、结膜炎、黄疸、肾炎水肿、月经不调、白带、疮疖、湿疹、虫蛇咬伤等。若治感冒,以苦地胆 10 g、一枝黄花 10 g、鱼鳅串 10 g,水煎服。若治百日咳,以苦地胆 10 g、大丁草 10 g、五匹风 10 g,水煎服。若治扁桃体炎,以苦地胆 10 g、八爪金龙 10 g、温大青 10 g、大力子 10 g,水煎服。若治咽喉炎,以苦地胆 10 g、碎米桠 10 g、金银花 10 g、连翘 10 g、滇黄芩 10 g,水煎服。若治急性结膜炎,以苦地胆 10 g、野菊花 10 g、青葙子 6 g、龙胆草 6 g,水煎服。若治黄疸,以苦地胆 10 g、青鱼胆草 10 g、田基黄 10 g、车前草 10 g、酢浆草 10 g,水煎服。若治肾炎水肿,以苦地胆 10 g、四季红 10 g、猫须草 10 g、车前子 10 g、陆英 10 g,水煎服。若治痛经,以苦地胆 15 g、五花血藤 10 g、五香血藤 10 g、香花崖豆藤 10 g,水煎服。若治白带过多,以苦地胆 15 g、陆英 10 g、毛秀才 10 g、刺梨根 15 g、黄山药 10 g,水煎服。若治乳痈,以苦地胆 15 g、蒲公英 15 g、野菊花 10 g、紫花地丁 10 g,水煎服;或以鲜苦地胆、鲜蒲公英、鲜龙葵各等量,捣烂敷。若治痢疾,以苦地胆 15 g、草血竭 10 g、苦参 10 g,水煎服。若治湿疹,以苦地胆 15 g、火炭母 15 g、一枝黄花 10 g、龙葵 10 g,水煎服。若治虫蛇咬伤,以苦地胆 15 g、重楼 15 g、龙葵 15 g、毛秀才 15 g、草玉梅 15 g、金银花 15 g、连翘 15 g、蒲公英 15 g、紫花地丁 15 g、降龙草 30 g,水煎服。

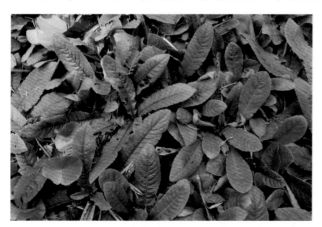
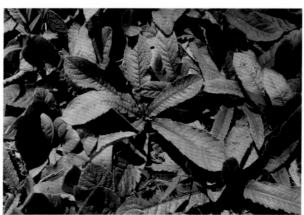

苦木 kǔmù

Picrasmatis Lignum

【黔称】苦木(各地均称)。

【民族药名】

苗药名:bas hsongd 金条子(雷山苗族)。

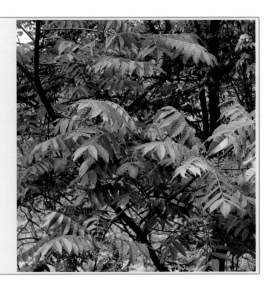

【来源】为苦木科植物苦木的木材。

【原植物】苦木 *Picrasma quassioides*(D. Don)Benn.。

落叶灌木或小乔木,高 7～10 m。树皮灰黑色,幼枝灰绿色,无毛,具明显的黄色皮孔。奇数羽状复叶互生,常集生于枝端,长 20～30 cm;小叶 9～15 枚,卵状披针形至阔卵形,长 4～10 cm,宽 2～4 cm,先端渐尖,基部阔楔形,两侧不对称,边缘具不整齐的锯齿。二歧聚伞花序腋生,总花梗长约 12 cm,密被柔毛;花杂性,黄绿色;萼片 4～5 枚,卵形,被毛;花瓣 4～5 片,倒卵形,比萼片长约 2 倍;雄蕊 4～5 枚,着生于 4～5 裂的花盘基部;雌花较雄花小,子房卵形,4～5 室,花柱 4～5 枚,彼此相拥扭转,基部连合。核果倒卵形,肉质,蓝色至红色,3～4 个并生,基部具宿存花萼。花期 4—5 月,果期 8—9 月。

【生境与分布】生于海拔 300～1400 m 的山地、林缘、溪边、路旁等。分布于贵州的江口、思南、雷山、凯里、黎平、望谟、安龙、惠水、赤水、紫云等地。此外,我国黄河以南各地也有分布。

【采收加工】全年均可采收,剥去茎皮,洗净,切片,晒干。

【药材性状】茎类圆形,表面灰绿色或淡棕色,有散而不规则的灰白斑纹,树心处的块片呈深黄色。横切片年轮明显,射线放射状排列。质坚硬,折断面纤维状。

【性味归经】味苦,性寒,有小毒。归肝经、脾经。

【功效与主治】清热燥湿、解毒杀虫。主治上呼吸道感染、肺炎、急性胃肠炎。

【民族用药经验】

①治咳嗽痰黄:苦木 10 g,水煎服。(贵州各族均用)

②治感冒发烧:苦木 10 g、鱼鳅串 10 g、金银花 10 g,水煎服。(凯里苗族)

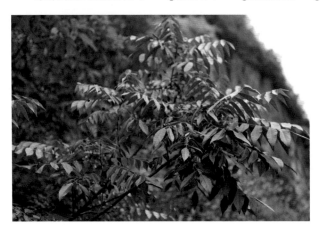
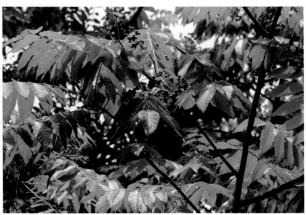

③治痢疾：苦木 10 g、铁苋菜 10 g，水煎服。（凯里侗族）

④治腹泻：苦木 10 g、地锦 10 g，水煎服。（惠水布依族）

【用法用量】内服：煎汤，3～10 g；研末，每次 1.5～3 g；或浸酒。外用：适量，煎水洗；或研末撒。本品有一定毒性，内服不宜过量，孕妇慎服。

【汪按】苦木之名始载于《中国药用植物志》。《四川中药志》称黄楝树、苦力芽、进口苦、黄檀树、苦皮树、臭辣子、苦树，《中药大辞典》称鱼胆树、青鱼胆、狗胆木，

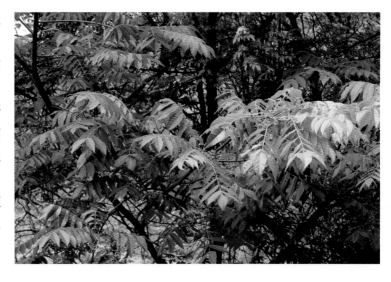

《浙江药用植物志》称苦木霜，《广西中兽医药用植物》称臭椿芽、苦胆木。广西称赶狗木、熊胆木，四川称苦弹子，江苏称苦桑头，河南称苦檀木，安徽称槐杨木。本书以苦木为药材名和植物名。

《贵州省中药材、民族药材质量标准》2003 年版，以苦树皮为药材名，苦木 Picrasma quassioides（D. Don）Benn. 为植物名，药用部位以树皮或茎木收载。

苦木为贵州常用黔药，是贵州汉族、苗族、侗族、布依族等民族习用药物。药材来源均为野生。苦木具清热燥湿、解毒杀虫之功效，故常用于治疗上呼吸道感染、肺炎、急性胃肠炎等。若治风热感冒，以苦木 10 g、鱼鳅串 10 g、马鞭草 10 g，水煎服。若治风热咳嗽，以苦木 10 g、蛇莓 10 g、猪尾巴 10 g、小叶榕 10 g，水煎服。若治咽喉肿痛，以苦木 10 g、草玉梅 10 g、百两金 10 g，水煎服。若治湿热痢疾，以苦木 10 g、委陵菜 10 g、马齿苋 10 g、石韦 10 g，水煎服。若治湿疹，以苦木 10 g、十大功劳 10 g、廊茵 15 g，水煎服。若治疮疖，以苦木 10 g、金银花 15 g、连翘 10 g、龙葵 10 g、天花粉 10 g，水煎服。若治烫伤，以苦木 30 g、虎杖 30 g、十大功劳 30 g、地榆 15 g、红果冬青 15 g，煎水洗。

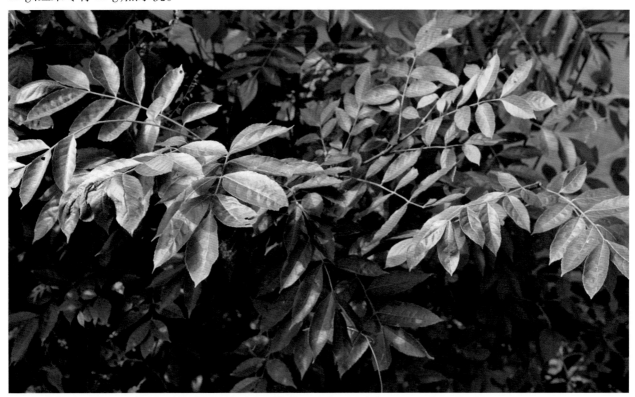

苦木根 kǔmùgēn

Picrasmatis Radix et Cortex

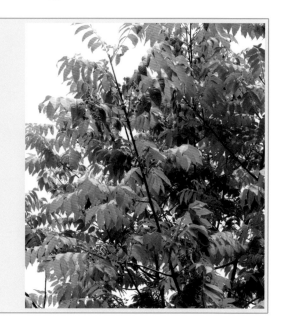

【黔称】苦木根(各地均称)。

【民族药名】

苗药名:bas hsongd 金条子(雷山苗族)。

【来源】为苦木科植物苦木的根或根皮。

【原植物】参见"苦木"条。

【生境与分布】参见"苦木"条。

【采收加工】全年均可采挖,洗净,切片,晒干;或剥取根皮,切段,晒干。

【药材性状】主根圆柱形,较长,上粗下渐细;支根较少;根皮外表面暗黄色,内表面黄白色。质硬,不易折断,断面黄白色,木质部较宽广。气微,味极苦。

【性味归经】味苦,性寒,有小毒。归肝经、脾经。

【功效与主治】清热解毒、燥湿杀虫、祛风除湿。主治感冒发热、急性胃肠炎、痢疾、肠道感染、蛔虫病、疮疖、疥癣、湿疹、烫伤、毒蛇咬伤、风湿痹痛。

【民族用药经验】

①治感冒发热:苦木根 10 g、金银花 10 g,水煎服。(贵州各族均用)

②治急性胃肠炎:苦木根 10 g、十大功劳根 10 g,水煎服。(紫云苗族)

③治痢疾:苦木根 10 g、地锦 10 g、尖子木 10 g,水煎服。(罗甸布依族)

④治湿疹:苦木根 10 g、地肤子 10 g、龙葵 10 g,水煎服。(剑河侗族)

⑤治水火烫伤:苦木根 30 g、虎杖 30 g,煎水洗。(江口土家族)

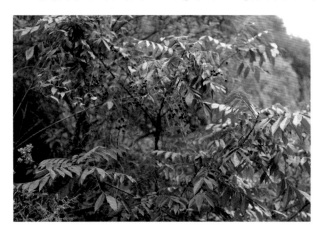

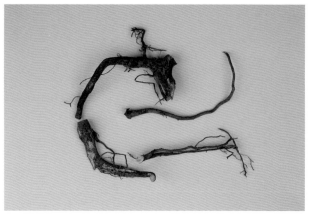

【用法用量】内服:煎汤,6～15 g,大剂量可用至30 g;或研末。外用:适量,煎水洗;或研末涂敷;或浸酒擦。本品有一定毒性,内服不宜过量,孕妇慎用。

【汪按】苦木根之名始载于《浙江天目山药用植物志》。本书以苦木根为药材名,苦木为植物名。

苦木根为贵州常用黔药,是贵州汉族、苗族、侗族、布依族、土家族等民族习用药物。药材来源均为野生。苦木根具清热解毒、燥湿杀虫、祛风除湿之功效,故常用于治疗感冒发热、急性胃肠炎、痢疾、肠道感染、蛔虫病、疮疖、疥癣、湿疹、烫伤、毒蛇咬伤、风湿痹痛等。若治感冒发烧,以苦木根10 g、九头狮子草10 g、金银花10 g、连翘10 g、大青叶10 g,水煎服。若治急性胃肠炎,以苦木根10 g、地榆10 g、金荞麦10 g、积雪草10 g,水煎服。若治痢疾,以苦木根10 g、委陵菜10 g、大红袍10 g、支柱蓼10 g、小青藤香10 g,水煎服。若治肠道感染,以苦木根10 g、八月瓜根10 g、五香血藤10 g、虎杖10 g、阴行草10 g、花锚10 g,水煎服。若治疮痈肿毒,以苦木根10 g、马鞭草10 g、败酱草10 g、十萼茄10 g、强盗九杆子10 g,水煎服。若治湿疹,以苦木根10 g、蛇倒退15 g、龙葵10 g、虎耳草10 g、土茯苓15 g、马鞭草10 g、虎杖10 g,水煎服。若治风湿痹痛,以苦木根10 g、大风藤10 g、黑骨藤10 g、大血藤10 g、五香血藤10 g、三角咪10 g,水煎服。

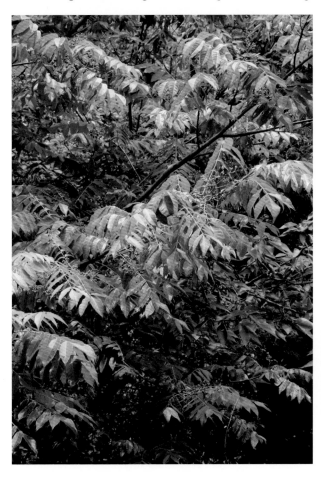
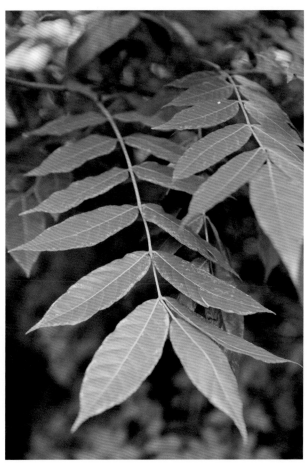

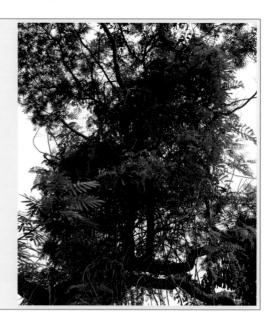

苦石莲 kǔshílián

Caesalpiniae Minacis Semen

【黔称】苦石莲(各地均称)。

【民族药名】

苗药名:dul cel youl 努彻由(黔东南苗族)。

【来源】为豆科植物喙荚云实的种子。

【原植物】喙荚云实 *Caesalpinia minax* Hance。

有刺藤本,高约 4 m,各部均被短柔毛。根圆柱形,浅黄色;茎和叶轴上均有散生钩刺。二回羽状复叶,互生,长达 45 cm;托叶锥状而硬;羽片 5~8 对;小叶 6~12 对,椭圆形或长圆形,长 2~4 cm,宽 1.1~1.7 cm,先端钝圆或急尖,基部圆形,微偏斜,两面沿中脉被短柔毛;小叶叶柄甚短,其下有 1 枚小倒钩刺。总状花序或圆锥花序顶生;苞片卵状披针形,先端短渐尖;萼片 5 枚,长约 13 mm,密生黄色茸毛;花冠蝶形,白色,有紫色斑点,最上 1 枚倒卵形,长约 18 mm,宽约 12 mm,先端钝圆,基部靠合,外面和边缘有毛;雄蕊 10 枚,离生,2 轮排列,较花瓣稍短,花丝下部密被长柔毛;子房密生细刺,花柱稍超出于雄蕊,无毛。荚果长圆形,长 7.5~13 cm,宽 4~4.5 cm,先端钝圆而有喙,喙长 5~25 mm,果瓣外面密生针状刺。种子 4~8 粒,长椭圆形,长约 18 mm,宽约 10 mm,一侧稍凹,有环状纹。花期 4—5 月,果期 7 月。

【生境与分布】生于海拔 400~1500 m 的山沟、溪旁或灌丛中。分布于贵州的兴义、望谟、罗甸等地。此外,我国广东、广西、四川、云南等地也有分布。

【采收加工】秋季种子成熟时采收,除去果壳,取出种子,晒干。

【药材性状】种子呈椭圆形,两端钝圆,长 1.2~2.2 cm,直径 0.7~1.2 cm;表面乌黑色,有光泽,有时可见横环纹或横裂纹;基部有珠柄残基,其旁为小圆形的合点。质坚硬,极难破开。种皮厚约 1 mm,内表面灰黄色,平滑而有光泽,除去种皮后,内为 2 枚棕色肥厚的子叶,富油质,中央有空隙。气微弱,味极苦。

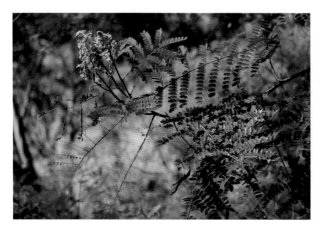

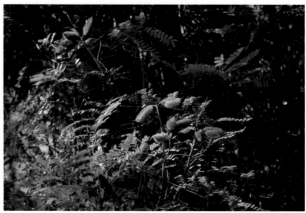

【性味归经】味苦,性凉。归心经、脾经、肾经。

【功效与主治】清热化湿、散瘀止痛。主治风热感冒、痢疾、淋浊、小便淋漓、血尿、呕逆、痈肿、疮癣、跌打损伤、毒蛇咬伤。

【民族用药经验】

①治风热感冒:苦石莲10 g,水煎服。(贵州各族均用)

②治痢疾:苦石莲10 g、铁苋菜10 g,水煎服。(罗甸苗族)

③治热淋:苦石莲10 g、石韦10 g、车前草10 g,水煎服。(兴义布依族)

④治血淋:苦石莲10 g、小蓟10 g、紫珠10 g,水煎服。(望谟布依族)

【用法用量】内服:煎汤,6~10 g。外用:适量,煎水洗;或捣烂敷。

【汪按】苦石莲之名始载于《增订伪药条辨》,又称苦珠子。《生草药性备要》称石莲子,《药材资料汇编》称石莲藤、猫儿核,《四川中药志》称广石莲子、雀不站子、阎王刺果,《广西药用植物名录》称石花生、石莲藤,《云南药用植物名录》称盐棒头果,《岭南采药录》称莲子簕、蚶蛇簕,《中药材品种论述》称南蛇簕子、石莲簕子。本书以苦石莲为药材名,喙荚云实为植物名。

苦石莲为贵州常用黔药,是贵州汉族、苗族、布依族等民族习用药物。药材来源均为野生。苦石莲具清热化湿、散瘀止痛之功效,故常用于治疗风热感冒、痢疾、淋浊、小便淋漓、血尿、呕逆、痈肿、疮癣、跌打损伤、毒蛇咬伤等。若治风热感冒,以苦石莲10 g、鱼鳅串10 g、牛豆柴10 g,水煎服;若发热,加九头狮子草15 g,水煎服。若治痢疾、腹痛,以苦石莲10 g、草玉梅10 g、天青地白10 g、地榆10 g,水煎服。若治热淋,以苦石莲10 g、萹蓄10 g、车前子10 g、瞿麦10 g,水煎服。若治水肿、小便不利,以苦石莲10 g、四季红10 g、臭草10 g、扯根菜10 g,水煎服。若治呕逆,以苦石莲10 g、莱菔子10 g、旋覆花10 g,水煎服。若治疮疡痈肿,以苦石莲10 g、金银花10 g、龙葵10 g、五花血藤10 g,水煎服。若治跌打损伤,以苦石莲10 g、见血飞10 g、铁冬青10 g、五花血藤10 g、五香血藤10 g,水煎服。

睡莲科植物荷花的种子称石莲子,但在古代,因苦石莲药材外形与石莲子颇为相似,故常混用。如《纲目》谓:"今药肆一种石莲子,状如土石而味苦,不知何物也?"《本草述钩元》也谓:"今肆中所货,一种状如榧子,其味大苦,产广中树上,木实也,不宜入药。"直到20世纪初,苦石莲的来源仍未搞清,《增订伪药条辨》云:"今市肆有一种苦石莲,状如土石,味极苦涩,不知何物充伪……"当时苦石莲作为石莲子伪品使用。因其与石莲子颇相似且"味极苦涩",故称苦石莲。经过专家考证,苦石莲为豆科云实属植物,荚果长圆形,先端钝圆而有喙,故称喙荚云实。种皮乌黑色,有光泽,色泽如蛇,乃呼青蛇子。茎叶及果荚皆有刺,遂有诸"簕"之称,而"簕"为"勒"之音转。

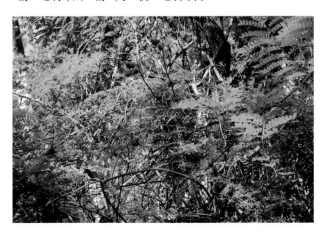
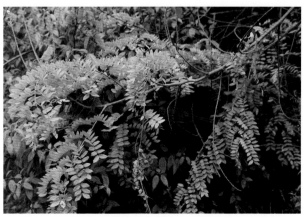

苦树皮 kǔshùpí

Picrasmatis Cortex

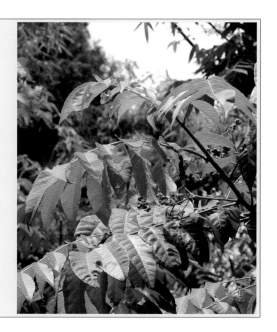

【黔称】苦树皮(各地均称)。

【民族药名】

苗药名:bas hsongd 金条子(雷山苗族)。

【来源】为苦木科植物苦木的茎皮。

【原植物】参见"苦木"条。

【生境与分布】参见"苦木"条。

【采收加工】全年均可采收,剥取茎皮,切段,晒干。

【药材性状】茎皮单卷状、槽状或长片状,长 20 ~ 55 cm,宽 2 ~ 10 cm,大多数已除去栓皮。未去栓皮的幼皮表面棕绿色,皮孔细小,淡棕色,稍突起;老皮表面棕褐色,圆形皮孔纵向排列,中央下凹,四周突起,常附有白色地衣斑纹。内表面黄白色,平滑。质脆,易折断,折断面略粗糙,可见微细的纤维。气微,味苦。

【性味归经】味苦,性寒,有小毒。归肝经、脾经。

【功效与主治】清热燥湿、解毒杀虫。主治湿疹、疮毒、疥癣、蛔虫病、急性胃肠炎。

【民族用药经验】

①治湿疹:苦树皮 10 g、蛇倒退 15 g,水煎服。(贵州各族均用)

②治疮毒:苦树皮 10 g、马鞭草 10 g、龙葵 10 g,水煎服。(雷山苗族)

③治泄泻:苦树皮 10 g、肖梵天花 10 g,水煎服。(锦屏侗族)

④治痢疾:苦树皮 10 g、尖子木 10 g、血盆草 10 g,水煎服。(紫云苗族)

⑤治风湿痹痛:苦树皮 10 g、小果微花藤 10 g,水煎服。(望谟布依族)

【用法用量】内服:煎汤,3 ~ 10 g;或研末,每次 1.5 ~ 3 g;或浸酒。外用:适量,煎水洗;或研末撒。

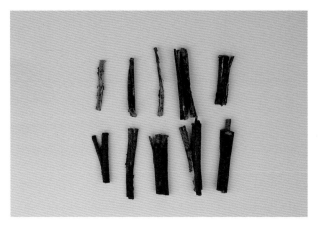

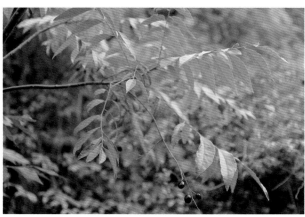

【汪按】苦树皮之名始载于《中国药用植物志》。《四川中药志》称苦皮子。本书以苦树皮为药材名,苦木为植物名。

《贵州省中药材、民族药材质量标准》2003 年版,以苦树皮为药材名,苦木 *Picrasma quassioides*(D. Don) Benn. 为植物名,药用部位以树皮或茎木收载。

苦树皮为贵州常用黔药,是贵州汉族、苗族、侗族、布依族等民族习用药物。药材来源均为野生。苦树皮具清热燥湿、解毒杀虫之功效,故常用于治疗湿疹、疮毒、疥癣、蛔虫病、急性胃肠炎等。若治湿疹,以苦树皮 10 g、土茯苓 10 g、车前草 10 g、川木通 10 g、陆英 10 g,水煎服。若治疮痈肿毒,以苦树皮 10 g、千年老鼠屎 10 g、筋骨草 10 g、野葡萄根 10 g,水煎服;或以鲜苦树皮、鲜缺腰叶蓼、鲜木芙蓉各适量,捣烂敷。若治疥癣,以苦树皮 10 g、蛇倒退 10 g、龙葵 10 g、五花血藤 10 g、五香血藤 10 g、小果微花藤 10 g,水煎服。若治泄泻,以苦树皮 10 g、草玉梅 10 g、地稔 10 g、地榆 10 g,水煎服。

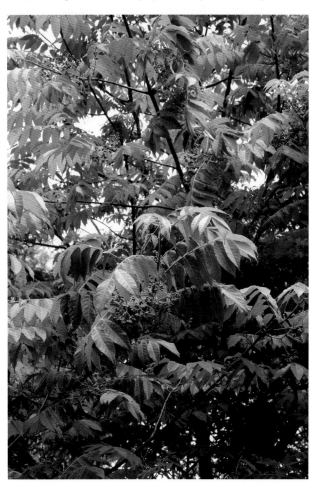
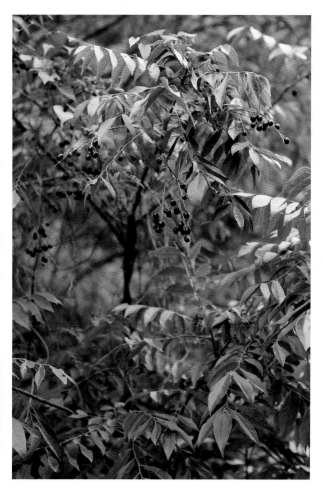

腊梅花 làméihuā

Chimonanthi Praecocis Flos

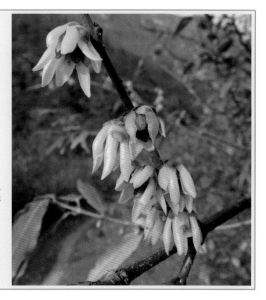

【黔称】臭腊梅花(各地均称)。

【民族药名】

苗药名:ghab jongx ghab link det ghab dliub 嘎龚嘎勒豆嘎偷(黔东南苗族)。

水药名:mai^1 nuk^3 yai^{8}梅浓内(三都水族)。

【来源】为蜡梅科植物蜡梅的花蕾。

【原植物】蜡梅 *Chimonanthus praecox*(L.)Link。

落叶灌木,高约 4 m。幼枝四方形,老枝近圆柱形,灰褐色;鳞芽通常着生于第二年生的枝条叶腋内,芽鳞片近圆形,覆瓦状排列。叶纸质至近革质,卵圆形、椭圆形、宽椭圆形至卵状椭圆形,有时长圆状披针形,长5~25 cm,宽2~8 cm,顶端急尖至渐尖,有时具尾尖,基部急尖至圆形。花着生于第二年生的枝条叶腋内,先花后叶,芳香,直径2~4 cm;花被片圆形、长圆形、倒卵形、椭圆形或匙形,长5~20 mm,宽5~15 mm,无毛,内部花被片比外部花被片短,基部有爪;雄蕊长约4 mm,花丝比花药长或等长,花药向内弯,无毛,药隔顶端短尖;退化雄蕊长约3 mm;心皮基部被疏硬毛,花柱长达子房的3倍,基部被毛。果托近木质化,坛状或倒卵状椭圆形,长2~5 cm,直径1~2.5 cm。花期11月至第二年3月,果期第二年4—11月。

【生境与分布】生于山坡灌丛中或水沟边。分布于贵州各地。此外,我国湖北、湖南、四川、云南等地也有分布。

【采收加工】在花刚开放时采收。

【药材性状】花蕾圆形、短圆形或倒卵形,长1~1.5 cm,宽4~8 mm;花被片叠合,下半部被多数膜质鳞片,鳞片黄褐色,三角形,有微毛。气香,味先微甜后苦,稍有油腻感。以花心黄色、完整饱满而未开放者为佳。

【性味归经】味辛、甘、微苦,性凉,有小毒。归肺经、胃经。

【功效与主治】解暑清热、理气开郁。主治暑热烦渴、头晕、胸闷脘痞、梅核气、咽喉肿痛、百日咳、小儿麻疹、烫伤。

【民族用药经验】

①治久咳:腊梅花10 g,泡开水服。(贵州各族均用)

②治咽喉肿痛:腊梅花10 g、碎米桠6 g,水煎服。(龙里苗族)

③治烫伤:腊梅花10 g、地榆10 g,

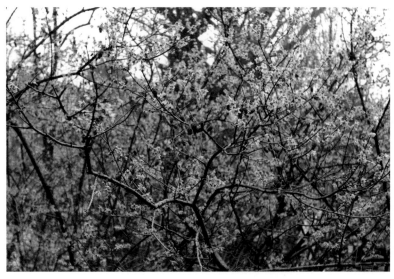

煎水洗。（惠水布依族）

④治目赤肿痛:腊梅花 10 g、菊花 10 g,水煎服。（三都水族）

【用法用量】内服:煎汤,3～10 g。外用:适量,浸油涂或滴耳。

【汪按】腊梅花之名始载于《纲目》。《救荒本草》称腊梅花,《贵阳民间药草》称铁筷子花、雪里花,《贵州草药》称岩马桑、臭蜡梅,《新华本草纲要》称荷花腊梅、金黄茶、大叶腊梅,《江苏药材志》称巴豆花,《浙江药用植物志》称腊花。本书以腊梅花为药材名,蜡梅为植物名。

《贵州省中药材、民族药材质量标准》2003 年版,以腊梅花(蜡梅花)为药材名,腊梅 Chimonanthus praecox(L.)Link 为植物名,药用部位以干燥花蕾收载。

《贵州省中药材质量标准》1988 年版、《湖北省中药材质量标准》2009 年版、《四川省中药材标准》1987 年版、《四川省中草药标准(试行稿)》(第一批)1977 年版,以腊梅花为药材名,腊梅 Chimonanthus praecox(L.)Link 为植物名,药用部位以干燥花蕾收载。

《中华人民共和国卫生部药品标准·中药材·第一册》1992 年版、《江苏省中药材标准》1989 年版、《江苏省中药材标准(试行稿)》(第二批)1986 年版,以蜡梅花为药材名,蜡梅 Chimonanthus praecox(L.)Link 为植物名,药用部位以干燥花蕾收载。

此外,《四川省中药材标准》1987 年版、《四川省中草药标准(试行稿)》(第一批)1977 年版,以腊梅花为药材名,素心腊梅 Chimonanthus praecox(L.)Link var. concolor Makino、红心腊梅 Chimonanthus praecox(L.)Link var. grandiflorus Rehd. et Wil、狗爪腊梅 Chimonanthus praecox(L.)Link var. typicus Makino 为植物名,药用部位以干燥花蕾收载。

《江苏省中药材标准》1989 年版、《江苏省中药材标准(试行稿)》(第二批)1986 年版,以蜡梅花为药材名,素心蜡梅 Chimonanthus praecox(L.)Link var. concolor Makino、磬口蜡梅 Chimonanthus praecox(L.)Link var. grandiflorus Makino 为植物名,药用部位以干燥花蕾收载。

腊梅花为贵州常用黔药,是贵州汉族、苗族、布依族、水族等民族习用药物。药材来源均为野生。腊梅花具解暑清热、理气开郁之功效,故常用于治疗暑热烦渴、头晕、胸闷脘痞、梅核气、咽喉肿痛、百日咳、小儿麻痹、烫伤等。若治暑热烦渴、头晕、胸闷,以腊梅花 6 g、菊花 6 g、茉莉花 6 g,泡水服;或以腊梅花 10 g、金银花 10 g、菊花 10 g、南布正 10 g,水煎服。若治梅核气,以腊梅花 10 g、柴胡 10 g、预知子 10 g、香附子 10 g,水煎服。若治咽喉肿痛,以腊梅花 10 g、见风青 10 g、矮地茶 10 g、龙葵 10 g、蛇莓 10 g,水煎服。若治百日咳,以腊梅花 10 g、岩白菜 10 g、岩豇豆 10 g、果上叶 10 g,水煎服。若治小儿麻痹,以腊梅花 10 g、西河柳 10 g、芫荽 10 g,水煎服。

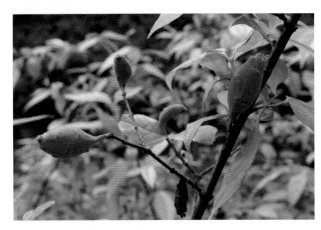
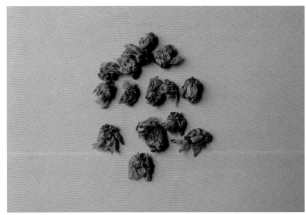

廊茵 lángyīn

Polygoni Senticosi Herba

【黔称】蛇倒退(剑河),猫舌草(瓮安),廊茵(各地均称)。

【民族药名】

布依药名:pak³⁵ pa:ŋ³¹ ʔw¹¹ 把傍热(贵定布依族)。

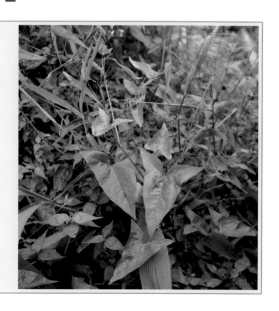

【来源】为蓼科植物刺蓼的全草。

【原植物】刺蓼 *Polygonum senticosum*(Meisn.)Franch. et Sav. 。

多年生草本,长1~3 m。茎蔓延或上升,四棱形,有倒钩刺。叶互生;叶柄长2~8 cm;托叶鞘短筒状,膜质,上部草质,绿色;叶三角形或三角状戟形,长4~8 cm,宽3~7 cm,先端渐尖或狭尖,基部截形或微心形,通常两面无毛或生稀疏细毛,下面沿中脉有倒生钩刺。总状花序呈头状,顶生或腋生;总花梗生腺毛和短柔毛,疏生钩刺;花淡红色;花被5深裂,裂片短圆形;雄蕊8枚;花柱3枚,柱头头状。瘦果近球形,黑色,包于宿存的花被内。花期7—8月,果期8—9月。

【生境与分布】生于沟边、路旁及山谷灌丛下。分布于贵州各地。此外,我国辽宁、河北、甘肃、山东、江苏、安徽、浙江、江西、福建、河南、湖北、湖南、广西等地也有分布。

【采收加工】夏季、秋季采收,洗净,鲜用或晒干。

【药材性状】茎四棱形,有倒钩刺,表面黄绿色。叶多破碎,完整者三角形或三角状戟形,长4~8 cm,宽3~7 cm,先端渐尖或狭尖,基部截形或微心形。总状花序呈头状,顶生或腋生。气微,味酸。

【性味归经】味苦、酸、微辛,性平。归肺经、肝经、大肠经。

【功效与主治】清热解毒、利湿止痒、散瘀消肿。主治痈疮疔疖、毒蛇咬伤、湿疹、黄水疮、带状疱疹、跌打损伤、肠炎、痢疾、痔疮。

【民族用药经验】

①治湿疹:廊茵30 g,水煎服。(贵州各族均用)

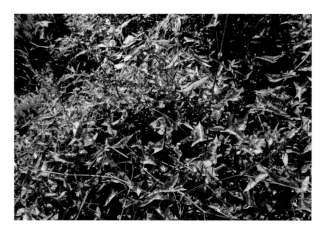

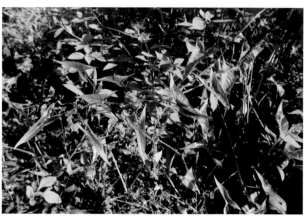

②治带状疱疹：廊茵 15 g、龙葵 15 g，水煎服。（施秉苗族）

③治黄水疮：廊茵 15 g、金银花藤 15 g，水煎服。（剑河侗族）

④治蛇头疔：鲜廊茵 30 g、鲜蒲公英 30 g，捣烂敷。（龙里布依族）

⑤治跌打损伤：鲜廊茵适量，捣烂敷。（都匀水族）

【用法用量】内服：煎汤，15～30 g；或研末，1.5～3 g。外用：适量，鲜品捣烂敷；或榨汁涂；或煎水洗。

【汪按】廊茵之名始载于《湖南药物志》，又称红大老鸦酸草、石宗草、蛇不钻。《草药手册》称猫儿刺，《甘肃中草药手册》称南蛇草，《全国中草药汇编》称急解索、猫舌草，《贵州中草药名录》称蛇倒退。广西称红花蛇不过。本书以廊茵为药材名，刺蓼为植物名。

廊茵为贵州常用黔药，是贵州汉族、苗族、侗族、布依族、水族等民族习用药物。药材来源均为野生。廊茵具清热解毒、利湿止痒、散瘀消肿之功效，故常用于治疗痈疮疔疖、毒蛇咬伤、湿疹、黄水疮、带状疱疹、跌打损伤、肠炎、痢疾、痔疮等。若治痈疮疔疖，以廊茵 15 g、金银花 15 g、马鞭草 15 g、一点红 10 g、蒲公英 10 g，水煎服。若治毒蛇咬伤，以廊茵 30 g、温大青 15 g、千年老鼠屎 10 g、地苦胆 5 g、十大功劳 10 g，水煎服。若治湿疹，以廊茵 20 g、土茯苓 20 g、车前草 10 g、四季红 10 g，水煎服。若治黄水疮，以廊茵 15 g、马尾黄连 10 g、龙葵 10 g、白毛藤 10 g，水煎服。若治带状疱疹，以廊茵 20 g、青鱼胆草 15 g、田基黄 10 g、川木通 10 g、四季红 10 g、龙胆草 6 g，水煎服。若治跌打损伤，以廊茵 15 g、见血飞 10 g、连钱草 10 g、大风藤 10 g，水煎服。若治肠炎，以廊茵 15 g、苦参 10 g、朱砂莲 10 g，水煎服。若治痢疾，以廊茵 20 g、委陵菜 10 g、铁苋菜 10 g、地锦 10 g、尖子木 10 g，水煎服。若治痔疮，以廊茵 30 g、十大功劳 10 g、风轮草 10 g、血人参 10 g，水煎服。

此外，同科植物杠板归 *Palygonum perfoliatum* L. 在贵州习称蛇倒退，两者同科同名，但功效、主治不尽相同，故应注意区别。

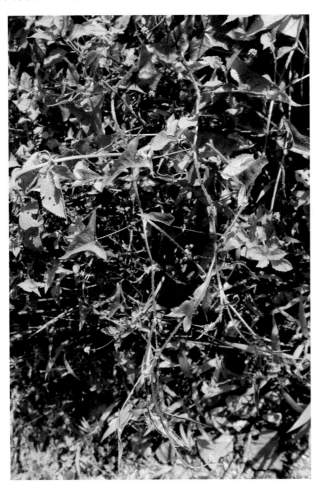
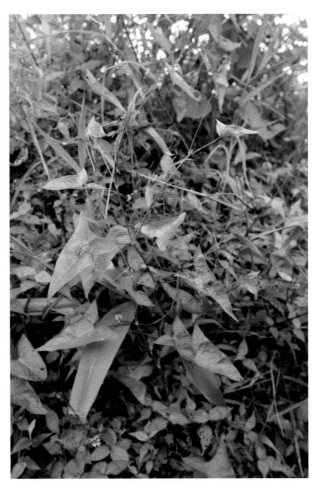

老鸦糊 lǎoyāhú

Callicarpae Giraldii Folium

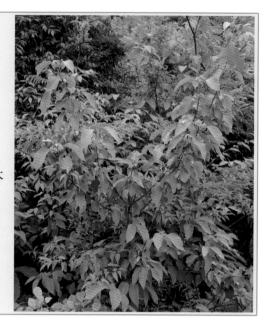

【黔称】没翻叶(惠水),大麻雀米(黎平),鸡米树、菜子木(剑河),红泡果(榕江),珍珠子(独山),老鸦糊(各地均称)。

【民族药名】

苗药名:jab yeeb gab nex 加烟噶口类(黄平苗族)。

【来源】为马鞭草科植物老鸦糊的叶。

【原植物】老鸦糊 *Callicarpa giraldii* Hesse ex Rehd. 。

灌木,高1~3 m。小枝灰黄色,圆柱形,被星状毛。单叶对生;叶柄长1~2 cm;叶纸质,宽椭圆形,长5~15 cm,宽2~7 cm,先端渐尖,基部楔形或下延成狭楔形,边缘有锯齿,上面黄绿色,稍有毛,下面淡绿色,疏被星状毛和细小黄色腺点;侧脉8~10对。聚伞花序腋生,宽2~3 cm,4~5次分歧,被星状毛;花萼钟状,长约1.5 cm,疏被星状毛,后脱落,具黄色腺点,萼齿钝三角形;花冠紫色,长约3 mm,稍有毛,具黄色腺点;雄蕊4枚,药隔具黄色腺点;子房被毛。果实球形,紫色,初被星状毛,熟时无色,直径2.5~4 mm。花期5—6月,果期7—11月。

【生境与分布】生于海拔400~1300 m的疏林和灌丛中。分布于贵州的雷公山及松桃、黎平、榕江、赫章、兴义、荔波、惠水、绥阳、赤水等地。此外,我国陕西、甘肃、江苏、安徽、浙江、江西、福建、河南、湖北、湖南、广东、广西、四川、云南等地也有分布。

【采收加工】7—8月采收,晒干。

【药材性状】完整叶片呈宽椭圆形至披针状长圆形,长5~15 cm,宽2~7 cm;先端渐尖,基部楔形或下延成狭楔形,边缘有锯齿,上面黄绿色,稍有微毛,下面淡绿色,疏被星状毛和细小黄色腺毛;侧脉8~10对,主脉、侧脉和细脉在下面均隆起;叶柄长1~2 cm。

【性味归经】味苦、涩,性凉。归肺经、胃经、大肠经、膀胱经。

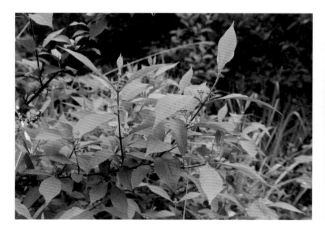

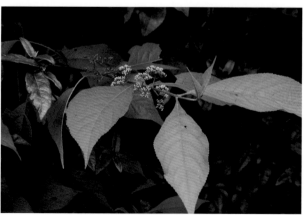

【功效与主治】收敛止血、清热解毒。主治呕血、咯血、衄血、便血、尿血、牙龈出血、崩漏、紫癜、外伤出血、痈疽肿毒、毒蛇咬伤、烧伤。

【民族用药经验】

①治内外伤各种出血:老鸦糊15 g,水煎服。(贵州各族均用)

②治便血:老鸦糊15 g、仙鹤草15 g、野牡丹15 g,水煎服。(榕江苗族)

③治咯血:老鸦糊15 g、矮地茶15 g,水煎服。(剑河侗族)

④治崩漏:老鸦糊15 g、地榆15 g、尖子木15 g,水煎服。(惠水布依族)

⑤治紫癜:老鸦糊15 g、滇紫草15 g,水煎服。(都匀水族)

⑥治烧伤:老鸦糊、虎杖等量,煎水洗。(赫章彝族)

【用法用量】内服:煎汤,干品10～15 g,鲜品30～60 g;或研末,1.5～3 g。外用:适量,鲜品捣烂敷;或研末撒。

【汪按】老鸦糊之名始载于《贵州草药》,又称红泡果、珍珠子、没翻叶、大麻雀米、鸡米树、菜子木。《云南中草药选》称细米油珠、斑鸠站、小米团花。福建称粗糠草、粥香、猴草、牛舌癀。本书以老鸦糊为药材名和植物名。

《贵州省中药材、民族药材质量标准》2003年版,以紫珠叶为药材名,老鸦糊 *Callicarpa giraldii* Hesse ex Rehd. 为植物名,药用部位以干燥叶或带叶嫩枝收载。

《河南省中药材标准》1993年版,以紫珠叶为药材名,老鸦糊 *Callicarpa bodinieri* Lévl. var. *giraldii* (Rehd.)Rehd. 为植物名,药用部位以干燥叶收载。

老鸦糊为贵州常用黔药,是贵州汉族、苗族、侗族、布依族、水族等民族习用药物。药材来源均为野生。老鸦糊具收敛止血、清热解毒之功效,故常用于治疗呕血、咯血、衄血、便血、尿血、牙龈出血、崩漏、紫癜、外伤出血、痈疽肿毒、毒蛇咬伤、烧伤等。若治咯血,以老鸦糊15 g、血盆草15 g、白及15 g,水煎服。若治呕血,以老鸦糊15 g、大夜关门15 g、胡颓子根15 g、仙鹤草15 g,水煎服。若治衄血,以老鸦糊15 g、大地柏枝10 g、过路黄10 g、岩白菜15 g,水煎服。若治牙龈出血,以老鸦糊15 g、金荞麦15 g、羊乳15 g,水煎服。若治便血、尿血,以老鸦糊15 g、小蓟15 g、大蓟15 g、大乌泡15 g、过路黄15 g,水煎服。若治崩漏,以老鸦糊15 g、苎麻根15 g、朝天罐15 g、大夜关门15 g,水煎服。若治紫癜,以老鸦糊15 g、过路黄15 g、栀子10 g、水牛角15 g,水煎服。若治痈疽肿毒,以老鸦糊15 g、金银花10 g、连翘10 g、栀子10 g、龙葵10 g、蛇莓10 g,水煎服。若治烧伤,以老鸦糊15 g、四季青15 g、虎杖15 g、栀子15 g、金银花15 g、连翘15 g,水煎服。

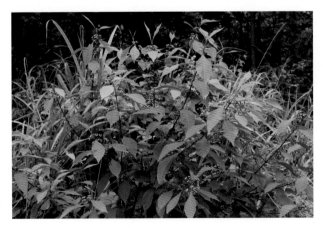 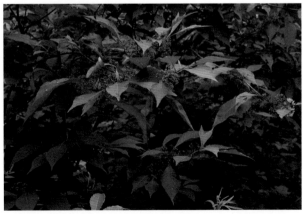

了哥王 legēwáng

Wikstroemiae Indicae Caulis et Folium

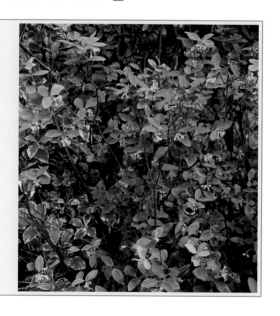

【黔称】了哥王(各地均称)。

【民族药名】

侗药名:bav jas 巴觉(剑河侗族)。

【来源】为瑞香科植物了哥王的茎、叶。

【原植物】了哥王 *Wikstroemia indica*(L.)C. A. Mey.。

灌木,高0.5～2 m。小枝红褐色,无毛。叶对生;纸质至近革质,倒卵形、椭圆状长圆形或披针形,长2～5 cm,宽0.5～1.5 cm,先端钝或急尖,基部阔楔形或窄楔形,干时棕红色,无毛;侧脉细密,极倾斜;叶柄长约1 mm。花黄绿色,数朵组成顶生头状总状花序,花序梗长5～10 mm,无毛;花梗长1～2 mm;花萼长7～12 mm,近于无毛,裂片4枚,宽卵形至长圆形,长约3 mm,顶端尖或钝;雄蕊8枚,2列,着生于花萼管中部以上,子房倒卵形或椭圆形,无毛或在顶端被疏柔毛,花柱极短或近无,柱头头状,花盘鳞片通常2枚或4枚。果椭圆形,长7～8 mm,成熟时红色至暗紫色。花期、果期夏季、秋季。

【生境与分布】生于山坡灌丛中、路旁和村边。分布于贵州的印江、凯里、黎平、册亨、安龙、独山、荔波等地。此外,我国浙江、江西、福建、台湾、湖南、广东、广西、云南等地也有分布。

【采收加工】全年均可采收,洗净,切段,晒干或鲜用。

【药材性状】茎圆柱形,有分枝,长短不等,直径8～25 mm;粗茎表面淡棕色至棕黑色,有不规则粗纵皱纹,皮孔突起,往往2个横向相连,有的数个连接成环;细茎表面暗棕红色,有细纵皱纹,并有对生的叶柄痕,有时可见突起的小枝残基;质硬,折断面韧皮部有众多绵毛状纤维。叶不规则卷曲,展平后呈长椭圆形,全缘,淡黄绿色至淡绿色,叶脉在下面稍突出;叶柄短,长约1 mm;质脆,易碎。气微,味微苦。

【性味归经】味苦、辛,性寒,有毒。归心经、肺经、小肠经。

【功效与主治】清热解毒、化痰散结、消肿止痛。主治痈肿疮毒、瘰疬、风湿痛、跌打损伤、蛇虫咬伤。

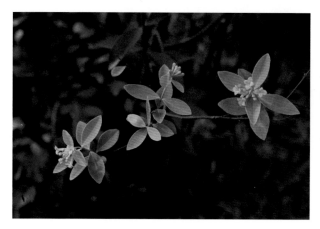

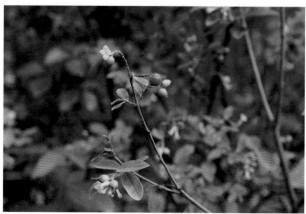

【民族用药经验】

①治各种痈肿疮毒:了哥王适量,捣烂敷。(贵州各族均用)

②治乳痈:了哥王15 g、天花粉30 g,共研细末,以蜂蜜调敷。(凯里苗族)

③治风湿痹痛:了哥王6 g、大风藤15 g、大血藤15 g,共研细末,加热酒少许调敷。(黎平侗族)

④治跌打损伤:了哥王6 g、飞龙掌血15 g,研末调敷。(荔波水族)

⑤治咽喉肿痛:了哥王6 g,先煎4 h以上,加金银花15 g、朱砂根6 g,水煎服。(贵阳布依族)

【用法用量】内服:煎汤(宜久煎4 h以上),6～9 g。外用:适量,捣烂敷;研末调敷;或煎水洗。

【汪按】了哥王之名始载于《岭南采药录》,又称九倍药、鸡仔麻、山黄皮、鸡杠头。《生草药性备要》称九信菜,《陆川本草》称鸟子麻、山麻皮,《广西中药志》称山棉皮、雀儿麻、地巴麻、山雁皮、毒鱼藤,《岭南草药志》称埔银、雀仔麻、假黄皮、地棉,《全国中草药汇编》称指皮麻、九信草、石棉皮、消山药、狗信药、大黄头树。广东称了哥麻,广西称山石榴、铁骨伞,浙江称山络麻,江西称石谷皮,福建称铺银草、红灯笼。本书以了哥王为药材名和植物名。

《山东省中药材标准》2002年版、1995年版,以了哥王为药材名,了哥王 *Wikstroemia indica* (L.) C. A. Mey. 为植物名,药用部位以干燥茎叶收载。

了哥王为贵州常用黔药,是贵州汉族、苗族、侗族、布依族、水族等民族习用药物。药材来源均为野生。了哥王具清热解毒、化痰散结、消肿止痛之功效,故常用于治疗痈肿疮毒、瘰疬、风湿痛、跌打损伤、蛇虫咬伤等。若治疮疡肿毒,以了哥王15 g、金银花15 g、连翘15 g、龙葵15 g、野蓝靛15 g,共研细末,以蜂蜜调敷。若治乳痈,以了哥王6 g,先煎4 h以上,加蒲公英30 g、紫花地丁30 g、金银花30 g、连翘20 g、野菊花15 g,水煎服;或以了哥王10 g、金银花10 g、连翘10 g、龙葵10 g、野蓝靛10 g、天花粉10 g、蒲公英15 g、紫花地丁15 g,共研细末,再以适量凡士林调敷。若治跌打损伤,以了哥王15 g、铁包金15 g、铁筷子15 g、铁冬青15 g、单面针15 g,共研细末,调敷。

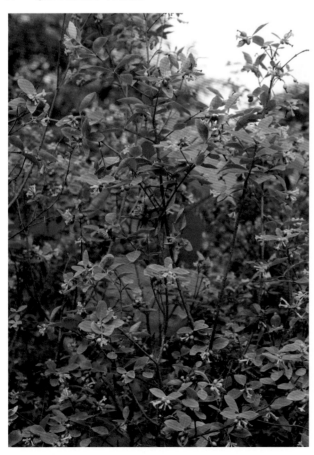
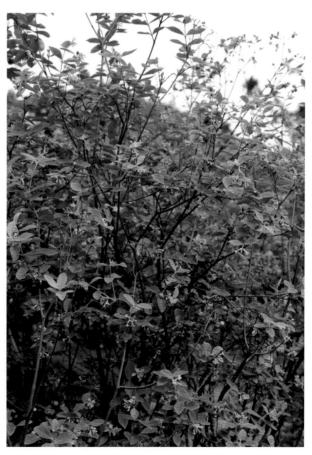

了哥王根 legēwánggēn

Wikstroemiae Indicae Radix et Cortex

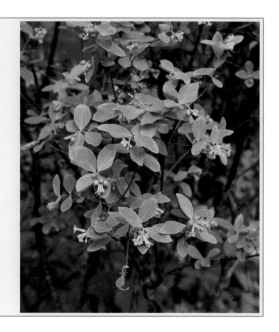

【黔称】了哥王根(各地均称)。

【民族药名】

侗药名:bav jas 巴觉(剑河侗族)。

【来源】为瑞香科植物了哥王的根或根皮。

【原植物】参见"了哥王"条。

【生境与分布】参见"了哥王"条。

【采收加工】秋季至春初采根,洗净切片;或剥取内皮,晒干备用。

【药材性状】根圆柱形或有分枝,长约40 cm,直径0.5~3 cm,表面黄棕色至灰棕色,具不规则纵皱纹和横向皮孔及稍突起的支根痕。质坚韧,断面韧皮部厚1.5~4 mm,类白色,易与木质部分离,有众多绵毛状纤维,木质部淡黄色,有放射状纹理。气微,味微苦,久嚼有持久的灼热。以条粗、皮厚者为佳。

【性味归经】味苦、辛,性寒,有毒。归肺经、肝经。

【功效与主治】清热解毒、散结逐瘀、利水杀虫。主治肺炎、支气管炎、腮腺炎、咽喉炎、淋巴结炎、乳腺炎、痈疽肿毒、风湿性关节炎、水肿臌胀、闭经、跌打损伤。

【民族用药经验】

①治咳嗽:了哥王根6 g,水煎服。(贵州各族均用)

②治乳痈:了哥王根6 g、蒲公英15 g、金银花15 g,水煎服。(黄平苗族)

③治疗腮:了哥王根6 g、大青叶15 g、黄芩15 g,水煎服。(黎平侗族)

④治跌打损伤:了哥王根6 g、铁冬青10 g、铁包金10 g,水煎服。(册亨布依族)

【用法用量】内服:煎汤(宜煎4 h以上),6~15 g。外用:适量,捣烂敷;或研末调敷。

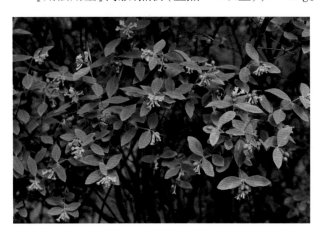

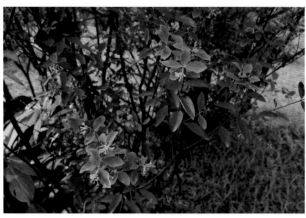

【汪按】了哥王根之名始载于《岭南采药录》。本书以了哥王根为药材名，了哥王为植物名。

《中国药典》(附录)2010 年版、1977 年版，《广西壮族自治区壮药质量标准》(第一卷)2008 年版，以了哥王为药材名，了哥王 *Wikstroemia indica* C. A. Mey. 为植物名，药用部位以干燥根或根皮收载。

《贵州省中药材、民族药材质量标准》2003 年版、《贵州省中药材质量标准》1988 年版，以了哥王为药材名，了哥王 *Wikstroemia indica*(L.)C. A. Mey. 为植物名，药用部位以干燥根收载。

《湖南省中药材标准》2009 年版，以了哥王为药材名，了哥王 *Wikstroemia indica*(Linnaeus)C. A. Meyer 为植物名，药用部位以干燥根或根皮收载。

《广东省中药材标准》(第一册)2004 年版，以了哥王为药材名，了哥王 *Wikstroemia indica*(L.)C. A. Mey. 为植物名，药用部位以干燥根或根皮收载。

《上海市中药材标准》1994 年版，以了哥王为药材名，南岭荛花 *Wikstroemia indica*(L.)C. A. Mey. 为植物名，药用部位以干燥根收载。

了哥王根为贵州常用黔药，是贵州汉族、苗族、侗族、布依族、水族等民族习用药物。药材来源均为野生。了哥王根具清热解毒、散结逐瘀、利水杀虫之功效，故常用于治疗肺炎、支气管炎、腮腺炎、咽喉炎、淋巴结炎、乳腺炎、痈疽肿毒、风湿性关节炎、水肿臌胀、闭经、跌打损伤等。了哥王根清热解毒作用较强，但毒性较大，故内服需久煎 4 h 以上，每剂用量不超过 15 g。若治肺炎、支气管炎、扁桃体炎、咽喉炎，以了哥王根 10 g，先煎 4 h 以上，加鱼鳅串 10 g、马鞭草 10 g、草玉梅 10 g、鱼腥草 15 g、滇黄芩 10 g、黄荆叶 10 g、鸭儿芹 10 g，水煎服。若治淋巴结炎、乳腺炎，以了哥王根 10 g，先煎 4 h 以上，加蒲公英 15 g、紫花地丁 15 g、金银花 15 g、连翘 15 g、金荞麦 30 g，水煎服。若治风湿性关节炎、跌打损伤，以了哥王根 10 g，先煎 4 h 以上，加大风藤 15 g、大血藤 15 g、五香血藤 15 g、铁冬青 10 g、铁筷子 10 g、接骨木 15 g，水煎服。若治癌性胸腹水，以了哥王根 10 g，先煎 4 h 以上，加土茯苓 30 g、珍珠菜 15 g、凤尾草 15 g、玉米须 15 g、接骨草 15 g，水煎服。

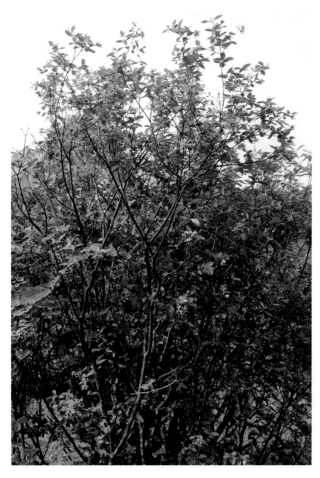
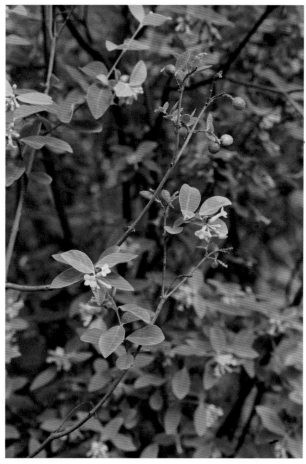

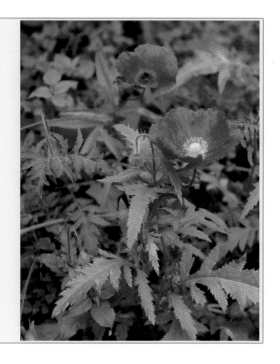

丽春花 lìchūnhuā

Papaveris Rhoeatis Herba

【黔称】虞美人(各地均称)。

【民族药名】

苗药名:lil cunb huab 丽春花(黄平苗族)。

【来源】为罂粟科植物虞美人的全草。

【原植物】虞美人 *Papaver rhoeas* L. 。

一年生草本,全株被伸展的刚毛,稀无毛。茎直立,高 25～90 cm。叶互生,叶披针形或狭卵形,长 3～15 cm,宽 1～6 cm,羽状分裂,下部全裂,裂片披针形并二回羽状浅裂,上部深裂或浅裂,裂片披针形,最上部粗齿状羽状浅裂,顶生裂片通常较大,小裂片先端均渐尖,两面被淡黄色刚毛。花单生于茎和分枝顶端;花梗长 10～15 cm,被淡黄色平展的刚毛;花蕾长圆状倒卵形,下垂;萼片 2 枚,宽椭圆形,长 1～1.8 cm,绿色,外面被刚毛;花瓣 4 片,圆形、宽椭圆形或宽倒卵形,直径 2.5～4.5 cm,全缘,紫红色,基部通常具深紫色斑点;雄蕊多数,花丝丝状,长约 8 mm,深紫红色,花药长圆形,长约 1 mm,黄色;子房倒卵形,长 7～10 mm,无毛,柱头 5～18 枚,辐射状,连合成扁平、边缘圆齿状的盘状体。蒴果宽倒卵形,长 1～2.2 cm,无毛,具不明显的肋。种子多数,肾状长圆形,长约 1 mm。花期、果期 3—8 月。

【生境与分布】贵州各地均有栽培。此外,我国其他地区也有栽培。

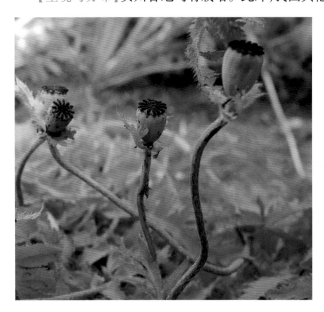

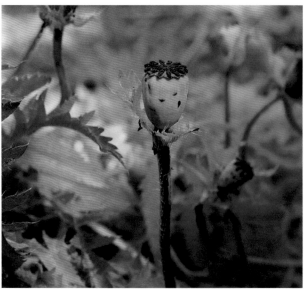

【采收加工】夏季、秋季采收,晒干。

【药材性状】茎外皮暗黄色,有纵皱纹,少分支。叶多破碎,完整者羽状中裂或全裂,少有全缘,裂片线状披针形,锐尖头,边缘有齿牙。花生于枝的顶端,未开放时花蕾下向,外面被粗毛。气微,味苦、涩。

【性味归经】味苦、涩,性微寒,有毒。归肺经、大肠经。

【功效与主治】镇咳、镇痛、止泻。主治咳嗽、偏头痛、腹痛、痢疾。

【民族用药经验】

①治咳嗽:丽春花3g,水煎服。(贵州各族均用)

②治痢疾:丽春花3g、三颗针10g,水煎服。(黄平苗族)

③治偏头痛:丽春花3g、七叶莲15g,水煎服。(都匀布依族)

【用法用量】内服:煎汤,1~3g。

【汪按】丽春花之名始载于《纲目》。《游默斋花谱》称赛牡丹、锦被花,《花镜》称百般娇、蝴蝶满园春。本书以丽春花为药材名,虞美人为植物名。

丽春花为贵州常用黔药,是贵州汉族、苗族、布依族等民族习用药物。药材来源均为栽培。丽春花具镇咳、镇痛、止泻之功效,故常用于治疗咳嗽、偏头痛、腹痛、痢疾等。若治咳嗽,以丽春花3g、矮地茶10g、岩白菜10g、岩豇豆10g,水煎服。若治偏头痛,以丽春花3g、铁筷子10g、铁冬青10g、七叶莲15g,水煎服。若治腹痛,以丽春花3g、八月瓜根10g、通光散10g、金荞麦10g、鸡矢藤10g,水煎服。

需注意的是,丽春花全株有毒,尤其果实毒性较大,故在应用时应严格控制剂量。

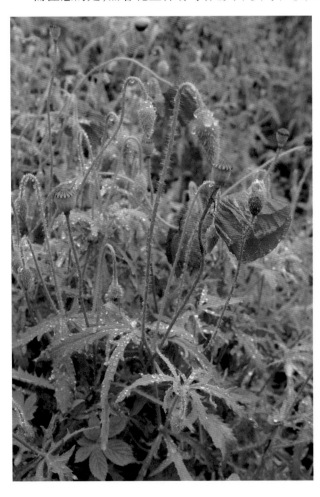
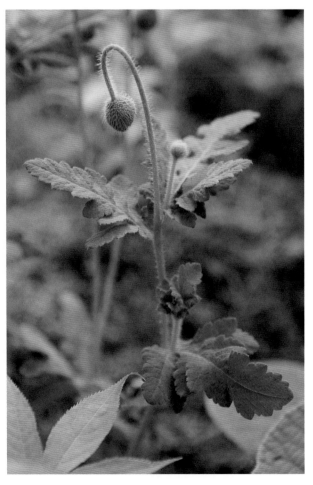

连翘 liánqiáo

Forsythiae Fructus

【黔称】连翘(各地均称)。

【民族药名】

苗药名:bid mloub 比谋(黔南苗族)。

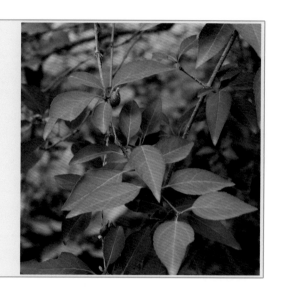

【来源】为木犀科植物连翘的果实。

【原植物】连翘 *Forsythia suspensa*(Thunb.)Vahl。

落叶灌木。小枝土黄色或灰褐色,略呈四棱形,疏生皮孔,节间中空,节部具实心髓。叶通常为单叶,或3裂至三出复叶,叶柄长 0.8~1.5 cm,无毛;叶卵形、宽卵形、椭圆状卵形至椭圆形,长 2~10 cm,宽 1.5~5 cm,先端锐尖,基部圆形至楔形,叶缘除基部外具锐锯齿或粗锯齿。花通常单生或数朵生于叶腋,先于叶开放,花梗长 5~6 mm;花萼绿色,裂片 4 枚,长圆形或长圆状椭圆形,边缘具睫状毛;花冠黄色,裂片 4 枚,倒卵状椭圆形,长 1.2~2 cm,宽 6~10 mm;雄蕊 2 枚,着生于花冠管基部,花柱细长,柱头 2 裂。蒴果卵球形,2 室,长 1.2~2.5 cm,宽 0.6~1.2 cm,先端喙状渐尖,表面疏生瘤点,果梗长 0.7~1.5 cm。花期 3—4 月,果期8—10 月。

【生境与分布】贵州大方有栽培,其他地方有零星栽培。此外,我国河北、山西、陕西、甘肃、山东、江苏、安徽、河南、湖北、四川等地有分布。

【采收加工】连翘种植 3~4 年后开花结实。药用分"青翘""老翘"两种。青翘在 9 月上旬果皮呈青色尚未成熟时采下,置于沸水中稍煮片刻或放入蒸笼内蒸 0.5 h,取出晒干。老翘在 10 月上旬果实熟透变黄、果壳裂开时采收,晒干,筛去种子及杂质。

【药材性状】老翘多自先端开裂,略向外反曲或裂成两瓣,基部有果柄或其断痕,果瓣外表面黄棕色,有不规则的纵皱纹及多数突起的淡黄色瘤点,基部瘤点较少,中央有 1 条纵凹沟,内表面淡黄棕色,平滑,略带光泽,中央有 1 条纵隔,种子多已脱落,果皮硬脆,断面平坦。青翘多不开裂,表面绿褐色,瘤点较少,基部多具果柄,内有种子多数,披针形,微弯曲,长约 7 mm,宽约 2 mm,表面棕色,一侧有窄翘。青翘以色绿、不开裂者为佳,老翘以色黄、瓣大、壳厚者为佳。

【性味归经】味苦,性微寒。归肺经、心经、胆经。

【功效与主治】清热解毒、消肿散结。主治风热感冒、温病、热淋尿闭、痈疽肿毒、瘰疬、瘿瘤、喉痹。

【民族用药经验】

①疮疡肿毒:连翘 15 g,水煎服。(贵州各族均用)

②治风热感冒:连翘 10 g、金银花 10 g,水煎服。(雷山苗族)

③治咳嗽痰黄:连翘 15 g、鱼腥草 15 g,水煎服。(剑河侗族)

④乳痈:连翘 15 g、金银花 15 g、蒲公英 30 g,水煎服。(惠水布依族)

⑤治肺痈:连翘 15 g、金荞麦 15 g,水煎服。(荔波水族)

【用法用量】内服:煎汤,6~15 g;或入丸、散。

【汪按】连翘之名始载于《本经》,又称兰华、折根、轵、濂。《药性论》称旱连子,《新修本草》称大翘子、大翘,《中药志》称空翘、空壳,《新华本草纲要》称落翘、黄花树、黄链条花、黄花条、黄绶丹,《中国植物志》称黄花杆、黄秦丹。本书以连翘为药材名和植物名。

《中国药典》2010 年版、2005 年版、2005 年版(增补)、2000 年版、1995 年版、1990 年版、1985 年版、1977 年版,《内蒙古蒙药材标准》1987 年版,《新疆维吾尔自治区药品标准》(第二册)1980 年版,以连翘为药材名,连翘 *Forsythia suspensa*(Thunb.)Vahl 为植物名,药用部位以干燥果实收载。

《中国药典》1963 年版,以连翘为药材名,连翘 *Forsythia suspensa*(Thunb.)Vahl 为植物名,药用部位以干燥成熟果实收载。

《上海市中药材标准》(附录)1994 年版,以连翘心为药材名,连翘 *Forsythia suspensa*(Thunb.)Vahl 为植物名,药用部位以干燥成熟种子收载。

《中华中药典》(台湾)2004 年版,以连翘为药材名,连翘 *Forsythia suspensa*(Thunb.)Vahl 为植物名,药用部位以干燥成熟果实(果实初熟时采收者习称"青壳",熟透后采收者习称"老壳")收载。

《中药典范》(第一辑・第一册)(台湾)1985 年版,以连翘为药材名,连翘 *Forsythia suspensa*(Thunb.)Vahl 为植物名,药用部位以连翘及其同属近缘植物之干燥果实收载。

连翘为贵州常用黔药,是贵州汉族、苗族、侗族、布依族、水族、土家族等民族习用药物。药材来源均为栽培。连翘具清热解毒、消肿散结之功效,故常用于治疗风热感冒、温病、热淋尿闭、痈疽肿毒、瘰疬、瘿瘤、喉痹等。若治风热感冒,以连翘 10 g、金银花 10 g、鱼鳅串 10 g、龙葵 10 g、鬼针草 15 g、蛇莓 10 g,水煎服。若治肺痈,以连翘 15 g、鱼腥草 15 g、滇黄芩 10 g、金荞麦 15 g、草玉梅 15 g、大青叶 15 g,水煎服。若治乳痈,以连翘 15 g、蒲公英 15 g、金银花 15 g、天花粉 15 g、天名精 10 g、泥胡菜 10 g、蛇莓 10 g,水煎服。若治肠痈,以连翘 15 g、黄花败酱 15 g、五香血藤 15 g、油麻血藤 15 g、金银花藤 15 g、苦糖果 15 g,水煎服。若治过敏性紫癜,以连翘 15 g、金银花藤 15 g、过路黄 15 g、血盆草 10 g、牛舌片 10 g、苎麻 10 g,水煎服。若治瘿瘤,以连翘 15 g、夏枯草 10 g、黄独 10 g、海藻 10 g、昆布 10 g、鬼针草 10 g,水煎服。若治瘰疬,以连翘 15 g、青荚叶 10 g、地乌泡藤 10 g、半夏 10 g、天南星 10 g,水煎服。

连翘为常用中药,具清热解毒、消肿散结之功效,历来被医家视为疮家要药。故李东垣称:"连翘,十二经疮药中不可无,此乃结者散之之义。"倪朱谟在《本草汇言》中也指出:"连翘散风清热,解疮毒之药也。"我国最早的文献中所载的连翘,经专家考证为金丝桃科金丝桃属植物黄海棠 *Hypericum ascyron* L. 的全草,它是最早药用的连翘正品,而其同属的近缘植物也供药用,药用部位为全草。连翘、翘根为其根之处方用名。如张仲景治瘀热在里所用的麻黄连翘赤小豆汤中的"连翘"即为翘根,亦即金丝桃科植物黄海棠之根。连翘在正品方面的变化,始于宋代,至明清以后就一直以木犀科连翘为药用连翘的主流,而金丝桃科植物黄海棠也一直在用,但在药用地位上却转而演变为地方习用品了,不作正品使用,其正品位置被历史上的"新兴品种"木犀科植物连翘所代替。

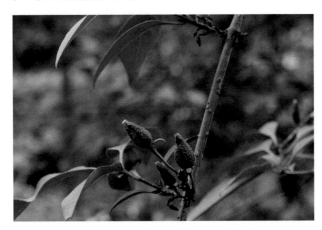
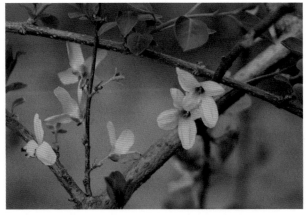

留兰香 liúlánxiāng

Menthae Spicatae Herba

【黔称】鱼香菜、狗肉香(各地均称)。

【民族药名】

苗药名:reib cend lot 锐村老(黔东南苗族)。

布依药名:pjak³⁵ çam³¹ 芭常(罗甸布依族),pak³⁵ tçi¹¹ ʔaŋ³³
把及昂(六枝布依族)。

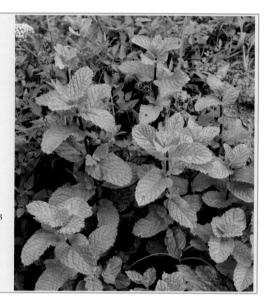

【来源】为唇形科植物留兰香的全草。

【原植物】留兰香 *Mentha spicata* L.。

多年生草本。茎直立,高 30~130 cm,多分枝,无毛。叶对生;叶柄长 1~2 mm;叶披针形、披针状卵形或长圆状披针形,长 3~7 cm,宽 1~2 cm,先端锐尖,基部钝圆至楔形,边缘具稀疏不规则的锯齿,齿尖突出向前,鲜绿色,两面具腺鳞,无毛或下面略具短毛。轮伞花序密集成顶生的穗状花序,长 4~10 cm,基部数花序有时疏离;小苞片线形,长 2.6~3.6 mm,长超过花萼;花萼钟形,长约 2 mm,具肋脉 13 条,略呈二唇形,上唇 3 枚齿,长约 0.6 mm,中齿略短,下唇短,下唇 2 枚齿,长约 0.8 mm,萼齿边缘略具纤毛;花冠淡紫色,长约 4 mm,两唇形,上唇较宽,先端微凹,下唇 3 裂较狭,上唇外略具短毛;花冠筒内、外光滑;雄蕊 4 枚,近相等,长 4~4.5 mm;花药 2 室,紫色,后变褐色。小坚果卵形,长约 0.7 mm,宽约 0.5 mm,黑色,具细小窝孔。花期 7—9 月,果期 9—10 月。

【生境与分布】贵州各地均有分布。多栽培于庭园。此外,我国河北、江苏、浙江、广东、广西、四川、云南等地也有栽培,新疆有野生。

【采收加工】7—9 月采收,多为鲜用。

【药材性状】茎近方形,具槽及条纹。叶无柄或近无柄,完整者展平后呈卵状长圆形或长圆状披针形,长 3~7 cm,宽 1~2 cm,先端锐尖,基部宽楔形至近圆形,边缘具尖锐而不规则的锯齿,草质,上面绿色,下面灰绿色。轮伞花序生于茎及分枝顶端,呈间断向上密集的圆柱形穗状花序;小苞片线形;花梗长约 2 mm;花萼钟形,萼齿 5 枚,三角状披针形;花冠淡紫色,长约 4 mm,两面无毛,花冠筒长约 2 mm,冠檐具 4 枚裂片;雄蕊 4 枚,近等长。气芳香,味辛。

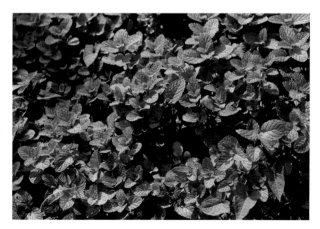

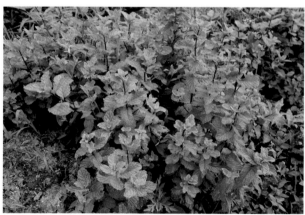

【性味归经】味辛,性微温。归肺经、脾经、肝经。

【功效与主治】解表、和中、理气。主治感冒、咳嗽、头痛、咽痛、目赤、鼻衄、胃痛、腹胀、痛经。

【民族用药经验】

①治感冒:留兰香30 g,水煎服。(贵州各族均用)

②治胃痛:留兰香15 g、骚羊古15 g,水煎服。(毕节苗族)

③治咽痛:留兰香15 g、碎米桠15 g,水煎服。(松桃苗族)

④治目赤肿痛:留兰香15 g、夏枯草6 g,水煎服。(兴义布依族)

⑤治痛经:留兰香30 g、生姜1块,水煎服。(水城彝族)

【用法用量】内服:煎汤,15～30 g。外用:适量,捣烂敷;或绞汁点眼。

【汪按】留兰香之名始载于《常用中草药手册》,又称绿薄荷。《滇南本草》称南薄荷、升阳菜,《生草药性备要》称香花菜。广西称假薄荷、皱叶薄荷,广东称香薄荷。本书以留兰香为药材名和植物名。

《贵州中药材民族药材质量标准》2019年版、《贵州省中药材、民族药材质量标准》2003年版,以留兰香为药材名,留兰香 *Mentha spicata* L. 为植物名,药用部位以全草收载。

留兰香为贵州常用黔药,是贵州汉族、苗族、侗族、布依族等民族习用药物。药材来源均为栽培。留兰香具解表、和中、理气之功效,故常用于治疗感冒、咳嗽、头痛、咽痛、目赤、鼻衄、胃痛、腹胀、痛经等。若治感冒,以留兰香30 g、一枝黄花10 g、腊梅花5 g,水煎服。若治咳嗽,以留兰香20 g、矮地茶10 g、阴地蕨6 g,水煎服。若治咽喉肿痛,以留兰香30 g、蛇倒退10 g、碎米桠10 g,水煎服。若治胃痛,以留兰香20 g、鸡矢藤10 g、铁冬青10 g,水煎服。若治痛经,以留兰香15 g、五花血藤15 g、香樟根10 g,水煎服。若治跌打肿痛,以留兰香适量,捣烂敷。若治皲裂,以鲜留兰香、鲜白及各适量,捣烂敷。

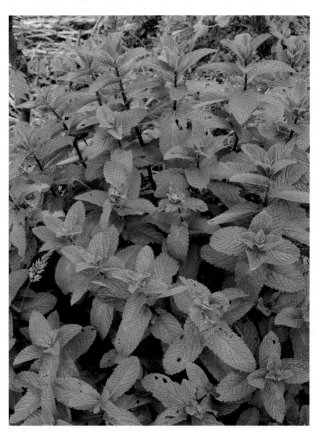
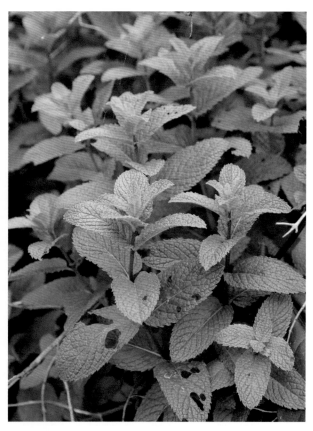

芦根 lúgēn

Phragmitei Communis Rhizoma

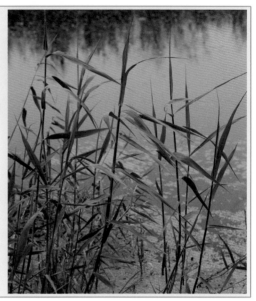

【黔称】芦根(各地均称)。

【民族药名】

水药名:ni⁴ luk⁷ 尼鲁(三都水族)。

仡佬药名:ma¹³ ça³³ we³¹ 骂雅喂(黔中方言),kaŋ⁵³ çi⁵³ i⁵⁵ 刚希一(黔中北方言),ma³³ tçiə⁵⁵ 马介(黔西南多洛方言)。

毛南药名:gaŋ³³ diɛ²⁴ nau³³ 钢电带(惠水毛南族)。

【来源】为禾本科植物芦苇的根茎。

【原植物】芦苇 *Phragmites communis* Trin. 。

多年生草本,高 1~3 m。地下茎粗壮,横走,节间中空,节上有芽;地上茎直立,中空。叶 2 列,互生;叶鞘圆筒状,叶舌有毛;叶扁平,长 15~45 cm,宽 1~3.5 cm,边缘粗糙。穗状花序排列成大型圆锥花序,顶生,长 20~40 cm,微下垂,下部梗腋间具白色柔毛;小穗通常有 4~7 朵花,长 10~16 cm;第 1 朵花通常为雄花,颖片披针形,不等长,第 1 枚颖片长为第 2 枚颖片的一半或更短;外稃长于内稃,光滑开展;两性花,雄蕊 3 枚,雌蕊 1 枚,花柱 2 枚,柱头羽状。颖果椭圆形,与内稃分离。花期、果期 7—10 月。

【生境与分布】生于河流、池沼岸边的浅水中。分布于贵州各地。此外,我国其他地区也有分布。

【采收加工】栽后 2 年即可采挖。一般在夏季、秋季挖取地下茎,除掉泥土,剪去须根,切段,晒干或鲜用。

【药材性状】鲜芦根茎长圆柱形,有的略扁,长短不一,直径 1~2 cm;表面黄白色,有光泽,外皮疏松可剥离;节呈环状,有残根及芽痕;体轻,质韧,不易折断,断面黄白色,中空,壁厚 1~2 mm,有小孔排列成环;无臭,味甘。干芦根茎呈压扁的长圆柱形;表面有光泽,黄白色;节处较硬,红黄色,节间有纵皱纹;质轻而柔韧;无臭,味微甘。以条粗均匀、色黄白、有光泽、无须根者为佳。

【性味归经】味甘,性寒。归肺经、胃经、膀胱经。

【功效与主治】清热生津、除烦止呕、利尿。主治热病烦渴、胃热呕吐、肺热咳嗽、肺痈吐脓、热淋、麻疹。

【民族用药经验】

①治感冒发热口渴:芦根 30 g,水煎服。(贵州各族均用)

②治小儿发烧:芦根 15 g、鲜鱼腥草 15 g,水煎服。(雷山苗族)

③治胃脘疼痛、呕吐酸水:芦根 15 g、竹䕺 10 g,水煎服。(龙里苗族)

④治肺热咳嗽:芦根 15 g、鱼腥草

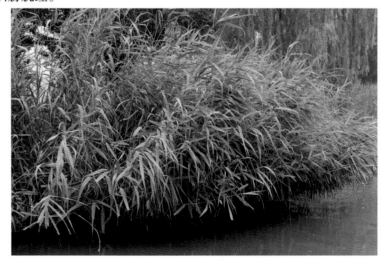

15 g、五匹风 10 g,水煎服。(兴义布依族)

【用法用量】内服:煎汤,干品 10～30 g,鲜品 30～120 g;或鲜品捣汁。外用:适量,煎水洗。

【汪按】芦根之名始载于《别录》。《罗氏会约医镜》称芦毛根,《温病条辨》称芦根,《草木便方》称芦黎根,《天宝本草》称顺江龙,《岭南采药录》称水蒗蓪,《南京民间药草》称芦柴根,《江苏省植物药材志》称芦通,《河北药材》称苇子根,《山东中药》称芦芽根,《四川中药志》称甜梗子,《全国中草药汇编》称芦头,《广西中兽医药用植物》称孝棒竹、大青龙、芦荻竹,《中药材手册》称芦苇根,《药材学》称苇茎、活水芦根,《陕甘宁青中草药选》称芦草根,《本草名著集成》称逆水芦根、草芦根。四川称水芦竹、水苇根,湖南称芦毛根、芦竹根,广东称芦根头、水竹根,江苏称芦青,内蒙古称芦子根。本书以芦根为药材名,芦苇为植物名。

《中国药典》2010 年版、2005 年版、2000 年版、1995 年版、1990 年版、1985 年版,以芦根为药材名,芦苇 Phragmites communis Trin. 为植物名,药用部位以新鲜或干燥根茎收载。

《中国药典》1977 年版、《新疆维吾尔自治区药品标准》(第二册)1980 年版,以芦根为药材名,芦苇 Phragmites communis (L.) Trin. 为植物名,药用部位以新鲜或干燥根茎收载。

《中国药典》1963 年版,以芦根为药材名,芦苇 Phragmites communis Trin. 为植物名,药用部位以新鲜或干燥地下根状茎收载。

《贵州省中药材标准规格・上集》1965 年版,以芦根为药材名,芦苇 Phragmites communis (L.) Trin. 为植物名,药用部位以干燥地下根状茎收载。

《中华中药典》(台湾)2004 年版,以芦根为药材名,芦苇 Phragmites communis Trinus 为植物名,药用部位以干燥根茎收载。

《中药典范》(第一辑・第一册)(台湾)1985 年版,以芦根为药材名,芦苇 Phragmites communis (L.) Trin. 为植物名,药用部位以根茎收载。

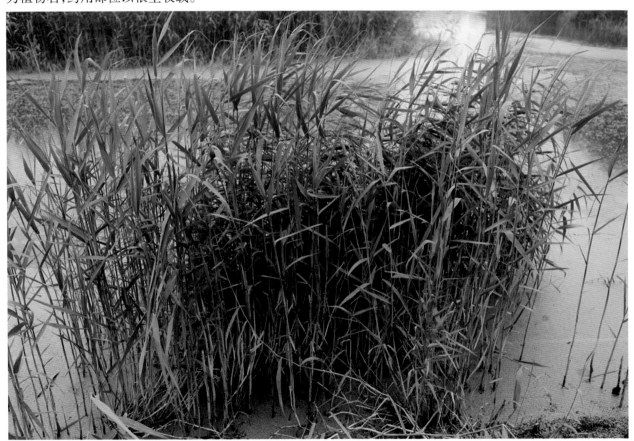

芦根为贵州常用黔药,是贵州汉族、苗族、布依族、水族等民族习用药物。药材来源为栽培和野生。芦根具清热生津、除烦止呕、利尿之功效,故常用于治疗热病烦渴、胃热呕吐、肺热咳嗽、肺痈吐脓、热淋、麻疹等。若治风热感冒,以芦根 10 g、野蓝靛 10 g、马鞭草 10 g,水煎服。若治感冒口渴,以鲜芦根30 g、鲜鱼腥草 30 g、天花粉 15 g、鱼鳅串 15 g,水煎服。若治感冒呕吐,以芦根 15 g、竹茹 15 g、青蒿 15 g、鸭儿芹 15 g,水煎服。若治肺热咳嗽,以芦根 15 g、白花前胡 15 g、五匹风 10 g、桔梗 10 g,水煎服。若治肺痈,以芦根 30 g、金荞麦 30 g、鱼腥草 30 g、金银花 15 g、黄芩 15 g,水煎服。若治热淋,以芦根 15 g、海金沙藤 15 g、车前草 15 g、铁线蕨 15 g、菝葜 15 g,水煎服。若治麻疹不透,以芦根 15 g、柽柳 15 g、金银花 10 g,水煎服。若治咽喉肿痛,以芦根 15 g、八爪金龙 15 g、草玉梅 10 g,水煎服。若治便秘,以芦根 15 g、夏枯草 15 g、土大黄 6 g、皂角 6 g、金银花 6 g、蜂蜜 15 g,水煎服。若治白带,以芦根 30 g、三白草 30 g、锦鸡儿 10 g,水煎服。若治口腔溃疡,以芦根 30 g、金银花 15 g、野蓝靛 10 g,水煎服。

芦根之名始载于《别录》,但在《诗经·卫风》中就有"一苇航之"的记载,"苇"即长大的"芦"。《玉篇》指出:"苇之未秀者为芦。"苏敬在《新修本草》中指出:"生下湿地,茎叶似竹,花若荻花。二月、八月采根,日干用之。"《本草图经》也指出:"芦根,旧不载所出州土,今在处有之。生于湿坡泽中。其状都似竹,而叶抱茎生,无枝。花白作穗,若茅花,根亦若竹根而节疏,二月、八月采,日干用之。"李时珍指出,"芦有数种:其长丈许中空皮薄色白者,葭也,芦也,苇也。短小于苇而中空皮厚色青苍者,菼也,薍也,荻也,萑也。其最小而中实者蒹也,薕也。皆以初生、已成得名。其身皆如竹,其叶皆长如箬叶,其根入药,性味皆同。其未解叶者,古谓之紫箨"。李时珍认为芦、苇、葭是同一植物的不同阶段,而作芦根入药的原植物可能有数种。芦根药用已有 2000 多年的历史。《中国药典》收载的只有芦苇 *Phragmites communis* Trin. 的根茎。此外,卡开芦 *Phragmites karka* (Retz.) Trin. ex Steud. 的根茎在四川都江堰也作芦根用;芦竹 *Arundo donax* L. 分布于江苏、浙江、湖南等地,它的根茎在四川也作芦根用。

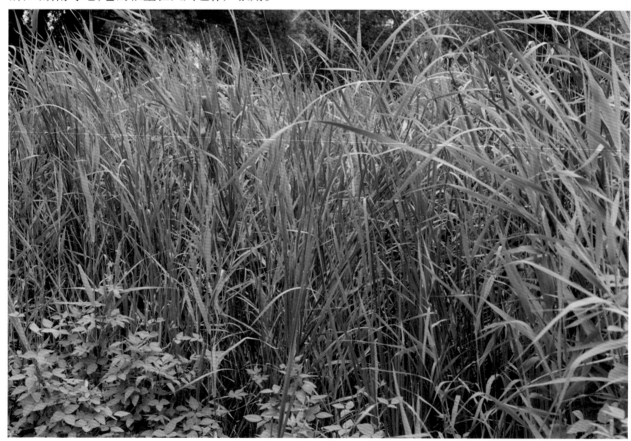

芦茎 lújīng

Phragmitei Communis Ramulus

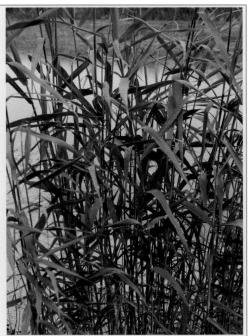

【黔称】苇茎(各地均称)。

【民族药名】

苗药名:raob ub ghunb 绕务贵(黔东南苗族),jab ngeib jiox 佳额酒(黔南苗族)。

水药名:ni⁴ luk⁷ 尼鲁(三都水族)。

仡佬药名:ma¹³ ça³³ we³¹ 骂雅喂(黔中方言),kaŋ⁵³ çi⁵³ i⁵⁵ 刚希一(黔中北方言),ma³³ tçiə⁵⁵ 马介(黔西南多洛方言)。

毛南药名:gaŋ³³ diε²⁴ nau³³ 钢电带(惠水毛南族)。

【来源】为禾本科植物芦苇的嫩茎。

【原植物】参见"芦根"条。

【生境与分布】参见"芦根"条。

【采收加工】夏季、秋季采收,晒干或鲜用。

【药材性状】茎长圆柱形,长约30 cm,直径0.4~0.6 cm;表面黄白色,光滑,具光泽,有的一侧有纵皱纹,节间长10~17 cm,节部稍膨大,有的具残存的叶鞘,叶鞘外表面具棕褐色环节纹,有的其下具3~5 mm 宽的粉带;内表面淡白色,有的具残存的茸毛状髓质横膜。质硬,较难折断,断面粗糙,中空。气微,味淡。

【性味归经】味甘,性寒。归心经、肺经。

【功效与主治】清热解毒、止咳排脓。主治肺痈吐脓、肺热咳嗽、痈疽。

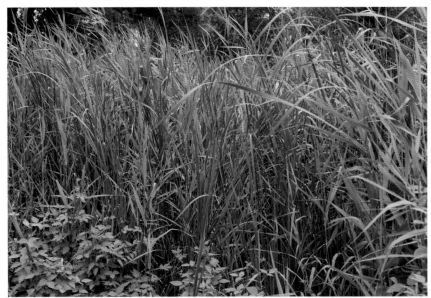

【民族用药经验】

①治肺脓疡:鲜芦茎120 g,水煎服。(贵州各族均用)

②治肺热咳嗽:芦茎30 g、鱼鳅串15 g,水煎服。(黄平苗族)

③治风热感冒:芦茎10 g、鱼鳅串10 g,水煎服。(剑河侗族)

④治风热咳嗽:芦茎10 g、矮地茶10 g,水煎服。(都匀布依族)

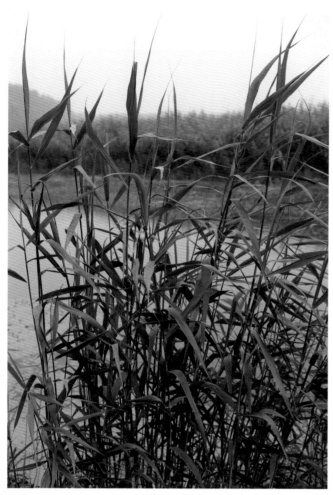

【用法用量】内服：煎汤，干品 10 ~ 30 g，鲜品可用至 60 ~ 120 g。

【汪按】芦茎之名始载于《新修本草》。《备急千金要方》称苇茎，《现代实用中药》称嫩芦梗。本书以芦茎为药材名，芦苇为植物名。

芦茎为贵州常用黔药，是贵州汉族、苗族、布依族、水族等民族习用药物。药材来源为栽培和野生。芦茎具清热解毒、止咳排脓之功效，故常用于治疗肺痈吐脓、肺热咳嗽、痈疽等。若治肺痈，以芦茎 30 g、鱼腥草 30 g、金银花 15 g、鱼鳅串 15 g、南板蓝根 15 g，水煎服；或以芦茎 30 g、金荞麦 30 g、鸡矢藤 30 g、龙葵 10 g、金银花 10 g、马鞭草 10 g，水煎服。若治风热咳嗽、口渴，以芦茎 15 g、天花粉 10 g、鱼鳅串 10 g、马鞭草 10 g、蛇莓 10 g、毛秀才 10 g，水煎服。若治肺热咳嗽，以芦茎 15 g、鱼鳅串 15 g、马鞭草 15 g、龙葵 15 g、金荞麦 15 g、岩豇豆 15 g、黄荆 15 g，水煎服。若治颈痈，以芦茎 30 g、天花粉 30 g、金银花 15 g、连翘 15 g、鱼鳅串 15 g、南板蓝根 15 g，水煎服。若治乳痈，以鲜芦茎 30 g、鲜蒲公英 30 g、鲜金银花 30 g、鲜百合 30 g、鲜紫花地丁 30 g，加蜂蜜适量，调敷。

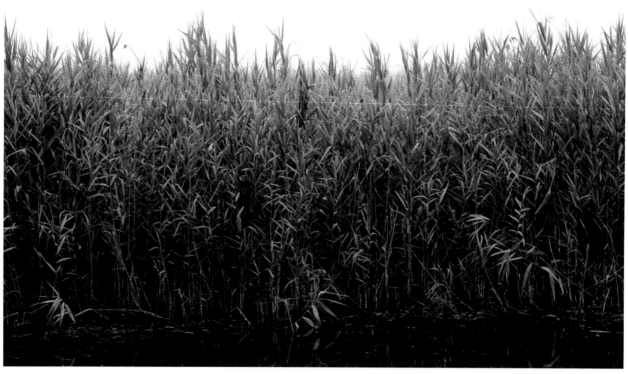

芦竹根 lúzhúgēn

Arundinis Donacis Rhizoma

【黔称】芦竹根(各地均称)。

【民族药名】

水药名:çit⁷ ta:u²行倒(都匀水族)。

毛南药名:gaŋ³³ diɛ²⁴ nau³³钢电劳(惠水毛南族)。

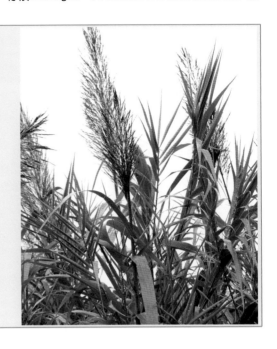

【来源】为禾本科植物芦竹的根茎。

【原植物】芦竹 *Arundo donax* L.。

多年生草本。具根茎,须根粗壮;秆直立,高 2~6 m,直径 1~1.5 cm,常具分枝。叶鞘较节间为长,无毛或其颈部具长柔毛;叶舌膜质,平截形,长约 1.5 mm,先端具短细毛;叶扁平,长 30~60 cm,宽 2~5 cm,嫩时表面及边缘微粗糙。圆锥花序较紧密,长 30~60 cm,分枝稠密,斜向上升,小穗含 2~4 朵花;颖披针形,长 8~10 m,具 3~5 条脉;外稃具 3~5 条脉,中脉延伸成长 1~2 mm 的短芒,背面中部以下密被略短于稃体的白柔毛,基盘长约 0.5 m,内稃长约为外稃的一半。花期 10—12 月。

【生境与分布】生于溪旁、屋边较潮湿处。分布于贵州的思南、望谟、关岭、兴义、册亨、赤水、习水等地。此外,我国四川、云南、广西、广东、海南、江苏、浙江、湖南等地也有分布。

【采收加工】夏季采收,洗净,剔除须根,切片或整条晒干。

【药材性状】根茎弯曲扁圆条形,长 10~18 cm,直径 2~2.5 cm,黄棕色,有纵皱纹,一端稍粗大,有大小不等的笋子芽孢突起,基部周围有须根断痕;有节,节上有淡黄色的叶鞘残痕,或全为叶鞘包裹。质坚硬,不易折断。以质嫩、干燥、茎秆短者为佳。

【性味归经】味苦、甘,性寒。归肺经、胃经。

【功效与主治】清热泻火、生津除烦、利尿。主治热病烦渴、虚劳骨蒸、吐血、热淋、小便不利、风火牙痛。

【民族用药经验】

①治风热感冒、烦渴:芦竹根 30 g,水煎服。(贵州各族均用)

②治热淋:芦竹根 30 g、白茅根 30 g,水煎服。(关岭

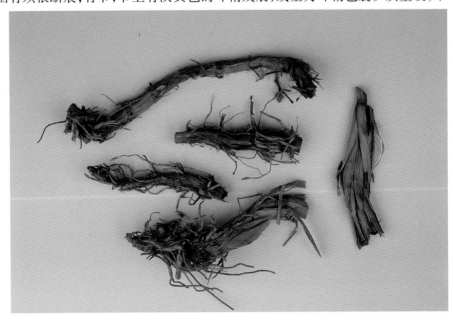

苗族）

③治小便不利:芦竹根 30 g、四季红 30 g,水煎服。（黄平苗族）

④治小便不利:芦竹根 20 g、猪殃殃 15 g,水煎服。（兴义布依族）

【用法用量】内服:煎汤,15～30 g;或熬膏。外用:适量,捣烂敷。

【注按】芦竹根之名始载于《四川中药志》,又称楼梯杆。《岭南采药录》称芦荻头,《本草汇言》称荻芦竹,《分类草药性》称绿竹。本书以芦竹根为药材名,芦竹为植物名。

《中华人民共和国卫生部药品标准中药成方制剂》(第十二册·附录)1997 年版、《四川省中草药标准》(试行稿)(第三批)1980 年版,以芦竹根为药材名,芦竹 *Arundo donax* L. 为植物名,药用部位以干燥根茎收载。

《四川省中药材标准》1987 年版,以芦竹根为药材名,芦竹 *Arundo donax* L. 为植物名,药用部位以新鲜或干燥根茎收载。

芦竹根为贵州常用黔药,是贵州汉族、苗族、侗族、布依族等民族习用药物。药材来源均为野生。芦竹根具清热泻火、生津除烦、利尿之功效,故常用于治疗热病烦渴、虚劳骨蒸、吐血、热淋、小便不利、风火牙痛等。若治风热感冒、口渴,以芦竹根 30 g、鱼鳅串 10 g、金银花 10 g、连翘 10 g、淡竹叶 10 g,水煎服。若治高热、口渴引饮,以芦竹根 30 g、九头狮子草 15 g,水煎服。若治虚劳骨蒸,以芦竹根 30 g、地骨皮 15 g、白薇 15 g、知母 10 g、黄柏 10 g,水煎服。若治热淋,以芦竹根 30 g、猫须草 15 g、四季红 15 g、裸蒴 15 g,水煎服。若治小便不利,以芦竹根 30 g、车前草 15 g、珍珠菜 15 g、海金沙藤 10 g,水煎服。若治风火牙痛,以芦竹根 20 g、龙葵 10 g、鱼鳅串 10 g、马鞭草 10 g,水煎服。

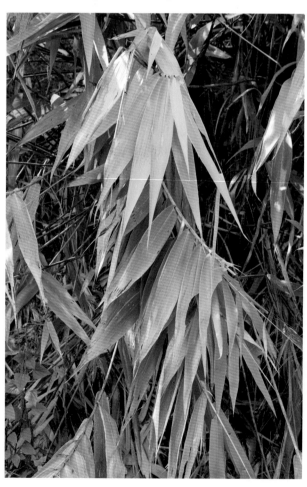
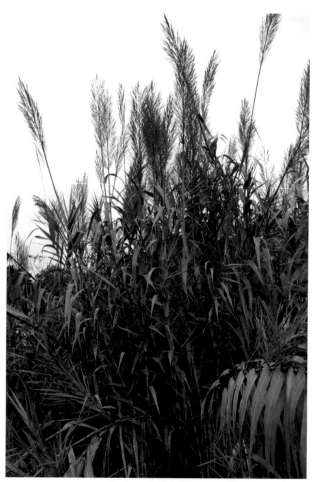

鹿药 lùyào

Smilacinae Japonicae Rhizoma seu Radix

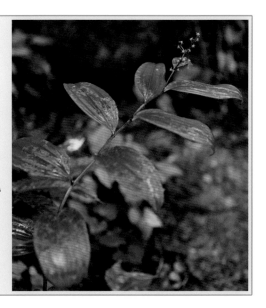

【黔称】盘龙七（梵净山），九层楼（惠水），九龙盘（各地均称）。

【民族药名】

苗药名：reib jid pand hlob 锐敌潘闹（黔南苗族）。

【来源】为百合科植物鹿药的根茎及根。

【原植物】鹿药 *Smilacina japonica* A. Gray。

多年生草本，高 30 ~ 60 cm。根茎横走，略呈圆柱状，直径 6 ~ 10 mm，有时具膨大结节；茎中部以上具粗伏毛。叶互生，4 ~ 9 枚；叶柄长 3 ~ 15 mm；叶纸质，卵状椭圆形、椭圆形或长圆形，长 6 ~ 13 cm，宽 3 ~ 7 cm，先端近短渐尖，基部圆形，两面疏被粗毛或近于无毛。圆锥花序长 3 ~ 6 cm，具粗短毛；花单生，花梗长 2 ~ 6 mm；花被片 6 枚，分离或仅基部稍合生，长圆形或长圆状倒卵形，长约 3 mm，白色；雄蕊 6 枚，花丝基部贴生于花被片上，花药小；子房 3 室，花柱与子房近等长，柱头几不裂。浆果近球形，直径 5 ~ 6 mm，熟时红色，具 1 ~ 2 粒种子。花期 5—6 月，果期 8—9 月。

【生境与分布】生于海拔 1300 ~ 2400 m 的林下、灌丛下、水旁湿地或林缘。分布于贵州的梵净山及大方、雷山等地。此外，我国山西、陕西、甘肃、江苏、安徽、浙江、江西、台湾、河南、湖北、湖南、四川等地也有分布。

【采收加工】春季、秋季采挖，洗净，鲜用或晒干。

【药材性状】干燥根茎略呈结节状，稍扁，长 6 ~ 15 cm，直径 5 ~ 10 mm。表面棕色至棕褐色，具皱纹，先端有 1 至数个茎基或芽基，周围密生多数须根。质较硬，断面白色，粉性。气微，味甜、微辛。以根茎粗壮、断面白色、粉性足者为佳。

【性味归经】味甘、苦，性温。归肝经、肾经。

【功效与主治】补肾壮阳、活血祛瘀、祛风止痛。主治肾虚阳痿、月经不调、头痛、风湿痹痛、痈肿疮毒、跌打损伤。

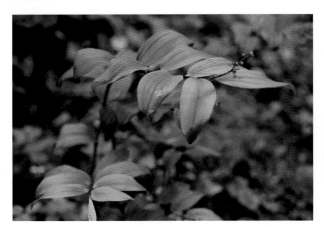
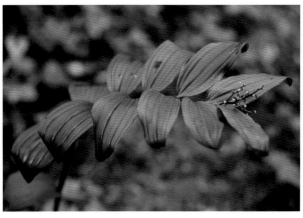

【民族用药经验】

①治肾虚阳痿：鹿药 15 g，水煎服。（贵州各族均用）

②治月经不调：鹿药 10 g、徐长卿 6 g，水煎服。（雷山苗族）

③治头痛：鹿药 10 g、歪头菜 10 g，水煎服。（惠水布依族）

④治乳痈：鲜鹿药、鲜蒲公英各适量，捣烂敷。（印江土家族）

⑤治跌打损伤：鹿药 15 g、见血飞 15 g，水煎服。（江口土家族）

【用法用量】内服：煎汤，6～15 g；或浸酒。外用：适量，捣烂敷。

【汪按】鹿药之名始载于《备急千金要方》。《贵州民间药物》称九层楼、盘龙七，《陕西中草药》称偏头七、螃蟹七、白窝儿七、狮子七，《辽宁常用中草药手册》称山糜子。本书以鹿药为药材名和植物名。

鹿药为贵州常用黔药，是贵州汉族、苗族、侗族、土家族等民族习用药物。药材来源均为野生。鹿药具补肾壮阳、活血祛瘀、祛风止痛之功效，故常用于治疗肾虚阳痿、月经不调、头痛、风湿痹痛、痈肿疮毒、跌打损伤等。若治肾虚阳痿，以鹿药 15 g、淫羊藿 6 g、骚羊古 6 g、杜仲 10 g、血人参 15 g，水煎服。若治月经不调，以鹿药 10 g、花蝴蝶 10 g、元宝草 10 g、五香血藤 10 g，水煎服。若治头痛，以鹿药 15 g、七叶莲 10 g、铁冬青 10 g、铁包金 10 g，水煎服。若治风湿痹痛，以鹿药 10 g、黑骨藤 10 g、大丁草 10 g、透骨香 10 g，水煎服。若治乳痈，以鹿药 15 g、金银花 10 g、蒲公英 15 g、贯叶连翘 10 g、大血藤 10 g，水煎服。若治跌打损伤，以鹿药 15 g、见血飞 10 g、铁冬青 10 g、五花血藤 10 g，水煎服。

鹿药在贵州习称九龙盘，但在贵州称九龙盘的药物有 3 种，故应用时要加以鉴别。①天门冬科植物四川蜘蛛抱蛋 *Aspidistra sichuanensis* K. Y. Lang et Z. Y. Zhu；②蓼科植物支柱蓼 *Polygonum suffultum* Maxim.；③蓼科植物赤胫散 *Polygonum runcinatum* var. *sinense* Hemsl.。

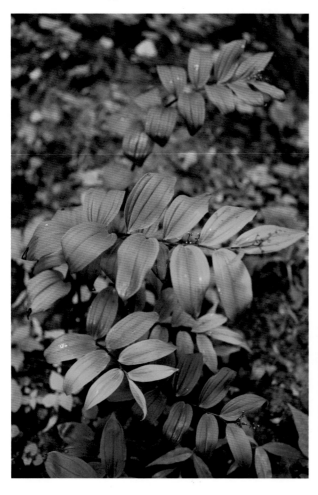
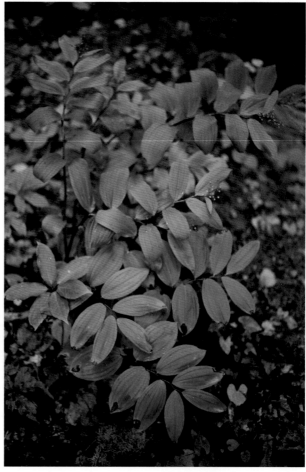

萝芙木 luófúmù

Rauvolfiae Verticillatae Radix

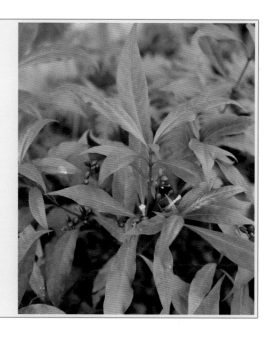

【黔称】十八爪(兴义),红果木(罗甸)。

【民族药名】

苗药名:det gab yob bal 豆噶油霸(黄平苗族)。

【来源】为夹竹桃科植物萝芙木的根。

【原植物】萝芙木 *Rauvolfia verticillata*(Lour.)Baill.。

灌木,高1~3 m。全株平滑无毛;小枝淡灰褐色,疏生圆点状皮孔。叶通常3~4枚轮生,稀对生,叶柄长0.5~1 cm;叶质薄而柔,长椭圆状披针形,长4~14 cm,宽1~4 cm,先端渐尖或急尖,基部楔形或渐尖,全缘或略带波状,上面绿色,下面淡绿色,无皱纹。聚伞花序呈三叉状分歧,生于上部的小枝腋间;总花梗纤细,长2~4 cm,花梗丝状,长约5 mm;总苞片针状或三角状;花萼5深裂,裂片卵状披针形,绿色;花冠白色,呈高脚碟状,上部5裂,卵形,花冠管细长,近中部稍膨大;雄蕊5枚,花丝短,花药线形,背部着生;花盘环状;子房由2枚离生心皮所组成,花柱圆柱形,柱头短棒状,基部有一环状薄膜。果实核果状,离生或合生,卵圆形至椭圆形,熟后紫黑色。种子1粒。花期5—7月,果期4月至第二年春季。

【生境与分布】生于海拔300~1300 m的山坡灌丛中,或栽培。分布于贵州的紫云、望谟、册亨、安龙、兴义、兴仁、罗甸、长顺、荔波等地。此外,我国台湾、广东、海南、广西、云南等地也有分布。

【采收加工】10月采挖,洗净,切片晒干。

【药材性状】根圆柱形,略弯曲,长短不一,直径约3 cm,主根下常有分枝;表面灰棕色至灰棕黄色,有不规则纵沟和棱线,栓皮松软,极易脱落露出暗棕色韧皮部或灰黄色木质部。质坚硬,不易折断,断面具明显的年轮纹理和细密的放射状纹理。气微,味苦。以质坚、韧皮部极苦者为佳。

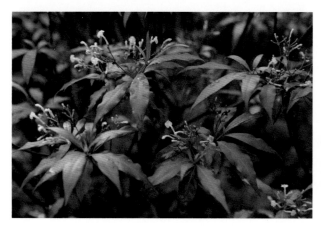

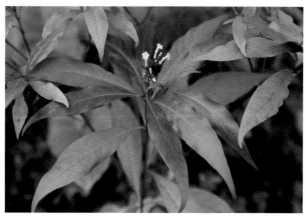

【性味归经】味苦、微辛,性凉。归肺经、脾经、肝经。

【功效与主治】清热、降压、宁神。主治感冒发热、头痛身疼、咽喉肿痛、高血压、眩晕、失眠。

【民族用药经验】

①治眩晕:萝芙木 15 g,水煎服。(贵州各族均用)

②治头痛:萝芙木 15 g、臭山羊 10 g,水煎服。(罗甸苗族)

③治腰痛:萝芙木 15 g、蜘蛛抱蛋 10 g,水煎服。(兴义布依族)

④治咽喉肿痛:萝芙木 10 g、见风青 10 g,水煎服。(兴义布依族)

⑤治湿热黄疸:萝芙木 10 g、茵陈 10 g、金钱草 10 g,水煎服。(荔波水族)

【用法用量】内服:煎汤,10~30 g。外用:鲜品适量,捣烂敷。

【汪按】萝芙木之名始载于《中国药用植物志》,又称山辣椒、山马蹄、山胡椒、萝芙藤。《广西药用植物图志》称假辣椒、鱼胆草、羊姆奶、毒狗药,《南宁市药物志》称假鱼胆、火烙木,《广西中药志》称万药归宗,《广西药用植物名录》称透骨香、羊犀木、甘榕木、刀伤药、三叉虎、地郎伞,《海南岛常用中草药手册》称山番椒,《贵州草药》称十八爪、红果木,《云南中草药》称麻三端,《云南思茅中草药选》称百花短托。广西称大叶了哥王、四叶齐、山椒叶、中念子、白花丹、铁羊屎、染布子,海南称鸡眼子、羊角钗。本书以萝芙木为药材名和植物名。

《广西壮族自治区壮药质量标准》(第一卷)2008 年版,以萝芙木为药材名,萝芙木 *Rauvolfia verticillata* (Lour.) Baill. 为植物名,药用部位以干燥全株收载。

《广西中药材标准》(第二册)1996 年版,以萝芙木为药材名,萝芙木 *Rauvolfia verticillata* (Lour.) Baill. 为植物名,药用部位以干燥根和茎收载。

萝芙木为贵州常用黔药,是贵州汉族、苗族、布依族、水族等民族习用药物。药材来源均为野生。萝芙木具清热、降压、宁神之功效,故常用于治疗感冒发热、头痛身疼、咽喉肿痛、高血压、眩晕、失眠等。若治感冒发热、一身疼痛,以萝芙木 10 g、蛇莓 10 g、鱼鳅串 10 g、龙葵 10 g,水煎服。若治咽喉肿痛,以萝芙木 15 g、大力子 10 g、碎米桠 10 g、见风青 10 g,水煎服。若治高血压,以萝芙木 15 g、罗布麻 6 g、天麻 10 g、钩藤 10 g、杜仲 10 g,水煎服。若治眩晕,以萝芙木 15 g、头晕药 15 g、夜交藤 15 g,水煎服。若治失眠,以萝芙木 10 g、合欢皮 10 g、小远志 10 g、鸡血藤 15 g,水煎服。若治白带,以萝芙木 10 g、土茯苓 15 g、金荞麦 15 g、琉璃草 10 g,水煎服。若治月经不调,以萝芙木 10 g、对叶莲 10 g、元宝草 10 g、缺腰叶蓼 10 g、叶上花 10 g,水煎服。

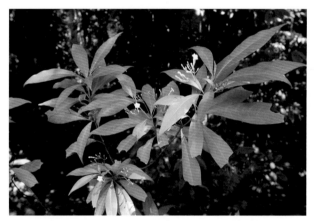
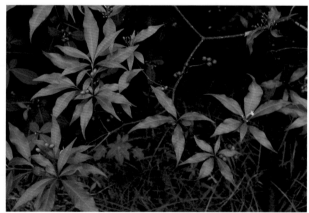

萝芙木叶 luófúmùyè

Rauvolfiae Verticillatae Racemus cum Folio

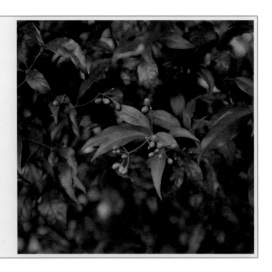

【黔称】萝芙木叶(各地均称)。

【民族药名】

苗药名:gab nek yob bal 噶喽油霸(黄平苗族)。

【来源】为夹竹桃科植物萝芙木的枝叶。

【原植物】参见"萝芙木"条。

【生境与分布】参见"萝芙木"条。

【采收加工】全年均可采收,洗净,晒干。

【药材性状】叶披针形至长椭圆状披针形,长 3～13 cm, 宽 0.8～3.5 cm,先端尖,基部楔形,全缘,上面深绿色,下面淡绿色;网状脉,主脉在下面隆起,在上面微凹陷,侧脉 12 对,弧形弯曲;叶柄长 0.5～1 cm。膜质,脆弱易碎。有特殊的臭气,味苦。

【性味归经】味苦,性凉。归肺经、脾经、肝经。

【功效与主治】清热解毒、活血消肿、降压。主治咽喉肿痛、跌打损伤、疮疖溃疡、毒蛇咬伤、高血压。

【民族用药经验】

①治咽喉肿痛:萝芙木叶 15 g,水煎服。(贵州各族均用)

②治跌打损伤:萝芙木叶 15 g、接骨木 15 g,水煎服。(紫云苗族)

③治疮疖溃疡:萝芙木叶 15 g、血人参 15 g,水煎服。(罗甸布依族)

④治高血压:萝芙木叶 15 g、钩藤 15 g、杜仲 15 g,水煎服。(荔波水族)

【用法用量】内服:煎汤,15～30 g。外用:适量,捣烂敷;或煎水洗。

【汪按】萝芙木叶之名始载于《南宁市药物志》。本书以萝芙木叶为药材名,萝芙木为植物名。

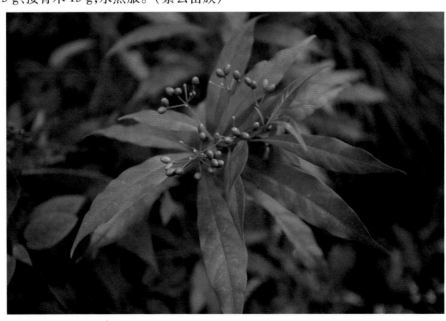

　　萝芙木叶为贵州常用黔药,是贵州苗族、布依族、水族等民族习用药物。药材来源均为野生。萝芙木叶具清热解毒、活血消肿、降压之功效,故常用于治疗咽喉肿痛、跌打损伤、疮疖溃疡、毒蛇咬伤、高血压等。若治咽喉肿痛,以萝芙木叶15 g、见风青10 g、冬凌草10 g、金银花10 g、蒲公英10 g,水煎服。若治跌打损伤,以萝芙木叶15 g、飞龙掌血10 g、接骨木10 g、松风草10 g,水煎服;或以鲜萝芙木叶、鲜接骨木、鲜母猪藤、鲜三角咪各等量,捣烂敷。若治刀伤出血,以鲜萝芙木、鲜景天三七各等量,捣烂敷。若治疮疖溃疡,以鲜萝芙木叶、鲜蒲公英、鲜紫花地丁、鲜龙葵各等量,捣烂敷。

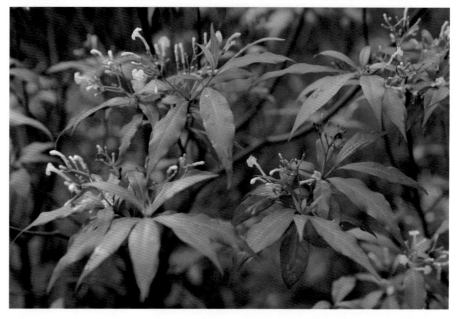

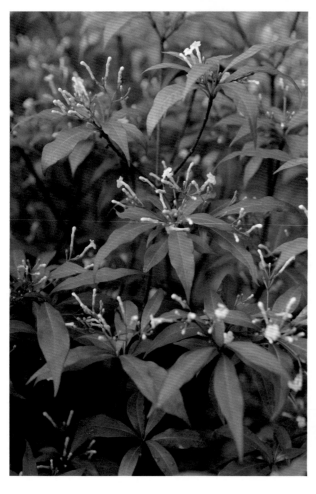

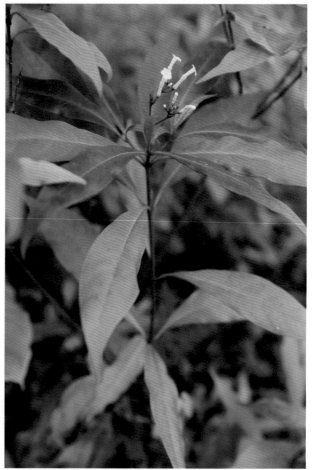

落地生根 luòdìshēnggēn

Bryophylli Pinnati Radix seu Herba

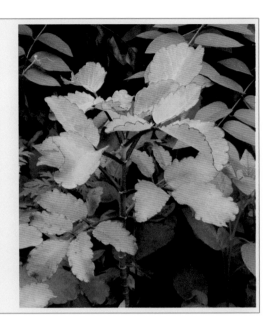

【黔称】落地生根(各地均称)。

【民族药名】

水药名:ʔma¹ pup⁷ 骂补(三都水族)。

【来源】为景天科植物落地生根的根及全草。

【原植物】落地生根 *Bryophyllum pinnatum*(L. f.)Oken。

多年生草本,高40~150 cm。茎有分枝。羽状复叶,长10~30 cm;小叶长圆形至椭圆形,长6~8 cm,宽3~5 cm,先端钝,边缘有圆齿,圆齿底部容易生芽,芽长大后落地即长成1株新植物;小叶叶柄长2~4 cm。圆锥花序顶生,长10~40 cm;花下垂,花萼圆柱形,长2~4 cm;花冠高脚碟形,长约5 cm,基部稍膨大,向上呈管状,裂片4枚,卵状披针形,淡红色或紫红色;雄蕊8枚,着生于花冠基部,花丝长;鳞片近长方形;心皮4枚。蓇葖果包在花萼及花冠内。种子小,有条纹。花期1—3月,果期4—6月。

【生境与分布】生于山坡、沟边、路旁湿润的草地上。分布于贵州的望谟、罗甸等地。此外,我国福建、台湾、广东、广西、云南等地也有分布。

【采收加工】全年均可采收,鲜用或晒干。

【药材性状】根较细,均为须根。茎圆柱形,有横节,有时中空,表面灰色,有纵皱纹及突起的皮孔。叶质地较厚,长圆形至椭圆形,先端钝,边缘有圆齿。气微,味酸。

【性味归经】味苦、酸,性寒。归肺经、肾经。

【功效与主治】凉血止血、清热解毒。主治吐血、外伤出血、跌打损伤、疔疮痈肿、乳痈、乳癌、丹毒、溃疡、烫伤、胃痛、关节痛、咽喉肿痛、肺热咳嗽。

【民族用药经验】

①治吐血:落地生根30 g,水煎服。(贵州各族均用)

②治跌打损伤:鲜落地生根30 g、酢浆草30 g,捣烂敷。(罗甸苗族)

③治痈肿疮毒:鲜落地生根、鲜金银花各等量,捣烂敷。(罗甸布依族)

④治乳痈:落地生根30 g、蒲公英30 g,水煎服;或以鲜品适量,捣烂敷。(望谟布依族)

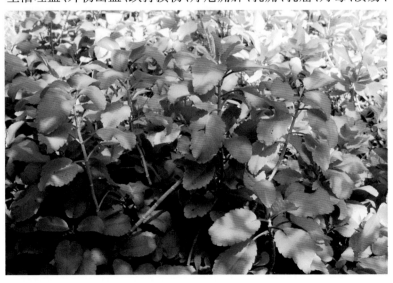

【用法用量】内服:煎汤,全草30~60 g,根3~6 g;或绞汁。外用:适量,捣烂敷;或绞汁晒干研末撒;或捣汁含漱。

【汪按】落地生根之名始载于《岭南采药录》,又称番鬼牡丹。《植物名实图考》称土三七、叶生根,《陆川本草》称叶爆芽,《泉州本草》称天灯笼枪刀草,《南宁市药物志》称厚面皮、着生药、伤药,《广西中药志》称打不死、晒不死,《闽南民间草药》称古仔灯、新娘灯,《全国中草药新医疗法展览会资料选编》称大疗癀、大还魂,《北京植物志》称复叶落地生叶。本书以落地生根为药材名和植物名。

落地生根为贵州常用黔药,是贵州汉族、苗族、布依族等民族习用药物。药材来源为野生和栽培。落地生根具凉血止血、清热解毒之功效,故常用于治疗吐血、外伤出血、跌打损伤、疔疮痈肿、乳痈、乳癌、丹毒、溃疡、烫伤、胃痛、关节痛、咽喉肿痛、肺热咳嗽等。若治吐血,以鲜落地生根30 g、仙鹤草30 g、白及15 g、水田碎米荠15 g,水煎服。若治外伤出血、跌打损伤,以鲜落地生根30 g、飞龙掌血15 g、三角咪15 g、黄果藤10 g,水煎服。若治乳痈,以落地生根30 g、蒲公英30 g、紫花地丁15 g、金银花15 g、紫背天葵10 g、龙葵10 g、泥胡菜10 g,水煎服。若治乳癌,以落地生根30 g、蒲公英30 g、龙葵10 g、毛秀才10 g、蛇莓10 g、五花血藤10 g、五香血藤10 g、八月瓜根20 g,水煎服。若治丹毒,以落地生根30 g、金银花15 g、紫花地丁15 g、滇黄芩15 g、见风青15 g、五花血藤10 g,水煎服。若治烧伤、烫伤,以落地生根30 g、虎杖15 g、四季青15 g、金银花15 g、连翘15 g、蒲公英15 g,水煎服。若治胃痛,以落地生根15 g、金荞麦15 g、鸡矢藤15 g、铁冬青10 g、七叶莲15 g、见风青15 g、五香血藤15 g,水煎服。若治关节痛,以鲜落地生根适量,捣烂敷。若治肺热咳嗽,以落地生根30 g、鱼腥草30 g、鱼鳅串15 g、龙葵15 g、矮地茶15 g、岩枇杷15 g,水煎服。若治咽喉肿痛,以落地生根30 g、见风青15 g、碎米桠15 g、金银花15 g,水煎服。

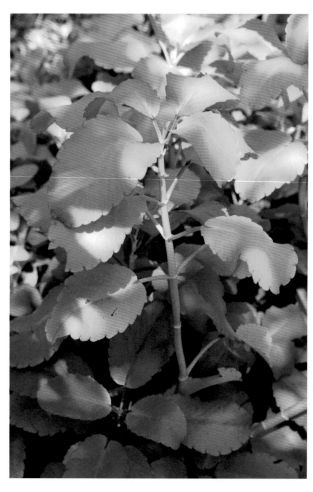
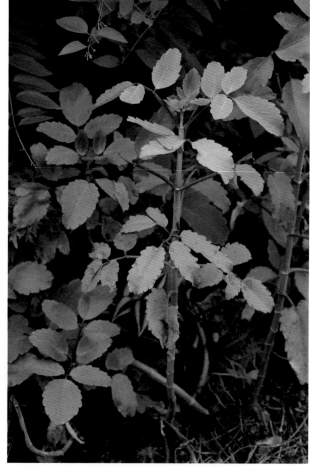

落马衣 luòmǎyī

Epimeredi Indicae Herba

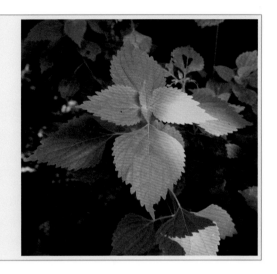

【黔称】野苏麻(兴义),土藿香(荔波)。

【民族药名】

苗药名:yieeb sub 耶苏(黄平苗族)。

【来源】为唇形科植物广防风的全草。

【原植物】广防风 *Epimeredi indica*(L.)Rothm.。

直立草本,粗壮,分枝,高1~2 m。茎四棱形,密被白色贴生短柔毛。叶对生;叶柄长1~4.5 cm;苞片叶状;叶阔卵圆形,长4~9 cm,宽2.5~6.5 cm,先端急尖,基部截状阔楔形,边缘具不规则的牙齿,两面均被毛。轮伞花序多花,密集,在主茎和侧枝顶端排列成密集的或间断的长穗状花序;苞片线形,长3~4 mm;花萼钟形,长约6 mm,外面被长硬毛及腺柔毛和腺点,萼齿5枚,三角状披针形,长约2.7 mm,边缘具纤毛,果时增大;花冠淡紫色,长约1.3 cm,外面无毛,内面中部有毛环,上唇直伸,长圆形,全缘,下唇平展,3裂,中裂片倒心形,边缘微波状,内面中部具髯毛,侧裂片较小,卵圆形;雄蕊4枚,伸出,二强,花丝两侧边缘膜质,被小纤毛,前对药室平行,后对药室退化成1室;子房无毛,花柱无毛,柱头2浅裂;花盘平顶,具圆齿。小坚果近圆球形,直径约1.5 mm,黑色,有光泽。花期8—9月,果期9—11月。

【生境与分布】生于山野草坡的向阳地。分布于贵州各地。此外,我国浙江、江西、福建、台湾、湖南、广东、广西、四川、云南等地也有分布。

【采收加工】夏季、秋季采收,洗净,晒干或鲜用。

【药材性状】干燥全草,长1~1.5 m。茎草质,四棱形,粗可达5 mm;表面棕色或红棕色,被毛,尤以棱角处为多;质硬,断面纤维性,中央有白色的髓。叶多皱缩,边缘具锯齿,上面灰棕色,下面灰绿色,两面均有毛,质脆,易破碎。有时可见密被茸毛的花序,花多脱落,仅残留灰绿色的花萼,往往包有1~4枚小坚果。气微,味淡、微苦。以叶多、干燥、无杂质者为佳。

【性味归经】味辛、苦,性平。归肺经。

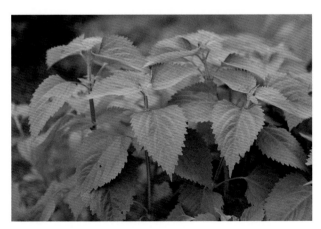
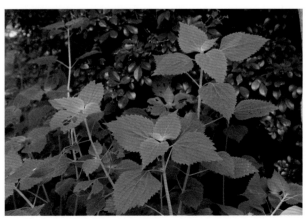

【功效与主治】祛风解表、理气、止痛、解毒。主治感冒发热、风湿痹痛、胃痛、疮疡肿毒、皮肤湿疹等。

【民族用药经验】

①治风热感冒：落马衣15 g，水煎服。（贵州各族均用）

②治感冒发热：落马衣15 g、鱼鳅串15 g，水煎服。（兴义苗族）

③治风湿痹痛：落马衣15 g、阎王刺根10 g、黑骨藤10 g，水煎服。（荔波水族）

④治胃痛：落马衣10 g、鸡矢藤10 g，水煎服。（荔波布依族）

【用法用量】内服：煎汤，9～15 g；或浸酒。外用：适量，煎水洗；或捣烂敷。

【汪按】落马衣之名始载于《生草药性备要》，又称马衣叶、假紫苏。《岭南采药录》称豨莶草、土防风，《广西中兽医药用植物》称四方茎、臭草，《陆川本草》称臭苏头、鸭儿篦，《南宁市药物志》称防风草、秽草，《广西中药志》称大蓟草、大羊古骚，《常用中草药手册》称排风草，《福建中草药》称臭苏，《贵州草药》称野苏麻。广西称土藿香，四川称野苏、野紫苏，福建称猪麻苏。本书以落马衣为药材名，广防风为植物名。

《广西中药材标准》（附录）1990年版，以广防风为药材名，广防风 *Epimeredi indica*（L.）Rothm. 为植物名，药用部位以干燥地上部分收载。

　　落马衣为贵州常用黔药，是贵州汉族、苗族、布依族、水族等民族习用药物。药材来源均为野生。落马衣具祛风解表、理气、止痛、解毒之功效，故常用于治疗感冒发热、风湿痹痛、胃痛、疮疡肿毒、皮肤湿疹等。若治感冒发热，以落马衣15 g、鱼鳅串15 g、蛇莲10 g、温大青10 g，水煎服。若治风湿痹痛，以落马衣15 g、五花血藤10 g、五香血藤10 g、油麻血藤10 g、铁筷子10 g，水煎服。若治胃痛，以落马衣15 g、金荞麦15 g、鸡矢藤15 g、铁冬青10 g，水煎服。若治疮疡肿毒，以落马衣10 g、马鞭草10 g、龙葵10 g、毛秀才10 g、苦参10 g，水煎服。若治皮肤湿疹，以落马衣15 g、土茯苓15 g、火炭母10 g、龙葵10 g、一枝黄花10 g，水煎服。若治毒蛇咬伤，以落马衣15 g、金银花15 g、连翘15 g、蛇莓15 g、三棵针15 g、温大青15 g、重楼10 g、血水草10 g、见风青10 g，水煎服。

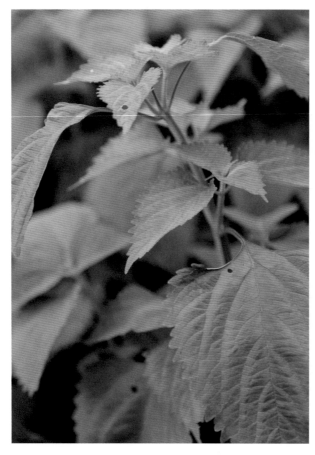
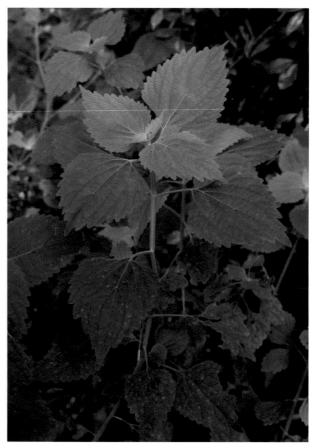

络石藤 luòshíténg

Trachelospermi Jasminoidis Caulis

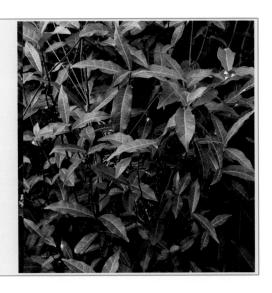

【黔称】络石藤（各地均称）。

【民族药名】

水药名：ʔoŋ⁵ pja¹ hai³翁八害（荔波水族）。

【来源】为夹竹桃科植物络石的带叶藤茎。

【原植物】络石 *Trachelospermum jasminoides*（Lindl.）Lem.。

常绿木质藤本，长达 10 m。全株具乳汁。茎圆柱形，有皮孔；嫩枝被黄色柔毛，老时渐无毛。叶对生；革质或近革质，椭圆形或卵状椭圆形，长 2～10 cm，宽 1～4.5 cm，上面无毛，下面被疏短柔毛；侧脉每边 6～12条。聚伞花序顶生或腋生，二歧，花白色，芳香；花萼 5 深裂，裂片线状披针形，顶部反卷，基部具 10 枚鳞片状腺体；花蕾顶端钝，花冠筒圆筒形，中部膨大，花冠裂片 5 枚，向右覆盖；雄蕊 5 枚，着生于花冠筒中部，腹部贴生在柱头上，花药箭头状，基部具耳，隐藏在花喉内；花盘环状 5 裂，与子房等长；子房由 2 枚离生心皮组成，无毛，花柱圆柱状，柱头卵圆形。蓇葖果双生，叉开，无毛，线状披针形。种子多数，褐色，线形，顶端具白色绢质种毛。花期 3—7 月，果期 7—12 月。

【生境与分布】生于山野、溪边、路旁、林绿或杂木林中，常缠绕于树上或攀缘于墙壁、岩石上。分布于贵州的印江、黎平、兴仁、安龙、平塘、罗甸等地。此外，我国四川、云南、河北、陕西、台湾等地也有分布。

【采收加工】秋季采收，剪成长 30 cm 左右的段，扎成小把，晒干。

【药材性状】藤茎圆柱形，多分枝，直径 0.2～1 cm；表面红棕色，具点状皮孔和不定根；质较硬，折断面纤维状，黄白色，有时中空。叶对生，具短柄，完整者椭圆形或卵状椭圆形，长 2～10 cm，宽 0.8～3.5 cm，先端渐尖或钝，有时微凹，叶缘略反卷，上面黄绿色，下面较浅；叶脉羽状，下面较清晰，稍突起；革质，折断时可见白色绵毛状丝。气微，味微苦。以叶多、色绿者为佳。

【性味归经】味苦、辛，性微寒。归心经、肝经、肾经。

【功效与主治】通络止痛、凉血清热、解毒消肿。主治风湿痹痛、腰膝酸痛、筋脉拘挛、咽喉肿痛、疔疮肿毒、跌打损伤、外伤出血。

【民族用药经验】

①治风湿痹痛：络石藤 15 g，水煎服。（贵州各族均用）

②治风湿腰痛：络石藤 10 g、柳叶过山龙 10 g、铁筷子 10 g，水煎服。（罗甸苗族）

③治跌打损伤：络石藤 10 g、大风藤 10 g，水煎服。（兴仁布依族）

④治咽喉肿痛：络石藤 10 g、草玉梅 10 g，水煎服。（黎平侗族）

⑤治血淋：络石藤 10 g、小蓟 10 g、石韦 10 g，水煎服。（印江土家族）

【用法用量】内服：煎汤，6～15 g，单味可用至 30 g；或浸酒；或入丸、散剂。外用：适量，研末调敷；或捣汁涂。

【汪按】络石藤之名始载于《本草述钩元》。《本经》称石鲮，《吴普本草》称明石、悬石、云珠、云丹，《别

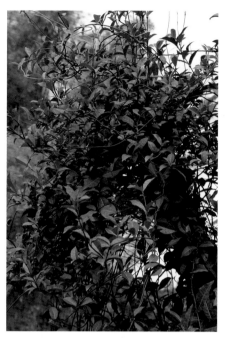

录》称石蹉、略石、领石、石龙藤，《新修本草》称耐冬、石血，《植物名实图考》称白花藤，《中草药学》称红对叶肾、对叶藤。吉林称石南藤，广东称过墙风，江苏称爬山虎，江西称石邦藤、骑墙虎，湖南称风藤、折骨草、交脚风、铁线草、藤络，广西称见水生、苦连藤、软筋藤，四川称万字金银、石气柑。本书以络石藤为药材名，络石为植物名。

《中国药典》2010 年版、2005 年版、2000 年版、1995 年版、1990 年版、1985 年版、1977 年版，《新疆维吾尔自治区药品标准》（第二册）1980 年版，以络石藤为药材名，络石 *Trachelospermum jasminoides*（Lindl.）Lem. 为植物名，药用部位以干燥带叶藤茎收载。

《中药典范》（第一辑·第一册）（台湾）1985 年版，以络石藤为药材名，络石 *Trachelospermum jasminoides*（Lindl.）Lem. 为植物名，药用部位以干燥带叶茎枝收载。

络石藤为贵州常用黔药，是贵州汉族、苗族、侗族、布依族、土家族等民族习用药物。药材来源物均为野生。络石藤具通络止痛、凉血清热、解毒消肿之功效，故常用于治疗风湿痹痛、腰膝酸痛、筋脉拘挛、咽喉肿痛、疗疮肿毒、跌打损伤、外伤出血等。若治风湿痹痛，以络石藤 10 g、柳叶过江龙 10 g、透骨香 10 g、雷五加 10 g、追风伞 10 g、大血藤 10 g、小果微花藤 10 g，水煎服。若治风湿热痹、关节红肿热痛，以络石藤 15 g、忍冬藤 10 g、大风藤 10 g、五香血藤 10 g、苦皮藤 10 g、五爪龙 10 g，水煎服。若治咽喉肿痛，以络石藤 10 g、草玉梅 10 g、八爪金龙 10 g、碎米桠 10 g，水煎服。若治疗疮肿毒，以络石藤 15 g、马鞭草 10 g、龙葵 10 g、十大功劳 10 g，水煎服。若治跌打损伤，以络石藤 10 g、小血藤 10 g、松风草 10 g、积雪草 10 g、五香血藤 10 g、川牛膝 10 g，水煎服。若治尿血、尿淋，以络血藤 10 g、大乌泡 10 g、景天三七 10 g、小蓟 10 g、贵州金丝桃 10 g，水煎服。

络石藤因其能耐冬而包络石栖生，故以此得名。据有关专家考证，络石藤古今均有异物同名存在，大抵能生于石上或木上者都有混称络石藤的可能性。据谢宗万考证，自古传统药用的络石藤主要有二：其一为夹竹桃科植物络石（白花藤）*Trachelospermum jasminoides*（Lindl.）Lem.，其二为桑科植物薜荔 *Ficus pumila* Linn.（不育枝）。其余如夹竹桃科植物石血 *Trachelospermum jasminoides*（Lindl.）Lem. var. *heterophyllum* Tsiang、乳儿绳 *Trachelospermum cathayanum* Schneid. 则为地方习惯用药。其他如桑科植物地瓜榕 *Ficus tikoua* Bur.、葡萄科植物地锦（爬山虎）*Parthenocissus tricuspidata*（Sieb. et Zucc.）Planch.、卫矛科植物扶芳藤（爬行卫矛）*Euonymus fortunei*（Turcz.）Hand.-Mazz.、豆科植物香花崖豆藤 *millettia dielsiana* Harms、茜草科植物匍匐九节（蔓九节）*Psychotria serpens* L. 及木兰科植物华中五味子 *Schisandra sphenanthera* Rehd. et Wils. 的藤茎均非络石藤，而仅在当地作为络石藤使用。

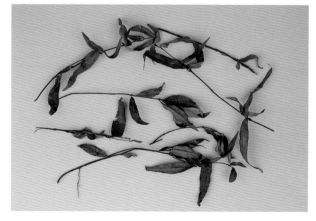

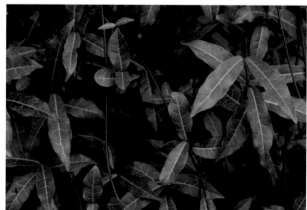

马蹄蕨 mǎtíjué

Angiopteridis Fokiensis Rhizoma

【黔称】牛蹄子(龙里),观音座莲(各地均称)。

【民族药名】

侗药名:meix demh mac 梅登麻(黔东南侗族)。

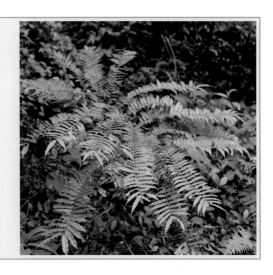

【来源】为观音座莲科植物福建观音座莲的根茎。

【原植物】福建观音座莲 *Angiopteris fokiensis* Hieron. 。

多年生大型陆生蕨类,植株高 1.5~3 m。根茎直立,块状。叶柄粗壮,肉质而多汁,长约 50 cm,基部有肉质托叶状附属物;叶簇生,草质,宽卵形,长、宽均为 60 cm 以上,二回羽状复叶;羽片互生,狭长圆形,宽 14~18 cm;小羽片平展,上部的稍斜向上,中部小羽片长 7~10 cm,宽 1~1.8 cm,披针形,先端渐尖头,基部近截形或近全缘,具短柄,下部的渐短缩,顶生小羽片和侧生小羽片同形,有柄,叶缘均有浅三角形锯齿;侧脉一般分叉,无倒行假脉。孢子囊群棕色,长圆形,长约 1 mm,距叶缘 0.5~1 mm,通常由 8~10 个孢子囊组成。

【生境与分布】生于林下溪边、阴湿的酸性土壤或岩石上。分布于贵州的沿河、榕江、从江、黎平、剑河、雷山、关岭、安龙、册亨、望谟、贞丰、独山、晴隆、荔波、三都、罗甸、赤水等地。此外,我国四川、云南、江西、福建、湖北、湖南、广东、广西等地也有分布。

【采收加工】全年均可采收,洗净,去除须根,切片,晒干或鲜用。

【药材性状】根茎块状,直立,下面簇生细圆柱状的根,多条;根茎上着生许多块状叶柄残基;叶柄残基不规则,呈扁平形,表面黑褐色。质坚硬,不易折断,断面灰黑色,可见根及维管束多条。气微,味微苦。

【性味归经】味微苦,性寒、凉。归心经、肺经。

【功效与主治】清热凉血、祛瘀止血、镇痛安神。主治疟腮、痈肿疮毒、毒蛇咬伤、跌打损伤、外伤出血、崩漏、乳痈、风湿痹痛、产后腹痛、心烦失眠。

【民族用药经验】

①治痈肿疮毒:马蹄蕨 30 g,水煎服。(贵州各族均用)

②治疟腮:马蹄蕨 30 g、野蓝靛 30 g,水煎服。(雷山苗族)

③治跌打损伤:马蹄蕨 15 g、见血飞 15 g,水煎服。(剑河侗族)

④治乳痈:马蹄蕨 15 g、蒲公

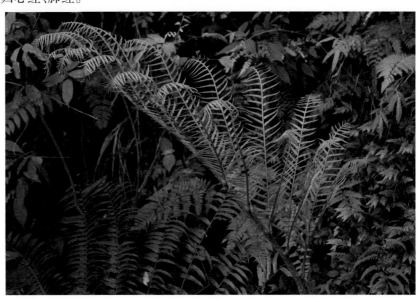

英 15 g,水煎服。(安龙布依族)

⑤治崩漏:马蹄蕨 30 g、仙鹤草 30 g,水煎服。(荔波水族)

【用法用量】内服:煎汤,干品 10~30 g,鲜品 30~60 g;或研末,每次 3 g,每日 9 g;或浸酒。外用:适量,捣烂敷;或研末撒。

【汪按】马蹄蕨之名始载于《陆川本草》。《植物名实图考》称观音座莲,《峨眉山药用植物调查报告》称观音莲,《湖南植物志》称地莲花、马蹄树,《广西药用植物名录》称马蹄香、马蹄莲、马蹄风、马蹄附子,《浙江药用植物志》称山羊蹄,《中国药用植物孢子植物》称福建莲座蕨,《福建药物志》称山猪肝、大凤尾、牛脚迹、羊蹄果、渡饥草。本书以马蹄蕨为药材名,福建观音座莲为植物名。

马蹄蕨为贵州常用黔药,是贵州汉族、苗族、侗族、布依族、水族等民族习用药物。药材来源均为野生。马蹄蕨具清热凉血、祛瘀止血、镇痛安神之功效,故常用于治疗疟腮、痈肿疮毒、毒蛇咬伤、跌打损伤、外伤出血、崩漏、乳痈、风湿痹痛、产后腹痛、心烦失眠等。若治疟腮,以马蹄蕨 30 g、蒲公英 30 g、泥胡菜 15 g、马鞭草 15 g、龙葵 15 g、蛇莓 15 g,水煎服。若治跌打损伤,以马蹄蕨 15 g、见血飞 15 g、接骨木 15 g、五花血藤 15 g、铁冬青 15 g,水煎服。若治外伤出血,以马蹄蕨洗净,研细末,撒于伤口,包扎止血。若治崩漏,以马蹄蕨 15 g、朱砂莲 10 g、地榆 10 g、锦鸡儿 10 g,水煎服。若治乳痈,以马蹄蕨 15 g、泥胡菜 10 g、紫茉莉 10 g、蒲公英 10 g,水煎服。若治风湿痹痛,以马蹄蕨 15 g、黑骨藤 10 g、大风藤 10 g、大血藤 10 g,水煎服。若治心烦失眠,以马蹄蕨 15 g、夜交藤 10 g、南布正 10 g、山栀茶 10 g,水煎服。若治产后腹痛,以马蹄蕨 15 g、血人参 10 g、鸡冠花 10 g、五花血藤 10 g,水煎服。若治冠心病,以马蹄蕨 15 g、五花血藤 10 g、五香血藤 10 g、油麻血藤 10 g、苦蒜 6 g,水煎服。

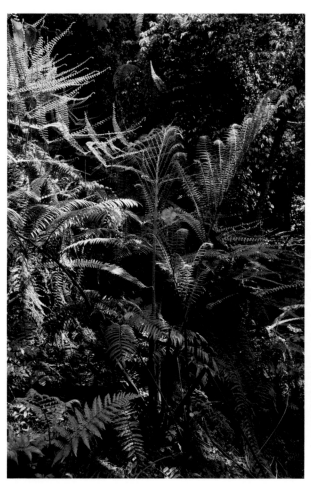
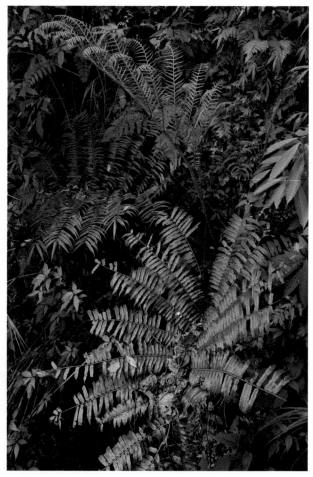

麦冬 màidōng

Ophiopoginis Japonici Radix

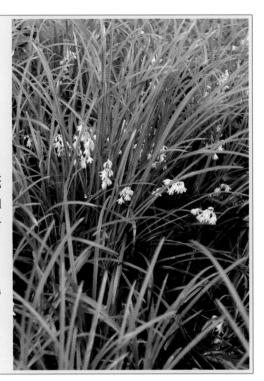

【黔称】麦冬(各地均称)。

【民族药名】

苗药名:zend eb dlangl 珍欧随、zend jab ngil diongd 姜加荄董(黔东南苗族),bid liod 比了(松桃苗族),zend vuab mianhol 整哇麦冬(黔南苗族),ghab ghok ghaobrib 戛果搞日(毕节苗族)。

水药名:ha:ŋ¹ju¹ 项余(荔波水族)。

布依药名:xau³⁵ ma¹¹jɛ⁵³ 嚎骂野(罗甸布依族),pak³⁵la:n³³ xa³³ 把兰花(贵定布依族)。

毛南药名:taŋ³³na³³ru²⁴ 汤那肉(惠水毛南族)。

【来源】为百合科植物麦冬的块根。

【原植物】麦冬 *Ophiopogon japonicus* (L. f.) Ker-Gawl.。

多年生草本,高 12~40 cm。须根中部或先端常膨大形成肉质小块根。叶丛生;叶柄鞘状,边缘有薄膜;叶窄长线形,基部有多数纤维状的老叶残基,长 15~40 cm,宽 1.5~4 mm,先端急尖或渐尖,基部绿白色并稍扩大。花葶较叶短,长 7~15 cm;总状花序穗状,顶生,长 3~8 cm;小苞片膜质,每苞片腋生 1~3 朵花;花梗长 3~4 mm,关节位于中部以上或近中部;花小,淡紫色,略下垂;花被片 6 枚,不开展,披针形,长约 5 mm;雄蕊 6 枚,花药三角状披针形;子房半下位,3 室,花柱长约 4 mm,基部宽阔,略呈圆锥形。浆果球形,直径 5~7 mm,早期绿色,成熟后暗蓝色。花期 5—8 月,果期 7—9 月。

【生境与分布】生于山坡阴湿处、林下、溪旁,或栽培。分布于贵州的梵净山、雷公山及威宁、清镇、开阳、都匀等地。此外,我国河北、陕西、四川、云南等地也有分布。

【采收加工】野生:四季均可采挖。栽培:清明后采挖。洗净,晒干或鲜用。

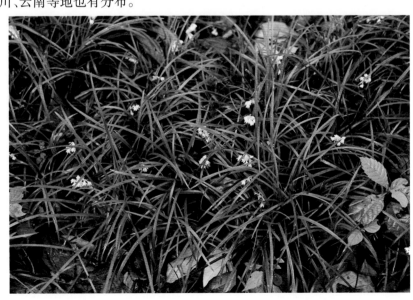

【药材性状】块根纺锤形,表面土黄色或黄白色,有较深的不规则细纵纹,有时一端有细小中柱外露。质韧,断面类白色,中央有细小圆形中柱,新鲜时可抽出。气微香,味微甘、涩,嚼之微有黏性。

【性味归经】味甘、微苦,性寒。归肺经、胃经、心经。

【功效与主治】滋阴润肺、益胃生津、清心除烦。主治肺燥干咳、肺痛、阴虚劳咳、津伤口渴、消渴、心烦失眠、咽喉疼痛、肠燥便秘、血热吐衄。

【民族用药经验】

①治咽喉干痛：麦冬 15 g，水煎服。（贵州各族均用）

②治干咳无痰：麦冬 15 g、矮地茶 15 g，水煎服。（雷山苗族）

③治胃痛：麦冬 15 g、蒲公英 15 g，水煎服。（凯里侗族）

④治心烦失眠：麦冬 15 g、夜交藤 15 g，水煎服。（都匀布依族）

⑤治消渴：麦冬 15 g、天花粉 15 g，水煎服。（都匀水族）

【用法用量】内服：煎汤，6～30 g；或入丸、散、膏。外用：适量，研末调敷；或捣汁擦。

【汪按】麦冬之名始载于《本经》。《吴普本草》称不死药、羊韭、马韭、禹韭、什垄、髓脂，《别录》称禹余粮、并菁、禹葭，《纲目》称沿阶草，《群芳谱·药谱》称书带草、秀墩草，《江苏通志》称沿阶草，《中药大辞典》称马粪草、家边草、韭叶麦冬，《中药材品种论述》称马鬃草、羊胡子草。本书以麦冬为药材名和植物名。

《中国药典》2010 年版，以麦冬为药材名，麦冬 Ophiopogon japonicus（L. f.）Ker-Gawl. 为植物名，药用部位以干燥块根收载。

《中国药典》2005 年版、2000 年版、1995 年版、1990 年版、1985 年版、1977 年版，《内蒙古蒙药材标准》1987 年版，以麦冬为药材名，麦冬 Ophiopogon japonicus（Thunb.）Ker-Gawl. 为植物名，药用部位以干燥块根收载。

《中国药典》1963 年版，以麦门冬（麦冬）为药材名，沿阶草 Ophiopogon japonicus Ker-Gawl. 为植物名，药用部位以干燥块根收载。

《贵州省中药材标准规格·上集》1965 年版，以麦冬（麦门冬）为药材名，沿阶草 Ophiopogon japonicus Ker-Gawl. 为植物名，药用部位以干燥块根收载。

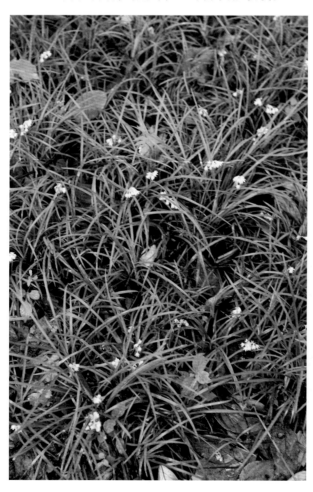
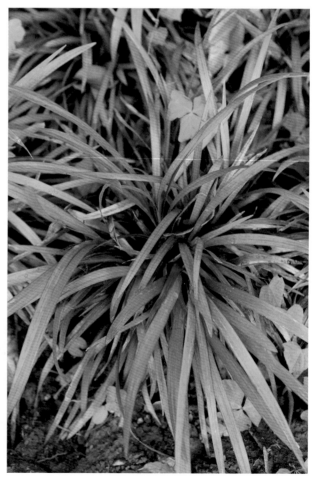

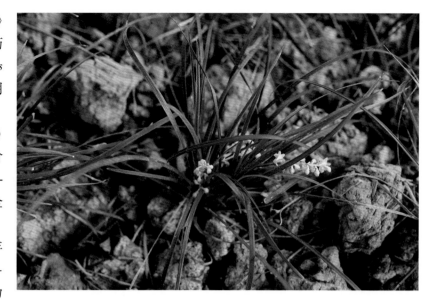

《新疆维吾尔自治区药品标准》（第二册）1980年版，以麦门冬为药材名，麦冬 *Ophiopogon japonicus* (Thunb.) Ker-Gawl. 为植物名，药用部位以干燥块根收载。

《上海市中药材标准》（附录）1994年版，以麦冬草为药材名，沿阶草 *Ophiopogon japonicus* (L. f.) Ker-Gawl. 为植物名，药用部位以干燥全草收载。

《中华中药典》（台湾）2004年版，以麦门冬为药材名，麦冬 *Ophiopogon japonicus* (L. f.) Ker-Gawl. 为植物名，药用部位以干燥块根收载。

《中药典范》（第一辑·第二册）（台湾）1985年版，以麦门冬为药材名，沿阶草 *Ophiopogon japonicus* Ker-Gawler 为植物名，药用部位以沿阶草及其近缘植物之干燥块根收载。

麦冬为贵州常用黔药，是贵州汉族、苗族、侗族、布依族、仡佬族、土家族等民族习用药物。药材来源为野生和栽培。麦冬具滋阴润肺、益胃生津、清心除烦之功效，故常用于治疗肺燥干咳、肺痈、阴虚劳咳、津伤口渴、消渴、心烦失眠、咽喉疼痛、肠燥便秘、血热吐衄等。若治肺燥干咳，以麦冬15 g、百合10 g、百尾笋10 g、岩白菜10 g，水煎服。若治胃阴不足、胃脘疼痛，以麦冬15 g、黄脚鸡10 g、粘山药10 g、蒲公英15 g，水煎服。若治肺痈，以麦冬15 g、天花粉10 g、蒲公英10 g、金银花10 g、金荞麦30 g，水煎服。若治阴虚劳咳，以麦冬15 g、天冬15 g、岩豇豆10 g、岩白菜10 g、岩枇杷10 g，水煎服。若治失眠，以麦冬15 g、夜交藤10 g、合欢皮10 g，水煎服。若治咽喉疼痛，以麦冬15 g、玄参15 g、碎米桠15 g、大力子10 g，水煎服。若治肠燥便秘，以麦冬30 g、刺梨根30 g、蒲公英30 g，水煎服。若治血热所致吐血，以麦冬15 g、苎麻根15 g、大蓟15 g、大叶紫珠15 g，水煎服。若治消渴，以麦冬15 g、天冬15 g、天花粉15 g、百尾笋15 g、百合15 g，水煎服。

麦冬，原名麦门冬，又名木冬。《本经》将其列为上品，《本草拾遗》曰："出江宁者小润，出新安者大白。其苗大者如鹿葱，小者如韭叶，大小有三四种，功效相似，其子圆碧。"故知古代麦冬有三四种，经谢宗万教授考证，"苗大者如鹿葱"，是指山麦冬属植物；而"小者如韭叶"，是指沿阶草属植物，所以古代所用麦冬包括山麦冬属植物和沿阶草属植物。所谓"出新安者大白"一句，可能指杭麦冬和川麦冬两者。《中国药典》所收品种为本种，杭麦冬和川麦冬均为百合科植物麦冬 *Ophipogon japonicus* (L. f.) Ker-Gawl. 的块根，只是种植地方不同，杭麦冬质佳，为道地药材，川麦冬产量高，生长期短。而山麦冬属的品种多为地方习用品种，或作为"新兴品种"收载于《中华人民共和国卫生部药品标准》。

蔓胡颓子根 mànhútuízǐgēn

Elaeagni Glabrae Radix seu Cortex

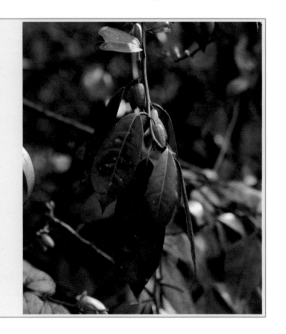

【黔称】牛奶子根、羊奶子根（各地均称）。

【民族药名】

侗药名：daemh nyoc sems 登虐辰（榕江侗族）。

水药名：mai^4 tut^8 梅读（三都水族）。

【来源】为胡颓子科植物蔓胡颓子的根或根皮。

【原植物】蔓胡颓子 *Elaeagnus glabra* Thunb.。

常绿蔓生或攀缘灌木，高达 6 m。无刺，稀具刺；幼枝密被锈色鳞片。单叶互生；叶柄长 5~8 mm；叶革质或薄革质，卵形或卵状椭圆形，长 4~12 cm，宽 2.5~5 cm，先端渐尖，基部圆形，上面绿色，有光泽，下面灰绿色，被褐色鳞片。花密被银白色和散生少数褐色鳞片，常 3~7 朵密生于叶腋短小枝上形成伞形总状花序；萼筒漏斗形，长 4.5~5.5 mm，裂片长 2.5~3 mm；雄蕊的花丝长不超过 1 mm；花柱细长，无毛，先端弯曲。果实长圆形，稍有汁，长 14~19 mm，被锈色鳞片，成熟时红色。花期 9—11 月，果期第二年 4—5 月。

【生境与分布】生于海拔 350~1300 m 的丘陵、山地灌丛中。分布于贵州各地。此外，我国江苏、安徽、江西、福建、台湾、湖北、湖南、广东、广西、四川等地也有分布。

【采收加工】全年均可采收，洗净，切片，晒干。

【药材性状】根椭圆形，直径 1~11 cm。表面灰褐色或棕褐色，有的可见黑褐色类圆形皮孔；断面韧皮部棕色或棕褐色，木质部淡黄色至淡黄棕色，可见同心环纹及放射状纹理，部分中间有髓。质坚硬。气微，味淡、微涩。

【性味归经】味辛、微涩，性凉。归肝经、胃经、大肠经。

【功效与主治】清热利湿、通淋止血、散瘀止痛。主治痢疾、腹泻、黄疸型肝炎、热淋、石淋、胃痛、吐血、痔疮出血、血崩、风湿痹痛、跌打损伤。

【民族用药经验】

①治泄泻：蔓胡颓子根 15 g，水煎服。（贵州各族均用）

②治痢疾：蔓胡颓子根 15 g、铁苋菜 15 g，水煎服。（镇远苗族）

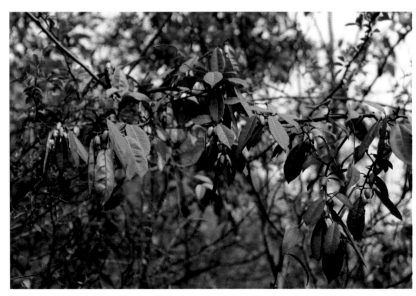

③治痔疮出血：蔓胡颓子根 15 g、黑汉条 15 g，水煎服。（凯里苗族）

④治血崩：蔓胡颓子根 15 g、仙鹤草 15 g，水煎服。（龙里布依族）

⑤治胃溃疡出血：蔓胡颓子根 15 g、金荞麦 15 g，水煎服。（独山布依族）

⑥治风湿痹痛：蔓胡颓子根 15 g、大风藤 15 g，水煎服。（平塘布依族）

⑦治跌打损伤：蔓胡颓子根 15 g、飞龙掌血 15 g，水煎服。（江口土家族）

【用法用量】内服：煎汤，15~30 g。

【汪按】蔓胡颓子根之名始载于《常用中草药手册》。《贵州草药》称牛奶子根。本书以蔓胡颓子根为药材名，蔓胡颓子为植物名。

蔓胡颓子根为贵州常用黔药，是贵州汉族、苗族、侗族、布依族、土家族等民族习用药物。药材来源均为野生。蔓胡颓子根具清热利湿、通淋止血、散瘀止痛之功效，故常用于治疗痢疾、腹泻、黄疸型肝炎、热淋、石淋、胃痛、吐血、痔疮出血、血崩、风湿痹痛、跌打损伤等。若治痢疾，以蔓胡颓子根 15 g、铁苋菜 15 g、天青地白 15 g，水煎服。若治腹泻，以蔓胡颓子根 15 g、尖子木 15 g、薯茛 15 g，水煎服。若治黄疸型肝炎，以蔓胡颓子根 15 g、虎杖 15 g、田基黄 15 g、大马蹄草 15 g，水煎服。若治热淋、石淋，以蔓胡颓子根 15 g、车前子 15 g、大红袍 15 g、四季红 15 g、菝葜 15 g，水煎服。若治胃痛，以蔓胡颓子根 15 g、金荞麦 15 g、鸡矢藤 15 g、苦荬菜 10 g，水煎服。若治吐血，以蔓胡颓子根 15 g、紫珠叶 10 g、血盆草 10 g、鸡矢藤 10 g，水煎服。若治痔疮出血，以蔓胡颓子根 15 g、风轮菜 15 g、茸毛木蓝 15 g、黑汉条 15 g，水煎服。若治血崩，以蔓胡颓子根 15 g、算盘子 15 g、朱砂莲 15 g，水煎服。若治风湿痹痛，以蔓胡颓子根 15 g、陆英 15 g、黑骨藤 10 g、大风藤 10 g，水煎服。若治跌打损伤，以蔓胡颓子根 15 g、见血飞 10 g、三角咪 10 g、五香血藤 10 g、鸡矢藤 10 g，水煎服。

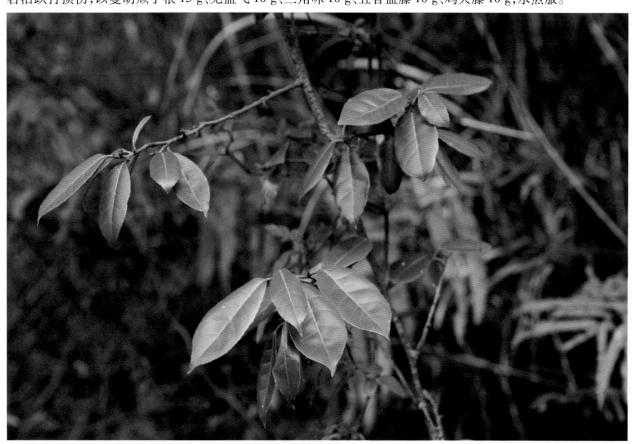

蔓胡颓子叶 mànhútuízǐyè

Elaeagni Glabrae Racemus cum Folio

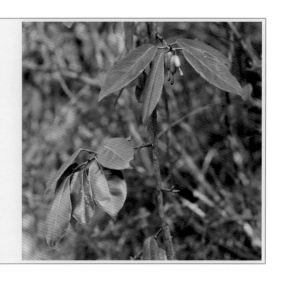

【黔称】羊奶子叶（贵阳），牛奶奶叶（各地均称）。

【民族药名】

侗药名：daemh nyoc sems 登虐辰（榕江侗族）。

水药名：mai⁴ tut⁸ 梅读（三都水族）。

【来源】为胡颓子科植物蔓胡颓子的枝叶。

【原植物】参见"蔓胡颓子根"条。

【生境与分布】参见"蔓胡颓子根"条。

【采收加工】全年均可采收，鲜用或晒干。

【药材性状】叶椭圆形，长 6～10 cm，宽 2.5～5 cm，先端渐尖，基部圆形，边缘微波状，上面黄绿色，有光泽，下面银白色，被褐色鳞片，革质；叶柄褐色。气微，味淡。

【性味归经】味辛、微涩，性平。归肺经。

【功效与主治】止咳平喘。主治咳嗽气喘。

【民族用药经验】

①治咳嗽：蔓胡颓子叶 10 g，水煎服。（贵州各族均用）

②治咳嗽气喘：蔓胡颓子叶 10 g、矮地茶 10 g，水煎服。（龙里苗族）

③治感冒咳嗽：蔓胡颓子叶 10 g、鱼鳅串 10 g，水煎服。（龙里布依族）

④治哮喘：蔓胡颓子叶 10 g、大丁草 10 g，水煎服。（平塘布依族）

【用法用量】内服：煎汤，10～15 g；或研末，每次 1.5～5 g；或捣汁。

【注按】蔓胡颓子叶之名始载于《常用中草药手册》。本书以蔓胡颓子叶为药材名，蔓胡颓子为植物名。

《贵州省中药材、民族药材质量标准》2003 年版，以羊奶奶叶（胡颓子叶）为药材名，蔓胡颓子 *Elaeagnus glabra* Thunb. 为植物名，药用部位以干燥叶收载。

蔓胡颓子叶为贵州常用黔药，是贵州汉族、苗族、侗族、布依族、土家族等民族习用药物。药材来源均为野生。蔓胡颓子叶具止咳平喘之功效，故常用于治疗咳嗽气喘等。若治感冒咳嗽，以蔓胡颓子叶 10 g、鱼鳅串 15 g、蛇莓 10 g，水煎服。若治风寒感冒咳嗽，以蔓胡颓子叶 10 g、紫苏 10 g、大丁草 10 g、半夏 10 g，水煎服。若治哮喘，以蔓胡颓子叶 10 g、白果 6 g、蛇倒退 10 g、蘘荷 10 g，水煎服。若治慢性支气管炎，以蔓胡颓子叶 10 g、矮地茶 10 g、岩豇豆 10 g、岩白菜 10 g、淫羊藿 10 g，水煎服。

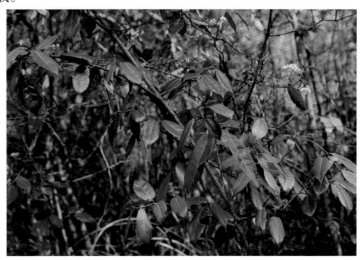

蔓龙胆 mànlóngdǎn

Tripterospermi Cordati Herba

【黔称】青鱼胆草（贵阳），鱼胆草（梵净山），对叶林（兴义），抽筋草（安龙），蔓龙胆（各地均称）。

【民族药名】

苗药名：reib jinb mlol 锐定谋（铜仁苗族），jab juf saix 加架山（黔东南苗族），uab gha nes xongd yet 弯嘎努胸右（黔南苗族），mint bubnjuk njiaox 明补举姣（毕节苗族）。

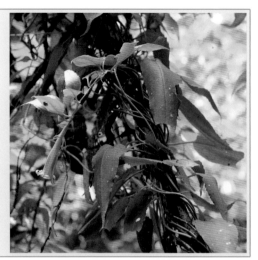

【来源】为龙胆科植物峨眉双蝴蝶的全草。

【原植物】峨眉双蝴蝶 *Tripterospermum cordatum*（Marq.）H. Smith。

多年生缠绕草本。具根茎，根细，黄褐色；茎通常黄绿色，螺旋状扭转，下部粗壮，节间短，长 4～5 cm，上部节间长 10～17 cm。叶对生；叶柄长 1～4.5 cm；叶卵形或卵状披针形，长 1.5～12 cm，宽 1～5 cm，先端渐尖或急尖，常具短尾，基部心形或圆形，边缘膜质，细波状；叶脉 3～5 条，下面的淡绿色或紫色。花单生或成对着生于叶腋，有时 2～6 朵呈聚伞花序；花梗较短，具 2～8 枚披针形的小苞片；花萼钟形，不开裂，稀一侧开裂，明显具翅裂片基部下延呈翅；花冠紫色，钟形，裂片卵状三角形，褶宽三角形，先端微波状；雄蕊 5 枚，着生于花冠筒下部，不整齐，花丝线形，花药长圆形；子房椭圆形，长约 1 cm，通常近无柄，基部具 5 浅裂的环状花盘，花柱细长，长 1.5～2 cm，柱头线形，2 裂。浆果紫红色，内藏，长椭圆形，长 2～3 cm，稍扁，近无柄。种子暗紫色，椭圆形或卵形，边缘具棱，无翅。花期、果期 8—10 月。

【生境与分布】生于山坡林下、林缘灌丛中及低山河谷。分布于贵州各地。此外，我国四川、云南、陕西、湖北、湖南等地也有分布。

【采收加工】秋季采收，洗净，晒干或鲜用。

【药材性状】全草缠绕。茎细，近圆形，表面黄绿色或带有紫色，具细棱，节间长 7～14 cm。叶对生，多皱缩，完整者展平后呈卵状披针形或长卵圆形，长 4～8 cm，宽 1～2 cm，先端渐尖，基部心形或圆形，叶脉 3 出。有时可见叶腋处具花或残留花萼。花淡紫色，萼筒有翅。气微，味微苦。

【性味归经】味辛、苦，性凉。归肺经、肝经、脾经。

【功效与主治】疏风清热、健脾利湿、杀虫。主治风热咳嗽、黄疸、风湿痹痛、蛔虫病。

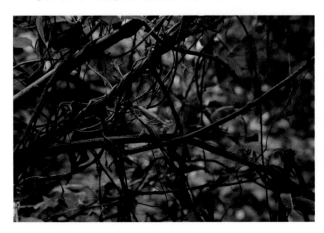

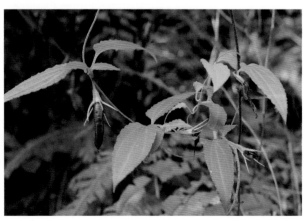

【民族用药经验】

①治风热咳嗽:蔓龙胆30 g,水煎服。(贵州各族均用)

②治黄疸:蔓龙胆15 g、田基黄15 g,水煎服。(黄平苗族)

③治风湿痹痛:蔓龙胆15 g、三角咪15 g,水煎服。(安龙布依族)

【用法用量】内服:煎汤,15～30 g;或浸酒;或煮粥食。外用:适量,煎水熏洗。

【汪按】蔓龙胆之名始载于《贵州民间药物》,又称青鱼胆草。《贵州药用植物目录》称鱼胆草、对叶林、抽筋草、喷七,《贵州中草药名录》称鱼鳅藤。本书以蔓龙胆为药材名,峨眉双蝴蝶为植物名。

《贵州省中药材、民族药材质量标准》2003年版,以蔓龙胆为药材名,心叶双蝴蝶 Tripterospermum cordatum(Marq.)H. Smith 为植物名,药用部位以新鲜或干燥全草收载。

蔓龙胆为贵州常用黔药,是贵州汉族、苗族、布依族、土家族等民族习用药物。药材来源均为野生。蔓龙胆具疏风清热、健脾利湿、杀虫之功效,故常用于治疗风热咳嗽、黄疸、风湿痹痛、蛔虫病等。若治风热咳嗽,以蔓龙胆15 g、金银花10 g、连翘10 g、矮地茶10 g,水煎服。若治风热感冒,以蔓龙胆15 g、鱼鳅串10 g、马鞭草15 g、龙葵15 g,水煎服。若治湿热黄疸,以蔓龙胆15 g、田基黄15 g、红花龙胆15 g、车前草15 g,水煎服。若治风湿痹痛,以蔓龙胆15 g、大风藤10 g、肥猪苗10 g、透骨香10 g、大山羊10 g、中华常春藤10 g,水煎服;或以蔓龙胆15 g、铁筷子10 g、柳叶过山龙10 g、苦皮藤10 g,水煎服。

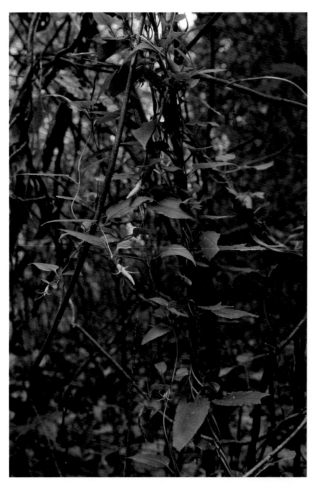
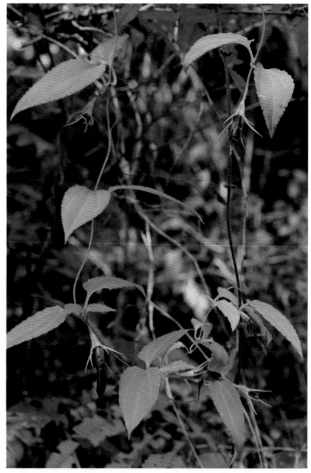

毛冬青 máodōngqīng

Ilicis Pubescentis Radix

【黔称】毛冬青(各地均称)。

【民族药名】

苗药名:dek ob seil 豆呕涉(黄平苗族)。

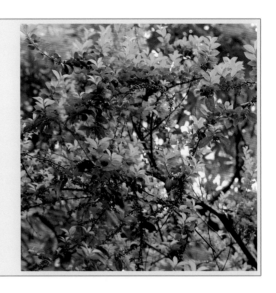

【来源】为冬青科植物毛冬青的根。

【原植物】毛冬青 Ilex pubescens Hook. et Arn. 。

常绿灌木或小乔木,高 3~4 m。小枝灰褐色,有棱,密被粗毛。叶互生;叶柄长 3~4 mm,密被短毛;叶纸质或膜质,卵形或椭圆形,长 2~6.5 cm,宽 1~2.7 cm,先端短渐尖或急尖,基部宽楔形或钝圆,边缘有稀疏的小尖齿或近全缘,中脉在上面凹下,侧脉 4~5 对,两面有疏粗毛,沿脉有稠密短粗毛。花序簇生于叶腋;雄花序每枝有 1 朵花,稀 3 朵花,花梗长 1~2 mm,花萼直径约 2 mm,裂片卵状三角形,被柔毛,花冠直径 4~5 mm,倒卵状长圆形,雄蕊比花冠短;雌花序每枝具 1~3 朵花,花萼直径约 2.5 mm,裂片宽卵形,有硬毛,花瓣长椭圆形,长约 2 mm,子房卵形,无毛,柱头头状。果实球形,直径 3~4 mm,熟时红色,宿存花柱明显,分核常 6 枚,少为 5 枚或 7 枚,椭圆形,背部有单沟,两侧面平滑,内果皮近木质。花期 5—7 月,果期 7—8 月。

【生境与分布】生于山坡灌丛中和荒山草丛中。分布于贵州的册亨、兴义、安龙、望谟、罗甸等地。此外,除四川、湖北外,我国长江以南各地也有分布。

【采收加工】夏季、秋季采收,洗净,切片,晒干。

【药材性状】根圆柱形,有的分枝长短不一,直径 1~4 cm;表面灰褐色至棕褐色,根头部具茎枝及茎残基;外皮稍粗糙,有纵向细皱纹及横向皮孔。质坚实,不易折断,断面韧皮部薄,木质部发达,土黄色至灰白色,有致密的放射状纹理及环纹。气微,味先苦、涩,后甜。

【性味归经】味苦、涩,性寒。归肺经、肝经。

【功效与主治】清热解毒、活血通络。主治风热感冒、肺热咳喘、咽痛、乳蛾、牙龈肿痛、胸痹心痛、中风偏瘫、血栓闭塞性脉管炎、丹毒、烧伤、烫伤、痈疽、视网膜炎。

【民族用药经验】

①治风热感冒:毛冬青 20 g、鱼鳅串 10 g,水煎服。(贵州各族均用)

②治肺热咳喘:毛冬青 15 g、大丁草 10 g,水煎服。(雷山苗族)

③治咽喉肿痛:毛冬青 15 g、百两金 10 g,水煎服。(剑河侗族)

④治乳蛾:毛冬青 15 g、矮地茶 15 g,水煎服。(黄平苗族)

⑤治痈疽:毛冬青 30 g、秋海棠 30 g,水煎服。(惠水布依族)

【用法用量】内服:煎汤,10~30 g。外用:适量,煎汁涂或浸泡。

【注按】毛冬青之名始载于《广西中草药》,又称乌尾丁、痛树、六月雪。《浙江民间常用草药》称细叶冬青、细叶青、苦田螺、老鼠啃、山东青,《常用中草药手册》称毛坡树、茶叶冬青,《新编中医学概要》称水火药,《广西植物名录》称喉毒药,《湖南植物志》称米碎丹、高山冬青,《福建药物志》称猫秋子草、毛雌子、美仔蕉、

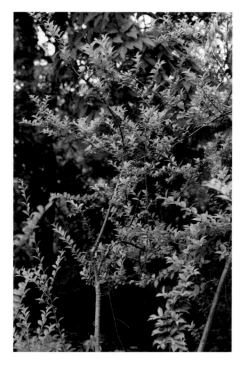

毛菜、六青、矮梯、耐糊梯，《广西药用植物名录》称火烙木。广东称山熊胆，广西称毒药、酸味木，湖南称小叶冬青，浙江称山红豆、小叶野冬青、白细叶冬青。本书以毛冬青为药材名和植物名。

《中国药典》2010 年版、2005 年版、1977 年版，《北京市中药材标准》1998 年版，《内蒙古中药材标准》1988 年版，《山东省中药材标准》2002 年版、1995 年版，《上海市中药材标准》1994 年版，以毛冬青为药材名，毛冬青 *Ilex pubescens* Hook. et Arn. 为植物名，药用部位以干燥根收载。

《广东省中药材标准》2010 年版，以毛冬青为药材名，毛冬青 *Ilex pubescens* Hook. et Arn. 为植物名，药用部位以干燥根茎收载。

《湖南省中药材标准》2009 年版，以毛冬青为药材名，毛冬青 *Ilex pubescens* Hooker&Amott 为植物名，药用部位以干燥根收载。

毛冬青为贵州常用黔药，是贵州汉族、苗族、侗族、布依族等民族习用药物。药材来源均为野生。毛冬青具清热解毒、活血通络之功效，故常用于治疗风热感冒、肺热咳喘、咽痛、乳蛾、牙龈肿痛、胸痹心痛、中风偏瘫、血栓闭塞性脉管炎、丹毒、烧伤、烫伤、痈疽、视网膜炎等。若治风热感冒，以毛冬青 15 g、一枝黄花 15 g、金银花 10 g，水煎服。若治肺热咳喘，以毛冬青 15 g、鱼腥草 15 g、龙葵 15 g、小叶三点金 15 g，水煎服。若治咽喉肿痛，以毛冬青 15 g、八爪金龙 10 g，水煎服。若治乳蛾，以毛冬青 15 g、飞天蜈蚣 15 g、牛蒡子 10 g、马鞭草 10 g、碎米桠 10 g，水煎服。若治牙龈肿痛，以毛冬青 15 g、生石膏 15 g、黄连 3 g、重楼 10 g、五香血藤 10 g，水煎服。若治胸痹心痛，以毛冬青 30 g、薤白 10 g、瓜蒌壳 15 g、大血藤 15 g、五香血藤 15 g，水煎服。若治中风偏瘫，以毛冬青 30 g、血人参 15 g、五花血藤 15 g、五香血藤 15 g，水煎服。若治动脉硬化，以毛冬青 30 g、小果微花藤 10 g、油麻血藤 15 g、五香血藤 15 g、五花血藤 15 g，水煎服。若治血脉闭塞性脉管炎，以毛冬青 30 g、血人参 30 g、生黄芪 30 g、金银花 30 g、连翘 15 g，水煎服。若治丹毒，以毛冬青 15 g、过路黄 15 g、金银花 15 g、大青叶 15 g、板蓝根 15 g、马鞭草 15 g，水煎服。若治烫伤，以毛冬青 30 g、虎杖 30 g、黄芩 30 g、黄连 10 g、黄柏 30 g，煎水洗。若治视网膜炎，以毛冬青 30 g、血人参 15 g、五花血藤 15 g、五香血藤 15 g、大血藤 15 g、泽兰 15、益母草 15 g，水煎服。若治痈肿疮毒，以毛冬青 30 g、金银花 15 g、马鞭草 15 g、十萼茄 10 g、母猪藤 15 g、筋骨草 15 g，水煎服。

毛冬青为冬青科植物，其枝、叶、花等部位均被短粗毛，故名毛报树、毛冬青。因其多长于山坡灌丛或荒山草丛中，故称山冬青。因其 5—7 月开花，花细小，淡紫色或白色，生于叶腋，故称六月雪。因其果实红色，形如豆，故称山红豆。因其苦如胆，故称山熊胆。因其善治咽喉肿痛，故称喉毒药。因其善治水火烫伤，故称水火药。

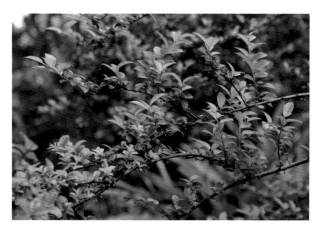

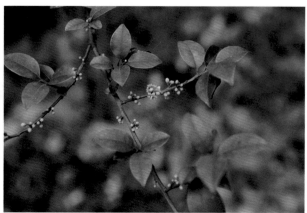

毛穗杜茎山 máosuìdùjīngshān

Maesae Radix seu Caulis cum Folio

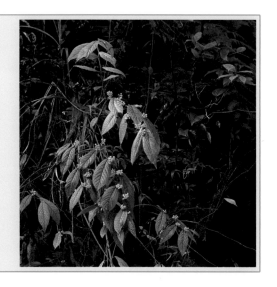

【黔称】杜茎山(各地均称)。

【民族药名】

苗药名:dul jinb saib 杜茎山(黄平苗族)。

【来源】为紫金牛科植物毛穗杜茎山的根及茎叶。

【原植物】毛穗杜茎山 *Maesa insignis* Chun。

灌木,高 1~3 m。小枝纤细,密被长硬毛;髓部空心。叶坚纸质或纸质,椭圆形或椭圆状卵形,顶端渐尖或近尾尖,基部圆形或钝,长 12~16 cm,宽 4~6 cm,边缘具锐锯齿或三角状锯齿,两面被糙伏毛,上面中脉微凹,侧脉不甚明显,微隆起,下面中脉、侧脉密被长硬毛,明显隆起,侧脉约 10 对,细脉互相近平行;叶柄长约 5 mm,密被长硬毛。总状花序腋生,长约 6 cm,总花梗、苞片、花梗、花萼及小苞片均被长硬毛;苞片披针形或钻形,长约 1 mm;花梗长约 5 mm;小苞片披针形或狭披针形,通常着生于花梗上部,不贴于花萼基部;花萼长约 2 mm,萼片卵形或三角状卵形,较花萼管略长,长约 1 mm,具脉状腺条纹及缘毛;花冠黄白色,长约 2 mm,钟形;雄蕊在雌花中退化,在雄花中内藏,着生于花冠管中部,花丝与花药等长;雌蕊长不超过雄蕊,花柱多少具腺点,柱头微裂或 4 裂。果球形,直径约 5 mm,白色,略肉质,被长硬毛。花期 1—2 月,果期约 11 月。

【生境与分布】生于山坡、丘陵的疏林下。分布于贵州各地。此外,我国广东、广西等地也有分布。

【采收加工】全年均可采收,洗净,切段,晒干或鲜用。

【药材性状】茎类圆柱形,长短不一,表面黄褐色,具细条纹及疏生的皮孔。叶多破碎,完整者展平后呈椭圆形、椭圆状披针形、倒卵形或长圆状卵形,长 5~15 cm,宽 2~5 cm,先端尖或急尖,基部楔形或圆形,边缘具齿。气微,味苦。

【性味归经】味苦,性寒。归肺经、膀胱经。

【功效与主治】祛风除湿、消肿止痛。主治感冒发热、风湿痛、水肿、跌打损伤、带下。

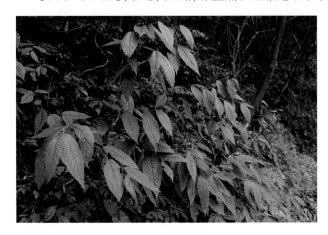

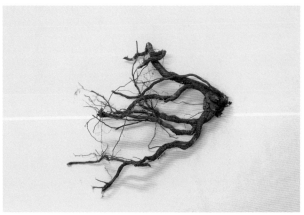

【民族用药经验】

①治感冒:毛穗杜茎山30 g,水煎服。(贵州各族均用)

②治感冒发热:毛穗杜茎山20 g、九头狮子草20 g,水煎服。(开阳苗族)

③治水肿:毛穗杜茎山15 g、川木通15 g,水煎服。(册亨布依族)

【用法用量】内服:煎汤,15～30 g。外用:适量,煎水洗;或捣烂敷。

【汪按】毛穗杜茎山之名始载于《中国植物志》。贵州各地习称杜茎山。本书以毛穗杜茎山为药材名和植物名。

　　毛穗杜茎山为贵州常用黔药,是贵州汉族、苗族、布依族等民族习用药物。药材来源均为野生。毛穗杜茎山具祛风除湿、消肿止痛之功效,故常用于治疗感冒发热、风湿痛、水肿、跌打损伤、带下等。若治感冒发热,以毛穗杜茎山15 g、鱼鳅串10 g、马鞭草10 g,水煎服。若治风湿痛,以毛穗杜茎山15 g、大风藤10 g、铁冬青10 g、铁筷子10 g,水煎服。若治水肿,以毛穗杜茎山15 g、土茯苓10 g、川木通10 g、四季红10 g,水煎服。若治带下,以毛穗杜茎山15 g、金荞麦15 g、鸡矢藤15 g、三白草15 g、锦鸡儿10 g,水煎服。若治跌打损伤,以毛穗杜茎山15 g、飞龙掌血15 g、铁筷子10 g、水冬瓜皮10 g,水煎服。

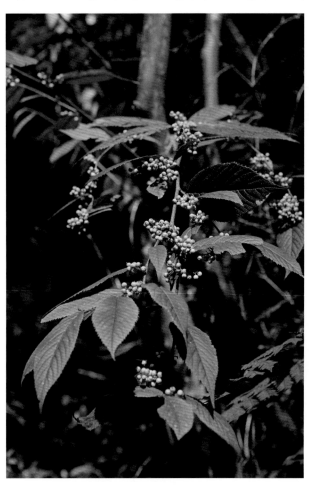
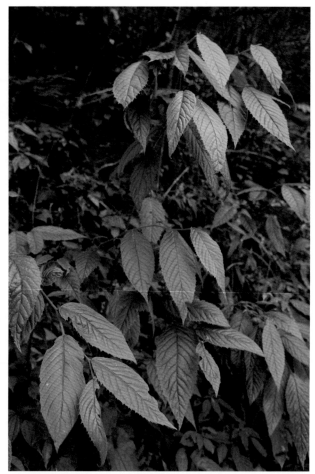

密蒙花 mìménghuā

Buddlejae Officinalis Flos

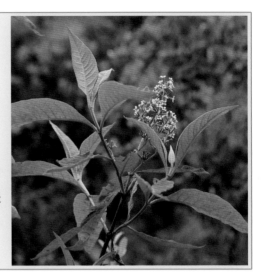

【黔称】黄饭花(各地均称),染饭花(罗甸)。

【民族药名】

苗药名:det ghat niangx 豆嘎仰(黔东南苗族),ndut nbeit benx 都背本(松桃苗族)。

【来源】为玄参科植物密蒙花的花蕾及花序。

【原植物】密蒙花 *Buddleja officinalis* Maxim。

落叶灌木,高约 3 m,最高可达 6 m 以上。小枝灰褐色,微具 4 条棱,枝及叶柄、叶背、花序均密被白色星状毛及茸毛,茎上的毛渐次脱落。单叶对生;叶宽披针形,长 5 ~ 12 cm,宽 1 ~ 4 cm,先端渐尖,基部楔形,全缘或具小锯齿。大型圆锥花序由聚伞花序组成,顶生或腋生,总苞花、花萼、花冠密被灰白色茸毛;花萼钟状,先端 4 裂;花冠筒状,先端 4 裂,筒部紫堇色,口部橘黄色,内外均被柔毛;雄蕊 4 枚,着生于花冠管中部;子房上位,2 室,被毛,花柱短,柱头膨大,长卵形。蒴果长卵形,长 2 ~ 6 mm,2 瓣裂,外果皮被星状毛,基部具宿存花被。种子细小,两端具翅。花期 2—3 月,果期 5—8 月。

【生境与分布】生于海拔 200 ~ 2800 m 的山坡、丘陵、河边、村边的灌丛和林缘中。分布于贵州的册亨、兴义、安龙、普安、正安、务川、惠水、六枝、修文等地。此外,我国四川、云南、陕西、甘肃、安徽、福建、西藏等地也有分布。

【采收加工】春季花未开放时采收,晒干。

【药材性状】为多数花蕾密集而成的花序小分枝,呈不规则团块,长 1.5 ~ 3 cm;表面灰黄色或棕黄色,密被茸毛,单个花蕾呈短棒状,上端略膨大,长 0.3 ~ 1 cm,直径 0.1 ~ 0.2 cm;花萼钟状,先端 4 齿裂;花冠筒状,与花萼等长或比花萼稍长,先端 4 裂;花冠内表面紫棕色,茸毛极稀疏。质柔软。气微香,味微辛、苦。以花蕾排列紧密、色灰褐、有细茸毛、质柔软者为佳。

【性味归经】味苦,性微寒。归肝经。

【功效与主治】祛风清热、润肝明目、退翳。主治目赤肿痛、羞明多眵多泪、翳障遮目、眼目昏暗、视物不清。

【民族用药经验】

①治目赤肿痛:密蒙花 10 g,水煎服。(贵州各族均用)

②治急性结膜炎:密蒙花 10 g、野菊花 10 g,水煎服。(黄平苗族)

③治夜盲:密蒙花 10 g、青葙子 10 g,水煎服。(榕江苗族)

④治羞明多眵多泪:密蒙花 10 g、菊花 10 g,水煎服。(剑河侗族)

⑤治头晕:密蒙花 10 g,蒸鸡肝,服汁吃肝。(惠水布依族)

⑥治水肿:密蒙花 15 g、车前子 15 g,水煎服或煮稀饭吃。(印江土家族)

【用法用量】内服:煎汤,6 ~ 15 g;或入丸、散。

【汪按】密蒙花之名始载于《开宝本草》。《雷公炮炙论》称小锦花,《滇南本草》称羊耳朵,《本草求原》称

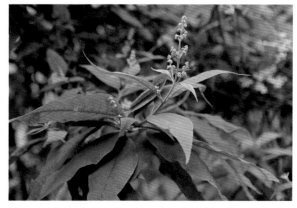

蒙花，《南宁市药物志》称黄饭花，《中药材手册》称疙瘩皮树花，《四川中药志》称鸡骨头花，《全国中草药汇编》称蒙花珠、老蒙花、羊耳朵朵尖、水锦花，《贵州草药》称染饭花。云南称酒药花、糯米花、米汤花。本书以密蒙花为药材名和植物名。

《中国药典》2010 年版、2005 年版、2005 年版（增补）、2000 年版、1995 年版、1990 年版、1985 年版、1977 年版、《新疆维吾尔自治区药品标准》（第二册）1980 年版，以密蒙花为药材名，密蒙花 Buddleja officinalis Maxim. 为植物名，药用部位以干燥花蕾及其花序收载。

《中国药典》1963 年版，以密蒙花为药材名，密蒙树 Buddleja officinalis Maxim. 为植物名，药用部位以干燥花序或花蕾收载。

《中药典范》（第一辑·第一册）（台湾）1985 年版，以密蒙花为药材名，密蒙花 Buddleja officinalis Maxim. 为植物名，药用部位以干燥花蕾收载。

密蒙花为贵州常用黔药，是贵州汉族、苗族、侗族、布依族、水族、土家族等民族习用药物。药材来源均为野生。密蒙花具祛风清热、润肝明目、退翳之功效，故常用于治疗目赤肿痛、羞明多眵多泪、翳障遮目、眼目昏暗、视物不清等。若治目赤肿痛，无论虚实，均可单用或配伍使用。若治外感风热、目赤肿痛，以密蒙花 10 g、菊花 10 g、木贼 10 g、红管药 10 g、鱼鳅串 10 g，水煎服。若治肝火上炎、目赤肿痛，以密蒙花 10 g、夏枯草 10 g、滇龙胆 6 g、六月雪 10 g，水煎服。若治肝胆湿热、目赤肿痛，以密蒙花 10 g、铁苋菜 10 g、积雪草 10 g、龙葵 10 g，水煎服。若治头晕，以密蒙花 10 g、南布正 10 g、玉竹 10 g，水煎服。若治咳嗽，以密蒙花 10 g、矮地茶 10 g、岩豇豆 10 g、石豆兰 10 g，水煎服。

总之，密蒙花为治目疾之要药，通过清肝养肝以明目，凡目疾，无论虚实均可使用。故《本草经疏》中指出："密蒙花，观《本经》所主，无非肝虚有热所致，盖肝开窍于目，目得血而能视，肝血虚，则为青盲肤翳，肝热甚，则为赤肿，眵泪赤脉，及小儿豆疮余毒，疳气攻眼。此药甘以补血，寒以除热，肝血足而诸证无不愈矣。"《本草用法研究》也指出："密蒙花，其色紫，故入肝，甘寒无毒，故能润肝燥、养肝血，因其凡花皆散，故能散肝家之风热，风热得去，肝血得养，故一切目疾皆可除也。虽属治目之品，凡肝虚而有风热之病，皆可用之。"

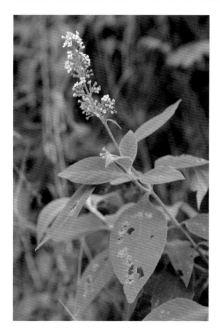
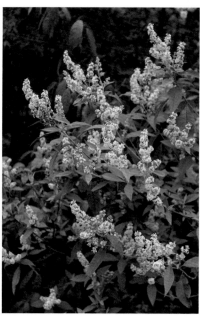
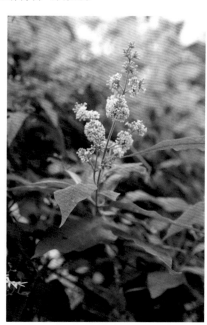

茉莉花 mòlìhuā

Jasmini Flos

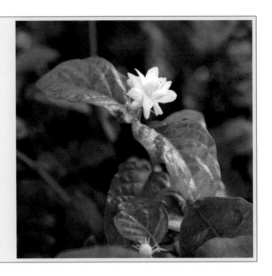

【黔称】茉莉花(各地均称)。

【民族药名】

苗药名:beex mok lik 边茉莉(黄平苗族)。

【来源】为木犀科植物茉莉的花。

【原植物】茉莉 *Jasminum sambac*(L.) Ait. 。

常绿灌木。幼枝圆柱形,被短柔毛或近于无毛。单叶对生;阔卵形或椭圆形,有时近倒卵形,长4.5~9 cm,宽3.5~5.5 cm,先端短尖或钝,基部楔形或心形,全缘,下面脉腋间有黄色簇生毛;叶柄长3~7 mm。聚伞花序顶生或腋生,通常有花3朵;总花梗长1~3 cm,被柔毛;花梗粗壮,长5~10 mm,被柔毛;花白色,芳香;花萼管状,裂片8~10枚,线形,被柔毛或无毛;花冠管细,裂片椭圆形,先端钝;雄蕊2枚,着生于花冠管内;子房2室,每室有胚珠2枚。花期6—11月,花后通常不结实。

【生境与分布】多栽培于湿润肥沃的土壤中。贵州大部分地区有栽培。此外,我国江苏、浙江、福建、台湾、广东、四川、云南等地也有栽培。

【采收加工】7月前后花初开时,择晴天采收,晒干。贮存于干燥处。

【药材性状】干燥的花,长1.5~2 cm,直径约1 cm,鲜时白色,干后黄棕色至棕褐色,花冠筒基部的颜色略深;未开放的花蕾全体紧密叠合成球形,花萼管状,具细长的裂片8~10枚,外表面有纵行的皱缩条纹,被稀短毛;花瓣片椭圆形,先端短尖或钝,基部联合成管状。气芳香,味甘。以纯净、洁白者为佳。

【性味归经】味辛、甘,性温。归脾经、胃经、肝经。

【功效与主治】理气止痛、辟秽开郁。主治湿浊中阻、胸膈不舒、泻痢腹痛、头晕头痛、目赤、疮毒。

【民族用药经验】

①治头晕头痛:茉莉花10 g,水煎服或泡茶饮。(贵州各族均用)

②治湿浊中阻、胸膈不舒:茉莉花10 g、藿香10 g、绿茶10 g,水煎服。(凯里苗族)

③治湿困脾胃、腹泻:茉莉花10 g、凤尾草10 g、石菖蒲6 g,水煎服。(龙里布依族)

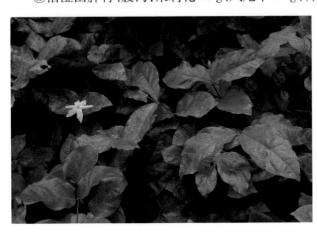

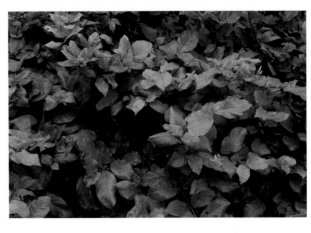

④治目赤肿痛：茉莉花 10 g、野菊花 10 g、金银花 10 g，水煎服。（剑河侗族）

【用法用量】内服：煎汤，3～10 g；或泡茶。外用：煎水洗目；或菜油浸，滴耳。

【汪按】茉莉花之名始载于《纲目》。《北户录》称白末利，《清异录》称小南强，《丹铅杂录》称奈花，《群芳谱》称鬘华，《中国树木分类学》称末梨花，《南方草木状》称末利，《洛阳名园记》称抹历，《梅溪诗选》称没利。本书以茉莉花为药材名，茉莉为植物名。

《上海市中药材标准》1994 年版，以茉莉花为药材名，茉莉 *Jasminum sambac*（L.）Ait. 为植物名，药用部位以干燥花收载。

茉莉花为贵州常用黔药，是贵州汉族、苗族、侗族、布依族等民族习用药物。药材来源均为栽培。茉莉花具理气止痛、辟秽开郁之功效，故常用于治疗湿浊中阻、胸膈不舒、泻痢腹痛、头晕头痛、目赤、疮毒等。若治湿浊中阻、胸膈不舒，以茉莉花 10 g、藿香 10 g、佩兰 10 g、石菖蒲 6 g，水煎服。若治泄泻、痢疾，以茉莉花 10 g、白头翁 10 g、凤尾草 10 g、一点红 6 g、地锦 10 g、尖子木 10 g，水煎服。若治头晕头痛，以茉莉花 10 g、南布正 15 g、绿茶 10 g、川芎 6 g、荆芥 10 g、防风 10 g，水煎服。若治目赤肿痛，以茉莉花 10 g、夏枯草 10 g、水芹 15 g、黑及草 10 g、密蒙花 10 g，水煎服。若治疮毒，以茉莉花 10 g、金银花 10 g、野菊花 10 g、紫花地丁 10 g、蒲公英 10 g，水煎服或鲜品捣烂敷。

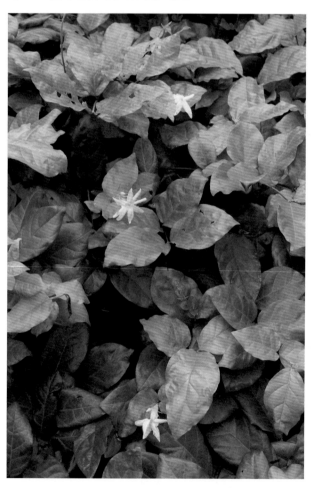
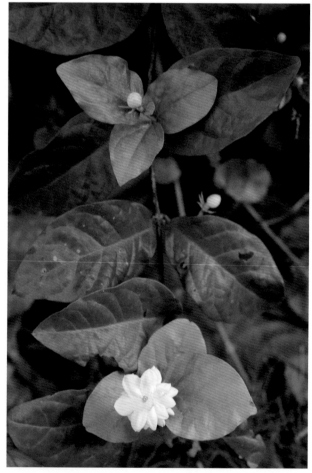

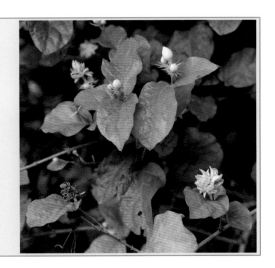

茉莉叶 mòlìyè

Jasmini Folium

【黔称】茉莉叶(各地均称)。

【民族药名】

苗药名:gab nek mok lik 噶喽茉莉(黄平苗族)。

【来源】为木犀科植物茉莉的叶。

【原植物】参见"茉莉花"条。

【生境与分布】参见"茉莉花"条。

【采收加工】夏季、秋季采收,洗净,鲜用或晒干。

【药材性状】叶多卷曲皱缩,展平后呈阔卵形或椭圆形,长4~9 cm,宽2~5 cm,两端较钝,下面脉腋间有黄色簇生毛;叶柄短,长2~6 mm,微有柔毛。气微香,味辛、微涩。

【性味归经】味辛、微苦,性温。归肺经、胃经。

【功效与主治】疏风解表、消肿止痛。主治外感发热、泻痢腹胀、脚气肿痛、毒虫蜇伤。

【民族用药经验】

①治外感发热:茉莉叶10 g,水煎服。(贵州各族均用)

②治痢疾:茉莉叶10 g,地锦10 g,水煎服。(凯里苗族)

③治泄泻:茉莉叶10 g、车前子10 g、铁苋菜10 g,水煎服。(龙里布依族)

【用法用量】内服:煎汤,6~10 g。外用:适量,煎水洗;或捣烂敷。

【注按】茉莉叶之名始载于《常用中草药手册》。《龙门石窟药方》称末利花叶。本书以茉莉叶为药材名,茉莉为植物名。

茉莉叶为贵州常用黔药,是贵州汉族、苗族、侗族、布依族、水族等民族习用药物。药材来源均为栽培。茉莉叶具疏风解表、消肿止痛之功效,故常用于治疗外感发热、泻痢腹胀、脚气肿痛、毒虫蜇伤等。若治外感发热,以茉莉叶10 g、鱼鳅串10 g、马鞭草10 g、马棘10 g,水煎服。若治痢疾,以茉莉叶10 g、尖子木10 g、地榆10 g,水煎服。若治泄泻,以茉莉叶10 g、凤尾草10 g、车前子10 g,水煎服。若治脚气肿痛,以茉莉叶10 g、龙葵10 g、毛秀才10 g、五花血藤10 g,水煎服。若治毒虫蜇伤,以茉莉叶10 g、金银花15 g、蒲公英15 g、连翘15 g、黄芩10 g、黄连6 g、黄柏10 g,水煎服。

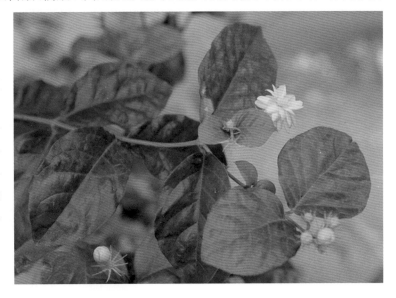

木鳖子 mùbiēzǐ

Momordicae Cochinchinensis Semen

【黔称】木鳖子(各地均称)。

【民族药名】

苗药名:bid daob anb nbet 比佗俺摆(黔东南苗族)。

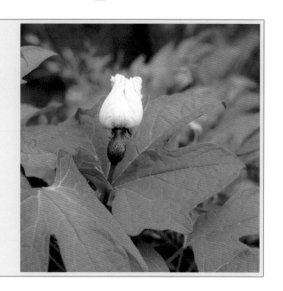

【来源】为葫芦科植物木鳖子的种子。

【原植物】木鳖子 *Momordica cochinchinensis*(Lour.)Spreng.。

多年生粗壮大藤本,长达 15 m。具块状根;全株近于无毛或稍被短柔毛;卷须较粗壮。叶柄粗壮,长 5 ~ 10 cm;叶卵状心形或宽卵状圆形,质较硬,长、宽均为 10 ~ 20 cm,3 ~ 5 中裂至深裂或不分裂,叶脉掌状。雌雄异株。雄花单生于叶腋,或有时 3 ~ 4 朵着生在极短的总状花序梗上;花梗粗壮,近于无毛,单生时,花梗长 6 ~ 12 cm;顶端有 1 枚大苞片,苞片无梗,兜状,圆肾形,两面被短柔毛;花萼筒漏斗状,裂片宽披针形或长圆形;花冠黄色,裂片卵状长圆形,密被长柔毛;基部有齿状黄色腺体,外面 2 枚稍大,内面 3 枚较小,基部有黑斑;雄蕊 3 枚,其中 2 枚 2 室,1 枚 1 室。雌花单生于叶腋;花梗长 5 ~ 10 cm;近中部生 1 枚苞片,苞片兜状,长宽均为 2 mm;花冠、花萼同雄花;子房卵状长圆形,长约 1 cm,密生刺状毛。果实卵球形,先端有短喙,基部近圆形,长达 12 ~ 15 cm,成熟时红色,肉质,密生长 3 ~ 4 mm 的刺状突起。种子多数,卵形或方形,干后黑褐色,长 2.6 ~ 3.5 cm,宽 2 ~ 3.8 cm,厚 5 ~ 6 mm,边缘有齿,两面稍拱起,具雕纹。花期 6—8 月,果期 8—10 月。

【生境与分布】生于海拔 450 ~ 1100 m 的山沟、林缘和路旁。分布于贵州的贞丰等地。此外,我国安徽、浙江、江西、福建、台湾、广东、广西、湖南、四川、云南、西藏等地也有分布。

【采收加工】冬初采收果实,沤烂果肉,洗净种子,晒干备用。

【药材性状】种子扁卵形或方形,两侧多少不对称,中间稍隆起或微凹下,长 2 ~ 3 cm,宽1.5 ~ 3.5 cm,厚约 5 mm;表面灰棕色至棕黑色,粗糙,有凹陷的网状花纹或细皱纹;周边有数个排列不规则的粗齿,有时波状,种脐端稍窄缩,端处近方形;外壳质硬而脆;内种皮甚薄,其内为 2 枚肥大子叶,黄白色,富油质。味苦。

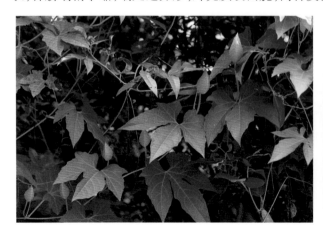

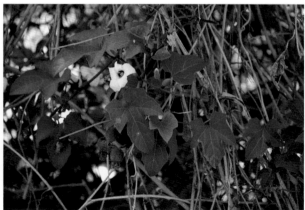

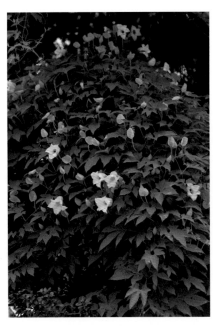

【性味归经】味苦、微甘,性温,有毒。归肝经、脾经、胃经。

【功效与主治】消肿散结、解毒、追风止痛。主治痈肿、疔疮、无名肿毒、痔疮、癣疮、乳腺炎、淋巴结结核、痢疾、风湿痹痛、筋脉拘挛、牙龈肿痛。

【民族用药经验】

①治无名肿毒:木鳖子适量,捣烂,以蜂蜜调敷。(贵州各族均用)

②治皮肤瘙痒:木鳖子适量,磨汁涂。(惠水苗族)

③治疔疮:木鳖子、天花粉适量,研末,以蜂蜜调敷。(贞丰布依族)

【用法用量】外用:适量,研末调敷;或磨汁涂;或煎水熏洗。

【汪按】木鳖子之名始载于《开宝本草》。《纲目》称木鳖,《医宗金鉴》称土木鳖,《药材资料汇编》称壳木鳖,《中药志》称漏苓子,《中药材手册》称地桐子、藤桐子,《药材学》称鸭屎瓜子,《常用中草药手册》称木鳖瓜。本书以木鳖子为药材名和植物名。

《中国药典》2010年版、2005年版、2000年版、1995年版、1990年版、1985年版、1977年版,《内蒙古蒙药材标准》1987年版,《新疆维吾尔自治区药品标准》(第二册)1980年版,《云南省药品标准》1974年版,以木鳖子为药材名,木鳖 Momordica cochinchinensis (Lour.) Spreng. 为植物名,药用部位以干燥成熟种子收载。

《中国药典》1963年版、《贵州省中药材标准规格·上集》1965年版,以木鳖子为药材名,木鳖子 Momordica cochinchinensis Spreng. 为植物名,药用部位以干燥成熟种子收载。

木鳖子为贵州常用黔药,是贵州汉族、苗族、布依族等民族习用药物。药材来源为野生和栽培。木鳖子具消肿散结、解毒、追风止痛之功效,故常用于治疗痈肿、疔疮、无名肿毒、痔疮、癣疮、乳腺炎、淋巴结结核、痢疾、风湿痹痛、筋脉拘挛、牙龈肿痛等。若治痈肿、疔疮、无名肿毒等,以制木鳖子2g、天花粉15g、蒲公英10g、金银花10g、连翘10g,研末,以蜂蜜调敷。若治痔疮,以制木鳖子2g、苦参10g、十大功劳10g、茸毛木蓝10g、黑汉条10g,煎水洗。若治癣疮,以制木鳖子3g、龙葵15g、地肤子10g、蛇床子10g、大血藤10g,共研细末,以醋调敷。若治风湿痹痛、跌打损伤,以炒木鳖子2g、大风藤10g、黑骨藤10g、五香血藤10g、小果微花藤10g、接骨木10g、刺三甲10g,共研细末,以蜂蜜调敷。

木鳖子有大毒,不可妄服。故张景岳指出:"木鳖子有大毒,《本草》言其甘温无毒,谬也。今见毒狗者,能毙之于顷刻,使非大毒而有如是乎?人若食之,则中寒发噤,不可解救。若其功用,则惟以醋磨,用敷肿毒乳痈,痔漏肿痛及喉痹肿痛,用此醋漱于喉间,引痰吐出,以解热毒,不可咽下。或同朱砂、艾叶卷筒熏疥,杀虫最效。或用熬麻油,擦癣亦佳。"故临床应用时需注意。

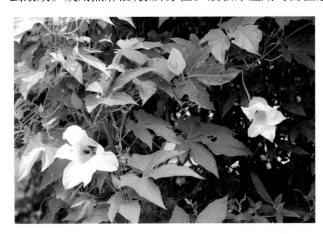
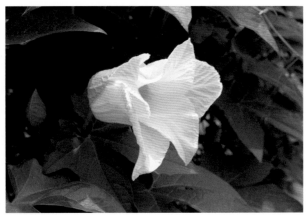

木鳖子根 mùbiēzǐgēn

Momordicae Cochinchinensis Radix

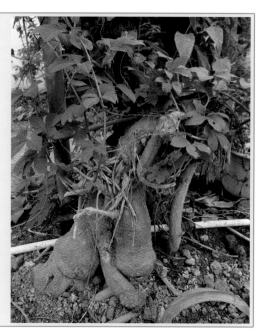

【黔称】木鳖子根（各地均称）。

【民族药名】

苗药名：ghob jongx daob anb nbet 各腈佗俺摆（黔东南苗族）。

【来源】为葫芦科植物木鳖子的块根。

【原植物】参见"木鳖子"条。

【生境与分布】参见"木鳖子"条。

【采收加工】夏季、秋季采挖，洗净泥土，切段，鲜用或晒干。

【药材性状】块根极粗壮，直径 8～18 cm，带皮者表面浅棕黄色，微粗糙，有较密的椭圆形皮孔，去皮者表面色稍浅，断面浅黄灰色，质较松，粉性甚差，纤维极多。横断面韧皮部有多层横向层纹，木质部有较密的棕黄色导管小孔。味苦。

【性味归经】味苦、微甘，性寒。归心经、肝经。

【功效与主治】清热解毒、消肿散结、止痛。主治痈疮疔毒、无名肿毒、淋巴结炎、神经痛。

【民族用药经验】

①治痈疮疔毒：木鳖子根研末，以蜂蜜调敷。（贵州各族均用）

②治无名肿毒：木鳖子根 10 g、天花粉 15 g、木芙蓉 15 g、三棵针 15 g、白毛夏枯草 15 g，研末，以醋调敷。（惠水苗族）

【用法用量】外用：适量，捣烂敷。

【注按】木鳖子根之名始载于《广西中草药》。本书以木鳖子根为药材名，木鳖子为植物名。

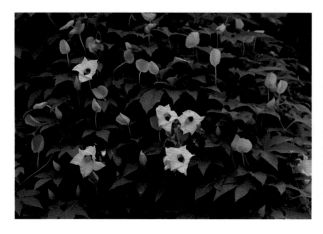

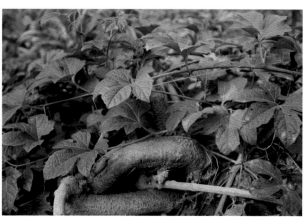

　　木鳖子根为贵州常用黔药,是贵州汉族、苗族、布依族等民族习用药物。药材来源均为野生。木鳖子根具清热解毒、消肿散结、止痛之功效,故常用于治疗痈疮疔毒、无名肿毒、淋巴结炎、神经痛等。若治以上诸证,以木鳖子根15 g、金银花15 g、连翘15 g、野菊花15 g、紫花地丁15 g、紫背天葵15 g、大血藤15 g、七叶莲15 g、铁包金15 g,研末,以蜂蜜调敷。

　　临床应用时,应注意禁内服。

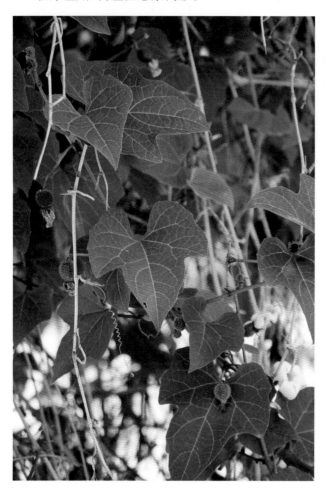 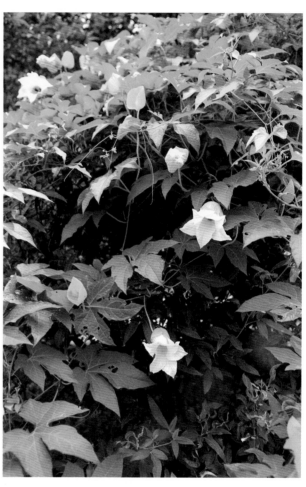

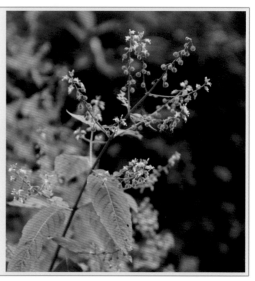

南方露珠草 nánfānglùzhūcǎo

Circaeae Mollis Radix et Herba

【黔称】露珠草(各地均称)。

【民族药名】

苗药名:reib zheat yul 锐轻欲(黔南苗族)。

【来源】为柳叶菜科植物南方露珠草的全草或根。

【原植物】南方露珠草 *Circaea mollis* Sieb. et Zucc. 。

多年生草本,高 40～60 cm。茎密被弯曲短柔毛。叶对生;叶柄长 1～2 cm,具弯曲短柔毛;叶狭卵形至椭圆状披针形,长 4～12 cm,宽 2～4.5 cm,被疏弯曲短柔毛,先端渐尖,基部楔形,稀为圆形,边缘有疏锯齿,被弯曲短柔毛。总状花序顶生或腋生,花序轴被弯曲柔毛或近于无毛;苞片小;花两性;花萼筒卵形,先端裂片 2 枚;花瓣 2 片,倒卵形,长约为花萼裂片的一半,先端凹缺;雄蕊 2 枚;子房下位,2 室。果实坚果状,倒卵状球形,长 3～3.5 mm,直径约 3 mm,具 4 条纵沟,外被钩状毛;果柄被短柔毛或近于无毛,稍长于果实或近等长。花期 7—9 月,果期 9—11 月。

【生境与分布】生于海拔 1000～2400 m 的山坡林下阴湿处。分布于贵州的印江、思南、普安、赤水、习水、清镇等地。此外,我国河北、浙江、江西、福建、台湾、湖北、湖南、广东、海南、广西等地也有分布。

【采收加工】全草:夏季、秋季采收,鲜用或晒干。根:秋季采挖,除去地上部分,洗净泥土,鲜用或晒干。

【药材性状】根须状。茎圆柱形,节结处稍膨大,表面密被弯曲短柔毛。叶多破碎,完整者狭卵形至椭圆状披针形,长 4～12 cm,宽 2～4.5 cm,先端渐尖,基部楔形,稀为圆形,边缘有疏锯齿,被弯曲短柔毛。总状花序顶生或腋生,花序轴被弯曲柔毛或近无毛。气微,味辛。

【性味归经】味辛、苦,性平。归肝经。

【功效与主治】祛风除湿、活血消肿、清热解毒。主治风湿痹痛、跌打损伤、乳痈、瘰疬、疮肿、无名肿毒、毒

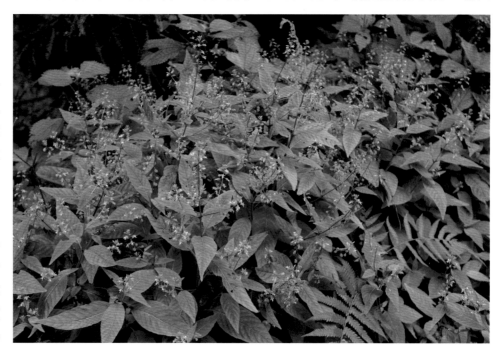

蛇咬伤。

【民族用药经验】

①治风湿痹痛:南方露珠草 10 g,水煎服。(贵州各族均用)

②治风湿关节痛:南方露珠草 10 g、凤仙花 10 g,水煎服。(安顺苗族)

③治跌打损伤:南方露珠草 10 g、三角咪 15 g,水煎服。(普安布依族)

④治乳痈:南方露珠草 30 g、蒲公英 30 g,捣烂敷。(清镇苗族)

【用法用量】内服:煎汤,10~30 g。外用:适量,捣烂敷。

【汪按】南方露珠草之名始载于《湖南药物志》,又称拐子菜。《广西药用植物名录》称辣椒七、白辣蓼草,《元江哈尼族药》称假蛇床子。云南称白洋漆药,湖北称野牛膝、红节草。本书以南方露珠草为药材名和植物名。

南方露珠草为贵州常用黔药,是贵州汉族、苗族、布依族、土家族等民族习用药物。药材来源均为野生。南方露珠草具祛风除湿、活血消肿、清热解毒之功效,故常用于治疗风湿痹痛、跌打损伤、乳痈、瘰疬、疮肿、无名肿毒、毒蛇咬伤等。若治风湿痹痛,以南方露珠草 10 g、铁筷子 10 g、大风藤 10 g、黑骨藤 10 g,水煎服。若治跌打损伤,以南方露珠草 10 g、接骨木 10 g、绵藤 10 g、紫金莲 10 g,水煎服。若治乳痈,以南方露珠草 10 g、蒲公英 15 g、栝楼根 15 g、泥胡菜 10 g、大血藤 10 g,水煎服。若治无名肿毒,以南方露珠草 10 g、蒲公英 15 g、紫花地丁 15 g、金银花 15 g、连翘 15 g、野菊花 10 g、紫背天葵 10 g,水煎服。若治淋巴结结核,以南方露珠草 10 g、泽漆 10 g、蒲公英 10 g、龙葵 10 g、毛秀才 10 g,水煎服。若治毒蛇咬伤,以南方露珠草 15 g、紫背天葵 15 g、重楼 15 g、金银花 30 g、金果榄 10 g,水煎服。

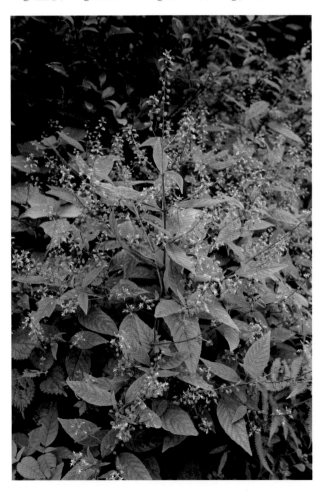
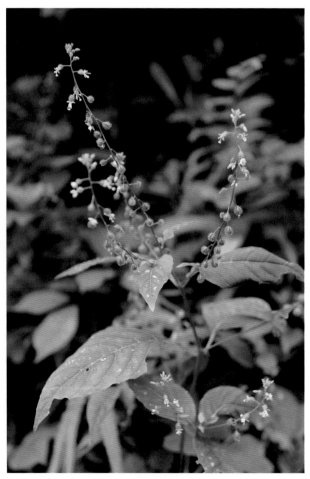

南鹤虱 nánhèshī

Dauci Carotae Fructus

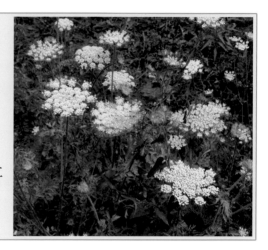

【黔称】鹤虱(遵义),野胡萝卜(各地均称)。

【民族药名】

苗药名:ghob nhub reib jid daox nenl 名肉芮叽倒能(铜仁苗族)。

水药名:$Ɂma^1pak^8ta^3$ 骂八打(三都水族)。

【来源】为伞形科植物野胡萝卜的果实。

【原植物】野胡萝卜 *Daucus carota* L. 。

二年生草本,高 20 ~ 120 cm。全株被白色粗硬毛;根细圆锥形,肉质,黄白色。基生叶薄膜质,长圆形,二至三回羽状全裂,末回裂片线形或披针形,长 2 ~ 15 mm,宽 0.5 ~ 4 mm,先端尖,有小尖头,光滑或有糙硬毛;叶柄长 3 ~ 12 cm;茎生叶近无柄,有叶鞘,末回裂片小而细长。复伞形花序顶生,花序梗长 10 ~ 55 cm,有糙硬毛;总苞片多数,叶状,羽状分裂,裂片线形,长 3 ~ 30 mm;伞辐多数,结果时外缘的伞辐向内弯曲;小苞片 5 ~ 7 枚,线形,不分裂或 2 ~ 3 裂,边缘膜质,具纤毛;花通常白色,有时带淡红色。双悬果长卵形,长 3 ~ 4 mm,宽约 2 mm,具棱,棱上有翅,翅上有短钩刺或白色刺毛。花期 5—7 月,果期 6—8 月。

【生境与分布】生于山坡路旁、旷野或田间。分布于贵州各地。此外,我国江苏、安徽、浙江、江西、湖北、四川等地也有分布。

【采收加工】夏季、冬季采收,除去杂质,晒干。

【药材性状】双悬果椭圆形,多裂为分果,长 3 ~ 4 mm,宽 1.5 ~ 2.5 mm;表面棕黄色或灰棕色,顶端有残留花柱基,基部钝圆,背面有 4 条窄翅状次棱,次棱间凹下处有不明显主棱,其上散生短柔毛,分果的接合面较平坦。种仁类白色,有油性。体轻,搓碎时有特异香气,味先微辣后苦。以籽粒充实、种仁类白色、有油性者为佳。

【性味归经】味苦、辛,性平,有小毒。归脾经、胃经、大肠经。

【功效与主治】杀虫、消积、止痒。主治蛔虫病、蛲虫病、绦虫病、钩虫病、虫积腹痛、小儿疳积、阴痒。

【民族用药经验】

①治蛔虫病:南鹤虱 10 g,水煎服。(贵州各族均用)

②治虫积腹痛:南鹤虱 10 g,榔片 10 g,水煎服。(施秉苗族)

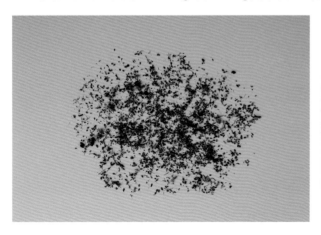

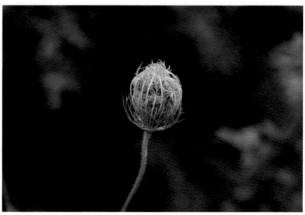

③治肛痒:南鹤虱 10 g、苦参 10 g,水煎服。(黄平苗族)

④治虫积肛痒:南鹤虱 15 g、花椒 10 g、苦楝根皮 10 g,煎水洗或淋浴。(剑河侗族)

⑤治阴痒:南鹤虱 15 g、仙鹤草 15 g,水煎服。(荔波布依族)

⑥治小儿疳积:南鹤虱 6 g、山楂 10 g、紫背天葵 6 g,水煎服。(江口土家族)

【用法用量】内服:煎汤,6~15 g;或入丸、散。外用:适量,煎水熏洗。

【汪按】南鹤虱之名始载于《中国药典》。《本草求真》称野胡萝卜子,《中药志》窃衣子。本书以南鹤虱为药材名,野胡萝卜为植物名。

《中国药典》2010 年版、2005 年版、2000 年版、1995 年版、1990 年版、1985 年版、1977 年版、1963 年版,以南鹤虱为药材名,野胡萝卜 *Daucus carota* L. 为植物名,药用部位以干燥成熟果实收载。

《维吾尔药材标准·上册》1993 年版,以野胡萝卜子为药材名,野胡萝卜 *Daucus carota* L. 为植物名,药用部位以干燥成熟果实收载。

南鹤虱为贵州常用黔药,是贵州汉族、苗族、侗族、布依族、水族、土家族等民族习用药物。药材来源均为野生。南鹤虱具杀虫、消积、止痒之功效,故常用于治疗蛔虫病、蛲虫病、绦虫病、钩虫病、虫积腹痛、小儿疳积、阴痒等。若治蛔虫病、蛲虫病、绦虫病,以南鹤虱 15 g、使君子 10 g、椰片 10 g,水煎服。若治肛痒,以南鹤虱 10 g、龙葵 10 g、毛秀才 10 g、三角风 10 g,水煎服。若治阴痒,以南鹤虱 10 g、苦参 10 g、蛇倒退 10 g、一枝黄花 10 g、仙鹤草 10 g、土茯苓 10 g,水煎服。

需注意的是,鹤虱之名出自《新修本草》,据有关专家考证,唐代的鹤虱经波斯商人之手传入中国,当时的鹤虱应是国外的蛔蒿,而《开宝本草》所载鹤虱应是天名精的果实。《本草求真》和《植物名实图考》记载有人用野胡萝卜子充作鹤虱使用。《中国药典》2000 年版收载天名精的果实作为"鹤虱"正名,同时收载野胡萝卜的果实作为"南鹤虱"正名,亦作驱虫药使用。

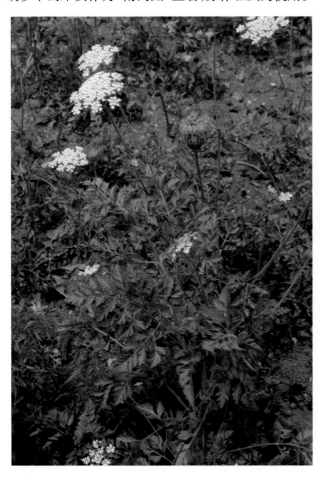
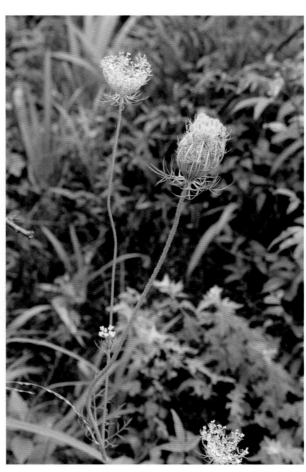

南蛇簕根 nánshélègēn

Caesalpiniae Minacis Radix

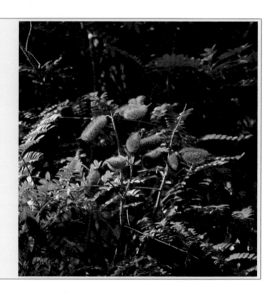

【黔称】南蛇簕根(各地均称)。

【民族药名】

苗药名:dul cel youl 努彻由(黔东南苗族)。

【来源】为豆科植物喙荚云实的根。

【原植物】参见"苦石莲"条。

【生境与分布】参见"苦石莲"条。

【采收加工】全年均可采收,挖出根部,洗净,切片,鲜用或晒干。

【药材性状】主根圆柱形,须根较少,表面棕褐色,具不规则的纵皱纹,质坚韧,不易折断,断面黄白色,纤维性。须根较细,亦呈圆柱形,质较脆。气香,味微苦。

【性味归经】味苦,性微寒,无毒。归肺经、肾经。

【功效与主治】清热利湿、散瘀消肿。主治外感发热、痧症、淋证、泄泻、痢疾、风湿骨痛、疮痈肿毒、跌打损伤。

【民族用药经验】

①治外感发热:南蛇簕根10 g、温大青 10 g、马鞭草10 g,水煎服。(贵州各族均用)

②治风湿骨痛:南蛇簕根15 g、大风藤 10 g、南蛇藤10 g,水煎服。(罗甸苗族)

③治热淋:南蛇簕根10 g、车前草 10 g、川木通10 g,水煎服。(兴义布依族)

【用法用量】内服:煎汤,10~15 g;或捣汁。外用:捣烂敷。

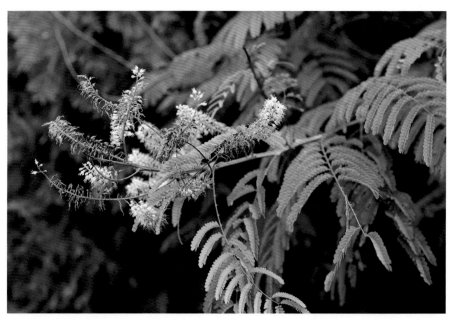

【汪按】南蛇簕根之名始载于《南宁市药物志》。本书以南蛇簕根为药材名,喙荚云实为植物名。

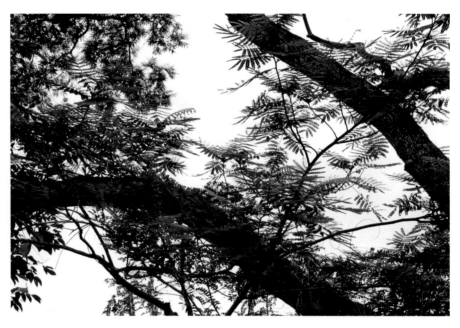

南蛇簕根为贵州常用黔药,是贵州汉族、苗族、布依族等民族习用药物。药材来源均为野生。南蛇簕根具清热利湿、散瘀消肿之功效,故常用于治疗外感发热、痧症、淋证、泄泻、痢疾、风湿骨痛、疮痈肿毒、跌打损伤等。若治外感发热,以南蛇簕根 15 g、鱼鳅串 10 g、九头狮子草 10 g,水煎服。若治热淋,以南蛇簕根 15 g、海金沙藤 15 g、石韦 10 g,水煎服。若治泄泻,以南蛇簕根 15 g、金荞麦 10 g、刺梨根 10 g,水煎服。若治痢疾,以南蛇簕根 10 g、委陵菜 10 g、尖子木 10 g、肖梵天花 10 g,水煎服。若治风湿骨痛,以南蛇簕根 15 g、透骨香 15 g、铁筷子 10 g、见血飞 10 g、鹅掌柴 10 g,水煎服。若治跌打损伤,以南蛇簕根 10 g、矮陀陀 10 g、白簕 10 g,水煎服。

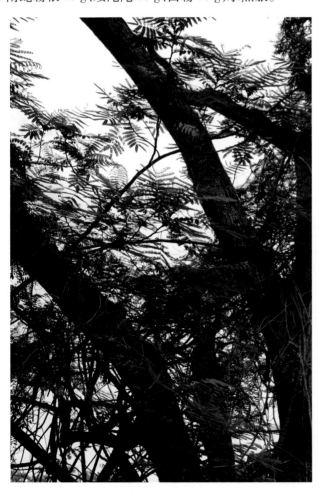

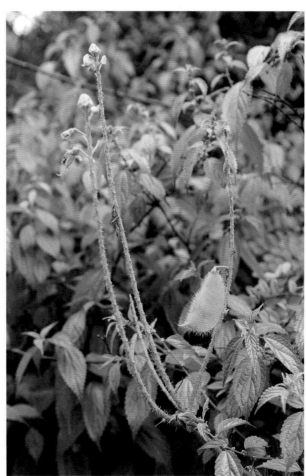

南蛇藤 nánshéténg

Celastri Orbiculati Radix

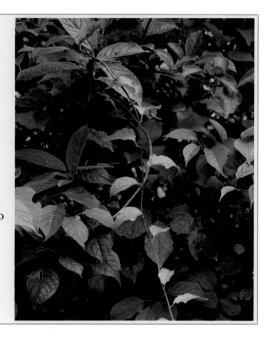

【黔称】南蛇藤(各地均称)。

【民族药名】

苗药名:laxgt hxangt hlat 朗相刹(黔东南苗族),hleat nenb
那信论(松桃苗族),nangb vob pid 来阿片(雷公山苗族)。

【来源】为卫矛科植物南蛇藤的根。

【原植物】南蛇藤 *Celastrus orbiculatus* Thunb. 。

落叶攀缘灌木,高 3～8 m。小枝圆柱形,灰褐色或暗褐色,有多数皮孔。单叶互生;叶柄长 1～2 cm;叶近圆形、宽倒卵形或长椭圆状倒卵形,长 5～10 cm,宽 3～7 cm,先端渐尖或短尖,基部楔形,偶为截形,边缘具钝锯齿。短聚伞花序腋生,有花 5～7 朵,花淡黄绿色,雌雄异株;花萼裂片 5 枚,卵形;花瓣 5 片,卵状长椭圆形,长 4～5 mm;雄蕊 5 枚;雌蕊 1 枚,子房上位,近球形,柱头 3 裂;雄花的雄蕊稍长,雌蕊退化。蒴果球形,直径约 1 cm。种子卵形至椭圆形,有红色肉质假种皮。花期 4—5 月,果期 9—10 月。

【生境与分布】生于丘陵、山沟及山坡灌丛中。分布于贵州的梵净山及黄平、修文等地。此外,我国湖北、湖南、四川、云南等地也有分布。

【采收加工】8—10 月采收,洗净,鲜用或晒干。

【药材性状】本品呈圆柱形,细长而弯曲,有少数须根,外表棕褐色,具不规则的纵皱纹。主根坚韧,不易折断,断面黄白色,纤维性;须根较细,亦呈圆柱形,质较脆,有香气。以质干、栓皮厚者为佳。

【性味归经】味辛、苦,性平。归肾经、膀胱经、肝经。

【功效与主治】祛风除湿、活血通经、消肿解毒。主治风湿痹痛、跌打损伤、闭经、头痛、腰痛、疝气痛、痢疾、肠风下血、痈疽肿毒、水火烫伤、毒蛇咬伤。

【民族用药经验】

①治风湿痹痛:南蛇藤 10 g,水煎服。(贵州各族均用)

②治风湿关节痛:南蛇藤

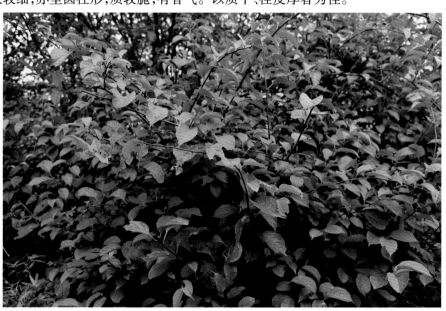

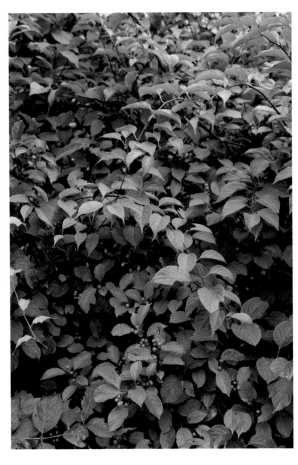

10 g、山木通 10 g,水煎服。(黄平苗族)

③治风湿腰痛:南蛇藤 15 g、蜘蛛抱蛋 15 g,水煎服。(毕节彝族)

④治跌打损伤:南蛇藤 15 g、见血飞 15 g、桃叶珊瑚 15 g,水煎服。(贵阳布依族)

【用法用量】内服:煎汤,10~30 g;或浸酒。外用:适量,研末调敷;或捣烂敷。

【汪按】南蛇藤之名始载于《植物名实图考》。本书以南蛇藤为药材名和植物名。

《中华人民共和国卫生部药品标准中药成方制剂》(第一册·附录)1990 年版,《山东省中药材标准》2002 年版、1995 年版,以南蛇藤为药材名,南蛇藤 *Celastrus orbiculatus* Thunb. 为植物名,药用部位以干燥藤茎收载。

《湖南省中药材标准》2009 年版,以南蛇藤为药材名,南蛇藤 *Celastrus orbiculatus* Thunberg 为植物名,药用部位以干燥藤茎和根收载。

南蛇藤为贵州常用黔药,是贵州汉族、苗族、侗族、布依族等民族习用药物。药材来源均为野生。南蛇藤具祛风除湿、活血通经、消肿解毒之功效,故常用于治疗风湿痹痛、跌打损伤、闭经、头痛、腰痛、疝气痛、痢疾、肠风下血、痈疽肿毒、水火烫伤、毒蛇咬伤等。若治风湿痹痛、关节疼痛、关节屈伸不利,以南蛇藤 10 g、见血飞 10 g、三角风 10 g、老虎禾麻 10 g、金钩莲 10 g、土牛膝 10 g,水煎服。若治风湿腰痛,以南蛇藤 15 g、七叶莲 15 g、黑骨藤 10 g、苦糖果 10 g、杜仲 10 g、续断 10 g,水煎服。若治风湿瘫痪、卧床不起、疼痛难忍,以南蛇藤 15 g、桑寄生 15 g、扁担藤 10 g、大血藤 10 g、黑骨藤 10 g、五花血藤 15 g、五香血藤 15 g、桂枝 10 g,水煎服。若治头痛、牙痛,以南蛇藤15 g、土一枝蒿 15 g、铁冬青 10 g、铁包金 10 g、铁筷子 10 g,水煎服。若治痛经,以南蛇藤 10 g、大血藤 10 g、五花血藤 10 g、八月瓜 15 g,水煎服。若治闭经,以南蛇藤 15 g、血人参 15 g、油麻血藤 15 g、鸡血藤 15 g,水煎服。若治带状疱疹,以南蛇藤 15 g、田基黄 15 g、黑及草 15 g、路路通 15 g、夏枯草 10 g,水煎服。

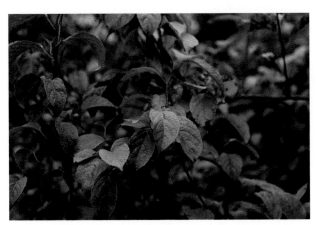

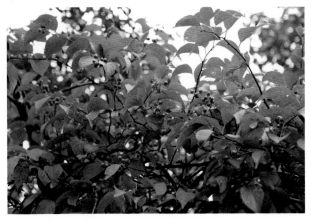

南蛇藤果 nánshéténgguǒ

Celastri Orbiculati Fructus

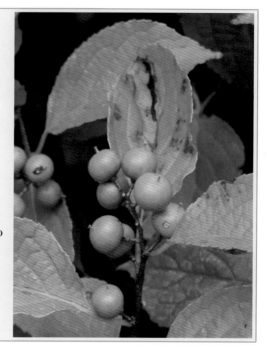

【黔称】南蛇藤果(各地均称)。

【民族药名】

苗药名:laxgt hxangt hlat 朗相刹(黔东南苗族),hleat nenb 那信论(松桃苗族),nangb vob pid 来阿片(雷公山苗族)。

【来源】为卫矛科植物南蛇藤的果实。

【原植物】参见"南蛇藤"条。

【生境与分布】参见"南蛇藤"条。

【采收加工】9—10 月果实成熟后摘下,晒干。

【药材性状】蒴果黄色,球形,直径约 1 cm,3 裂,干后呈黄棕色。种子每室 2 粒,有红色肉质假种皮。略有异臭,味甘、酸而带腥。

【性味归经】性甘、微酸,性平。归肾经、膀胱经、肝经。

【功效与主治】养心安神、活血止痛。主治心悸失眠、健忘多梦、牙痛、筋骨痛、腰腿麻木、跌打损伤。

【民族用药经验】

①治失眠:南蛇藤果 15 g,水煎服。(贵州各族均用)

②治失眠多梦、心烦:南蛇藤果 10 g,合欢皮 10 g,水煎服。(黔东南苗族)

③治跌打损伤:南蛇藤果 15 g,水冬瓜 15 g,水煎服。(贵阳布依族)

【用法用量】内服:煎汤,6~15 g。

【汪按】南蛇藤果之名始载于《药物学备考》。《山东中草药手册》称合欢花、狗葛子、皮猢子、鸦雀食。本书以南蛇藤果为药材名,南蛇藤为植物名。

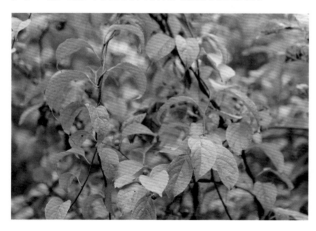

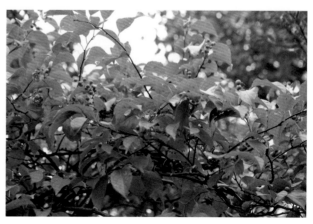

《中华人民共和国卫生部药品标准中药成方制剂》(第十册·附录)1995年版、《吉林省药品标准》1977年版,以北合欢为药材名,南蛇藤 *Celastrus orbiculatus* Thunb. 为植物名,药用部位以干燥成熟果实收载。

《内蒙古中药材标准》1988年版,以合欢果(北合欢)为药材名,南蛇藤 *Celastrus orbiculatus* Thunb. 为植物名,药用部位以干燥成熟果实收载。

《山东省中药材标准》2002年版、1995年版,《山西省中药材标准》1987年版,以南蛇藤果为药材名,南蛇藤 *Celastrus orbiculatus* Thunb. 为植物名,药用部位以干燥成熟果实收载。

《中国药典》(附录)2010年版,《中华人民共和国卫生部药品标准中药成方制剂》(第十二册·附录)1997年版,《辽宁省中药材标准》(第一册)2009年版,《辽宁省药品标准》1987年版、1980年版,以藤合欢为药材名,南蛇藤 *Celastrus orbiculatus* Thunb. 为植物名,药用部位以干燥果实收载。

南蛇藤果为贵州常用黔药,是贵州汉族、苗族、侗族、布依族等民族习用药物。药材来源均为野生。南蛇藤果具养心安神、活血止痛之功效,故常用于治疗心悸失眠、健忘多梦、牙痛、筋骨痛、腰腿麻木、跌打损伤等。若治失眠健忘,以南蛇藤果15 g、夜交藤15 g、油麻血藤15 g,水煎服。若治牙痛,以南蛇藤果15 g、雪胆5 g、马鞭草15 g,水煎服。若治腰腿痛,以南蛇藤果15 g、小果微花藤10 g、金毛狗脊10 g、香花崖豆藤10 g,水煎服。

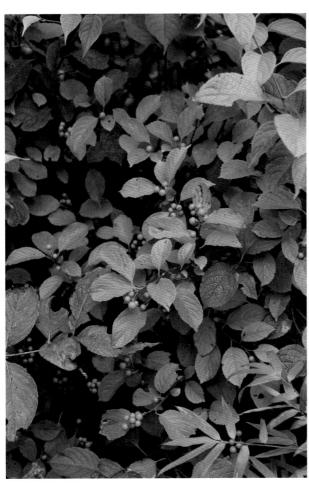
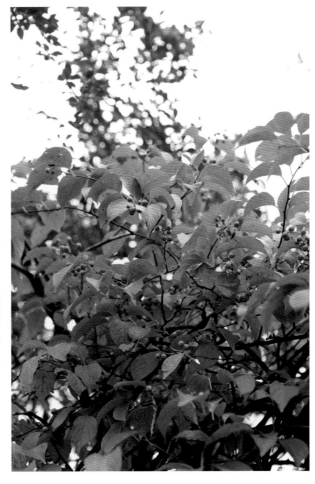

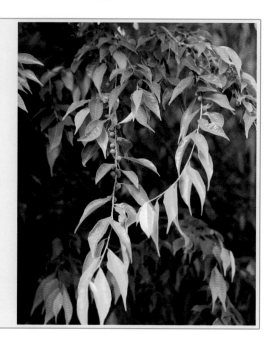

爬藤榕 páténgróng

Fici Sarmentosae Radix seu Caulis

【黔称】爬藤榕(各地均称)。

【民族药名】

苗药名:pak tengk rongk 爬藤榕(黄平苗族)。

【来源】为桑科植物爬藤榕的根、茎。

【原植物】爬藤榕 *Ficus sarmentosa* Buch. -Ham. ex J. E. Smith。

常绿攀缘灌木,长2~10 m。小枝幼时被微毛。叶互生;叶柄长5~10 mm;托叶披针形;叶革质,披针形或椭圆状披针形,长3~9 cm,宽1~3 cm,先端渐尖,基部圆形或楔形,上面绿色,无毛,下面灰白色或浅褐色;侧脉6~8对,网脉突起,呈蜂窝状。隐头花序,花序托单生、成对腋生或簇生于老枝上,球形,直径4~7 mm,有短梗,近无毛;基部有苞片3枚;雄花、瘿花生于同一花序托内壁;雄花生于近口部,花被片3~4枚,雄蕊2枚;瘿花有花被片3~4枚,子房不发育;雌花生于另一植株花序托内,具梗,花被片3~4枚,子房倒卵圆形,花柱近顶生。瘦果小,表面光滑。花期5—10月。

【生境与分布】常攀缘于树上、岩石上或陡坡峭壁及屋墙上。分布于贵州的清镇、开阳、修文、息烽等地。此外,我国四川、云南等地也有分布。

【采收加工】全年均可采收,鲜用或晒干。

【药材性状】根簇生,基部较粗,末端渐细。茎圆柱形,表面棕色或绿色,皮孔灰白色,呈圆点状或椭圆状。气微,味辛、甘。

【性味归经】味辛、甘,性温。归脾经、胃经。

【功效与主治】祛风除湿、行气活血、消肿止痛。主治风湿痹痛、神经性头痛、小儿惊风、胃痛、跌打损伤。

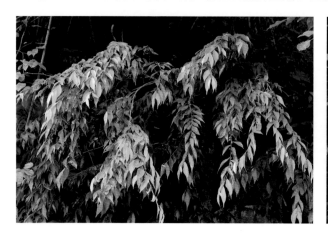

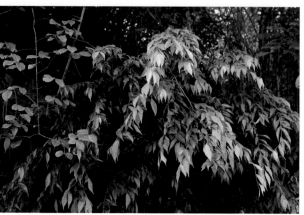

【民族用药经验】

①治风湿痹痛:爬藤榕 30 g,水煎服。(贵州各族均用)

②治风湿关节痛:爬藤榕 30 g、大风藤 15 g,水煎服。(开阳苗族)

③治神经性头痛:爬藤榕 30 g、川芎 10 g、铁筷子 10 g,水煎服。(息烽苗族)

④治消化不良:爬藤榕 30 g、鸡矢藤 30 g,水煎服。(开阳布依族)

⑤治胃痛:爬藤榕 15 g、金荞麦 15 g、七叶莲 15 g、铁冬青 10 g,水煎服。(龙里布依族)

【用法用量】内服:煎汤或炖肉,10 ~ 30 g。

【汪按】爬藤榕之名始载于《浙江天目山药用植物志》。《全国中草药汇编》称长叶铁牛、小号牛奶仔,《湖南药物志》称枇杷藤,《广西药用植物名录》称抓石榕、山牛奶。浙江称风藤、小木莲、小叶风藤。本书以爬藤榕为药材名和植物名。

爬藤榕为贵州常用黔药,是贵州汉族、苗族、布依族等民族习用药物。药材来源均为野生。爬藤榕具祛风除湿、行气活血、消肿止痛之功效,故常用于治疗风湿痹痛、神经性头痛、小儿惊风、胃痛、跌打损伤等。若治风湿痹痛,以爬藤榕 30 g、大风藤 10 g、青风藤 10 g、铁筷子 10 g、大血藤 10 g,水煎服。若治神经性头痛,以爬藤榕 30 g、五花血藤 10 g、五香血藤 10 g、铁包金 15 g、铁筷子 10 g、天麻 15 g,水煎服。若治小儿惊风,以爬藤榕 10 g、金银花 6 g、连翘 6 g、蛇莓 6 g、天麻 6 g、钩藤 6 g、鸭跖草 6 g,水煎服。若治胃痛,以爬藤榕 15 g、广木香 10 g、槟榔片 10 g、通光藤 10 g、铁冬青 10 g、七叶莲 15 g,水煎服。若治跌打损伤,以爬藤榕 30 g、飞龙掌血 15 g、红禾麻 15 g、铁筷子 10 g、吊干麻 10 g,水煎服。

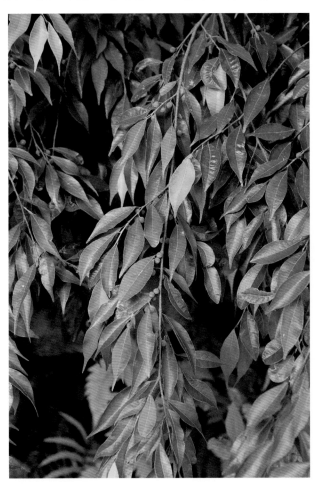
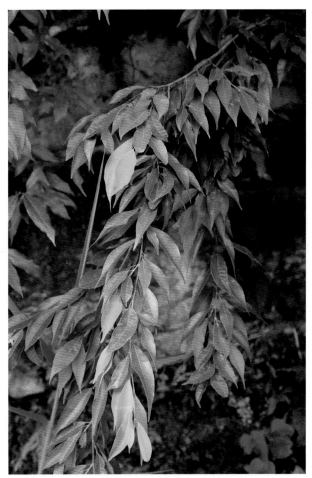

盘龙参 pánlóngshēn

Spiranthei Sinensis Radix seu Herba

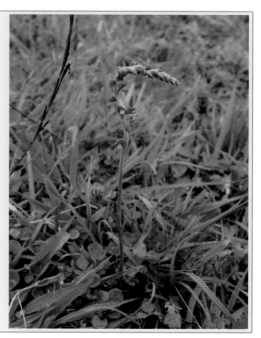

【黔称】龙抱柱、九龙蛇(铜仁),米洋参(贵阳),笑天龙(雷山),盘龙参、绶草(各地均称)。

【民族药名】

苗药名:ghab jongb linl pand 嘎英令潘闹(黔东南苗族)。

水药名:$Ɂma^1 sən^6 pa:k^8$ 骂山把(荔波水族)。

侗药名:nyangt biedc suic 娘鳖隋(剑河侗族)。

毛南药名:$ma^{33} buan^{24} gan^{33}$ 骂胖甘(惠水毛南族)。

【来源】为兰科植物绶草的根和全草。

【原植物】绶草 *Spiranthes sinensis*(Pers.)Ames。

陆生植物,高 15 ~ 50 cm。茎直立,基部簇生数条粗厚的、肉质的根,近基部生 2 ~ 4 枚叶。叶条状倒披针形或条形,长 10 ~ 20 cm,宽 4 ~ 10 mm。花序顶生,长 10 ~ 20 cm,具多数密生的小花,似穗状;花白色或淡红色,螺旋状排列;苞片卵形,长渐尖;中萼片条形,先端钝,长约 5 mm,宽约 1.3 mm,侧萼片等长,较狭;花瓣和中萼片等长但较薄,先端极钝,唇瓣近长圆形,长 4 ~ 5 mm,宽约 2.5 mm,先端极钝,伸展,基部至中部边缘全缘,中部以上具皱波状齿,中部以上的表面具皱波状长硬毛,基部稍凹陷,呈浅囊状,囊内具 2 枚突起。

【生境与分布】生于海拔 300 ~ 2000 m 的山坡林下、灌丛下、路边或沟边草丛中。分布于贵州各地。此外,我国其他地区也有分布。

【采收加工】夏季、秋季采收,鲜用或晒干。

【药材性状】根 3 ~ 6 条丛生,圆锥形,质脆,易折断,断面白色,角质样。茎呈圆柱形或皱缩成不规则形状,略扭曲,长 10 ~ 35 cm,直径 1.5 ~ 3.5 cm,表面黄棕色或棕褐色,有纵沟及节,质脆,易折断,断面中间白色或中空。基部叶展平后呈条状倒披针形,长 5 ~ 12 cm,宽 4 ~ 8 mm,全缘,先端钝尖,基部鞘状抱茎;上部叶较短小。花序顶生,长 4 ~ 10 cm,花呈螺旋状排列。气微,味淡。

【性味归经】味甘、苦,性平。归心经、肺经。

【功效与主治】益气养阴、清热解毒。主治病后虚弱、阴虚内热、咳嗽吐血、头晕、腰痛酸软、消渴、遗精、淋浊带下、咽喉肿痛、毒蛇咬伤、烫伤、疮疡痈肿。

【民族用药经验】

①治病后虚弱:盘龙参 15 g,水煎服。(贵州各族均用)

②治肺阴虚咯血:盘龙参 15 g、白及 10 g,水煎服。(雷山苗族)

③治头晕虚弱:盘龙参 10 g、南布正 10 g,水煎服。(锦屏侗族)

④治腰膝酸软:盘龙参 15 g、碎米桠 10 g,水煎服。(贵定布依族)

⑤治咽喉肿痛:盘龙参 15 g、杜仲 15 g,水煎服。(都匀水族)

⑥治疮疡痈肿:鲜盘龙参、鲜金银花、鲜蒲公英各适量,捣烂敷。(毕节彝族)

【用法用量】内服:煎汤,干品 9 ~ 15 g,鲜品 15 ~ 30 g。外用:适量,鲜品捣烂敷。

【汪按】盘龙参之名始载于《滇南本草》。《质问本草》称一线香,《福建民间草药》称龙缠柱,《南宁市药物志》称扭兰、胜杖草,《江西民间草药》称盘龙棍、过水龙、红盘龙柱,《湖南药物志》称海珠草、蛇崽草、一支枪、一叶一枝花,《常用中草药手册》称双瑚草,《浙江民间常用草药》称镰刀草、大叶青,《江西草药》称盘龙花,《贵州草药》称九龙蛇、笑天龙,《陕西中草药》称马牙七、盘龙箭,《福建中草药》称鲤鱼草,《草药手册》称白皮索。本书以盘龙参为药材名,绶草为植物名。

《贵州省中药材、民族药材质量标准》2003 年版、《广西壮族自治区壮药质量标准》(第一卷)2008 年版,以盘龙参为药材名,绶草 *Spiranthes sinensis*(Pers.)Ames 为植物名,药用部位以干燥全草收载。

《贵州省地方标准(修订本)》1994 年版,以盘龙参为药材名,绶草 *Spiranthes lancea*(Thunb.)Baches. 为植物名,药用部位以干燥带根全草收载。

《湖南省中药材标准》2009 年版,以盘龙参为药材名,绶草 *Spiranthes australis*(R. Br.)Lindl. 为植物名,药用部位以干燥全草收载。

盘龙参为贵州常用黔药,是贵州汉族、苗族、侗族、布依族、水族等民族习用药物。药材来源均为野生。盘龙参具益气养阴、清热解毒之功效,故常用于治疗病后虚弱、阴虚内热、咳嗽吐血、头晕、腰痛酸软、消渴、遗精、淋浊带下、咽喉肿痛、毒蛇咬伤、烫伤、疮疡痈肿等。若治病后虚弱,以盘龙参 15 g、血人参 15 g、竹节人参 10 g、羊乳 10 g,水煎服。若治肺结核咯血,以盘龙参 15 g、仙鹤草 10 g、血盆草 10 g、果上叶 10 g,水煎服。若治头晕,以盘龙参 15 g、南布正 15 g、臭牡丹 10 g、红姨妈菜 10 g,水煎服。若治腰痛酸软,以盘龙参 10 g、杜仲 10 g、七叶莲 10 g、鸡矢藤 10 g,水煎服。若治淋浊带下,以盘龙参 10 g、金荞麦 10 g、鸡矢藤 10 g、车前草 10 g,水煎服。若治咽喉肿痛,以盘龙参 10 g、草玉梅 10 g、矮地茶 10 g,水煎服。若治遗精,以盘龙参 10 g、骚羊古 10 g、菟丝子 10 g、金樱子 10 g、大夜关门 10 g,水煎服。若治带状疱疹,以盘龙参 15 g、龙胆草 6 g、土茯苓 15 g、川木通 10 g,水煎服。

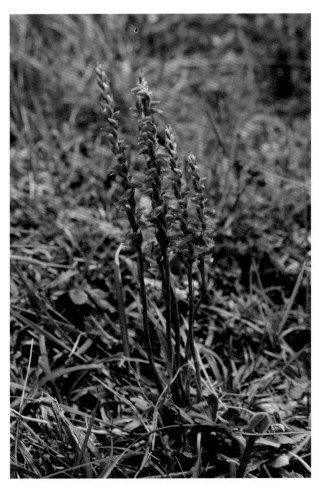
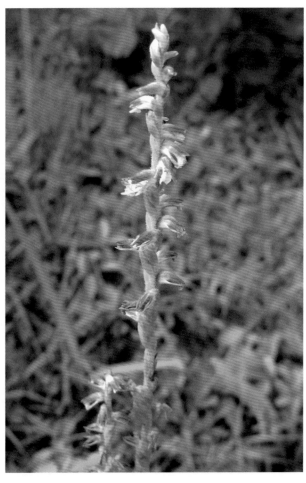

胖血藤 pàngxuèténg

Polygoni Cynanchoidis Radix

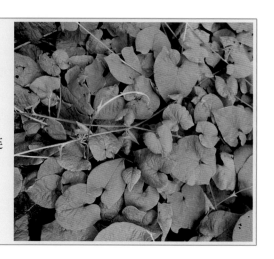

【黔称】毛血藤、荞麦蔓(贵阳),荞叶细辛(绥阳),云扣连(清镇),胖血藤(各地均称)。

【民族药名】

水药名:ha² hup⁷ hai³ 哈哄海(三都水族)。

【来源】为蓼科植物牛皮消蓼的根。

【原植物】牛皮消蓼 *Polygonum cynanchoides* Hemsl.。

多年生蔓生草本。茎细长,圆柱形,被淡黄色柔毛。叶互生;叶柄通常比叶片短或近等长,被柔毛;托叶鞘短筒状,膜质,先端斜形,被锈色茸毛;叶心状箭形,长 3 ~ 7 cm,宽 4 ~ 8 cm,先端急尖,基部侧生裂片具小尖,全缘,两面被柔毛。圆锥花序顶生,长达 20 cm;花小,花被 5 深裂,白色;雄蕊 8 枚,与花被近等长或稍短于花被;花柱 3 枚,柱头缨状。瘦果卵状三棱形,黑色,有光泽,包于宿存花被内。花期、果期 8—10 月。

【生境与分布】生于水沟边、路旁、河岸或山沟草丛中。分布于贵州的清镇、开阳、修文、息烽、龙里、丹寨等地。此外,我国陕西、甘肃、河南、湖北、四川、云南等地也有分布。

【采收加工】夏季、秋季采挖,除去茎叶,洗净,鲜用或晾干。

【药材性状】根数条聚生于节状根茎上,有时尚见残留茎基;根长圆柱形或长条形,或有分枝,长 10 ~ 20 cm,直径 3 ~ 6 mm,表面红褐色至棕褐色,有明显的细纵皱纹,并有须根和褐色点状须根痕。质坚硬,易折断,断面黄白色,有明显的木心。气微,味酸。

【性味归经】味酸、辛,性凉。归肺经、胃经。

【功效与主治】敛肺止咳、行气健胃、祛风除湿。主治肺热咳嗽、痰中带血、百日咳、胃脘胀闷疼痛、风湿痹痛。

【民族用药经验】

①治各种咳嗽:胖血藤 15 g,水煎服。(贵州各族均用)

②治肺热咳嗽:胖血藤 15 g、鱼腥草 15 g,水煎服。(龙里苗族)

③治胃痛:胖血藤 15 g、莱菔子 10 g,水煎服。(龙里布依族)

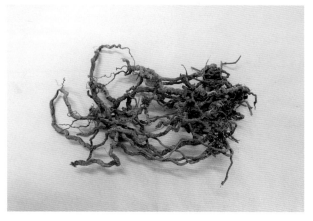

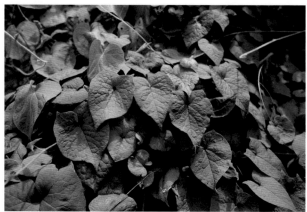

④治百日咳：胖血藤 15 g、蛇倒退 10 g，水煎服。（丹寨侗族）

⑤治风湿痹痛：胖血藤 15 g、黑骨藤 10 g，水煎服。（丹寨苗族）

【用法用量】内服：煎汤，10～15 g；或浸酒。外用：适量，捣烂敷。

【汪按】胖血藤之名始载于《贵州民间方药集》，又称毛血藤、云扣连、荞叶细辛、白前蓼、百解药。《贵阳民间药草》称荞麦蔓，《湖北植物志》称牛皮消叶蓼。陕西称黄姜蔓、黄腰子蔓、何首乌蔓。本书以胖血藤为药材名，牛皮消蓼为植物名。

《贵州省中药材、民族药材质量标准》2003 年版，以胖血藤为药材名，毛血藤 *Polygonum cynanchoides* Hemsl. 为植物名，药用部位以干燥根收载。

胖血藤为贵州常用黔药，是贵州汉族、苗族、侗族、布依族等民族习用药物。药材来源均为野生。胖血藤具敛肺止咳、行气健胃、祛风除湿之功效，故常用于治疗肺热咳嗽、痰中带血、百日咳、胃脘胀闷疼痛、风湿痹痛等。若治肺热咳嗽、痰中带血，以胖血藤 15 g、麦冬 10 g、血盆草 10 g、矮地茶 10 g，水煎服。若治百日咳，以胖血藤 15 g、岩白菜 10 g、岩豇豆 10 g、石吊兰 10 g，水煎服。若治胃痛，以胖血藤 10 g、水三七 5 g、莱菔子 10 g，水煎服；或以胖血藤 30 g、青藤香 10 g，泡酒 500 mL，每次服 20 mL。若治风湿痹痛，以胖血藤 15 g、见血飞 10 g、陆英 10 g、五花血藤 10 g、五香血藤 10 g、油麻血藤 15 g，水煎服。

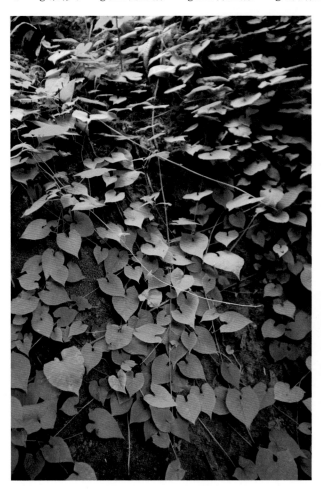
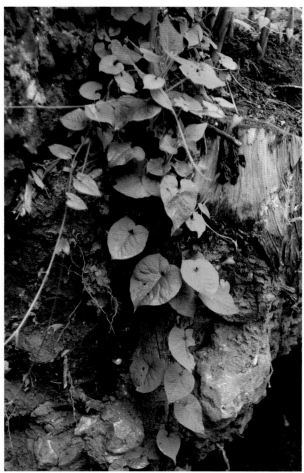

蟛蜞菊 péngqíjú

Wedeliae Chinensis Herba

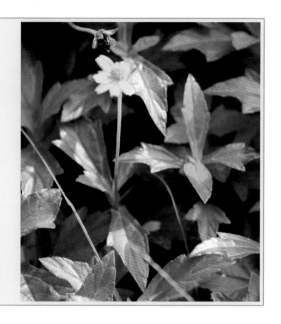

【黔称】蟛蜞菊(各地均称)。

【民族药名】

苗药名:jab lob gheib xob 加落给孝(黄平苗族)。

【来源】为菊科植物蟛蜞菊的全草。

【原植物】蟛蜞菊 *Wedelia chinensis*(Osb.)Merr.。

多年生草本,矮小。茎匍匐,上部近直立,基部各节生不定根,长15~50 cm,基部直径约2 mm。叶对生;无柄或具短叶柄;叶条状披针形或倒披针形,长3~7 cm,宽0.7~1.3 cm,先端短尖或钝,基部渐狭,全缘或有1~3对粗锯齿,两面密被伏毛;中脉在上面明显或有时不明显,主脉3条,侧脉1~2对,无网状脉。头状花序单生于枝端或叶腋,直径1.5~2.5 cm,具长6~12 cm的细梗;总苞片2层,外层叶质,绿色,椭圆形,内层较小,长圆形;花托平,托片膜质;花异型;舌状花黄色,舌片卵状长圆形,先端2或3齿裂;筒状花两性,较多黄色,花冠近钟形。瘦果倒卵形,长约4 mm。花期3—9月。

【生境与分布】生于田边、路旁、沟边、山谷或湿润草地上。分布于贵州各地。此外,我国辽宁、福建、台湾、广东、海南、广西等地也有分布。

【采收加工】春季、夏季采收,鲜用或切段晒干。

【药材性状】茎呈圆柱形,弯曲,长可达40 cm,直径1.5~2 mm;表面灰绿色或淡紫色,有纵皱纹,节上有的有细根,嫩茎被短毛。叶对生,近无柄;叶多皱缩,展平后呈倒披针形或长圆状披针形,长3~7 cm,宽0.7~1.3 cm;先端短尖或钝,边缘有粗锯齿或呈波状,上面绿褐色,下面灰绿色,两面均被白色短毛。头状花序通常单生于枝端或叶腋,花序梗及苞片均被短毛,点苞片2层,长6~8 mm,宽1.5~3 mm,灰绿色。舌状花和筒状花均为黄色。气微,味微苦。

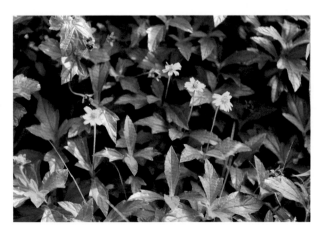

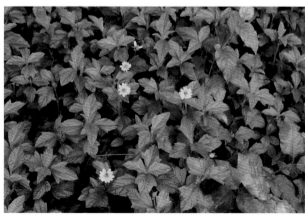

【性味归经】味微苦、甘,性凉。归肺经、大肠经。

【功效与主治】清热解毒、凉血散瘀。主治感冒发热、咽喉肿痛、扁桃体炎、腮腺炎、白喉、百日咳、气管炎、肺炎、肺结核咯血、鼻衄、尿血、传染性肝炎、痢疾、痔疮、疔疮肿毒。

【民族用药经验】

①治风热感冒:蟛蜞菊 15 g,水煎服。(贵州各族均用)

②治咽喉肿痛:蟛蜞菊 15 g、一枝黄花 15 g、山豆根 6 g,水煎服。(兴义苗族)

③治咳嗽:蟛蜞菊 15 g、矮地茶 15 g,水煎服。(兴仁布依族)

④治痢疾:蟛蜞菊 15 g、苦参 10 g、地榆 10 g,水煎服。(罗甸布依族)

【用法用量】内服:煎汤,干品 10～30 g,鲜品 30～60 g。外用:适量,捣烂敷;或捣汁含漱。

【汪按】蟛蜞菊之名始载于《本草求原》。《生草药性备要》称路边菊、马兰草、螃蜞花,《广西药用植物名录》称水兰,《福建中草药》称卤地菊、黄花龙舌草、黄花曲草,《中草药手册》称鹿舌草,《广东省惠阳地区中草药》称黄花墨菜,《贵州植物志》称龙舌草。本书以蟛蜞菊为药材名和植物名。

《中国药典》1977 年版,以蟛蜞菊为药材名,蟛蜞菊 *Wedelia chinensis*(Osb.)Merr. 为植物名,药用部位以干燥全草收载。

《上海市中药材标准》1994 年版,以蟛蜞菊(卤地菊)为药材名,蟛蜞菊 *Wedelia chinensis*(Osb.)Merr. 为植物名,药用部位以干燥全草收载。

蟛蜞菊为贵州常用黔药,是贵州汉族、苗族、布依族等民族习用药物。药材来源多为野生,部分为栽培。蟛蜞菊具清热解毒、凉血散瘀之功效,故常用于治疗感冒发热、咽喉肿痛、扁桃体炎、腮腺炎、白喉、百日咳、气管炎、肺炎、肺结核咯血、鼻衄、尿血、传染性肝炎、痢疾、痔疮、疔疮肿毒等。若治感冒发热,以蟛蜞菊 15 g、鱼鳅串 15 g、一枝黄花 10 g、白鼓钉 10 g,水煎服。若治咽喉肿痛,以蟛蜞菊 15 g、碎米桠 10 g、八爪金龙 10 g,水煎服。若治腮腺炎,以蟛蜞菊 15 g、鱼鳅串 10 g、野蓝靛 10 g、毛秀才 10 g,水煎服。若治百日咳,以蟛蜞菊 10 g、五匹风 10 g、阴地蕨 6 g、岩白菜 6 g,水煎服。若治气管炎,以蟛蜞菊 15 g、岩白菜 10 g、岩豇豆 10 g、果上叶 10 g,水煎服。若治肺炎,以蟛蜞菊 15 g、鱼腥草 15 g、十萼茄 10 g、金银花 10 g、连翘 10 g、黄芩 10 g,水煎服。若治肺结核咯血,以蟛蜞菊 15 g、白及 15 g、血盆草 15 g、大乌泡 15 g、朱砂莲 20 g、紫珠 15 g,水煎服。若治鼻衄,以蟛蜞菊 15 g、大地柏枝 10 g、丝棉木 10 g、墨旱莲 15 g,水煎服。若治尿血,以蟛蜞菊 15 g、小蓟 15 g、大乌泡 10 g、地锦 15 g,水煎服。若治疔疮肿毒,以蟛蜞菊 15 g、金银花 15 g、蒲公英 15 g、紫花地丁 15 g、龙葵 10 g、板蓝根 10 g,水煎服。若治传染性肝炎,以蟛蜞菊 15 g、田基黄 15 g、虎杖 15 g、青鱼胆草 15 g,水煎服。

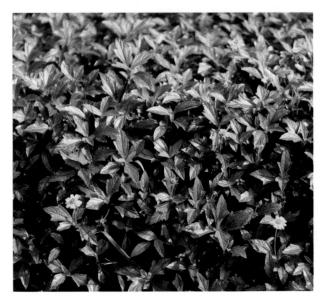
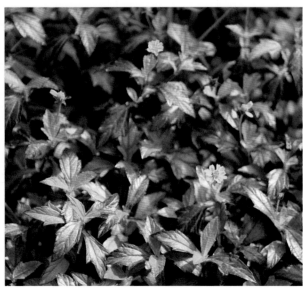

清酒缸 qīngjiǔgāng

Desmodii Caudati Radix et Herba

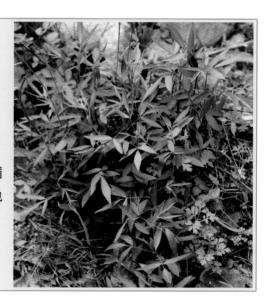

【黔称】蚂蟥根(黎平)，蚂蟥草(剑河、榕江)，万年青(湄潭)，化痰精、长叶粘巴草(榕江)，旱蚂蟥(锦屏)，清酒缸(各地均称)。

【民族药名】

水药名：mai⁴si¹miŋ²梅四命(三都水族)。

【来源】为豆科植物小槐花的根或全株。

【原植物】小槐花 *Desmodium caudatum*(Thunb.)DC.。

灌木，高 1~4 m，通体无毛。茎直立，分枝多。三出复叶互生；叶柄扁，长 1.6~2.8 cm；托叶披针状条形，长约 7 mm；小叶长椭圆形或披针形，长 4~9 cm，宽 1.5~4 cm，先端尖，基部楔形，全缘，疏被短柔毛。夏日由茎顶或叶腋抽出总状花序；苞片条状披针形；花梗长约 3 mm；花萼近二唇形；蝶形花冠绿白色而带淡黄晕，长约 8 mm，旗瓣矩圆形，先端钝，基部有爪，翼瓣窄小，龙骨瓣近矩形；雄蕊二体。荚果条形，长 4.5~7.5 cm，稍弯曲，被钩状短毛，具 4~6 个荚节，节间紧缩，每节有 1 粒椭圆形种子。种子长圆形，深褐色。花期 7—9 月，果期 9—11 月。

【生境与分布】生于海拔 200~1000 m 的山谷、草地、林缘和村边。分布于贵州各地。此外，我国安徽、浙江、江西、福建、台湾、湖北、湖南、广西、广东、四川、云南和西藏等地也有分布。

【采收加工】夏季、秋季采收，洗净，晒干或鲜用。

【药材性状】根呈圆柱形，大小不一，有支根；表面灰褐色或棕褐色，具细纵皱纹，可见疣状突起及长圆形皮孔；质坚韧，不易折断，断面黄白色，纤维性。茎圆柱形，常有分枝，表面灰褐色，具类圆形的皮孔突起；质硬而脆，折断面黄白色，纤维性。三出复叶互生；叶柄长 1.6~2.8 cm；小叶多皱缩脱落，完整者展平后呈披针形，长 4~9 cm，宽 1~3 cm，先端渐尖或锐尖，基部楔形，全缘，上面深褐色，下面色渐淡。气微，味淡。

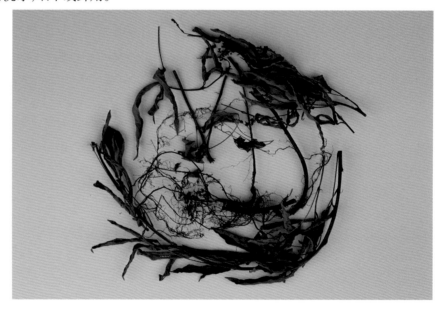

【性味归经】味微苦,性凉。归肺经、胃经、大肠经。

【功效与主治】清热解毒、祛风利湿、活血化瘀。主治感冒发烧、劳伤咳嗽、吐血、水肿、泄泻、痢疾、小儿疳积、风湿痹痛、痈疮肿毒、黄疸、瘰疬、跌打损伤。

【民族用药经验】

①治感冒发烧:清酒缸15 g,水煎服。(贵州各族均用)

②治水肿:清酒缸15 g、四季红15 g,水煎服。(龙里苗族)

③治泄泻:清酒缸15 g、车前草10 g、朝天罐10 g,水煎服。(黎平侗族)

④治痢疾:清酒缸15 g、天青地白15 g、金樱根15 g,水煎服。(贵定布依族)

【用法用量】内服:煎汤,干品9~15 g,鲜品15~30 g。外用:适量,煎水洗;或捣烂敷。

【汪按】清酒缸之名始载于《草木便方》。《植物名实图考》称小槐花,《天宝本草》称草鞋板,《植物学大辞典》称山蚂蟥,《岭南采药录》称饿蜞蚬、三把苓,《陆川本草》称蚂蟥木、蝴蝶木,《中国主要植物图说》称拿身草,《江西民间草药》称羊带归、粘衣草,《四川中药志》称畏草,《湖南植物志》称巴人草、水蛭草、豆子草、粘衣刺、路边鸡、路边有,《江西草药》称扁子草、逢人打、粘身草,《浙江民间常用草药》称金腰带、狗屙粘,《贵州草药》称蚂蟥草、化痰精、长叶粘巴草、旱蚂蟥,《中药大辞典》称清酒缸,《广西药用植物名录》称饿蚂蟥。福建称三叶仔、癌草。本书以清酒缸为药材名,小槐花为植物名。

《中华人民共和国卫生部药品标准中药成方制剂》(第四册·附录)1991年版,以饿蚂蟥为药材名,小槐花 *Desmodium caudatum*(Thunb.)DC. 为植物名,药用部位以干燥地上部分收载。

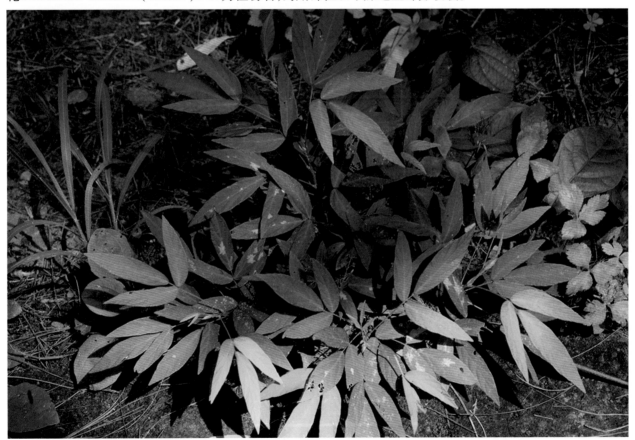

　　《广西壮族自治区壮药质量标准》(第一卷)2008年版、《广西中药材标准》1990年版,以小槐花为药材名,小槐花 *Desmodium caudatum*(Thunb.)DC. 为植物名,药用部位以干燥全株收载。

　　清酒缸为贵州常用黔药,是贵州汉族、苗族、侗族、布依族等民族习用药物。药材来源均为野生。清酒缸具清热解毒、祛风利湿、活血化瘀之功效,故常用于治疗感冒发烧、劳伤咳嗽、吐血、水肿、泄泻、痢疾、小儿疳积、风湿痹痛、痈疮肿毒、黄疸、瘰疬、跌打损伤等。若治感冒发烧,以清酒缸15 g、鱼鳅串15 g、马鞭草10 g,水煎服。若治劳伤咳嗽,以清酒缸10 g、万寿竹10 g、葎草10 g、岩白菜10 g,水煎服。若治泄泻,以清酒缸10 g、尖子木10 g、刺梨根15 g,水煎服。若治痢疾,以清酒缸15 g、地锦15 g、铁苋菜15 g、肖梵天花15 g,水煎服。若治小儿疳积,以清酒缸10 g、莱菔子10 g、鸡矢藤10 g、虎耳还魂草6 g,水煎服。若治吐血,以清酒缸15 g、仙鹤草15 g、白及10 g、石鼓子10 g,水煎服。若治水肿,以清酒缸10 g、龙葵10 g、土茯苓10 g、腹水草10 g,水煎服。若治黄疸,以清酒缸15 g、马蹄金10 g、金钱草10 g、小叶三点金10 g,水煎服。若治乳痈,以清酒缸15 g、蒲公英15 g、十萼茄10 g、母猪藤10 g、龙葵10 g,水煎服。若治皮肤溃烂,以清酒缸15 g、金银花15 g、连翘15 g、紫花地丁15 g、蒲公英15 g、紫背天葵10 g、天花粉20 g、血人参20 g,水煎服。若治跌打损伤,以清酒缸15 g、铁冬青10 g、铁筷子10 g、见血飞10 g、土三七10 g,水煎服。若治皮肤瘙痒,以清酒缸15 g、地肤子10 g、一枝黄花10 g、龙葵10 g、过路黄15 g,水煎服。

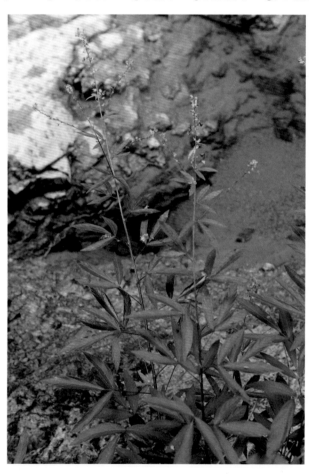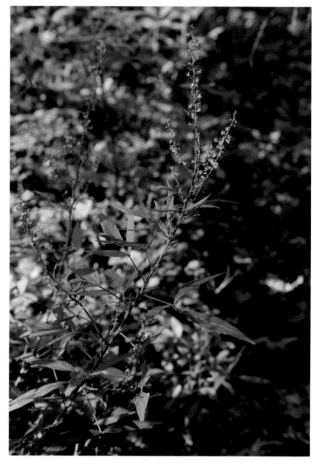

球穗千斤拔 qiúsuìqiānjīnbá

Flemingiae Strobiliferae Radix

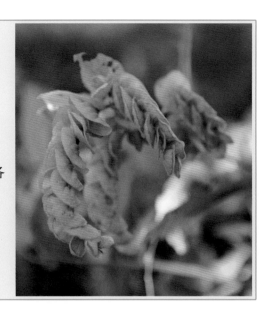

【黔称】麒麟尾（荔波），山萝卜（兴仁），大苞叶千斤拔（各地均称）。

【民族药名】

苗药名:qeeb sanb bak 千斤拔（黄平苗族）。

【来源】为豆科植物球穗千斤拔的根。

【原植物】球穗千斤拔 *Flemingia strobilifera*(L.) Ait. 。

直立或近蔓延状灌木，高 0.3 ~ 3 m。小枝具棱，密被灰色至灰褐色柔毛。单叶互生；叶近革质，卵形、卵状椭圆形、宽椭圆状卵形或长圆形，长 6 ~ 15 cm，宽 3 ~ 7 cm，先端渐尖、钝或急尖，基部圆形或微心形，两面几乎无毛，侧脉每边 5 ~ 9 条；叶柄长 0.3 ~ 1.5 cm，密被毛；托叶线状披针形，长 0.8 ~ 1.8 cm，宿存或脱落。小聚伞花序包藏于贝状苞片内，再排成总状或复总状花序，花序长 5 ~ 11 cm，花序轴密被灰褐色柔毛；贝状苞片纸质至近膜质，长 1.2 ~ 3 cm，宽 2 ~ 4.4 cm，先端截形或圆形，微凹或有细尖，两面多少被长硬毛，边缘具缘毛。花小；花梗长 1.5 ~ 3 mm；花萼微被短柔毛，萼齿卵形，略长于萼管，花冠伸出花萼外。荚果椭圆形，膨胀，长 6 ~ 10 mm，宽 4 ~ 5 mm，略被短柔毛。种子 2 粒，近球形，常黑褐色。花期、果期 9—11 月。

【生境与分布】生于海拔 900 ~ 1400 m 的山坡草丛或灌丛中。分布于贵州的兴义、荔波、罗甸等地。

【采收加工】秋后采挖，洗净，切段，晒干。

【药材性状】根长圆锥形，表面灰棕色或红棕色，有细纵纹及横长皮孔样斑痕；顶端有圆形疤痕和茎残基，下部渐细。质硬，断面纤维性，韧皮部薄，棕红色，木质部黄白色，具放射状纹理。微具豆腥气，味苦、微甘。

【性味归经】味苦、甘，性凉。归肺经、肝经。

【功效与主治】清热除湿、祛风通络、止咳化痰。主治风湿痹痛、腰膝无力、痰热咳嗽、哮喘、百日咳、黄疸。

【民族用药经验】

①治风湿痹痛:球穗千斤拔 15 g，水煎服。

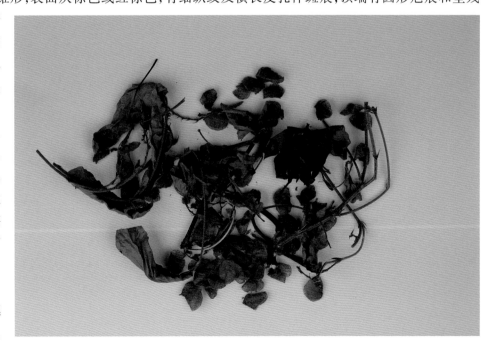

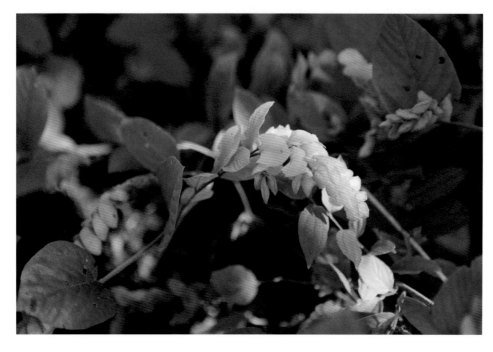

（贵州各族均用）

②治痰热咳嗽：球穗千斤拔 15 g、白折耳 15 g，水煎服。（罗甸布依族）

③治百日咳：球穗千斤拔 10 g、桔梗 10 g、生甘草 10 g，水煎服。（荔波水族）

【用法用量】内服：煎汤，10～30 g。

【汪按】球穗千斤拔之名始载于《广东中药志》。《云南药用植物名录》称蚌壳草、耗子响铃、贝壳草、耗子耳朵树、咳嗽草，《广西药用植物名录》称老鼠尾，《云南种子植物名录》称大苞叶千斤拔，《贵州中草药名录》称排钱草、麒麟尾、山萝卜。本书以球穗千斤拔为药材名和植物名。

球穗千斤拔为贵州常用黔药，是贵州汉族、苗族、布依族等民族习用药物。药材来源均为野生。球穗千斤拔具清热除湿、祛风通络、止咳化痰之功效，故常用于治疗风湿痹痛、腰膝无力、痰热咳嗽、哮喘、百日咳、黄疸等。若治风湿痹痛、腰膝无力，以球穗千斤拔 15 g、五加皮 15 g、透骨香 15 g、母猪藤 15 g、岩防风 10 g、常春藤 10 g、臭腊梅根 10 g、追风伞 15 g，水煎服。若治痰热咳嗽，以球穗千斤拔 15 g、龙葵 15 g、大丁草 10 g、十萼茄 10 g、吊石苣苔 15 g、花被单 10 g，水煎服。若治哮喘，以球穗千斤拔 15 g、矮地茶 15 g、岩白菜 10 g、莱菔子 15 g、一朵云 10 g，水煎服。若治百日咳，以球穗千斤拔 15 g、麦冬 10 g、南沙参 10 g、一朵云 10 g、大琉璃草 10 g、百部 10 g，水煎服。若治黄疸，以球穗千斤拔 15 g、田基黄 15 g、青鱼胆草 15 g、虎杖 15 g、六月雪 15 g、凤尾草 10 g，水煎服。若治痢疾，以球穗千斤拔 15 g、尖子木 15 g、见风青 15 g、马齿苋 15 g、天青地白 15 g、七叶莲 10 g，水煎服。

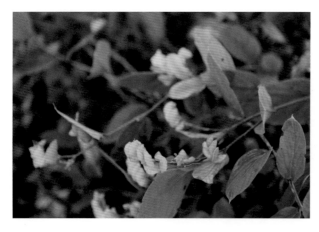

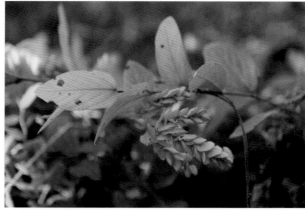

蘘荷 ránghé

Zingiberis Miogae Rhizoma

【黔称】阳荷(贵阳),蘘荷(各地均称)。

【民族药名】

苗药名:bid manb nqint 比蔓起(黔东南苗族)。

水药名:si ŋ¹ ma⁴杏骂(三都水族)。

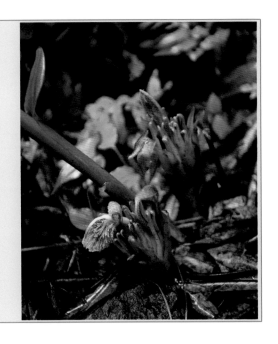

【来源】为姜科植物蘘荷的根茎。

【原植物】蘘荷 *Zingiber mioga*(Thunb.)Rosc.。

多年生草本,高0.5~1 m。根茎肥厚,圆柱形,淡黄色。叶柄长0.5~1.7 cm或无柄;叶舌膜质,2裂,长0.3~1.2 cm;叶披针状椭圆形或线状披针形,长20~37 cm,宽3~6 cm,上面无毛,下面无毛或被稀疏的长柔毛;中脉粗壮,侧脉羽状,近平行。穗状花序椭圆形,长5~7 cm,单独由根茎生出,总花梗不到17 cm,被长圆形鳞片状鞘;苞片覆瓦状排列,椭圆形,红绿色,具紫色脉;花萼管状,长2.5~3 cm,一侧开裂;花冠管长4~5 cm,裂片披针形,长2.7~3 cm,宽约7 mm,淡黄色;唇瓣卵形,3裂,中裂片长约2.5 cm;花药、药隔附属体各长约1 cm。蒴果倒卵形,熟时裂成3瓣,果皮里面鲜红色。种子黑色,被白色假种皮。花期8—10月。

【生境与分布】生于海拔1000~1500 m的山谷阴湿处,或栽培。分布于贵州各地。此外,我国江苏、安徽、浙江、江西、湖北、湖南、浙江等地也有分布。

【采收加工】夏季、秋季采收,鲜用或切片晒干。

【药材性状】根茎不规则长条形,呈结节状,弯曲,长6.5~11 cm,直径约1 cm;表面灰棕黄色,有纵皱纹,上端有多个膨大凹陷的圆盘状茎痕;顶端有叶鞘残基;周围密布细长圆柱形须根,直径1~3 mm,有深纵皱纹和淡棕色毛。质柔韧,不易折断,折断面黄白色,中心有淡黄色细木心。气香,味淡、微辛。

【性味归经】味辛,性温。归肺经、肝经。

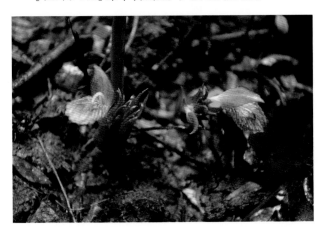

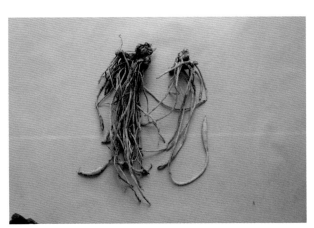

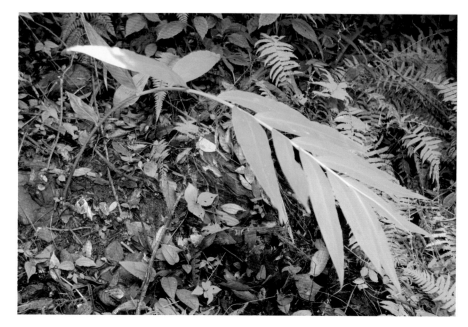

【功效与主治】活血调经、祛痰止咳、解毒消肿。主治月经不调、痛经、跌打损伤、咳嗽气喘、痈疽肿毒、瘰疬。

【民族用药经验】

①治痛经：襄荷 15 g、陈皮 10 g、红糖适量，水煎服。（贵州各族均用）

②治闭经：襄荷 15 g、大血藤 15 g，水煎服。（凯里苗族）

③治颈淋巴结核：襄荷 15 g、大红袍 10 g，水煎服。（剑河侗族）

④治跌打损伤：襄荷15 g、见血飞15 g，水煎服。（荔波水族）

⑤治咳嗽气喘：襄荷 15 g、岩豇豆 15 g，水煎服。（平塘布依族）

【用法用量】内服：煎汤，6～15 g；或研末；或鲜品绞汁。外用：适量，捣烂敷；或捣汁含漱或点眼。

【汪按】襄荷之名始载于《本草经集注》，又称覆葅。《别录》称白襄荷，《广西植物志》称阳霍，《陕西中药名录》称羊藿姜，《浙江中药资源名录》称山姜、观音花，《杭州植物园药用植物名录》称莲花姜、高良姜、野生姜、土里开花、野老姜，《江西药用植物名录》称土里开花土里谢、野山姜、野姜，《贵州草药》称阳荷。本书以襄荷为药材名和植物名。

襄荷为贵州常用黔药，是贵州汉族、苗族、侗族、布依族、水族等民族习用药物。药材来源为野生和栽培。襄荷具活血调经、祛痰止咳、解毒消肿之功效，故常用于治疗月经不调、痛经、跌打损伤、咳嗽气喘、痈疽肿毒、瘰疬等。若治痛经，以襄荷 10 g、五花血藤 10 g、五香血藤 10 g、小果微花藤 10 g、香樟根 10 g，水煎服。若治闭经，以襄荷 15 g、油麻血藤 10 g、鸡血藤 10 g、陆英 10 g、元宝草 10 g、徐长卿 6 g、小血藤 10 g，水煎服。若治跌打损伤，以襄荷 15 g、见血飞 15 g、三角咪 10 g、接骨木 10 g、黄山药 10 g、爬山猴 10 g，水煎服。若治咳嗽气喘，以襄荷 15 g、黄荆 10 g、大百部 10 g、五匹风 10 g、珍珠菜 10 g、矮地茶 10 g，水煎服。若治疮痈肿毒，以襄荷 10 g、金银花 10 g、紫背天葵 10 g、紫花地丁 10 g、野菊花 10 g、皂角刺 10 g、马鞭草 10 g，水煎服。若治痢疾，以襄荷 15 g、铁苋菜 15 g、地锦 15 g、尖子木 10 g，水煎服。若治胃痛，以襄荷 10 g、铁冬青 10 g、通关藤 10 g、黄山药 10 g，水煎服。

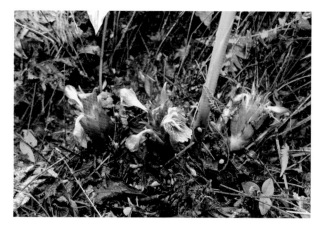

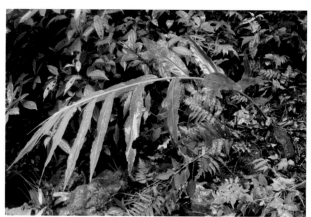

软皮树 ruǎnpíshù

Daphne Papyraceae Herba et Cortex

【黔称】野梦花(剑河),小构皮(罗甸)。

【民族药名】

水药名:mai⁴ kai⁵ ça¹ 梅给下(三都水族)。

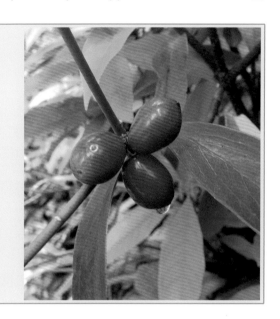

【来源】为瑞香科植物白瑞香的根皮、茎皮或全株。

【原植物】白瑞香 *Daphne papyracea* Wall. ex Steud. 。

常绿灌木,高 1~1.5 m,稀达 4 m。枝灰色至灰褐色,稀淡紫褐色,无毛。叶互生,纸质,长圆形至披针形,偶有长圆状倒披针形,长 6~16 cm,宽 1.2~4 cm,先端渐尖,基部楔形,两面均无毛。花白色,无芳香,数朵集生于枝顶,近于头状,苞片外侧有绢状毛;总花梗短,密被短柔毛;花被筒状,长约 16 mm,被淡黄色短柔毛,裂片 4 枚,卵形或长圆形,长约 5 mm;雄蕊 8 枚,2 轮排列,分别着生于花被筒上部及中部;花盘环状,边缘波状;子房长圆状,长 3~4 mm,无毛。核果卵状球形。花期 11 月至第二年 1 月,果期第二年 4—5 月。

【生境与分布】生于海拔 700~2000 m 的密林下、灌丛中或肥沃湿润的山地。分布于贵州的梵净山及剑河、安龙、罗甸、独山、习水及毕节、贵阳等地。此外,我国四川、云南等地也有分布。

【采收加工】夏季、秋季挖取全株,或剥取根皮和茎皮,洗净,晒干。

【药材性状】花外面墨绿色,内面浅黄色,多枯萎破碎,通常数朵花组成顶生头状花序,具总苞片;苞片边缘有睫状毛,长卵形或卵状披针形;花被筒状,无毛,裂片 4 枚,卵形或卵状披针形,先端钝,环状花盘边缘有不规则浅裂。核果卵状,表皮棕红色,表面皱缩,果柄有毛;果实顶端有棕色或棕黄色未脱落的花萼,或有脱落痕;果皮不易破碎。

【性味归经】味甘、淡,性微温,有小毒。归肝经、胃经。

【功效与主治】祛风止痛、活血调经。主治风湿痹痛、跌打损伤、月经不调、痛经、胃痛、疔疮疖肿。

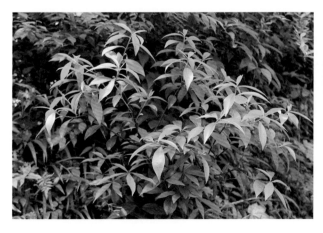

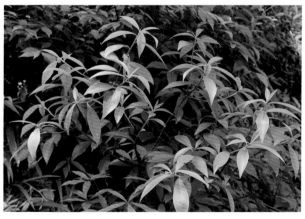

【民族用药经验】

①治风湿痹痛：软皮树 6 g，水煎服。（贵州各族均用）

②治跌打损伤：软皮树 6 g、见血飞 10 g，水煎服。（剑河苗族）

③治月经不调：软皮树 3 g、对叶莲 6 g，水煎服。（罗甸苗族）

④治痛经：软皮树 6 g、铁筷子 10 g，水煎服。（独山布依族）

【用法用量】内服：煎汤，3 ~ 6 g；或浸酒。外用：适量，捣烂敷。

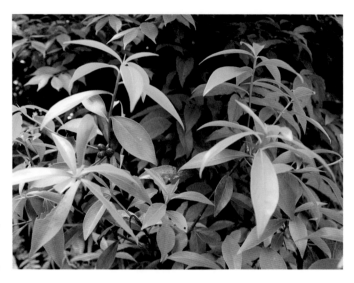

【注按】软皮树之名始载于《云南药用植物名录》。《广西药用植物名录》称雪花皮，《中国高等植物图鉴》称雪花构，《全国中草药汇编》称小构皮。云南称一朵云、空花构、细叶蜜、鸡蛋皮树、麻皮树、小黑构、大八爪金龙、山辣子皮、开花矮陀陀，四川称臭皮。本书以软皮树为药材名，白瑞香为植物名。

软皮树为贵州常用黔药，是贵州汉族、苗族、侗族、布依族等民族习用药物。软皮树具祛风止痛，活血调经之功效，故常用于治疗风湿痹痛、跌打损伤、月经不调、痛经、胃痛、疔疮疖肿等。若治风湿关节痛，以软皮树 6 g、铁筷子 10 g、小果微花藤 10 g，水煎服。若治肩关节疼痛，以软皮树 6 g、桑寄生 10 g、吊岩风 10 g，水煎服。若治月经不调、推后、量少、色黑，以软皮树 3 g、小血藤 10 g、花蝴蝶 10 g，水煎服。若治痛经，以软皮树 6 g、蚊母草 10 g、鸡矢藤 10 g、铁冬青 10 g，水煎服。若治胃痛，以软皮树 3 g、铁冬青 10 g、铁包金 10 g、鸡矢藤 10 g，水煎服。

需注意贵州称野梦花的植物除白瑞香外，还有其同科植物如瑞香 *Daphne odora* Thunb. 和毛瑞香 *Daphne kiusiana* Miq. var. *atrocaulis* (Rehd.) F. Maekawa 等，应加以区别。

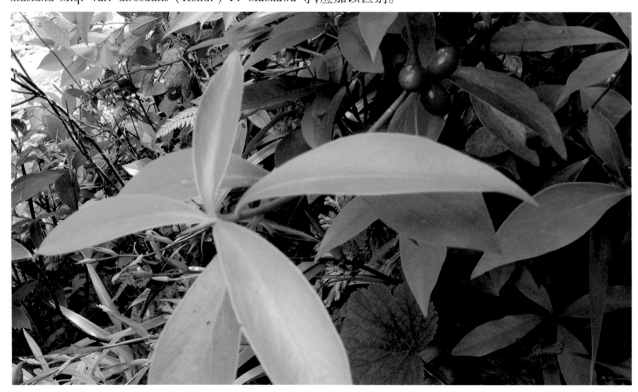

散血莲 sànxuèlián

Coniogrammis Japonicae Rhizoma et Herba

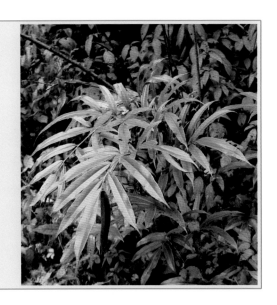

【黔称】眉凤草(荔波),散血莲(各地均称)。

【民族药名】

水药名:ʔma¹ kea:i⁶骂怪(三都水族)。

【来源】为裸子蕨科植物凤丫蕨的根茎或全草。

【原植物】凤丫蕨 *Coniogramme japonica*(Thunb.)Diels。

多年生草本,高80~100 cm。根茎长而横走,连同叶柄基部被稀疏淡褐色鳞片。叶远生;叶柄长50~60 cm,禾秆色,除基部外无毛,背部有沟;叶卵圆形,长约50 cm,宽25~30 cm,上部为一回羽状复叶,但下部羽片常为二回羽状复叶;羽片2~5对,线状长椭圆形,长约20 cm,宽约2 cm,先端长渐尖,基部楔形,有短柄,多少下延,边缘有微锯齿;叶纸质,无毛,叶脉在近羽轴处形成网眼。孢子囊群沿叶脉着生,不具囊群盖。

【生境与分布】生于海拔1800 m以下的阔叶林下和溪沟阴湿处。分布于贵州的江口、玉屏、雷山、麻江、丹寨、锦屏、黄平、从江、榕江、镇远、贞丰、贵定、三都、三穗、瓮安、荔波、余庆、息烽等地。此外,我国长江以南各地也有分布。

【采收加工】全年或秋季采收,洗净,鲜用或晒干。

【药材性状】根茎疏生鳞片。叶纸质,无毛;叶柄黄棕色,基部有少数披针形鳞片;叶卵圆形,长约50 cm,宽22~30 cm,下部二回羽状,上部一回羽状;小羽片或中部以上的羽片狭长披针形,先端渐尖,基部楔形,边缘有细锯齿;叶脉网状,在主脉两侧各形成2~3行网眼,网眼外的小部分分离,先端有纺锤形水囊,延伸到锯齿基部。孢子囊群沿叶脉分布,无盖。气微,味苦。

【性味归经】味微辛、微苦,性寒。归肝经。

【功效与主治】祛风除湿、散血止痛、清热解毒。主治风湿关节痛、瘀血腹痛、闭经、跌打损伤、目赤肿痛、乳痈、各种疔疮肿毒初起。

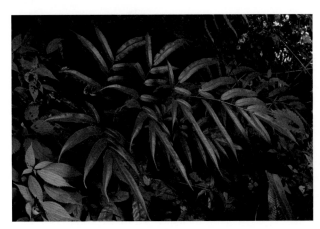

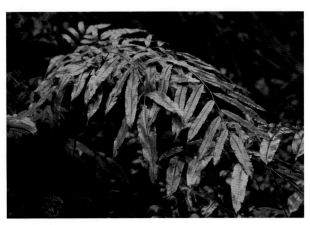

【民族用药经验】

①治风湿痹痛:散血莲 30 g,水煎服。（贵州各族均用）

②治风湿关节痛:散血莲 15 g、透骨香 15 g、红牛膝 10 g,水煎服。（麻江水族）

③治痛经:散血莲 15 g、铁冬青 15 g,水煎服。（锦屏侗族）

④治闭经:散血莲 15 g、血人参 15 g、小血藤 10 g,水煎服。（贵定布依族）

⑤治跌打损伤:散血莲 30 g、飞龙掌血 30 g,水煎服。（荔波水族）

⑥治各种疔疮肿毒初起:散血莲 20 g、金银花 20 g、蒲公英 20 g,水煎服。（江口土家族）

⑦治目赤肿痛:散血莲 15 g、滇龙胆 6 g、野菊花 10 g,水煎服。（贞丰布依族）

【用法用量】内服:煎汤 10~30 g;或浸酒。

【汪按】散血莲之名始载于《湖南药物志》,又称活血莲。《植物名实图考》称凤丫草,《浙江天目山药用植物志》称大叶凤凰尾巴草,《贵州草药》称眉凤草,《广西药用植物名录》称羊角草、铁蕨,《贵州中草药名录》称凤尾草。本书以散血莲为药材名,凤丫蕨为植物名。

散血莲为贵州常用黔药,是贵州汉族、苗族、侗族、布依族、土家族、水族等民族习用药物。药材来源均为野生。散血莲具祛风除湿、散血止痛、清热解毒之功效,故常用于治疗风湿关节痛、瘀血腹痛、闭经、跌打损伤、目赤肿痛、乳痈、各种疔疮肿毒初起等。若治风湿痹痛,以散血莲 15 g、金钩莲 15 g、苦糖果 10 g、透骨香 15 g、铁线莲 15 g,水煎服。若治风湿关节痛,以散血莲 15 g、木防己 15 g、黑骨藤 10 g、乌骨藤 10 g、七叶莲 15 g,水煎服。若治闭经,以散血莲 15 g、五花血藤 10 g、五香血藤 10 g、油麻血藤 15 g,水煎服。若治痛经,以散血莲 15 g、桂枝 10 g、滇丹参 10 g,水煎服。若治跌打损伤,以散血莲 10 g、铁筷子 10 g、水冬瓜 10 g、大山羊 10 g、大叶云实 10 g,水煎服。若治目赤肿痛,以散血莲 15 g、夏枯草 15 g、十大功劳 10 g、密蒙花 10 g,水煎服。若治乳痈,以散血莲 15 g、蒲公英 15 g、金银花 15 g、连翘 10 g、紫花地丁 15 g、野菊花 10 g,水煎服。若治各种疔疮肿毒初起,以散血莲 15 g、龙葵 15 g、毛秀才 15 g、见风青 10 g、蛇莓 10 g,水煎服。

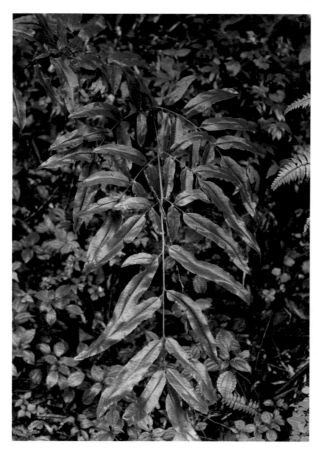
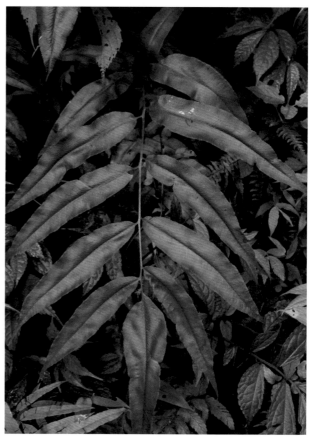

山茶花 shānchǎhuā

Camelliae Japonicae Flos

【黔称】山茶花(各地均称)。

【民族药名】

水药名:tsja² ?doŋ¹剪懂(三都水族)。

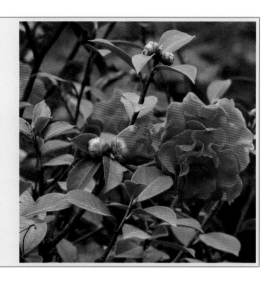

【来源】为山茶科植物山茶的花。

【原植物】山茶 *Camellia japonica* L.。

常绿灌木或小乔木,高可达 10 m。树皮灰褐色,幼枝棕色,无毛。单叶互生;叶柄长 8～15 mm;叶革质,倒卵形或椭圆形,长 5～10 cm,宽 2.5～6 cm,先端渐尖或钝,基部楔形,边缘有细锯齿,上面深绿色,有光泽,下面淡绿色,两面均无毛,叶干后带黄色。花两性,单生或对生于叶腋或枝顶,大红色,直径 5～8 cm;萼片 5 枚,宽卵圆形,外被白色柔毛;花瓣 5～7 片,栽培品种多重瓣,有白色、淡红色等,花瓣近圆形,先端有凹缺,基部稍合连;雄蕊多数,外轮花丝基部连合,附着于花瓣基部,内侧离生;子房上位,无毛,花柱先端 3 裂。蒴果近球形,直径 2.2～3.2 cm,果皮厚,光滑无毛,室背开裂。种子近球形,有角棱,长 1.8～2.5 cm,暗褐色。花期 4—5 月,果期 9—10 月。

【生境与分布】贵州各地有栽培。此外,我国其他地区也有栽培。

【采收加工】4—5 月分批采收,晒干或烘干。

【药材性状】花蕾卵圆形,开放的花呈不规则扁盘状,花直径 5～8 cm,表面红色、黄棕色或棕褐色;萼片 5 枚,棕红色,革质,背面密布灰白色绢丝样细茸毛;花瓣 5～7 片或更多,上部卵圆形,先端微凹,下部颜色较深,基部基部连合成一体,纸质;雄蕊多数,2 轮,外轮花丝基部连合成一体。气微,味甘。以色红且未开放者为佳。

【性味归经】味甘、苦、辛,性凉。归肝经、肺经、大肠经。

【功效与主治】凉血止血、散瘀、消肿。主治吐血、衄血、咳血、便血、痔疮出血、血痢、血淋、血崩、带下、烫伤、跌打损伤。

【民族用药经验】

①治各种出血证:山茶花 10 g,水煎服。(贵州各族均用)

②治咳嗽吐血:山茶花 10 g、白及 10 g,水煎服。(惠水苗族)

③治便血:山茶花 10 g、大乌泡根 10 g,水煎服。(龙里布依族)

④治血痢:山茶花 10 g、地锦 15 g,水煎服。(贵定布依族)

⑤治血崩:山茶花 10 g、仙鹤草 15 g、地榆 15 g,水煎服。(都匀水族)

【用法用量】内服:煎汤,5～10 g;或研末。外用:适量,研末,以麻油调涂。

【汪按】山茶花之名始载于《纲目》。《群芳谱》称曼陀罗树,《纲目拾遗》称宝珠山茶,《分类草药性》称红茶花,《中国高等植物图鉴》称山茶,《现代实用中药》称宝珠花、一捻红,《崂山木本植物名录》称耐冬。本书以山茶花为药材名,山茶为植物名。

《湖北省中药材质量标准》2009 年版、《江苏省中药材标准》1989 年版、《江苏省中药材标准(试行稿)》

（第一批）1986 年版、《上海市中药材标准》1994 年版，以山茶花为药材名，山茶 *Camellia japonica* L. 为植物名，药用部位以干燥花收载。

《福建省中药材标准》2006 年版、《福建省中药材标准（试行稿）》（第一批）1990 年版，以山茶花为药材名，山茶 *Camellia japonica* L. 为植物名，药用部位以白色花收载。

山茶花为贵州常用黔药，是贵州汉族、苗族、布依族、水族等民族习用药物。药材来源均为栽培。山茶花具凉血止血、散瘀、消肿之功效，故常用于治疗吐血、衄血、咳血、便血、痔疮出血、血痢、血淋、血崩、带下、烫伤、跌打损伤等。若治吐血，以山茶花 10 g、白及 10 g、紫珠 10 g、岩豇豆 10 g，水煎服。若治衄血，以山茶花 10 g、白刺花 10 g、鬼针草 10 g，水煎服。若治咳血，以山茶花 10 g、矮地茶 10 g、凤丫蕨 10 g、乌韭 10 g，水煎服。若治便血、痔疮出血、血痢，以山茶花 10 g、天青地白 10 g、地榆 10 g、苎麻根 10 g、苦参 10 g，水煎服。若治血淋，以山茶花 10 g、小蓟 10 g、凤尾草 10 g、鸡冠花 6 g、石韦 10 g，水煎服。若治血崩，以山茶花 10 g、地榆 10 g、朱砂莲 10 g、仙鹤草 10 g、金钱豹 10 g、四叶参 10 g，水煎服。若治带下，以山茶花 10 g、锦鸡儿 10 g、土茯苓 10 g、三白草 10 g，水煎服。若治烧伤、烫伤，以山茶花 10 g、虎杖 10 g、四季青 10 g、金银花 10 g、连翘 10 g、蒲公英 10 g、十大功劳 10 g，水煎服。若治跌打损伤，以山茶花 10 g、酢浆草 10 g、陆英 10 g、五花血藤 10 g、铁筷子 10 g、见血飞 10 g，水煎服。

山茶花为常用凉血止血药，凡血热所致出血证均可使用。故倪朱谟曰："山茶花，凉血止血之药也。丹溪方治吐血、衄血、肠风下血、凡血因热而动者，并用红山茶花三两，鲜者捣烂，生姜汤调服。如无鲜者，以干者为末，每早晚各服三钱，白汤调下。"

此外，山茶同属植物西南红山茶 *Camellia pitardii* Coh. St. ，窄叶西南红山茶 *Camellia pitardii* Coh. St. var. *yunnanica* Sealy 的花也供药用，但功效、主治不尽相同，使用时应加以注意。

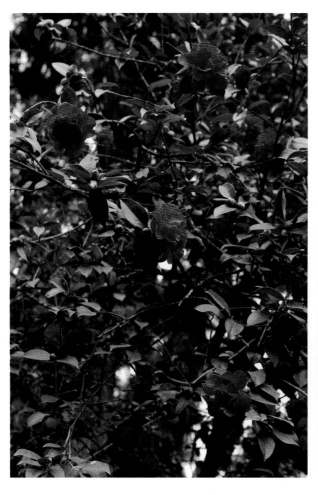
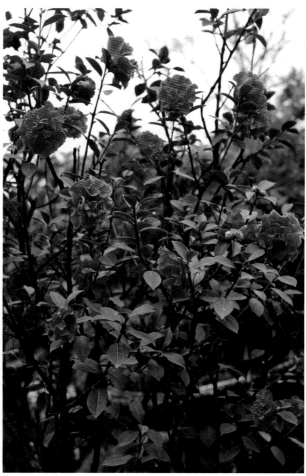

山慈菇 shāncígū

Cremastrae Appendiculatae Pseudobulbus

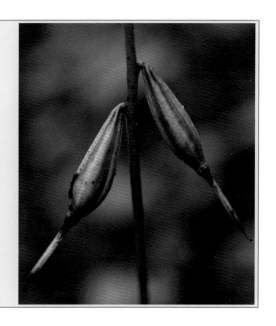

【黔称】山慈菇(各地均称)。

【民族药名】

苗药名:bid yox nbeat 比摇扁(铜仁苗族)。

水药名:ȶhiu³ liŋ³ 丘拎(三都水族)。

【来源】为兰科植物杜鹃兰的假鳞茎。

【原植物】杜鹃兰 Cremastra appendiculata (D. Don) Makino。

假鳞茎卵球形或近球形,长1.5~3 cm,直径1~3 cm,有关节,外被撕裂成纤维状的残存鞘。叶通常1枚,生于假鳞茎顶端,狭椭圆形、近椭圆形或倒披针状狭椭圆形,长18~34 cm,宽5~8 cm,先端渐尖,基部收狭,近楔形;叶柄长7~17 cm,下半部常为残存的鞘所包蔽。花葶从假鳞茎上部节上发出,近直立,长27~70 cm;总状花序长(5~)10~25 cm,具5~22朵花;苞片披针形至卵状披针形,长(3~)5~12 mm;花梗和子房长(3~)5~9 mm;花常偏于花序一侧,多少下垂,不完全开放,有香气,狭钟形,淡紫褐色;萼片倒披针形,从中部向基部骤然收狭而呈近狭线形,全长2~3 cm,上部宽3.5~5 mm,先端急尖或渐尖;侧萼片略歪斜;花瓣倒披针形或狭披针形,向基部收狭成狭线形,长1.8~2.6 cm,上部宽3~3.5 mm,先端渐尖;唇瓣与花瓣近等长,线形,上部1/4处3裂,侧裂片近线形,长4~5 mm,宽约1 mm,中裂片卵形至狭长圆形,长6~8 mm,宽3~5 mm,基部在两枚侧裂片之间具1枚肉质突起;肉质突起大小变化甚大,上面有时有疣状小突起;蕊柱细长,长1.8~2.5 cm,顶端略扩大,腹面有时有很狭的翅。蒴果近椭圆形,下垂,长2.5~3 cm,宽1~1.3 cm。花期5—6月,果期9—12月。

【生境与分布】生于海拔800~1300 m的山坡及林下阴湿处。分布于贵州的石阡、雷山、普定、安龙、贵定等地。此外,我国山西、陕西、甘肃等地也有分布。

【采收加工】夏季、秋季采挖,除去茎叶、须根,洗净,蒸后晾至半干,再晒干。

【药材性状】干燥假鳞茎呈圆球状尖圆形或稍扁平,直径1~2 cm,外表棕褐色或灰棕色,有细小皱纹。顶端有一圆形的蒂迹;底部凹陷处有须根,须根长1~3 cm,粗1~2 mm;腰部有下凹或突起的环节,俗称腰带。假球茎周围被有或疏或密的金黄色丝状毛须及黑色细须;或已将须根及外皮除去。质坚实,内心黄白色或乌黑色,粗糙。味淡,微香,遇水有黏性。以个大、饱满、断面黄白色、质坚实者为佳。

【性味归经】味甘、微辛,性寒,有小毒。归肝经、胃经、肺经。

【功效与主治】清热解毒、消肿散结。主治痈疽恶疮、瘰疬、咽痛喉痹、蛇虫咬伤。

【民族用药经验】

①治食道癌:山慈菇6 g,水煎服。(贵州各族均用)

②治肺癌:山慈菇6 g、龙葵10 g、毛秀才10 g,水煎服。(施秉苗族)

③治胃癌:山慈菇6 g、通光散10 g,水煎服。(安龙布依族)

④治甲状腺癌：山慈菇6 g、夏枯草10 g，水煎服。（雷山侗族）

⑤治疮痈肿毒：鲜山慈菇适量，捣烂敷。（都匀水族）

【用法用量】内服：煎汤，3～6 g；或磨汁；或入丸、散。外用：适量，磨汁涂；或研末调敷。

【汪按】山慈菇之名始载于《本草拾遗》，又称金灯花。《经验方》称鹿蹄草，《是斋百一选方》称山茨菇，《乾坤生意秘韫》称慈菇，《纲目》称山慈菇，《药材资料汇编》称毛慈姑，《中药材手册》称泥冰子，《全国中草药汇编》称箕盘七、从头七、大白及、水球子、泥宾子，《浙江药用植物志》称采配兰。本书以山慈菇为药材名，杜鹃兰为植物名。

《中国药典》2010年版，以山慈菇为药材名，杜鹃兰 Cremastra appendiculata（D. Don）Makino 为植物名，药用部位以干燥假鳞茎，习称"毛慈姑"收载。

《中国药典》2005年版、2000年版、1995年版、1990年版、1985年版，《山西省中药材标准》1987年版，《新疆维吾尔自治区药品标准》（第二册）1980年版，以山慈菇为药材名，杜鹃兰 Cremastra appendiculata（D. Don）Makino 为植物名，药用部位以干燥假鳞茎收载。

《内蒙古中药材标准》1988年版，以山慈菇为药材名，杜鹃兰 Cremastra appendiculata（D. Don）Makino 为植物名，药用部位以干燥假鳞茎（假球茎）收载。

《贵州省中药材质量标准》1988年版，以毛慈菇为药材名，杜鹃兰 Cremastra appendiculata（D. Don）Makino 为植物名，药用部位以干燥假鳞茎收载。

《四川省中药材标准》1987年版、《四川省中草药标准（试行稿）》（第二批）1979年版，以毛慈菇为药材名，杜鹃兰 Cremastra appendiculata（D. Don）Makino 为植物名，药用部位以假鳞茎收载。

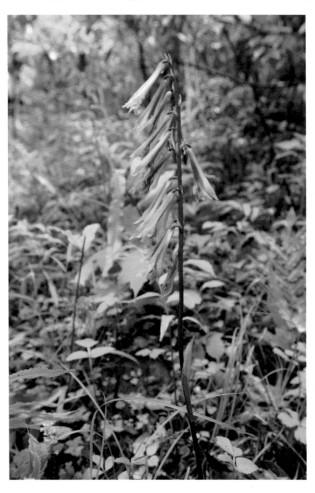
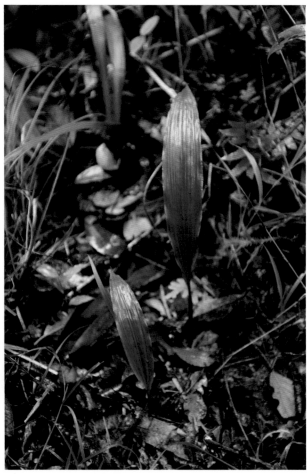

山慈菇为贵州常用黔药,是贵州汉族、苗族、侗族、布依族等民族习用药物。药材来源均为野生。山慈菇具清热解毒、消肿散结之功效,故常用于治疗痈疽恶疮、瘰疬、咽痛喉痹、蛇虫咬伤等。若治淋巴结结核,以山慈菇6 g、矮地茶6 g、一朵云10 g,水煎服。若治腮腺炎,以山慈菇6 g、金银花10 g、蒲公英10 g、紫花地丁10 g、紫背天葵10 g、马兰10 g,水煎服;或以山慈菇6 g、鲜金银花15 g、鲜蒲公英10 g、球花马蓝15 g,捣烂敷。若治咽喉肿痛,以山慈菇6 g、草玉梅10 g、龙葵10 g、重楼10 g,水煎服。若治肺癌,以山慈菇6 g、龙葵15 g、毛秀才15 g、鱼腥草15 g、核桃枝15 g,水煎服。若治肝癌,以山慈菇6 g、田基黄10 g、六月雪10 g、小龙胆草10 g、金荞麦20 g,水煎服。若治食道癌,以山慈菇6 g、冬凌草15 g、毛秀才15 g、龙葵15 g、蛇莓15 g、草还丹10 g、五花血藤15 g,水煎服。若治乳腺癌,以山慈菇6 g、瓜蒌壳15 g、法半夏15 g、制南星10 g、八月瓜根20 g、五花血藤10 g,水煎服。若治宫颈癌,以山慈菇6 g、龙葵15 g、毛秀才15 g、仙鹤草20 g、藤梨根20 g、土茯苓20 g,水煎服。

山慈菇因古代本草记载不明确,故后世较混乱。陈藏器在《本草拾遗》中指出:"山慈菇生山中湿地,叶似车前,根如慈菇。"经专家考证,其与现代所用毛慈菇相当,即兰科植物杜鹃兰。而明清时期有人把百合科植物老鸦瓣 *Amana edulis* (Miq.) Honda 及石蒜属植物作山慈菇用,也有人把薯蓣科植物黄独 *Dioscorea bulbifera* L. 作山慈菇用,可见古代山慈菇品种之复杂。

在贵州民间称山慈菇的有防己科植物青牛胆 *Tinospora sagittata* (Oliv.) Gagnep. ,蔷薇科植物翻白草 *Potentilla discolor* Bge. 等。《中国药典》2015 年版以杜鹃兰、独蒜兰或云南独蒜兰的干燥假鳞茎作为山慈菇的正品。而这三种山慈菇中的杜鹃兰是自唐代以来传统药用的山慈菇,迄今已有 1000 多年的历史,至今品种未变。

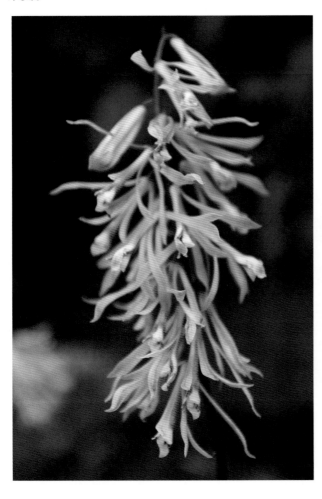
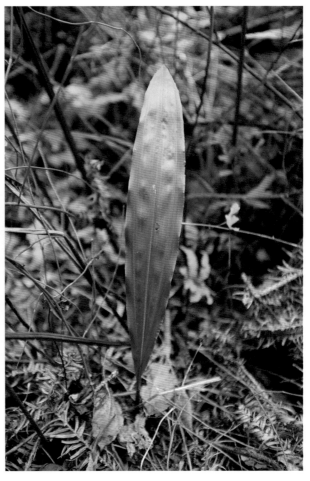

山矾根 shānfángēn

Symplocoris Sumuntiae Radix

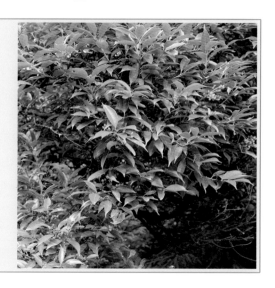

【黔称】山矾根（各地均称）。

【民族药名】

苗药名：gab bal saib faik 噶巴山矾（黄平苗族）。

【来源】为山矾科植物山矾的根。

【原植物】山矾 *Symplocos sumuntia* Buch. -Ham. ex D. Don。

乔木，嫩枝褐色。叶薄革质，卵形、狭倒卵形或倒披针状椭圆形，长3.5~8 cm，宽1.5~3 cm，先端常呈尾状渐尖，基部楔形或圆形，边缘具浅锯齿或波状齿，有时近全缘；中脉在上面凹下，侧脉和网脉在两面均突起，侧脉每边4~6条；叶柄长0.5~1 cm。总状花序长2.5~4 cm，被开展的柔毛；苞片早落，阔卵形至倒卵形，长约1 mm，密被柔毛；小苞片与苞片同形；花萼长2~2.5 mm，花萼筒倒圆锥形，无毛，裂片三角状卵形，与萼筒等长或稍短于萼筒，背面有微柔毛；花冠白色，5深裂几乎达基部，长4~4.5 mm，裂片背面有微柔毛；雄蕊25~35枚，花丝基部稍合生；花盘环状，无毛；子房3室。核果卵状坛形，长7~10 mm，外果皮薄而脆，顶端宿萼裂片直立，有时脱落。花期2—3月，果期6—7月。

【生境与分布】生于海拔200~1500 m的山谷、溪边灌丛中或山坡林下。分布于贵州各地。此外，我国江苏、浙江、江西、福建、台湾、湖北、湖南、广东、海南、广西等地也有分布。

【采收加工】夏季、秋季采挖，洗净，切片，晒干。

【药材性状】根圆柱形，长短不一，有分支，表面棕黑色，有多数点状皮孔，外皮易脱落。质脆，易折断，断面纤维性较强。气微，味苦。

【性味归经】味苦、辛，性平。归肝经、胃经。

【功效与主治】清热利湿、凉血止血、祛风止痛。主治黄疸、泄泻、痢疾、血崩、风火牙痛、头痛、风湿痹痛。

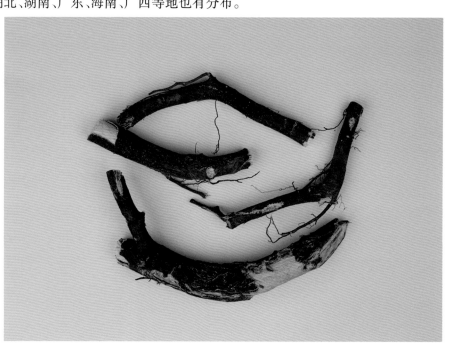

【民族用药经验】

①治黄疸:山矾根 20 g,水煎服。(贵州各族均用)

②治泄泻:山矾根 15 g、桃金娘 15 g,水煎服。(都匀苗族)

③治痢疾:山矾根 15 g、尖子木 15 g,水煎服。(黎平侗族)

④治血崩:山矾根 15 g、大叶紫珠 15 g,水煎服。(罗甸布依族)

⑤治风湿痹痛:山矾根 15 g、铁筷子 10 g,水煎服。(安龙布依族)

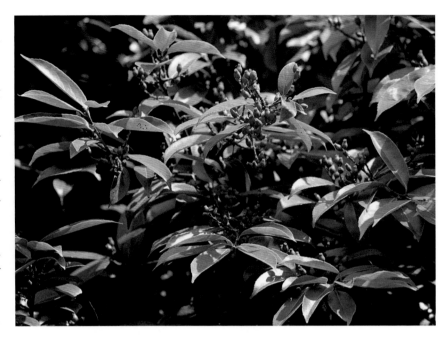

【用法用量】内服:煎汤,15～30 g。

【汪按】山矾根之名始载于《闽东本草》。本书以山矾根为药材名,山矾为植物名。

山矾根为贵州常用黔药,是贵州汉族、苗族、侗族、布依族等民族习用药物。药材来源均为野生。山矾根具清热利湿、凉血止血、祛风止痛之功效,故常用于治疗黄疸、泄泻、痢疾、血崩、风火牙痛、头痛、风湿痹痛等。若治黄疸,以山矾根 15 g、阴行草 15 g、积雪草 15 g、猪毛蒿 15 g,水煎服。若治泄泻,以山矾根 15 g、大乌泡 15 g、尖子木 15 g、铁苋菜 15 g、小铁仔 10 g,水煎服。若治急性痢疾,以山矾根 15 g、朝天罐 15 g、地榆 15 g、天青地白 15 g,水煎服。若治血崩,以山矾根 15 g、朱砂莲 15 g、大叶紫珠 15 g、血人参 15 g,水煎服。若治风火牙痛,以山矾根 15 g、鱼眼草 15 g、竹叶椒 10 g、七叶莲 15 g、铁筷子 10 g,水煎服。若治头痛,以山矾根 15 g、铁冬青 15 g、铁筷子 10 g、七叶莲 15 g、天麻 15 g、钩藤 15 g,水煎服。若治风湿痹痛,以山矾根 15 g、飞龙掌血 15 g、吊天麻 15 g、五花血藤 15 g,水煎服。

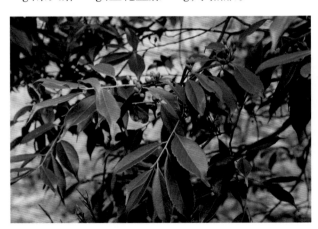

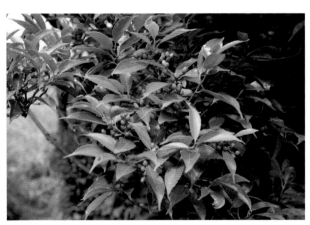

山矾叶 shānfányè

Symplocoris Sumuntiae Folium

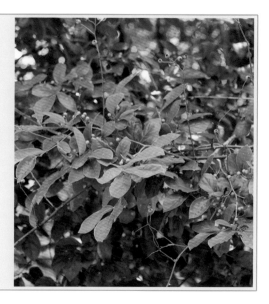

【黔称】山矾叶（各地均称）。

【民族药名】

苗药名：gab nek saib faik 噶喽山矾（黄平苗族）。

【来源】为山矾科植物山矾的叶。

【原植物】参见"山矾根"条。

【生境与分布】参见"山矾根"条。

【采收加工】夏季、秋季采收，洗净，晒干。

【药材性状】叶片多皱缩破碎，棕褐色或黄褐色，完整者展平后呈卵形、狭倒卵形或倒披针状椭圆形，长4.8~6 cm，宽1.8~2.1 cm，先端常呈尾状渐尖，基部楔形或圆形，边缘具浅锯齿或波状齿，有时近全缘；中脉在上面凹陷，侧脉和网脉在两面均突起，侧脉每边4~6条；叶柄长2~7 mm；叶薄革质。气微，味淡。

【性味归经】味酸、涩、微甘，性平。归肺经、胃经。

【功效与主治】清热解毒、收敛止血。主治久痢、风火赤眼、扁桃体炎、中耳炎、咳血、便血、鹅口疮。

【民族用药经验】

①治久痢：山矾叶15 g，水煎服。（贵州各族均用）

②治风火赤眼：山矾叶15 g、夏枯草10 g、菊花10 g，水煎服。（黄平苗族）

③治扁桃体炎：山矾叶15 g、八爪金龙6 g，水煎服。（施秉苗族）

④治咳血：山矾叶15 g、凤丫蕨10 g，水煎服。（印江土家族）

【用法用量】内服：煎汤，10~30 g。外用：适量，煎水洗；或捣汁含漱、滴耳。

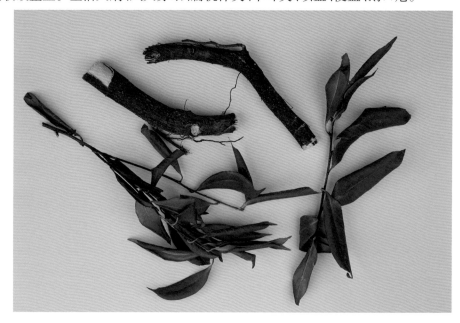

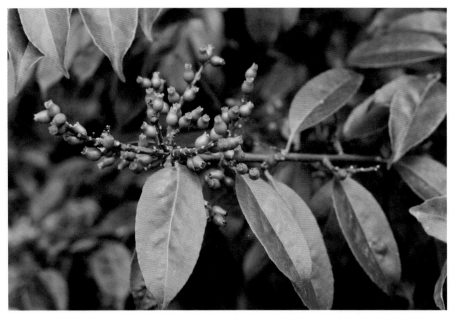

【汪按】山矾叶为贵州常用黔药,是贵州汉族、苗族、侗族、布依族等民族习用药物。药材来源均为野生。山矾叶具清热解毒、收敛止血之功效,故常用于治疗久痢、风火赤眼、扁桃体炎、中耳炎、咳血、便血、鹅口疮等。若治久痢,以山矾叶 15 g、天青地白 15 g、血人参 15 g、地锦 15 g,水煎服。若治风火赤眼,以山矾叶 15 g、夏枯草 10 g、龙胆草 5 g、菊花 10 g、密蒙花 10 g,水煎服。若治扁桃体炎,以山矾叶 10 g、见风青 10 g、红凉伞 10 g、飞天蜈蚣 15 g,水煎服。若治中耳炎,以山矾叶 15 g、金银花 15 g、连翘 15 g、蒲公英 15 g、地丁 15 g、天葵 10 g,水煎服。若治咳血,以山矾叶 15 g、岩豇豆 15 g、岩白菜 15 g、果上叶 15 g、矮地茶 15 g,水煎服。若治便血,以山矾叶 15 g、地锦 15 g、墨旱莲 15 g、朱砂莲 15 g、地榆 15 g,水煎服。若治鹅口疮,以山矾叶 15 g、金银花 10 g、连翘 10 g、马鞭草 10 g、天青地白 15 g、天胡荽 15 g,水煎服。

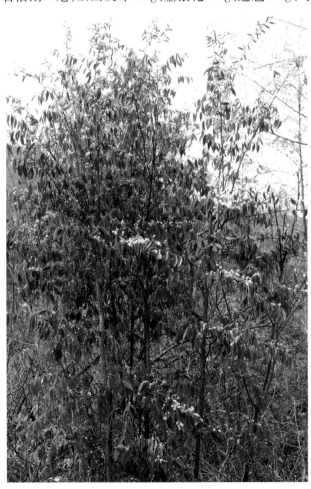

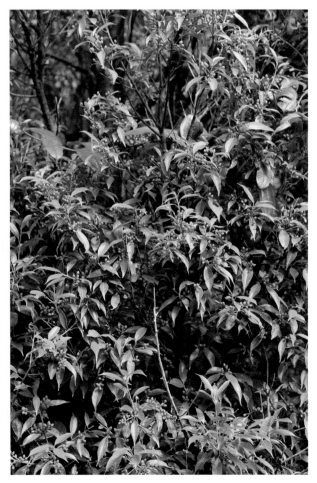

山胡椒 shānhújiāo

Linderae Glaucae Fructus

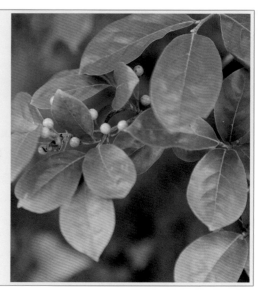

【黔称】雷公炸(瓮安),照乌子(铜仁),震天雷(石阡),雷公槁(都匀),雷风木(镇远)。

【民族药名】

苗药名:det dliok 豆条(黄平苗族)。

【来源】为樟科植物山胡椒的果实。

【原植物】山胡椒 *Lindera glauca*(Sieb. et Zucc.)Bl.。

落叶灌木或小乔木,高达 8 m。树皮平滑,灰白色。冬芽外部鳞片红色;嫩枝初被褐色毛,后期脱落。单叶互生或近对生,阔椭圆形至倒卵形,长 4～9 cm,宽 2～4 cm,先端短尖,基部阔楔形,全缘,上面暗绿色,仅脉间存有细毛,下面粉白色,密生灰色细毛;叶脉羽状;叶柄长约 2 mm,有细毛。花单性,雌雄异株;伞形花序腋生,有毛,具明显的总花梗;花梗长约 1.5 cm;花被黄色;雄花有雄蕊 9 枚,排成 3 轮,内轮基部具腺体,花药 2 室;雌花的雌蕊 1 枚,柱头头状,子房椭圆形。核果球形,直径约 7 mm,有香气。花期 3—4 月。果期 9—10 月。

【生境与分布】生于山地、丘陵的灌丛中和林缘。分布于贵州各地。此外,我国山东、安徽、浙江、江西、福建、台湾、河南、湖南、广东、广西、四川、云南等地也有分布。

【采收加工】秋季果实成熟时采收。

【药材性状】干燥果实圆球形,棕黑色至紫黑色,表面皱缩不平,或有光泽;果梗长 1～1.5 cm。气香,味辛、辣。以个大、饱满、干燥、无杂质者为佳。

【性味归经】味辛,性温。归肺经、胃经。

【功效与主治】温中散寒、行气止痛、平喘。主治脘腹冷痛、胸满痞闷、哮喘。

【民族用药经验】

①治脘腹冷痛:山胡椒 10 g,水煎服。(贵州各族均用)

②治胃寒疼痛:山胡椒 10 g、铁冬青 15 g,水煎服。(黄平苗族)

③治哮喘:山胡椒 10 g、白果 6 g、款冬花 10 g,水煎服。(剑河侗族)

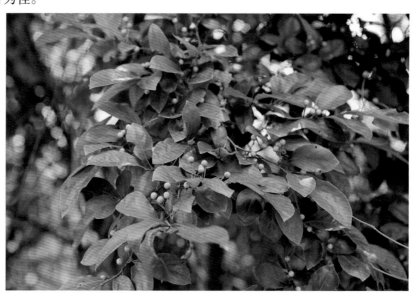

④治咳喘:山胡椒 10 g、岩白菜 10 g、岩豇豆 10 g,水煎服。(都匀布依族)

【用法用量】内服:煎汤,3～15 g。

【汪按】山胡椒之名始载于《新修本草》。《分类草药性》称牛荆条。浙江称山花椒、山龙苍,四川称雷公尖,湖南称野胡椒,安徽称香叶子,江西称楂子红、臭樟子。本书以山胡椒为药材名和植物名。

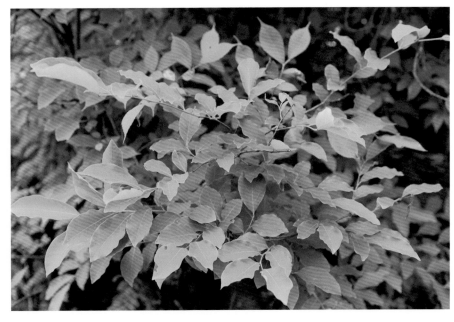

山胡椒为贵州常用黔药,是贵州汉族、苗族、侗族、布依族、土家族等民族习用药物。药材来源均为野生。山胡椒具温中散寒、行气止痛、平喘之功效,故常用于治疗脘腹冷痛、胸满痞闷、哮喘等。若治脘腹冷痛、喜按,以山胡椒 10 g、黄山药 10 g、朱砂莲 10 g,水煎服。若治脘腹胀痛、消化不良,以山胡椒 10 g、蜘蛛香 10 g、铁冬青 10 g,水煎服。若治咳喘,以山胡椒 10 g、岩白菜 10 g、岩豇豆 10 g、肺筋草 10 g,水煎服。

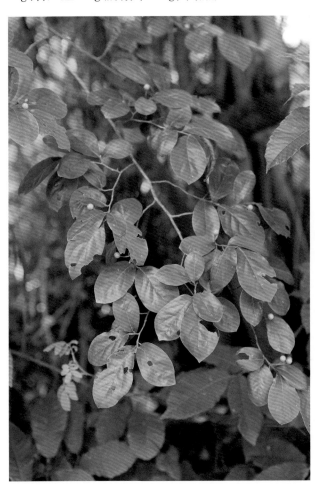

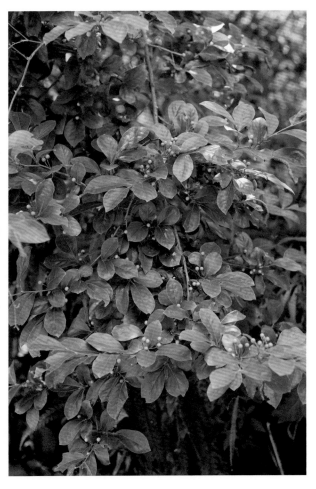

山胡椒根 shānhújiāogēn

Linderae Glaucae Radix

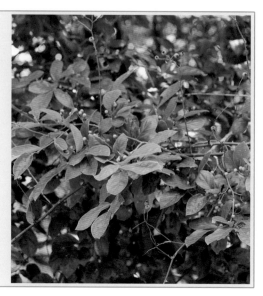

【黔称】雷公槁根(都匀),雷风木根(镇远),山胡椒根(各地均称)。

【民族药名】

苗药名:gab bab det dliok 嘎巴豆条(黄平苗族)。

【来源】为樟科植物山胡椒的根。

【原植物】参见"山胡椒"条。

【生境与分布】参见"山胡椒"条。

【采收加工】秋季采收,晒干。

【药材性状】根长圆柱形,表面棕褐色,栓皮粗糙,易脱落,质坚硬,难折断,断面韧皮部褐色,木质部黄白色。气微,味苦。

【性味归经】味苦、辛,性温。归肝经、胃经。

【功效与主治】祛风通络、理气活血、利湿消肿、化痰止咳。主治风湿痹痛、跌打损伤、胃脘疼痛、脱力劳伤、支气管炎、水肿。

【民族用药经验】

①治风湿痹痛:山胡椒根15 g,水煎服。(贵州各族均用)

②治跌打损伤:山胡椒根15 g、铁筷子10 g,水煎服。(施秉苗族)

③治风湿头痛:山胡椒根15 g、歪头草10 g,水煎服。(镇远苗族)

④治胃脘疼痛:山胡椒根15 g、青藤香6 g,水煎服。(剑河侗族)

⑤治脱力劳伤:山胡椒根15 g、金钱豹15 g,水煎服。(兴义布依族)

⑥治咳嗽:山胡椒根15 g、矮地茶15 g,水煎服。(铜仁土家族)

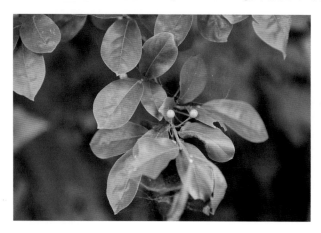
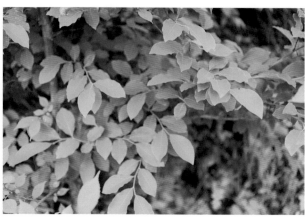

【用法用量】内服：煎汤，15～30 g；或浸酒。外用：适量，煎水熏洗；或鲜品磨汁涂擦。

【汪按】山胡椒根之名始载于《福建民间草药》。《四川中药志》称牛筋条根、牛筋树根、雷公高。安徽称红叶柴、黄金柞。本书以山胡椒根为药材名，山胡椒为植物名。

山胡椒根为贵州常用黔药，是贵州汉族、苗族、侗族、布依族、土家族等民族习用药物。药材来源均为野生。山

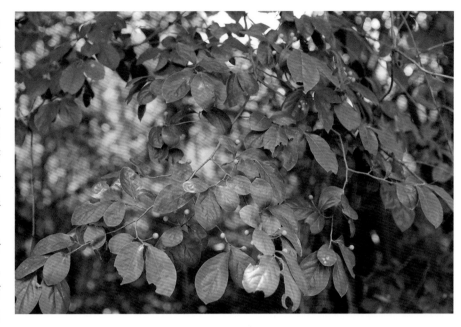

胡椒根具祛风通络、理气活血、利湿消肿、化痰止咳之功效，故常用于治疗风湿痹痛、跌打损伤、胃脘疼痛、脱力劳伤、支气管炎、水肿等。若治风湿痹痛，以山胡椒根 15 g、凤丫蕨 10 g、大钱麻 10 g、金钩莲 10 g，水煎服。若治跌打损伤，以山胡椒根 15 g、红禾麻 10 g、爬岩香 10 g、扁担藤 10 g，水煎服。若治胃脘疼痛，以山胡椒根 15 g、铁包金 10 g、铁冬青 10 g，水煎服。若治脱力劳伤，以山胡椒根 15 g、臭鸡腿 15 g、仙鹤草 15 g，水煎服。若治支气管炎，以山胡椒根 15 g、岩白菜 15 g、岩豇豆 15 g，水煎服。若治水肿，以山胡椒根 15 g、四季红 15 g、车前草 15 g、海金沙藤 10 g，水煎服。

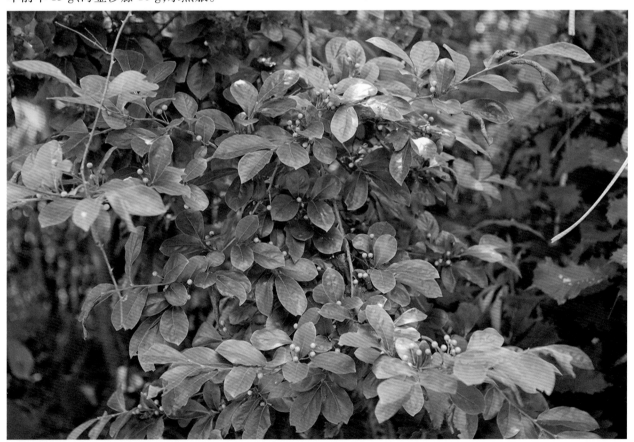

山牡丹 shānmǔdān

Argyreiae Seguinii Cortex et Herba

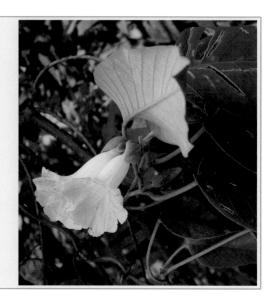

【黔称】山牡丹(各地均称)。

【民族药名】

苗药名:saib muk daib 山牡丹(黄平苗族)。

【来源】为旋花科植物白花银背藤的根皮或全株。

【原植物】白花银背藤 *Argyreia seguinii*(Lévl.) Van. ex Lévl. 。

藤本,高达3 m。茎圆柱形,被短茸毛。单叶互生;叶柄长4.5~8.5 cm;叶阔卵圆形,长10.5~13.5 cm,宽5.5~12 cm,先端锐尖或渐尖,基部圆形或微心形,上面无毛,下面被灰白色茸毛;侧脉多数。聚伞花序腋生,总花梗长1~2.5 cm,密被灰白色茸毛;苞片卵圆形,内面紫色;花两性;萼片5枚,狭长圆形,外面密被灰白色长柔毛;花冠筒状漏斗形,白色,外面被白色长柔毛,冠檐5浅裂;雄蕊及花柱内藏;雄蕊5枚,着生于花冠筒下部,花丝短,花药箭形;子房无毛,花柱线状,柱头头状。蒴果红色,为宿存花萼所包围。

【生境与分布】生于海拔1000~1300 m的路边灌丛中。分布于贵州的镇宁、望谟、兴义、安龙、罗甸等地。此外,我国云南、广西等地也有分布。

【采收加工】全年或夏季、秋季采收,除去杂质,切片或切段,晒干。

【药材性状】茎细圆柱形,略弯曲,长短不一,直径约5 mm,表面棕褐色,被短柔毛,质硬,不易折断。叶多皱缩破碎,完整者展平后呈卵圆形或阔卵圆形,长10~13 cm,宽5~12 cm,下面密生茸毛;叶柄长4.5~8.5 cm。有时可见花簇生于叶腋,花序外有总苞片,总花梗长1~2.5 cm,被茸毛;花冠漏斗状,被柔毛。气微,味苦。

【性味归经】味苦、微涩,性温。归心经、肺经。

【功效与主治】补气生血、散瘀止血。主治血虚头昏、骨折、内伤出血。

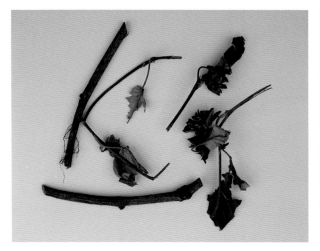

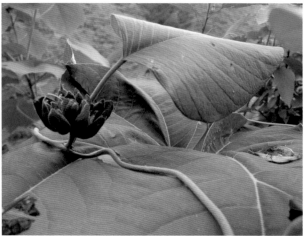

【民族用药经验】

①治血虚头昏：山牡丹 10 g，水煎服。（贵州各族均用）

②治眩晕：山牡丹 15 g、南布正 15 g，水煎服。（罗甸苗族）

③治胃出血：山牡丹 15 g、大叶紫珠 15 g、朱砂莲 15 g，水煎服。（罗甸布依族）

【用法用量】内服：煎汤，10 ~ 30 g。

【汪按】山牡丹之名始载于《云南中草药》。《广西药用植物名录》称葛藤、跌打王、藤续断。广西称白牛藤、白面水鸡、白背藤、旋花藤、黄藤。本书以山牡丹为药材名，白花银背藤为植物名。

山牡丹为贵州常用黔药，是贵州汉族、苗族、布依族等民族习用药物。药材来源均为野生。山牡丹具补气生血、散瘀止血之功效，故常用于治疗血虚头昏、骨折、内伤出血等。若治血虚头昏，以山牡丹 20 g、血人参 15 g、油麻血藤 15 g、南布正 15 g、仙鹤草 15 g，水煎服。若治气血不足，以山牡丹 15 g、生黄芪 15 g、当归 15 g、血人参 15 g、油麻血藤 15 g，水煎服。若治骨折（复位后），以山牡丹 30 g、淫羊藿 10 g、杜仲 10 g、续断 10 g，水煎服。若治内伤出血，以山牡丹 15 g、见血飞 15 g、五花血藤 10 g、小果微花藤 10 g、岩陀 15 g，水煎服。

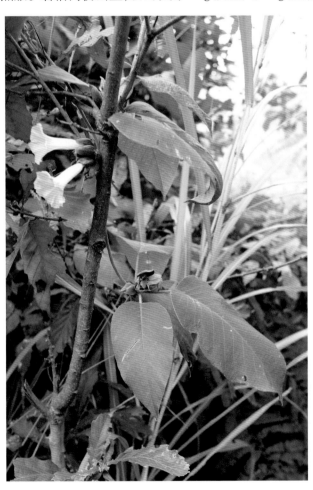
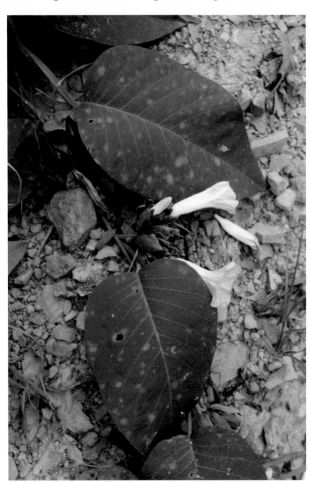

山茱萸 shānzhūyú

Corni Fructus

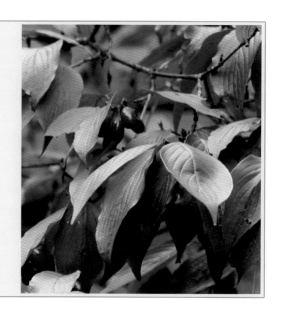

【黔称】山茱萸(各地均称)。

【民族药名】

苗药名:bid nex ghunb 比耐贵(黔南苗族)。

【来源】为山茱萸科植物山茱萸的果肉。

【原植物】山茱萸 *Cornus officinalis* Sieb. et Zucc.。

落叶乔木或灌木,高4~7 m。老枝黑褐色,嫩枝绿色。叶对生,卵形至长椭圆形,长5~10 cm,宽2.5~5.5 cm,先端渐尖,基部楔形,上面疏生平贴毛,下面毛较密;侧脉6~8对,脉腋间有黄褐色毛;有叶柄。花先叶开放,伞形花序生于小枝顶端;总苞片4枚,黄绿色;花瓣4片,黄色;雄蕊4枚;花盘环状,肉质;子房下位,2室。核果椭圆形,熟时深红色。花期3—4月,果期9—10月。

【生境与分布】贵州的镇远、普定、开阳等地有栽培。此外,我国浙江、河南、山西、陕西等地也有分布。

【采收加工】秋末冬初果皮变红时采收果实,用文火烘或置于沸水中略烫后,及时除去果核,干燥。

【药材性状】肉呈不规则的片状或囊状,长1~1.5 cm,宽0.5~1 cm;表面紫红色至紫黑色,皱缩,有光泽,肉厚约1 mm。质柔软。气微,味酸、涩、微苦。

【性味归经】味酸、涩,性微温。归肝经、肾经。

【功效与主治】补益肝肾、涩精固脱。主治眩晕耳鸣、阳痿遗精、遗尿、尿频、崩漏、带下、大汗虚脱、内热消渴。

【民族用药经验】

①治眩晕耳鸣:鲜山茱萸50 g,白酒500 mL,浸酒服。(贵州各族均用)

②治眩晕:山茱萸15 g、南布正15 g,水煎服。(龙里苗族)

③治崩漏:山茱萸15 g、朱砂莲15 g,水煎服。(惠水布依族)

④治消渴:山茱萸15 g、瓜蒌根15 g,水煎服。(江口土家族)

【用法用量】内服:煎汤或入丸、散,6~15 g。大剂量可用至60 g。

【汪按】山茱萸之名始载于《本经》,又称蜀枣。《吴普本草》称鼠矢、鸡足,《小儿药证直诀》称山萸肉,《救荒本草》称实枣儿,《纲目》称肉枣,《会约医镜》称枣皮,《四川中药志》称药枣,《新华本草纲要》称红枣皮。本书以山茱萸为药材名和植物名。

《中国药典》2010年版、2005年版、2005年版(增补)、2000年版、1995年版、1990年版、1985年版、1977年版,《中华中药典》(台湾)2004年版,以山茱萸为药材名,山茱萸 *Cornus officinalis* Sieb. et Zucc. 为植物名,药用部位以干燥成熟果肉收载。

《中国药典》1963年版,以山茱萸为药材名,山茱萸 *Cornus officinalis* Sieb. et Zucc. 为植物名,药用部位以除去果核的干燥成熟果实收载。

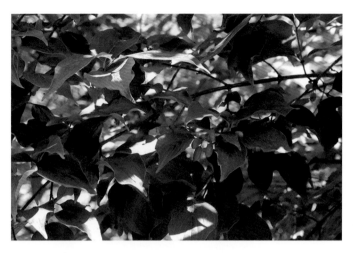

《新疆维吾尔自治区药品标准》(第二册)1980年版,以山茱萸为药材名,山茱萸 *Cornus officinalis* Sieb. et Zucc. 为植物名,药用部位以干燥成熟果实收载。

《中药典范》(第一辑·第二册)(台湾)1985年版,以山茱萸为药材名,山茱萸 *Cornus officinalis* Sieb. et Zucc. 为植物名,药用部位以除去种子之干燥果肉收载。

山茱萸为贵州常用黔药,是贵州汉族、苗族、侗族、布依族等民族习用药物。药材来源均为栽培。山茱萸具补益肝肾、涩精固脱之功效,故常用于治疗眩晕耳鸣、阳痿遗精、遗尿、尿频、崩漏、带下、大汗虚脱、内热消渴等。若治眩晕耳鸣,以山茱萸15 g、南布正15 g、竹节人参10 g、天麻10 g,水煎服。若治阳痿遗精,以山茱萸15 g、骚羊古15 g、淫羊藿10 g、大夜关门15 g,水煎服。若治遗尿、尿频,以山茱萸15 g、夜寒苏10 g、金灯藤15 g、小金梅草6 g,水煎服。若治崩漏,以山茱萸15 g、大叶紫珠15 g、毛青杠15 g、胡颓子根10 g,水煎服。若治带下,以山茱萸15 g、猪尾巴10 g、菝葜10 g、杨梅根皮10 g、岩白菜10 g,水煎服。若治大汗虚脱,以山茱萸30 g、竹节人参15 g、生黄芪30 g、马鞍叶羊蹄甲30 g,水煎服。若治内热消渴,以山茱萸15 g、青钱柳6 g、老虎姜15 g、麦冬15 g、天冬15 g、珠子参20 g,水煎服。

山茱萸主产于浙江、河南,分布于山西、陕西、山东、安徽、浙江、河南、四川等地。杭州栽培者,习称杭萸肉,视为道地药材。贵州原不产山茱萸,后引种栽培成功,但产量少,当地百姓习用鲜果泡酒饮用。多数还是从省外调进供省内使用。

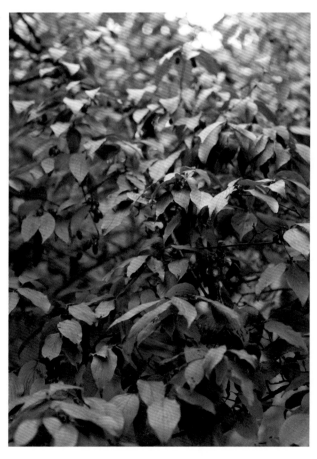

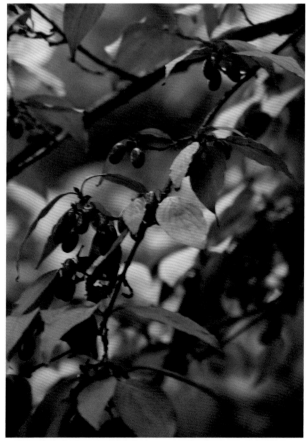

石刁柏 shídiāobǎi

Asparagi Officinalis Ramulus

【黔称】芦笋(各地均称)。

【民族药名】

苗药名:sik diaob baik 石刁柏(黄平苗族)。

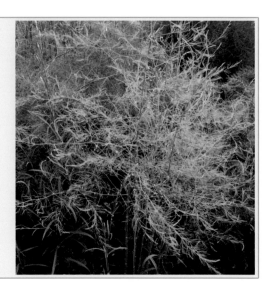

【来源】为百合科植物石刁柏的嫩茎。

【原植物】石刁柏 *Asparagus officinalis* L. 。

多年生直立草本,高可达 1 m。根稍肉质;茎上部在后期常俯垂,分枝较柔弱,无毛;叶状枝 3~6 枚簇生,近圆柱形,纤细,稍压扁,多少弧曲,长 0.5~3 cm。叶鳞片状,基部具刺状短距或近无距。花单性,雌雄异株,1~4 朵腋生,绿黄色;花梗长 7~14 mm,关节位于上部或近中部;雄花花被片 6 枚,长 5~6 mm,花丝中部以下贴生于花被片上,花药长圆形;雌花较小,花被片长约 3 mm,具 6 枚退化雄蕊。浆果球形,直径 7~8 mm,成熟时红色,具种子 2~3 粒。花期 5 月,果期 7 月。

【生境与分布】贵州多地有栽培。

【采收加工】4—5 月采收嫩茎,随即采取保鲜措施,防止日晒、脱水。

【药材性状】本品近长圆条形,长 10~20 cm,直径约 1 cm,常扭曲而干瘪,表面黄白色或略呈浅绿色,有不规则纵沟纹,节处具抱茎的退化成披针形至卵状披针形的膜质鞘,节间长 1~4 cm。质脆,易折断,断面黄白色,维管束散生,导管孔明显。气微,味微甘。

【性味归经】味微甘,性平。归肝经、膀胱经。

【功效与主治】清热利湿、活血散结。主治肝炎、银屑病、高脂血症、淋巴肉瘤、膀胱癌、乳腺癌、皮肤癌。

【民族用药经验】

①治肝炎:石刁柏 30 g,水煎服。(贵州各族均用)

②治银屑病:石刁柏 30 g、一枝黄花 15 g,水煎服。(龙里苗族)

③治乳腺增生:石刁柏 30 g、预知子 30 g,水煎服。(惠水布依族)

【用法用量】内服:煎汤,15~30 g,鲜品可用至 60 g。

【注按】石刁柏之名始载于《中药大辞典》,又称芦

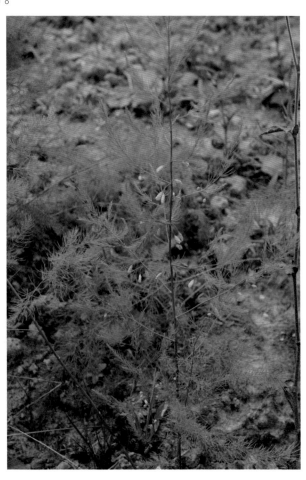

笋。《新华本草》称露笋。本书以石刁柏为药材名和植物名。

《浙江省中药材标准》(续编)2000年版,以石刁柏为药材名,石刁柏 *Asparagus officinalis* Linn. 为植物名,药用部位以干燥地下嫩茎收载。

《山东省中药材标准》2002年版、1995年版,以芦笋为药材名,石刁柏 *Asparagus officinalis* L. 为植物名,药用部位以干燥块根收载。

石刁柏为贵州常用黔药,是贵州汉族、苗族、侗族、布依族等民族习用药物。药材来源均为栽培。石刁柏具清热利湿、活血散结之功效,故常用于治疗肝炎、银屑病、高脂血症、淋巴肉瘤、膀胱癌、乳腺癌、皮肤癌等。若治肝炎,以石刁柏15 g、田基黄15 g、小龙胆草15 g、六月雪15 g、虎杖15 g,水煎服。若治银屑病,以石刁柏30 g、龙葵15 g、毛秀才15 g、五花血藤15 g、油麻血藤15 g、一枝黄花15 g,水煎服。若治乳腺增生,以石刁柏30 g、矮地茶15 g、岩白菜15 g、爬山豆15 g、八月瓜根15 g,水煎服。若治淋巴肉瘤,以鲜石刁柏60 g、蛇六谷(先煎)15 g、法半夏15 g、胆南星15 g、龙葵15 g、毛秀才15 g,水煎服。若治膀胱癌,以鲜石刁柏60 g、天南星15 g、五花血藤15 g、五香血藤15 g、油麻血藤15 g、枸橘10 g、陈皮10 g,水煎服。若治皮肤癌,以鲜石刁柏60 g、一枝黄花15 g、龙葵15 g、毛秀才15 g、蛇倒退15 g、五花血藤15 g、土茯苓15 g,水煎服。

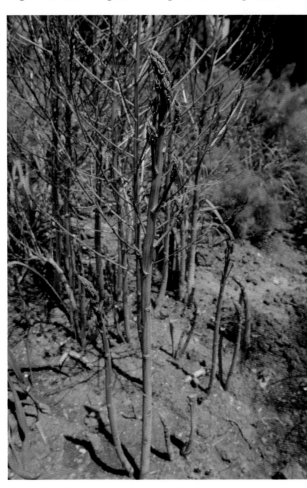
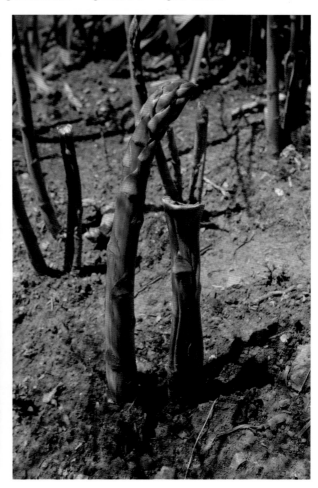

石榴皮 shí·liupí

Punicae Granati Pericarpium

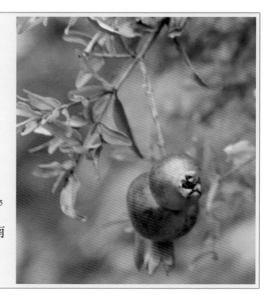

【黔称】石榴皮(各地均称)。

【民族药名】

苗药名:ghob giaot bid leib ub 喔绞比里务(黔东南苗族)。

仡佬药名:lao^{53} wu^{55} ŋə^{33} 劳午俄(黔中方言),sə^{53} pe^{53} oŋ^{55} pu^{31} 腮比翁不(黔中方言),mu^{31} ku^{55} sə^{31} niə^{35} 木古腮捏(黔西南方言)。

【来源】为石榴科植物石榴的果皮。

【原植物】石榴 *Punica granatum* L. 。

落叶灌木或乔木,通常高3~5 m,稀达10 m。枝顶常成尖锐长刺,幼枝有棱角,无毛,老枝近圆柱形。叶对生或簇生;叶柄短;叶长圆状披针形,纸质,长2~9 cm,宽1~1.8 cm,先端尖或微凹,基部渐狭,全缘,上面光亮;侧脉稍细密。花1~5朵生于枝顶;花梗长2~3 mm;花直径约3 cm;花萼筒钟状,长2~3 cm,通常红色或淡黄色,6裂,裂片略外展,卵状三角形,外面近顶端有1枚黄绿色腺体,边缘有小乳突;花瓣6片,红色、黄色或白色,与萼片互生,倒卵形,长1.5~3 cm,宽1~2 cm,先端圆钝;雄蕊多数,着生于萼管中部,花药球形,花丝细短;雌蕊1枚,子房下位,柱头头状。浆果近球形,直径5~12 cm,通常淡黄褐色、淡黄绿色或淡红色,果皮肥厚,先端有宿存花萼裂片。种子多数,红色至乳白色。花期5—6月,果期7—8月。

【生境与分布】栽培于向阳山坡或庭园。分布于贵州各地。此外,我国其他大部分地区均有分布。

【采收加工】秋季果实成熟顶端开裂时采摘,除去种子及隔瓤,切瓣,晒干或微火烘干。

【药材性状】果皮半圆形或呈不规则块片,大小不一,厚1.5~3 mm;外表面黄棕色、暗红色或棕红色,稍具光泽,粗糙,有棕色小点,有的有突起的筒状宿存花萼或粗短果柄;内表面黄色或红棕色,有种子脱落后的凹陷,呈网状隆起。质硬而脆,断面黄色,略显颗粒状。气微,味苦、涩。以皮厚、棕红色者为佳。

【性味归经】味苦、涩,性温,有小毒。归大肠经。

【功效与主治】涩肠止泻、止血、驱虫。主治痢疾、肠风下血、崩漏、带下、虫积腹痛、痈疮、疥癣、烫伤。

【民族用药经验】

①治泄泻:石榴皮15 g,水煎服。(贵州各族均用)

②治痢疾:石榴皮15 g、天青地白15 g,水煎服。(龙里苗族)

③治肠风下血:石榴皮15 g、苦参10 g,水煎服。(剑河侗族)

④治崩漏:石榴皮15 g、仙鹤草15 g,水煎服。(惠水布依族)

⑤治带下:石榴皮15 g、车前草15 g、月季花6 g,水煎服。(石阡仡佬族)

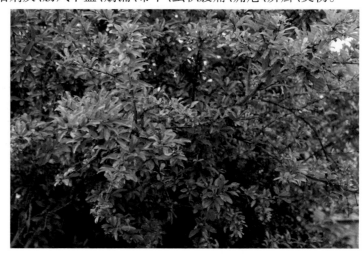

【用法用量】内服:煎汤,3~15 g;或入丸、散。外用:适量,煎水熏洗;研末撒;或调敷。

【汪按】石榴皮之名始载于《雷公炮炙论》,又称石榴壳。《别录》称安石榴酸实壳,《肘后备急方》称酸石榴皮,《纲目》称酸榴皮,《闽东本草》称西榴皮,《博物志》称安石榴,《酉阳杂俎》称丹若,《群芳谱》称金庞,《中国植物志》称若榴木。东北称山力叶,河南称海石榴,台湾称榭石榴。本书以石榴皮为药材名,石榴为植物名。

《中国药典》2010 年版、2005 年版、2000 年版、1995 年版、1990 年版、1985 年版、1977 年版、1963 年版,《山东省中药材标准》1995 年版、《新疆维吾尔自治区药品标准》1987 年版、《新疆维吾尔自治区药品标准》(第二册)1980 年版,以石榴皮为药材名,石榴 *Punica granatum* L. 为植物名,药用部位以干燥果皮收载。

《中华中药典》(台湾)2004 年版,以石榴皮为药材名,石榴 *Punica granatum* L. 为植物名,药用部位以干燥成熟果皮收载。

石榴皮为贵州常用黔药,是贵州汉族、苗族、侗族、布依族、土家族、仡佬族、水族等民族习用药物。药材来源均为栽培。石榴皮具涩肠止泻、止血、驱虫之功效,故常用于治疗痢疾、肠风下血、崩漏、带下、虫积腹痛、痈疮、疥癣、烫伤等。若治泄泻,以石榴皮 15 g、刺梨根 15 g、石菖蒲 6 g、金樱根 15 g,水煎服;或以石榴皮 15 g、拳参 15 g、见风青 15 g、十大功劳 10 g,水煎服。若治肠风下血,以石榴皮 15 g、过路黄 15 g、苦参 10 g、小蓟 10 g、野牡丹 10 g,水煎服。若治崩漏,以石榴皮 15 g、仙鹤草 15 g、苎麻根 15 g、大夜关门 15 g、血人参15 g、金钱豹 15 g、土人参 15 g,水煎服。若治带下色黄,以石榴皮 15 g、黄柏 10 g、马鞭草 15 g、龙葵 15 g,水煎服。若治肠道寄生虫病,以石榴皮 15 g、乌梅 10 g、椰片 10 g、川椒 6 g,水煎服。若治疮疡肿痛,以石榴皮10 g、蒲公英 15 g、紫花地丁 15 g、金银花 15 g、连翘 15 g、紫背天葵 10 g,水煎服。若治烧伤、烫伤,以石榴皮 10 g、腐婢 10 g、虎杖 15 g、四季青 10 g、金银花 15 g、连翘 15 g,水煎服。

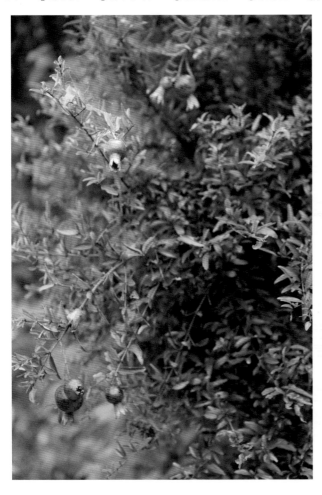
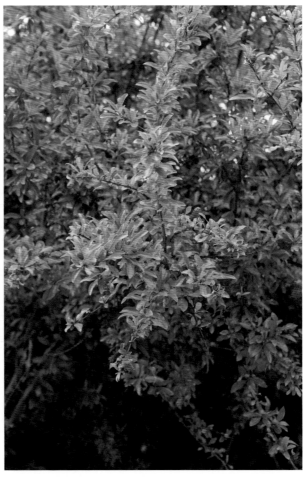

石上开花 shíshàngkāihuā

Sinocrassulae Indicae Herba

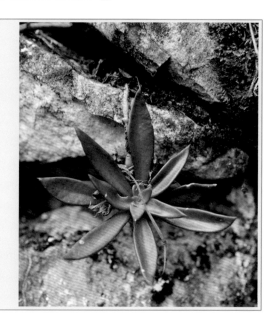

【黔称】石上开花(各地均称)。

【民族药名】

苗药名:dangl jab jiux liux 豆加九留(黄平苗族)。

【来源】为景天科植物石莲的全草。

【原植物】石莲 *Sinocrassula indica*(Decne.)Berger。

二年生草本。花茎高 15~60 cm,直立,常被微乳头状突起。基生叶莲座状,匙状长圆形,长 3.5~6 cm,宽 1~1.5 cm;茎生叶互生,宽倒披针状线形至近倒卵形,上部的渐缩小,长 2.5~3 cm,宽 4~10 mm,渐尖。花序圆锥状或近伞房状,总花梗长 5~6 cm;苞片似叶而小;萼片 5 枚,宽三角形,长约 2 mm,宽约 1 mm,先端稍急尖;花瓣 5 片,红色,披针形至卵形,长 4~5 mm,宽约 2 mm,先端常反折;雄蕊 5 枚,长 3~4 mm;鳞片 5 枚,正方形,长约 0.5 mm,先端有微缺;心皮 5 枚,基部 0.5~1 mm 合生,卵形,长 2.5~3 mm,先端急狭,花柱长不及1 mm。蓇葖果具喙,喙反曲。种子平滑。花期 7—10 月。

【生境与分布】生于海拔 800~1800 m 的山坡岩石上,也有家庭种植。分布于贵州各地。此外,我国陕西、甘肃、湖北、湖南、广西、四川、云南、西藏等地也有分布。

【采收加工】8—9 月采收,洗净,晒干。

【药材性状】根须状,肉质。基生叶匙状长圆形,长 3.5~6 cm,宽 1~1.5 cm,先端渐尖;茎生叶互生,宽披针状线形至近倒卵形,长 2.5~3 cm,宽 4~10 mm。花序圆锥状或近伞房状;叶状苞片小,条形。气微,味酸。

【性味归经】味酸、辛,性微寒。归肺经、大肠经。

【功效与主治】清热解毒、凉血止血、收敛生肌、止咳。主治热毒疮疡、咽喉肿痛、烫伤、痢疾、热淋、血热出血、肺热咳嗽。

【民族用药经验】

①治热毒疮疡:鲜石上开花适量,捣烂敷。(贵州各族均用)

②治咽喉肿痛:石上开花 15 g、八爪金龙 10 g,水煎服。(惠水苗族)

③治痢疾:石上开花 15 g、地锦 15 g,水煎服。(龙里布依族)

④治热淋:石上开花 15 g、车前草 15 g、

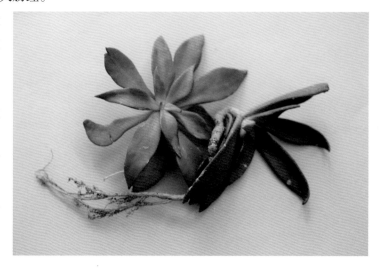

萹蓄15 g,水煎服。（水城彝族）

⑤治肺热咳嗽:石上开花15 g、龙葵15 g、矮地茶15 g,水煎服。（惠水毛南族）

【用法用量】内服:煎汤,3～15 g;或蒸酒。外用:适量,捣烂敷。

【汪按】石上开花之名始载于《贵州民间药物》。《中华大辞典》称红花岩松、岩莲花,《陕西中药名录》称岩松。本书以石上开花为药材名,石莲为植物名。

石上开花为贵州常用黔药,是贵州汉族、苗族、布依族、彝族、毛南族等民族习用药物。药材来源为野生或栽培。石上开花具清热解毒、凉血止血、收敛生肌、止咳之功效,故常用于治疗热毒疮疡、咽喉肿痛、烫伤、痢疾、热淋、血热出血、肺热咳嗽等。若治热毒疮疡,以石上开花15 g、金银花藤15 g、蒲公英15 g、龙葵10 g、山苦菜10 g、泥胡菜10 g、南天竹10 g,水煎服。若治咽喉肿痛,以石上开花15 g、见风青10 g、射干10 g、八爪金龙6 g,水煎服。若治烫伤,以石上开花15 g、虎杖15 g、金银花15 g、连翘15 g、十大功劳10 g、三颗针10 g,水煎服。若治痢疾,以石上开花15 g、苦参6 g、七叶莲10 g,水煎服。若治热淋,以石上开花15 g、四季红10 g、车前草10 g、石韦10 g,水煎服。若治痔疮出血,以石上开花15 g、紫背天葵10 g、红果楠10 g、紫珠根15 g、石韦15 g,水煎服。若治肺热咳嗽,以石上开花15 g、鱼鳅串10 g、白花前胡10 g、白刺花6 g、矮地茶10 g,水煎服。

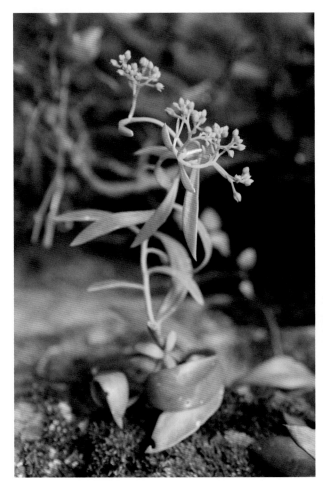
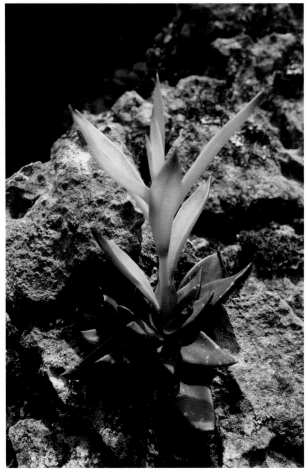

石枣子 shízǎo · zi

Pholidotae Yunnanensis Pseudobulbus et Herba

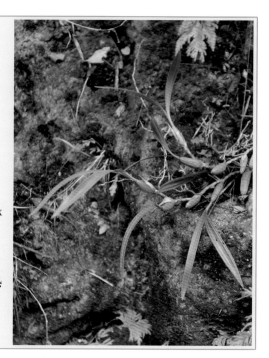

【黔称】果上叶(各地均称)。

【民族药名】

苗药名:reib bid mul 锐比苗(松桃苗族),jab zend ghab nex waix 佳珍嘎佬苑(黔东南苗族)。

侗药名:guox shangp yec 果上叶(剑河侗族)。

布依药名:ma:n⁵³ fai³¹ 马槐(罗甸布依族),luuk³³ zien¹¹ 勒热(贵定布依族)。

毛南药名:va⁴² rou²⁴ loŋ³³ 发揉聋(惠水毛南族)。

【来源】为兰科植物云南石仙桃的假鳞茎或全草。

【原植物】云南石仙桃 *Pholidota yunnanensis* Rolfe.。

　　附生植物。根茎粗壮;假鳞茎肉质,疏生,长圆形或卵状长圆形,长 2.5～5 cm,顶生 2 枚叶。叶披针形,革质,长 7～15 cm,宽 6～25 mm,先端近钝尖,基部收狭成短柄。花葶从被鳞片包着的幼小假鳞茎中伸出。总状花序具 12～18 朵花;苞片椭圆状长圆形,先端近钝尖,拳卷状凹陷;花小,白色或稍带粉红色;萼片近等大,宽卵状长圆形,先端钝,舟状,侧萼片背面具脊,长约 4 mm;花瓣和萼片近相似,唇瓣下垂,倒卵形,长约 5 mm,基部具球状的囊,囊长约 2 mm,先端钝;合蕊柱先端平截形。蒴果倒卵状椭圆形,长约 1 cm,宽约 6 mm,有 3 条棱;果梗长 2～4 mm。花期 5 月,果期 9—10 月。

【生境与分布】生于海拔 650～1500 m 的林中树上或林下石山上。分布于贵州各地。此外,我国湖北、湖南、广西、四川、云南等地也有分布。

【采收加工】全年均可采收,鲜用或晒干。

【药材性状】根茎圆柱形,稍弯曲,长 10～35 cm,直径 2～3 mm,节明显,节间长 2～4 cm,表面棕黄色或棕褐色,节上有残存气根。假鳞茎圆柱形,长 2～3 cm,直径 2～7 mm,表面棕黄色或棕褐色,具纵皱纹,有的假鳞茎顶端残存叶片。质硬,易折断,断面浅棕色,纤维性。气微,味淡。

【性味归经】味甘、淡,性凉。归肺经、肝经。

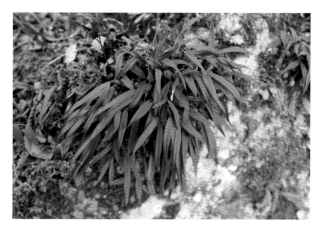

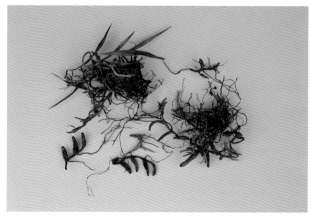

【功效与主治】润肺止咳、散瘀止痛、清热利湿。主治肺痨咯血、肺热咳嗽、胸胁痛、胃腹痛、风湿疼痛、疮疡肿毒。

【民族用药经验】

①治肺结核：石枣子 30 g，水煎服。（贵州各族均用）

②治肺热咳嗽：石枣子 15 g、鱼腥草 15 g，水煎服。（惠水苗族）

③治胃痛：石枣子 10 g、铁冬青 10 g，水煎服。（锦屏侗族）

④治疮疖肿毒：石枣子 10 g、白毛夏枯草 10 g，水煎服。（兴义布依族）

【用法用量】内服：煎汤，10～30 g。外用：适量，捣烂敷。

【汪按】石枣子之名始载于《全国中草药汇编》，又称果上叶、雅雀还阳、岩火炮。《文山中草药》称乱角莲、六棱椎、滇石仙桃。本书以石枣子为药材名，云南石仙桃为植物名。

石枣子为贵州常用黔药，是贵州汉族、苗族、侗族、水族、布依族等民族习用药物。药材来源均为野生。石枣子具润肺止咳、散瘀止痛、清热利湿之功效，故常用于治疗肺痨咯血、肺热咳嗽、胸胁痛、胃痛、腹痛、风湿疼痛、疮疡肿毒等。若治肺痨咯血，以石枣子 10 g、麦冬 10 g、桔梗 10 g、金银花 10 g、鱼鳅串 10 g，水煎服。若治肺热咳嗽，以石枣子 10 g、金银花 10 g、龙葵 10 g、蛇莓 10 g、蛇倒退 10 g，水煎服。若治胸胁痛，以石枣子 10 g、柴胡 10 g、枳实 10 g、白芍 10 g，水煎服。若治胃痛，以石枣子 10 g、金荞麦 10 g、鸡矢藤 10 g、铁冬青 10 g，水煎服。若治腹痛，以石枣子 15 g、龙葵 15 g、毛秀才 15 g、七叶莲 20 g、五花血藤 15 g、五香血藤 15 g，水煎服。若治风湿疼痛，以石枣子 15 g、五花血藤 10 g、五香血藤 10 g、大血藤 10 g，水煎服。若治疮疡肿毒，以鲜石枣子 15 g、鲜金银花 15 g、鲜蒲公英 15 g、鲜千里光 15 g，捣烂敷。

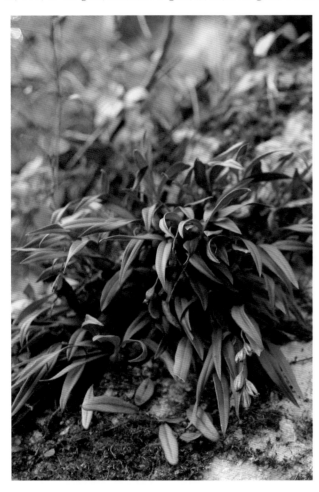
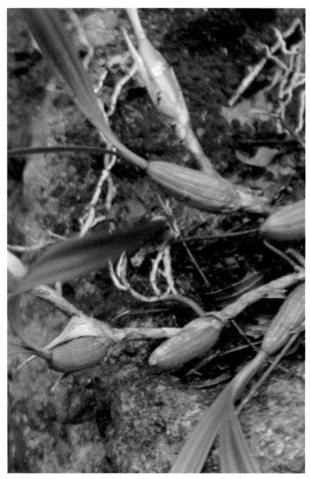

树五加 shùwǔjiā

Nothopanacis Davidii Herba

【黔称】梁王茶(各地均称)。

【民族药名】

苗药名:paol baik 泡败(黄平苗族)。

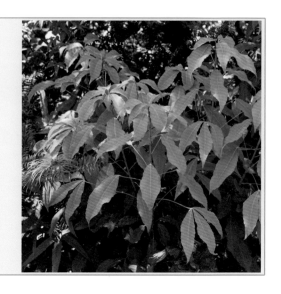

【来源】为五加科植物异叶梁王茶的全株。

【原植物】异叶梁王茶 *Nothopanax davidii*(Franch.)Harms ex Diels。

常绿灌木或小乔木,高 3~6 m,有时可达 13 m,无刺。小枝绿色或灰绿色。单叶互生,有时 3~5 裂,偶为掌状复叶;叶革质,长圆形至长圆状披针形或狭披针形,长 6~18 cm,宽 4~8 cm,先端长渐尖,基部圆形或阔楔形,三出脉,边缘具疏锯齿;叶柄长 2~16 cm。圆锥花序由多数伞形花序组成,长 7~9 cm,有时达18 cm;伞形花序直径约 2.5 cm;花萼有 5 枚齿,微小;花瓣 5 片,带绿色;雄蕊 5 枚;子房下位,花柱 2 枚,下部连合,上部分叉。核果扁平,直径 5~6 mm,黑色。花期7—8 月,果期9—10 月。

【生境与分布】生于灌丛或杂木林中。分布于贵州的德江、石阡、黄平、施秉、榕江、纳雍、盘州、瓮安、绥阳、道真、修文、开阳等地。此外,我国湖北、四川、云南等地也有分布。

【采收加工】全年均可采收,洗净,切段,鲜用或晒干。

【药材性状】根粗壮,圆柱形,表面皱缩,有不规则纵皱纹,根皮易脱落,脱落根皮极易破碎,质硬,不易折断,断面灰白色。幼嫩茎表面灰绿色,光滑,具特殊臭气。单叶互生,有时 3~5 裂,偶为掌状复叶,革质,长圆形至长圆状披针形或狭披针形,先端长渐尖,基部圆形或阔楔形,三出脉,边缘具疏锯齿。偶见圆锥花序。气微,味苦。

【性味归经】味苦、微辛,性平。归肝经、肾经。

【功效与主治】祛风除湿、活血止痛。主治风湿痹痛、劳伤腰痛、跌打损伤、骨折、月经不调。

【民族用药经验】

①治风湿痹痛:树五加 15 g,水煎服。(贵州各族均用)

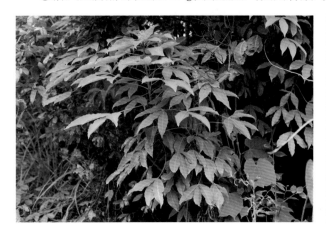

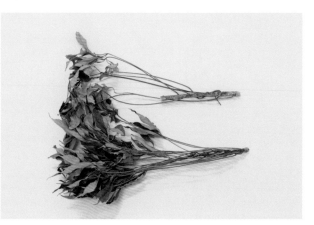

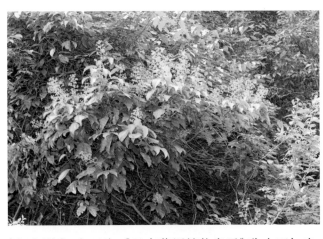

②治风湿关节痛：树五加 15 g、川牛膝 10 g，水煎服。（黄平苗族）

③治劳伤腰痛：树五加 15 g、见血飞 15 g，水煎服。（施秉苗族）

④治跌打损伤：树五加 15 g、三角咪 15 g，水煎服。（石阡土家族）

【用法用量】内服：煎汤，6～15 g；或浸酒。外用：适量，捣烂敷；或煎水洗。

【注按】树五加之名始载于《峨眉山药用植物研究》。《红河中草药》称小白鸡骨头、鸡骨头叶、三叶树、金刚头、良旺头，《云南药用植物名录》称小五加皮、阔叶良叶茶，《中国种子植物分类学》称梁王茶。本书以树五加为药材名，异叶梁王茶为植物名。

树五加为贵州常用黔药，是贵州汉族、苗族、侗族、布依族、土家族、水族等民族习用药物。药材来源均为野生。树五加具祛风除湿、活血止痛之功效，故常用于治疗风湿痹痛、劳伤腰痛、跌打损伤、骨折、月经不调等。若治风湿痹痛，以树五加 15 g、大血藤 15 g、铁筷子 10 g、透骨香 10 g，水煎服。若治膝关节疼痛，以树五加 15 g、川牛膝 15 g、五爪龙 10 g、黑骨藤 10 g，水煎服。若治颈、腰骨质增生疼痛，以树五加 15 g、木防己 10 g、杜仲 10 g、续断 10 g，水煎服。若治肩关节疼痛，以树五加 15 g、桑树 30 g、铁筷子 10 g，水煎服。若治跌打损伤，以树五加 15 g、臭草 15 g、见血飞 10 g、虎杖 10 g、吊岩风 10 g，水煎服。若治骨折（复位后），以树五加、水冬瓜、臭草、见血飞各等量，研末，用凡土林调匀包扎外敷。若治月经先期，以树五加 10 g、过路黄 10 g、地骨皮 10 g、益母草 10 g，水煎服。若治月经后期，以树五加 10 g、五香血藤 10 g、五花血藤 10 g、果上叶 10 g，水煎服。

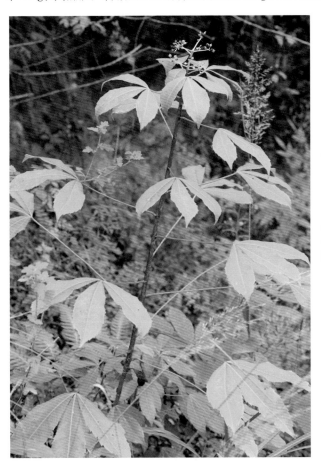

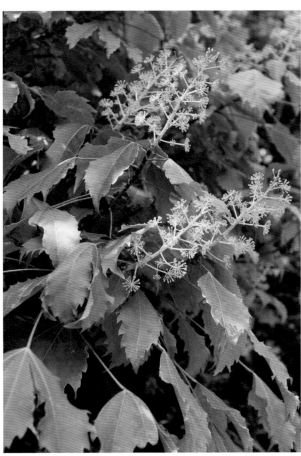

双剪菜 shuāngjiǎncài

Ceropegiae Dolichophyllae Radix et Herba

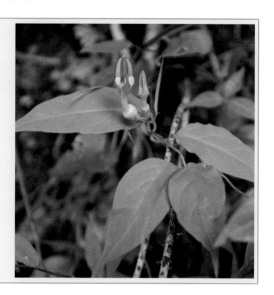

【黔称】双剪菜(兴义),蕹参(湄潭),吊灯花(各地均称)。

【民族药名】

苗药名:wob suangb jieex 莴双剪(黄平苗族)。

【来源】为萝藦科植物长叶吊灯花的根或全株。

【原植物】长叶吊灯花 *Ceropegia dolichophylla* Scltr.。

草质藤本,长约1 m。茎柔细,缠绕;根茎肉质,细长,丛生。叶对生,有柄;叶膜质,线状披针形,长5~12 cm,宽0.8~2 cm,先端渐尖。花单生或2~7朵集生;花萼5裂,裂片线状披针形,内面基部具腺体;花冠褐红色,筒状,花冠裂片5枚,顶端黏合;副花冠2轮,外轮具10枚齿,内轮具5枚舌状片,比外轮长1倍;花粉块每室1个,直立。蓇葖果狭披针形,长约10 cm,直径约5 mm。种子先端具白绢质种毛。花期7—8月,果期9月。

【生境与分布】生于海拔500~1000 m的山地密林中。分布于贵州的梵净山及贞丰、安龙、兴义、兴仁、施秉、湄潭等地。此外,我国广西、四川、云南等地也有分布。

【采收加工】夏季、秋季采收,洗净,晒干。

【药材性状】根茎短,有结节,根茎下面及两侧簇生多数细长的根,根长4~12 cm,表面灰白色,质脆易断。茎纤细,弯曲,表面黄绿色或墨绿色,有节痕。叶对生,多皱缩,展平后呈披针形,长4.3~9.6 cm,宽0.6~1.8 cm,先端渐尖。偶见花,筒状花似吊灯状。气微,味微苦。

【性味归经】味辛、微苦,性温。归肝经。

【功效与主治】补虚、祛风除湿。主治劳伤虚弱、脚气病。

【民族用药经验】

①治劳伤虚弱:双剪菜30 g,水煎服。(贵州各族均用)

②治气虚乏力:双剪菜30 g、臭鸡腿15 g,水煎服。(施秉苗族)

③治风湿痹痛:双剪菜30 g、铁冬青15 g,水煎服。(兴义布依族)

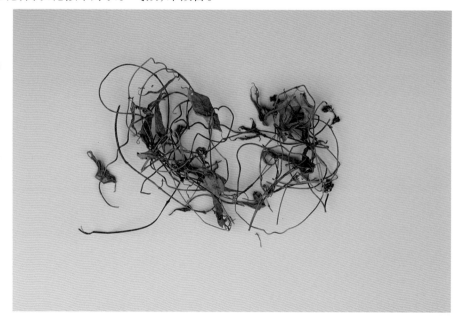

【用法用量】内服：煎汤，9～30 g。

【汪按】双剪菜之名始载于《贵州草药》。《贵州中草药名录》称蔹参。本书以双剪菜为药材名，长叶吊灯花为植物名。

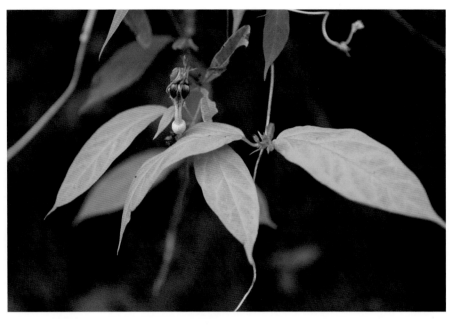

双剪菜为贵州常用黔药，是贵州汉族、布依族等民族习用药物。药材来源均为野生。双剪菜具补虚、祛风除湿之功效，故常用于治疗劳伤虚弱、脚气病等。若治劳伤虚弱，以双剪菜 15 g、土人参 10 g、金钱豹 10 g，水煎服。若治脚气病，以双剪菜 15 g、紫荆花 15 g，水煎服。

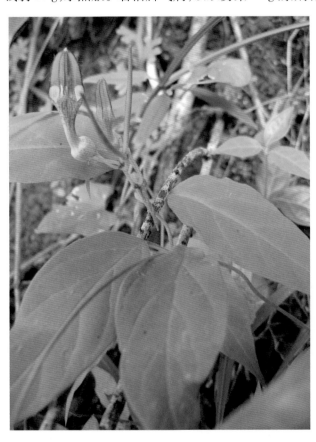

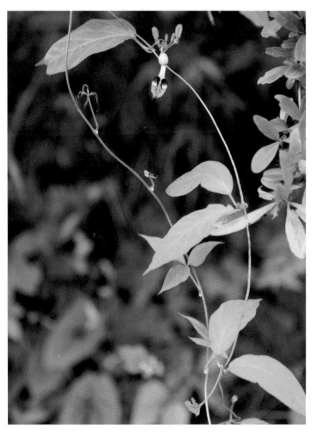

水冬瓜花 shuǐdōngguāhuā

Torricelliae Angulatae Flos

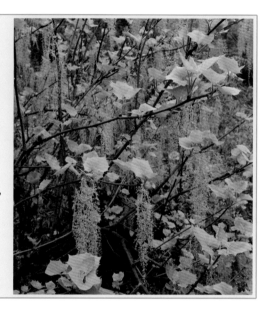

【黔称】水冬瓜花(各地均称)。

【民族药名】

苗药名:ghab jongx linl det diol 嘎龚令豆得(黔东南苗族),ndut gux rul 都谷如(松桃苗族),det you 豆约(黔南苗族)。

水药名:ʔma¹ ʈui⁶ la:u⁴ 骂韭劳(三都水族)。

布依药名:vai³¹ tɕaŋ²⁴ 槐犟(贵定布依族)。

【来源】为山茱萸科植物有齿鞘柄木的花。

【原植物】参见"大接骨丹"条。

【生境与分布】参见"大接骨丹"条。

【采收加工】春季花开时采收,阴干。

【药材性状】花序总状圆锥形;雄花序长5～30 cm,花梗纤细,花瓣多破碎,完整花瓣5片,长椭圆形,先端钩状内弯;雌花序较长,常达35 cm,但花较稀疏;花萼管状钟形。气微,味甘、微苦。

【性味归经】味甘、微苦,性平。归肺经。

【功效与主治】破血通经、止咳平喘。主治瘀血闭经、久咳、哮喘。

【民族用药经验】

①治久咳:水冬瓜花10 g,水煎服。(贵州各族均用)

②治哮喘:水冬瓜花15 g、兰花参10 g、岩豇豆10 g,水煎服。(剑河苗族)

③治瘀血闭经:水冬瓜花15 g、油麻血藤15 g、预知子15 g,水煎服。(惠水布依族)

【用法用量】内服:煎汤,6～15 g。

【汪按】水冬瓜花之名始载于《贵州草药》。本书以水冬瓜花为药材名,有齿鞘柄木为植物名。

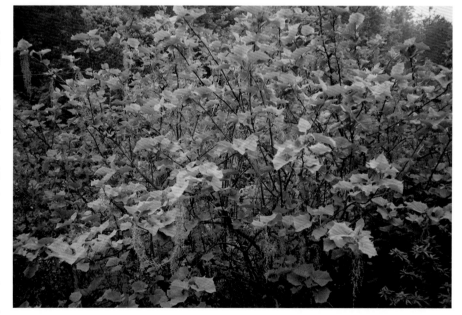

水冬瓜花为贵州常用黔药,是贵州汉族、苗族、侗族、布依族、水族等民族习用药物。药材来源为野生和栽培。水冬瓜花具破血通经、止咳平喘之功效,故常用于治疗瘀血闭经、久咳、哮喘等。若治瘀血闭经,以水冬瓜花 10 g、鬼箭羽 10 g、油麻血藤15 g、鸡血莲 10 g,水煎服。若治久咳,以水冬瓜花 10 g、白花前胡 10 g、柳叶白前 10 g、鸭儿芹 10 g,水煎服。若治哮喘,以水冬瓜花 10 g、伸筋草 10 g、猫儿屎 10 g、鹿蹄草 10 g,水煎服。

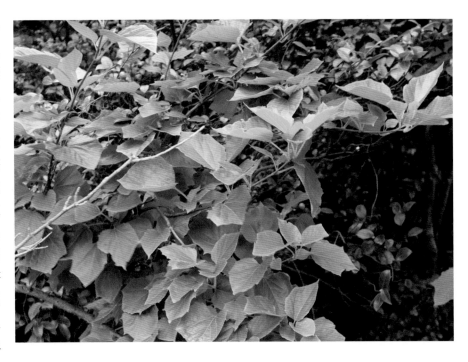

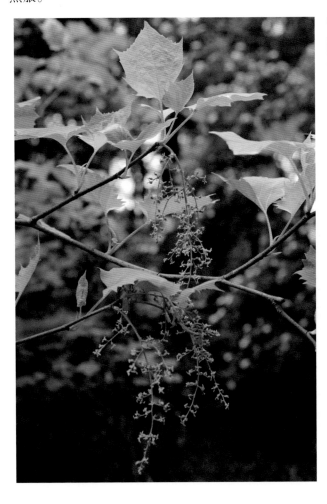

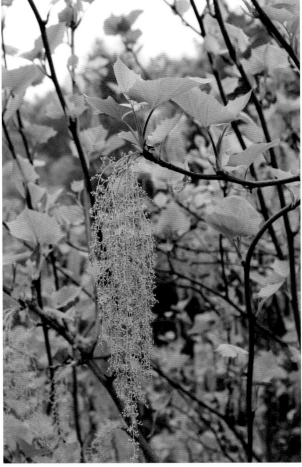

水冬瓜叶 shuǐdōngguāyè

Torricelliae Angulatae Folium

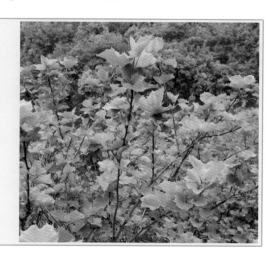

【黔称】水冬瓜叶(各地均称)。

【民族药名】

水药名:ʔma¹ ṭui⁶ la:u⁴ 骂韭劳(三都水族)。

布依药名:vai³¹ tçaŋ²⁴ 槐犟(贵定布依族)。

【来源】为山茱萸科植物有齿鞘柄木的叶。

【原植物】参见"大接骨丹"条。

【生境与分布】参见"大接骨丹"条。

【采收加工】春季、夏季采收,晒干。

【药材性状】叶多皱缩破碎,膜质或纸质,椭圆状卵形至宽卵形,长6~15 cm,宽5.5~15.5 cm;掌状叶脉7~9条,在两面均突起;叶柄长2.5~8 cm。气微,味微苦。

【性味归经】味微苦,性凉。归肝经、大肠经。

【功效与主治】清热解毒、利湿通淋。主治咽喉肿痛、肺热咳喘、热淋、泄泻。

【民族用药经验】

①治咽喉肿痛:水冬瓜叶15 g,水煎服。(贵州各族均用)

②治乳蛾:水冬瓜叶15 g、八爪金龙6 g,水煎服。(龙里苗族)

③治热淋:水冬瓜叶15 g、车前草15 g、石韦15 g,水煎服。(剑河侗族)

④治泄泻:水冬瓜叶15 g、石韦15 g,水煎服。(长顺布依族)

【用法用量】内服:煎汤,9~15 g。外用:适量,研末吹喉。

【汪按】水冬瓜叶之名始载于《贵州草药》。本书以水冬瓜叶为药材名,有齿鞘柄木为植物名。

水冬瓜叶为贵州常用黔药,是贵州汉族、苗族、侗族、布依族等民族习用药物。药材来源为野生和栽培。水冬瓜叶具清热解毒、利湿通淋之功效,故常用于治疗咽喉肿痛、肺热咳喘、热淋、泄泻等。若治咽喉肿痛,以水冬瓜叶15 g、碎米桠10 g、牛蒡子10 g、金银花10 g、连翘10 g,水煎服。若治肺热咳喘,以水冬瓜叶15 g、矮地茶10 g、鱼腥草10 g、一枝黄花10 g,水煎服。若治热淋,以水冬瓜叶15 g、天胡荽15 g、石韦10 g、水豆瓣10 g,水煎服。若治泄泻,水冬瓜叶15 g、茶叶3 g、地苓10 g、地马桩10 g,水煎服。若治闭经,以水冬瓜叶10 g、元宝草10 g、对叶莲10 g、果上叶根10 g、油麻血藤15 g、血人参10 g,水煎服。

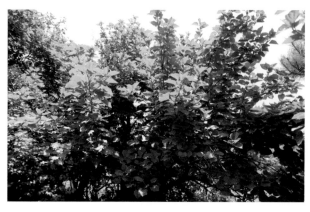

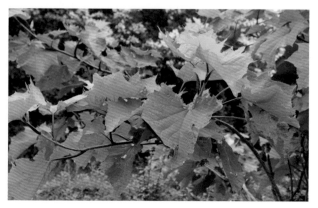

水豆瓣 shuǐdòubàn

Rotalae Rotundifoliae Herba

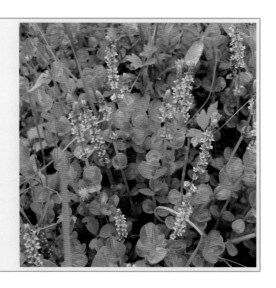

【黔称】豆瓣草（铜仁），豆瓣菜、水豆瓣（贵阳）。

【民族药名】

水药名：ʔma¹ ljap⁷ mja¹ 骂冷面（三都水族）。

【来源】为千屈菜科植物圆叶节节菜的全草。

【原植物】圆叶节节菜 *Rotala rotundifolia*（Buch. -Ham. ex Roxb.）Koehne。

一年生草本，下部匍匐，节上生根，常丛生，高 5 ~ 30 cm。叶对生，无柄或具短柄，近圆形、阔倒卵形或阔椭圆形，长 5 ~ 10 mm，有时可达 20 mm，宽 3.5 ~ 10 mm，顶端圆形，基部钝形或无柄时近心形，侧脉 4 对，纤细。花单生于苞片内，组成顶生稠密的穗状花序，花序长 1 ~ 4 cm，每株 1 ~ 3 个，有时 5 ~ 7 个；花极小，长约 2 mm，几乎无梗；苞片叶状，卵形或卵状矩圆形，约与花等长；小苞片 2 枚，披针形或钻形，约与萼筒等长；萼筒阔钟形，膜质，半透明，长 1 ~ 1.5 mm，裂片 4 枚，三角形，裂片间无附属体；花瓣 4 片，倒卵形，淡紫红色，长约为花萼裂片的 2 倍；雄蕊 4 枚；子房近梨形，长约 2 mm，花柱长度为子房的 1/2，柱头盘状。蒴果椭圆形，3 ~ 4 瓣裂。花期、果期 12 月至第二年 6 月。

【生境与分布】生于沟边、水田中或湿地上。分布于贵州的修文、开阳、清镇、惠水、三都等地。此外，我国长江以南地区也有分布。

【采收加工】夏季、秋季采收，晒干备用或鲜用。

【药材性状】茎细长，弯曲或扭曲，长 4 ~ 25 cm，表面灰绿色或浅褐色；茎基部结节处有须根。叶对生，无柄或具短柄，近圆形、阔倒卵形或阔椭圆形，长 3 ~ 10 mm，宽 3 ~ 10 mm，顶端圆形，基部钝形或无柄时近心形。穗状花序，花序长 1 ~ 4 cm。气微，味淡。

【性味归经】味甘、淡，性凉。归肺经、脾经、膀胱经。

【功效与主治】清热利湿、消肿止咳。主治痢疾、淋证、水肿、肺热咳嗽、白浊、白带、月经不调、痛经、痈疮肿毒、牙龈肿痛、痔疮、乳痈、急性肝炎、急性咽喉炎。

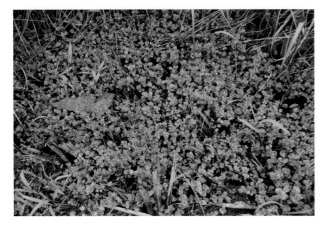

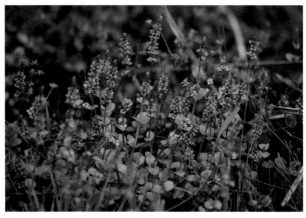

【民族用药经验】

①治痢疾:水豆瓣30 g,水煎服。（贵州各族均用）

②治热淋:水豆瓣30 g,凤尾草15 g,水煎服。（惠水苗族）

③治水肿:水豆瓣30 g,接骨草15 g,水煎服。（三都水族）

【用法用量】内服:煎汤,15～30 g;外用:适量,捣烂敷。

【注按】水豆瓣之名始载于《云南思茅中草药选》。《草木便方》称水苋菜,《陆川本草》称水泉,《四川中药志》称水指甲,《贵州民间药物》称水马桑、肉矮陀陀,《云南药用植物名录》称红格草,《福建药物志》称田马齿苋、水红莲草、引水草。台湾称水底金、水母猪乳,广东称假桑子、禾虾菜,海南称水酸、猪肥菜,广西称过塘蛇、水瓜子、上天梯,江苏称水松叶。本书以水豆瓣为药材名,圆叶节节菜为植物名。

水豆瓣为贵州常用黔药,是贵州汉族、苗族、布依族、水族等民族习用药物。药材来源均为野生。水豆瓣具清热利湿、消肿止咳之功效,故常用于治疗痢疾、淋证、水肿、肺热咳嗽、白浊、白带、月经不调、痛经、痈疮肿毒、牙龈肿痛、痔疮、乳痈、急性肝炎、急性咽喉炎等。若治痢疾,以水豆瓣30 g、铁苋菜30 g、地锦30 g,水煎服。若治淋证,以水豆瓣30 g、左转藤15 g、萹蓄15 g、瞿麦15 g、车前草15 g,水煎服。若治水肿,以水豆瓣15 g、陆英15 g、车前草15 g、猪鬃草10 g,水煎服。若治肺热咳嗽,以水豆瓣30 g、矮地茶15 g、猪尾巴15 g、鱼鳅串15 g、阴行草15 g,水煎服。若治白浊,以水豆瓣30 g、土茯苓15 g、猫须草15 g、四季红15 g、五花血藤30 g,水煎服。若治白带,以水豆瓣30 g、车前子10 g、土茯苓10 g、金荞麦20 g、鸡矢藤15 g、大夜关门15 g,水煎服。若治痛经,以水豆瓣30 g、五花血藤15 g、五香血藤15 g、香樟根10 g、八月瓜根10 g、七叶莲10 g、铁冬青10 g,水煎服。若治疮疡肿毒,以水豆瓣30 g、金银花20 g、连翘15 g、龙葵10 g、白英10 g,水煎服。若治乳痈,以水豆瓣30 g、蒲公英30 g、夏枯草10 g、贯叶连翘10 g,水煎服。若治牙龈肿痛,以水豆瓣30 g、金银花15 g、连翘15 g、石膏15 g,水煎服。若治痔肿,以水豆瓣30 g、槐花10 g、湖南连翘10 g、藤梨根30 g,水煎服。若治急性肝炎,以水豆瓣15 g、虎杖15 g、田基黄15 g、左转藤10 g、车前草10 g,水煎服。若治急性咽喉炎,以水豆瓣15 g、草玉梅10 g、碎米桠10 g,水煎服。

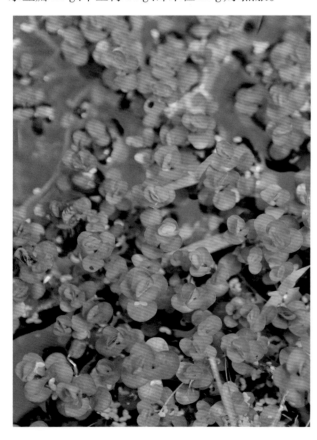
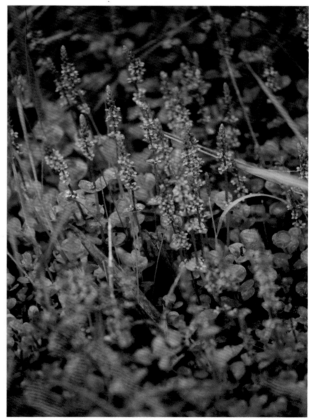

水金凤 shuǐjīnfèng

Impatientis Crassilobae Herba

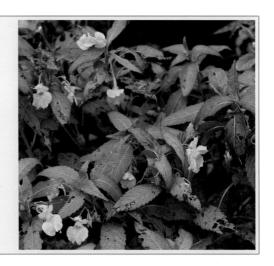

【黔称】厚裂凤仙花、水金凤(各地均称)。
【民族药名】
苗药名:bieex hax 边哈(黄平苗族)。

【来源】为凤仙花科植物厚裂凤仙花的全草。

【原植物】厚裂凤仙花 *Impatiens crassiloba* Hook. f.。

一年生肉质草本,高30～80 cm。茎直立,光滑,具分枝,下部匍匐,节上长有不定根。单叶互生,卵形、长卵形或卵状披针形,长2～7 cm,宽1～3 cm,先端渐尖或尾状渐尖,基部楔形或宽楔形,边缘具粗锯齿,齿尖具小刚毛,基部边缘具数对腺体,侧脉每边6～8条;叶柄长0.5～2 cm。总花梗腋生,细弱,长1.5～2.5 cm;花梗短,长约1 cm,基部具1枚狭披针状小苞片;花小,黄色,长约2.5 cm;侧生萼片2枚,小,披针形,先端具突尖;旗瓣圆形,先端微有凹陷,有小尖头,基部倒心形,背面中肋具龙骨突;翼瓣3裂,上裂片大,先端偏后下陷,形成2枚裂片,下裂片小,耳状;唇瓣舟状,基部下延成弯曲的长距。花期9—10月,果期10—11月。

【生境与分布】生于海拔620～1600 m的水沟、小河、田边等水湿环境。分布于贵州的梵净山及荔波、天柱、平坝、都匀等地。

【采收加工】夏、秋二季采收,洗净,鲜用或干燥。

【药材性状】茎圆柱形,长2～4 cm,直径0.2～0.5 cm;表面棕黄色或黄绿色,有明显的节和棱;质脆,断面白绿色。叶互生,有柄,多皱缩、破碎,绿黑色或黄绿色,完整者单叶互生,展平后呈卵状披针形或卵形,先端渐尖,基部楔形,边缘有粗锯齿,齿尖有小刚毛。气微香,味苦。

【性味归经】味苦、辛,性温。归肝经、肾经。

【功效与主治】祛瘀消肿、止痛渗湿。主治风湿筋骨疼痛、跌打损伤、阴囊湿疹、疥癞疮癣。

【民族用药经验】

①治风湿筋骨疼痛:水金凤15 g,水煎服。(贵州各族均用)

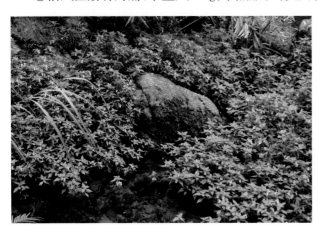

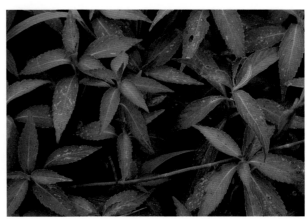

②治风湿关节痛：水金凤 15 g、红禾麻 15 g，水煎服。（毕节苗族）

③治阴囊湿疹：水金凤 15 g、地肤子 15 g，水煎服。（天柱侗族）

④治皮肤瘙痒：水金凤 15 g、一枝黄花 15 g，水煎服。（都匀布依族）

【用法用量】内服：煎汤，10～15 g。外用：适量，鲜品捣烂敷；或煎水洗。

【汪按】水金凤之名始载于《贵州省中药材、民族药材质量标准》2003 年版。本书以水金凤为药材名，厚裂凤仙花为植物名。

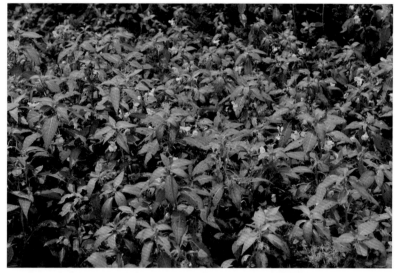

水金凤为贵州常用黔药，是贵州汉族、苗族、侗族、布依族等民族习用药物。药材来源均为野生。水金凤具祛瘀消肿、止痛渗湿之功效，故常用于治疗风湿筋骨疼痛、跌打损伤、阴囊湿疹、疥癞疮癣等。若治风湿关节肿痛，以水金凤 15 g、川牛膝 10 g、黑骨藤 10 g、铁筷子 10 g、乌骨藤 10 g，水煎服。若治腰痛，以水金凤 15 g、五花血藤 10 g、五香血藤 10 g、苦皮藤 10 g、杜仲 10 g、续断 10 g，水煎服。若治类风湿关节炎，以水金凤 15 g、小果微花藤 10 g、蜘蛛抱蛋 10 g、大风藤 10 g、母猪藤 15 g、臭山羊 15 g，水煎服。若治跌打损伤，以水金凤 15 g、接骨草 15 g、铁筷子 10 g、铁冬青 10 g、铁包金 10 g，水煎服。若治阴囊湿疹，以水金凤 15 g、龙葵 15 g、毛秀才 10 g、一枝黄花 10 g、地肤子 10 g、蛇倒退 10 g，水煎服。若治皮肤瘙痒，以水金凤 15 g、大风藤 10 g、透骨香 10 g、大血藤 10 g、香花崖豆藤 10 g、鸡血藤 10 g、马鞭草 15 g、龙葵 15 g，水煎服。

在贵州，水金凤除指厚裂凤仙花 *Impatiens crassiloba* Hook. f. 外，齿萼凤仙花 *Impatiens dicentra* Franch. ex Hook. f.、平坝凤仙花 *Impatiens ganpiuana* Hook. f. 及黄金凤 *Impatiens siculifer* Hook. f. 也均称水金凤。

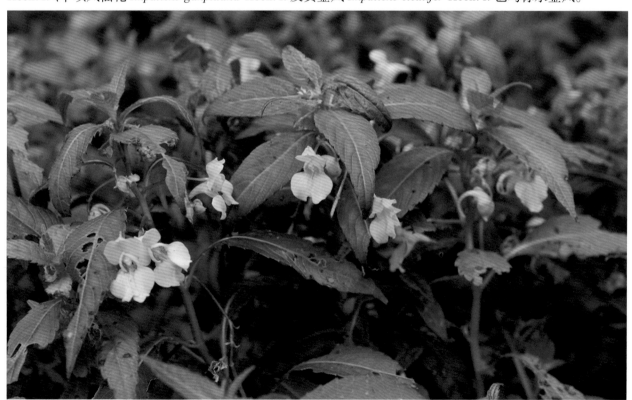

水芹 shuǐqín

Oenanthis Javanicae Herba

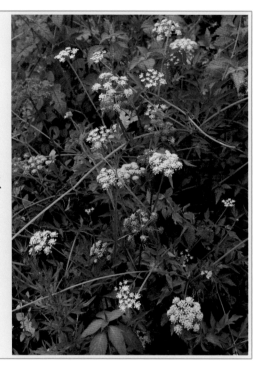

【黔称】水芹菜(各地均称)。

【民族药名】

苗药名:vob juex 窝久(黔东南苗族),reib blax gud 锐把孤(松桃苗族),roub gaix 茹阶(毕节苗族)。

侗药名:mal aenl 骂哽(剑河侗族)。

水药名:ʔma¹ qui³ hoŋ² 骂归哄(三都水族)。

仡佬药名:wu¹³ loŋ⁵³ nie³⁵ 误聋业(黔中方言),ka³¹ laŋ³¹ paŋ³¹ 嘎郎邦(黔西南多洛方言)。

毛南药名:ma²² tɕip⁵³ ʐam³³ 骂鸡让(惠水毛南族)。

【来源】为伞形科植物水芹的全草。

【原植物】水芹 *Oenanthe javanica*(Bl.)DC.。

多年生草本,高 15~80 cm。全株无毛;茎直立或基部匍匐,节上生根。基生叶叶柄长达 10 cm,基部有叶鞘;叶三角形或三角状卵形,一至二回羽状分裂,末回裂片卵形或菱状披针形,长 2~5 cm,宽 1~2 cm,边缘有不整齐的尖齿或圆齿;茎上部叶无柄,叶较小。复伞形花序顶生;花序梗长约 16 cm;无总苞;伞辐 6~16 条,长 1~3 cm;小总苞片 2~8 枚,线形;小伞形花序有花 10~25 朵;花萼齿线状披针形;花瓣白色,倒卵形;花柱直立或两侧分开,每一棱槽内有油管 1 个、合生面有油管 2 个。花期 6—7 月,果期 8—9 月。

【生境与分布】生于海拔 300~1700 m 的浅水低洼湿地或池沼、水沟中。分布于贵州的德江、松桃、石阡、赫章、赤水、罗甸等地。此外,我国其他地区也有分布。

【采收加工】9—10 月采割地上部分。洗净,鲜用或晒干。

【药材性状】本品多皱缩成团,茎细而弯曲,匍匐茎节处有须状根。叶皱缩,展平后,基生叶三角形或三角状卵形,一至二回羽状分裂,末回裂片卵形至菱状披针形,长 2~5 cm,宽 1~2 cm,边缘有不整齐尖齿或圆齿,质脆易碎。气微香,味微辛、苦。

【性味归经】味辛、苦,性凉。归肺经、肝经、膀胱经。

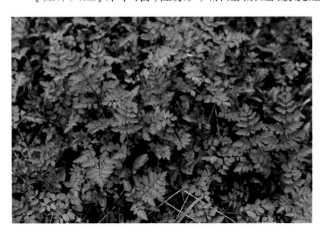

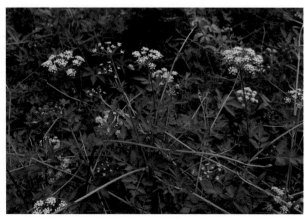

【功效与主治】清热解毒、利尿、止血。主治感冒、高热烦渴、吐泻、浮肿、小便不利、尿血、便血、吐血、衄血、崩漏、目赤、咽痛、喉肿、口疮、牙疳、乳痈、痛疽、瘰疬、痄腮、带状疱疹、痔疮、跌打损伤。

【民族用药经验】

①治感冒发热：水芹 60 g，水煎服。（贵州各族均用）

②治肺热咳嗽：水芹 30 g、岩豇豆 15 g，水煎服。（雷山苗族）

③治肺痈：水芹 60 g、金荞麦 30 g，水煎服。（罗甸布依族）

④治小便不利：水芹 60 g、头花蓼 30 g，水煎服。（德江土家族）

⑤治各种出血：水芹 60 g、大叶紫珠 30 g，水煎服。（三都水族）

⑥治跌打损伤：鲜水芹 60 g、母猪藤 60 g，捣烂敷。（龙里苗族）

【用法用量】内服：煎汤，30～60 g；或研末，每次 1～1.5 g；或入丸、散。外用：适量，研末撒；或煎水漱口。

【注按】水芹之名始载于《本草经集注》，又称水靳、水英。《尔雅》（郭璞注）称芹菜，《滇南本草》称水芹菜，《湖南药物志》称野芹菜，《云南药用植物名录》称马芹。东北称河芹、小叶芹。本书以水芹为药材名和植物名。

《湖南省中药材标准》2009 年版，以水芹为药材名，水芹 Oenanthe javanica（Blume）de Candolle 为植物名，药用部位以干燥地上部分收载。

《上海市中药材标准》1994 年版，以水芹（石龙芮）为药材名，水芹 Oenanthe javanica（Bl.）DC. 为植物名，药用部位以干燥茎枝收载。

水芹为贵州常用黔药，是贵州汉族、苗族、侗族、布依族、土家族、水族等民族习用药物。药材来源均为野生。水芹具清热解毒、利尿、止血之功效，故常用于治疗感冒、高热烦渴、吐泻、浮肿、小便不利、尿血、便血、吐血、衄血、崩漏、目赤、咽痛、喉肿、口疮、牙疳、乳痈、痛疽、瘰疬、痄腮、带状疱疹、痔疮、跌打损伤等。若治感冒，以水芹 30 g、鱼鳅串 10 g、马鞭草 10 g，水煎服。若治浮肿，以水芹 60 g、凤尾草 10 g、猫须草 15 g，水煎服。若治小便不利、淋证，以水芹 60 g、石韦 10 g、金钱草 10 g、大红袍 10 g，水煎服。若治尿血，以水芹 60 g、小蓟 30 g、地锦 15 g、旱莲草 15 g，水煎服。若治便血，以水芹 60 g、朱砂莲 30 g、地榆 15 g、过路黄 15 g，水煎服。若治吐血、衄血，以水芹 60 g、朱砂莲 30 g、大地柏枝 15 g，水煎服。若治崩漏、月经过多，以水芹 60 g、大叶紫珠 30 g、血盆草 15 g、血人参 15 g，水煎服。若治目赤红肿，以水芹 30 g、夏枯草 10 g、金银花 10 g、密蒙花 10 g，水煎服。若治咽痛，以水芹 30 g、碎米桠 15 g、矮地茶 15 g，水煎服。若治乳痈，以水芹 30 g、蒲公英 30 g、紫背天葵 10 g、紫花地丁 10 g，水煎服。若治痄腮，以水芹 60 g、板蓝根 15 g、野蓝靛 30 g、金银花 15 g、连翘 10 g、牛蒡子 10 g，水煎服。若治带状疱疹，以水芹 60 g、龙胆草 6 g、夏枯草 10 g、大青叶 15 g、蛇倒退 15 g、一枝黄花 15 g，水煎服。若治痔疮，以水芹 30 g、一枝黄花 10 g、血人参 15 g、黑汉条 20 g、刺梨根 30 g，水煎服。若治跌打损伤，以水芹 30 g、飞龙掌血 15 g、五花血藤 15 g、五香血藤 15 g、松风草 10 g、追风草 10 g，水煎服。

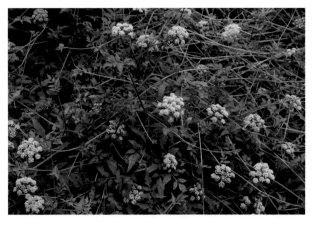
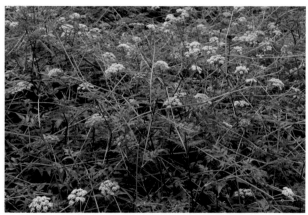

丝瓜 sīguā

Luffae Cylindricae Fructus

【黔称】丝瓜(各地均称)。

【民族药名】

苗药名:daob nzead wanl 佗才完(黔东南苗族)。

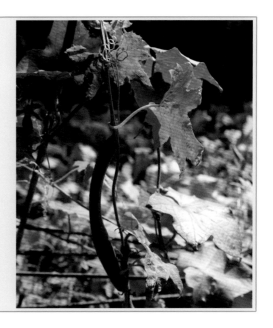

【来源】为葫芦科植物丝瓜的果实。

【原植物】丝瓜 *Luffa cylindrica*(L.)Roem.。

一年生攀缘藤本。茎、枝粗糙,有棱,被微柔毛;卷须稍粗壮,被短柔毛。叶柄粗糙,长 10～12 cm,具不明显的沟,近无毛;叶三角形或近圆形,长、宽均为 10～20 cm,通常掌状 5～7 裂,裂片三角形,中间的较长,长 8～12 cm,顶端急尖或渐尖,边缘有锯齿,基部深心形,弯缺深 2～3 cm,宽 2～2.5 cm,上面深绿色,粗糙,有疣点,下面浅绿色,有短柔毛,脉掌状,具白色的短柔毛。雌雄同株。雄花,通常 15～20 朵生于总状花序上部,花序梗稍粗壮,长 12～14 cm,被柔毛;花梗长 1～2 cm;花萼筒宽钟形,直径 0.5～0.9 cm,被短柔毛,裂片卵状披针形或近三角形,上端向外反折,长 0.8～1.3 cm,宽 0.4～0.7 cm,里面密被短柔毛,边缘尤为明显,外面被毛较少,先端渐尖,具 3 条脉;花冠黄色,辐射状,开展时直径 5～9 cm,裂片长圆形,长 2～4 cm,宽 2～2.8 cm,里面基部密被黄白色长柔毛,外面具 3～5 条突起的脉,脉上密被短柔毛,顶端钝圆,基部狭窄;雄蕊通常 5 枚,稀 3 枚,花丝长 6～8 mm,基部有白色短柔毛,花初开放时稍靠合,最后完全分离,药室多回曲折。雌花,单生,花梗长 2～10 cm;子房长圆柱状,有柔毛,柱头 3 枚,膨大。果实圆柱状,直或稍弯,长 15～60 cm,直径 5～8 cm,表面平滑,通常有深色纵条纹,未成熟时肉质,成熟后干燥,里面呈网状纤维,由顶端开裂。种子多数,黑色,卵形,扁,平滑,边缘狭翼状。花期、果期夏季、秋季。

【生境与分布】我国各地普遍栽培。此外,也广泛栽培于世界温带、热带地区。我国云南南部有野生,但果较短小。

【采收加工】嫩丝瓜于夏季、秋季采摘,鲜用;老丝瓜(天骷髅)于秋后采收,晒干。

【药材性状】果实(瓠果)长圆柱形,长 20～60 cm,肉质,绿色带粉白色或黄绿色,有不明显的纵向浅沟,成熟后内有坚韧的网状瓜络。

【性味归经】味甘,性凉。归肺经、肝经、胃经、大肠经。

【功效与主治】清热化痰、凉血解毒。主治热病身热烦渴、咳嗽痰喘、肠风下血、痔疮出血、血淋、崩漏、痈疽疮疡、乳汁不通、无名肿毒、水肿。

【民族用药经验】

①治热病身热烦渴:鲜丝瓜 120 g,水煎服。(贵州各族均用)

②治咳嗽痰喘:鲜丝瓜 120 g、鲜鱼腥草 100 g,水煎服。(雷山苗族)

③治水肿:鲜丝瓜 120 g、鲜冬瓜皮 50 g、玉米须 30 g,水煎服。(剑河侗族)

313

④治腰酸背痛：丝瓜 30 g、飞龙掌血 15 g，水煎服。（惠水布依族）

【用法用量】内服：煎汤，干品 9~30 g，鲜品 60~120 g；或烧存性为散，每次 3~9 g。外用：适量，捣汁涂；或捣烂敷；或研末调敷。

【汪按】丝瓜之名始载于《救荒本草》。《普济本事方》称天丝瓜、天罗、蛮瓜，《本事方续集》称绵瓜，《古今合璧事类备要》称布瓜，《普济方》称天罗瓜，《奇效良方》称鱼鰦，《滇南本草》称天吊瓜、纯阳瓜，《医学正传》称天络丝，《妇人良方》（校注补遗）称天罗布瓜，《纲目》称虞刺、洗锅罗瓜，《群芳谱》称天罗絮，《医林纂要·药性》称纺线，《采药书》称天骷髅，《植物名汇》称菜瓜，《岭南采药录》称水瓜，《广州植物志》称絮瓜、砌瓜。本书以丝瓜为药材名和植物名。

丝瓜为贵州常用黔药，是贵州汉族、苗族、侗族、布依族等民族药食两用之品。药材来源均为栽培。丝瓜具清热化痰、凉血解毒之功效，故常用于治疗热病身热烦渴、咳嗽痰喘、肠风下血、痔疮出血、血淋、崩漏、痈疽疮疡、乳汁不通、无名肿毒、水肿等。若治热病身热烦渴，以丝瓜 30 g、鱼鰦串 10 g、九头狮子草 10 g，水煎服。若治咳嗽痰喘，以丝瓜 20 g、矮地茶 15 g、野油菜 15 g、强盗九杆子 10 g，水煎服。若治肠风下血，以丝瓜 30 g、过路黄 15 g、地榆 15 g、牛舌片 10 g，水煎服。若治痔疮出血，以丝瓜 30 g、苦参 10 g、水黄杨木 15 g、千年老鼠屎 10 g、朱砂莲 20 g，水煎服。若治血淋，以鲜丝瓜 100 g、刺儿菜 10 g、拔葜 10 g、左转藤 10 g，水煎服。若治崩漏，以鲜丝瓜 100 g、血人参 20 g、金荞麦 20 g、红孩儿 15 g、地榆 15 g、大夜关门 15 g，水煎服。若治痈疽疮疡，以鲜丝瓜、鲜蒲公英、鲜金银花、鲜紫花地丁各适量，捣烂敷。若治乳汁不通，以鲜丝瓜 120 g、金钱豹 15 g、无花果 10 g、通草 5 g，水煎服。若治水肿，以丝瓜 30 g、左转藤 10 g、金鸡脚 10 g、萹蓄 10 g、瞿麦 10 g，水煎服。

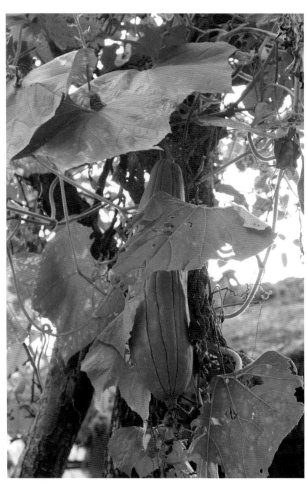
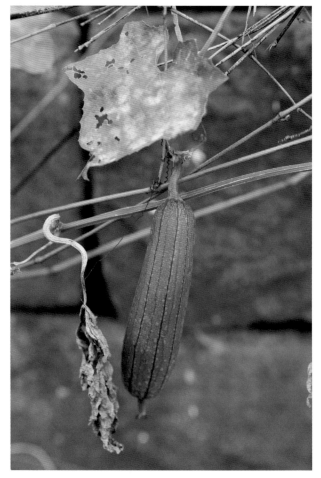

丝瓜络 sīguāluò

Luffae Cylindricae Retinervus

【黔称】丝瓜络(各地均称)。

【民族药名】

苗药名:xeb daob nzead wanl 西佗才完(黔东南苗族)。

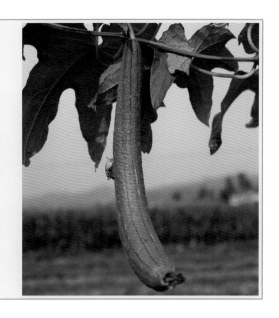

【来源】为葫芦科植物丝瓜成熟果实的维管束。

【原植物】参见"丝瓜"条。

【生境与分布】参见"丝瓜"条。

【采收加工】秋季果实成熟时采摘,搓去外皮及果肉;或用水浸泡至果皮和果肉腐烂,取出洗净,除去种子,晒干。

【药材性状】全体由维管束纵横交错而成,多呈长圆形,略弯,两端稍细,长短不一,长可达70 cm;表面黄白色,粗糙,有数条浅纵沟,有时可见残存的果皮和膜质状果肉。体轻,质韧,富弹性,横断面有数个空腔,偶见残留的黑色种子。气微,味淡。

【性味归经】味甘,性凉。归肺经、肝经、胃经。

【功效与主治】通经活络、解毒消肿。主治胸胁胀痛、风湿痹痛、筋脉拘挛、乳汁不通、肺热咳嗽、痈肿疮毒、乳痈。

【民族用药经验】

①治胸胁胀痛:丝瓜络15 g,水煎服。(贵州各族均用)

②治风湿痹痛:丝瓜络10 g、黑骨藤10 g,水煎服。(贵定苗族)

③治乳汁不通:丝瓜络10 g、金钱豹10 g,水煎服。(龙里布依族)

④治肺热咳嗽:丝瓜络15 g、鱼鳅串15 g,水煎服。(荔波水族)

⑤治痈肿疮毒:丝瓜络15 g、龙葵15 g,水煎服。(江口土家族)

⑥治乳痈:丝瓜络15 g、蒲公英30 g,水煎服。(惠水毛南族)

【用法用量】内服:煎汤,5～15 g;或烧存性研末,每

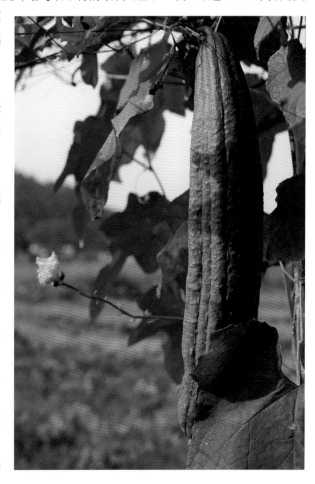

次 1.5~3 g。外用:适量,煅存性研末调敷。

【汪按】丝瓜络之名始载于《本草再新》。《脉因证治》称天萝筋,《医林纂要·药性》称丝瓜网,《分类草药性》称丝瓜壳,《广州植物志》称丝瓜络、絮瓜瓤,《药材资料汇编》称天萝线,《江苏省植物药材志》称丝瓜筋,《河北药材》称丝瓜瓤,《湖南药物志》称千层楼,《四川常用中草药》称丝瓜布。本书以丝瓜络为药材名,丝瓜为植物名。

《中国药典》2010 年版、2005 年版、2000 年版、1995 年版、1990 年版、1985 年版、1977 年版,《新疆维吾尔自治区药品标准》(第二册)1980 年版,以丝瓜络为药材名,丝瓜 *Luffa cylindrica*(L.)Roem. 为植物名,药用部位以干燥成熟果实的维管束收载。

《中国药典》1963 年版、《贵州省中药材标准规格·上集》1965 年版,以丝瓜络为药材名,丝瓜 *Luffa cylindrica*(L.)Roem. 为植物名,药用部位以干燥成熟果实的网状筋络收载。

丝瓜络为贵州常用黔药,是贵州汉族、苗族、侗族、布依族、土家族、水族、毛南族、仡佬族等民族习用药物。药材来源均为栽培。丝瓜络具通经活络、解毒消肿之功效,故常用于治疗胸胁胀痛、风湿痹痛、筋脉拘挛、乳汁不通、肺热咳嗽、痈肿疮毒、乳痈等。若治胸胁胀痛,以丝瓜络 15 g、预知子 15 g、飞龙掌血 10 g、铁筷子 10 g,水煎服。若治心绞痛,以丝瓜络 15 g、丹参 10 g、五花血藤 10 g、五香血藤 10 g、小果微花藤 10 g、瓜蒌 10 g,水煎服。若治风湿痹痛,以丝瓜络 15 g、大风藤 10 g、铁筷子 10 g、接骨木 10 g,水煎服。若治筋脉拘挛,以丝瓜络 15 g、石松 10 g、扶芳藤 10 g,水煎服。若治乳汁不通,以丝瓜络 15 g、王不留行 6 g、无花果 10 g、金钱豹 10 g,水煎服。若治肺热咳嗽,以丝瓜络 15 g、鱼腥草 15 g、黄荆子 6 g、泥胡菜 10 g,水煎服。若治疮疡肿毒,以丝瓜络 15 g、金银花 10 g、龙葵 15 g、紫花地丁 15 g、紫背天葵 10 g、野菊花 10 g、蒲公英 10 g、鸭跖草 10 g,水煎服。若治乳痈,以丝瓜络 15 g、蒲公英 30 g、天名精 10 g,水煎服。

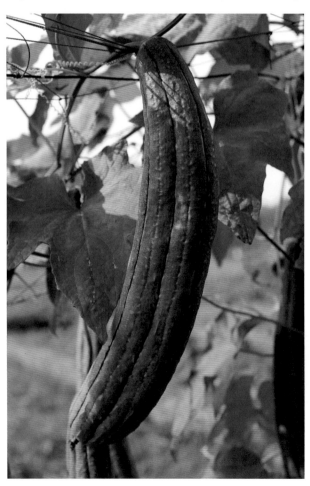
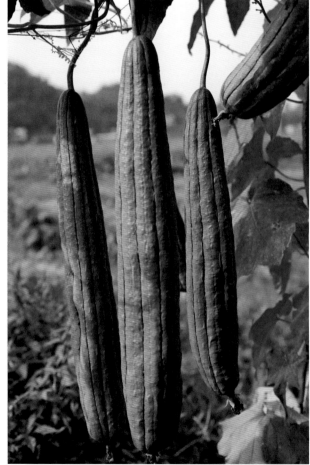

四块瓦 sìkuàiwǎ

Lysimachiae Paridiformis Herba

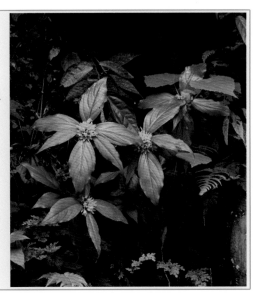

【黔称】四块瓦(遵义、贵阳),红四块瓦、大叶四大天王(镇远),大四块瓦(各地均称)。

【民族药名】

苗药名:reib kal was 锐卡瓦(松桃苗族)。

水药名:ʔma¹ hum³ nda: ŋ¹ 骂轰宕(荔波水族)。

侗药名:sank lip lemc 伞利轮(剑河侗族)。

毛南药名:tei⁴² kuai³³ wa³³ 特快瓦(惠水毛南族)。

【来源】为报春花科植物落地梅的全草。

【原植物】落地梅 *Lysimachia paridiformis* Franch.。

多年生草本。根茎粗短或呈块状,根簇生,纤维状,直径约 1 mm,密被黄褐色茸毛;茎通常 2 条至数条簇生,直立,高 10～45 cm,不分枝,节部稍膨大。叶 4～6 枚在茎端轮生,极少出现第 2 轮叶,下部叶退化呈鳞片状,无柄或近无柄;叶倒卵形至椭圆形,长 5～17 cm,宽 3～10 cm,先端短渐尖,基部楔形,边缘全缘或稍呈皱波状,上面光绿色,下面淡绿色,无毛,两面散生黑色腺条,有时腺条颜色不显现,仅见条状隆起;侧脉 4～5 对在下面稍隆起,网脉隐蔽;叶干时坚纸质。花集生于茎端排列成伞形花序,有时亦有少数花生于近茎端的 1 对鳞片状叶的叶腋,花梗长 5～15 mm;花萼长 8～12 mm,5 深裂几乎达基部,裂片披针形或自卵形的基部长渐尖,无毛或具稀疏缘毛,有时具稀疏黑色腺条;花冠黄色,长 12～14 mm,基部合生部分长约 3 mm,先端 5 裂,裂片狭长圆形,宽约 4.5 mm,先端钝或圆形;雄蕊 5 枚,花丝基部合生成高约 2 mm 的筒,分离部分长 3～5 mm,花药椭圆形,长约 1.5 mm;雌蕊 1 枚,子房上位,无毛,1 室,花柱长约 8.5 mm。蒴果球形,直径 3.5～4 mm,淡黄褐色。花期 5—6 月,果期 7—9 月。

【生境与分布】生于山谷、林下湿润处。分布于贵州的印江、江口、德江、黄平、修文、天柱、道真、息烽等地。此外,我国湖北、湖南、四川等地也有分布。

【采收加工】全年均可采收,晒干。

【药材性状】茎长 10～45 cm,不分枝,表面棕色或暗棕色,有纵纹,多皱缩,断面实心,不易折断。叶聚生于茎顶端,4～6 枚,呈轮生状,极少出现第二轮叶,叶展平后呈倒卵形至椭圆形,皱缩,长 5～17 cm,宽 3～10 cm,先端短渐尖,基部锲形,全缘,上面灰绿色或棕褐色,下面灰白色;主脉明显突起,侧脉 4～5 对。花聚生于茎顶端,花冠黄色。气微,味淡。

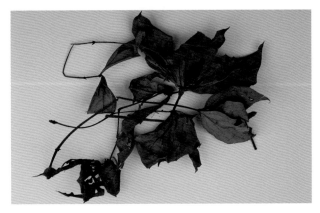

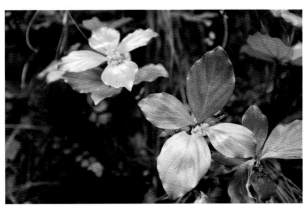

【性味归经】味辛、苦,性温。归肺经、胃经。

【功效与主治】祛风除湿、活血止痛、止咳、解毒。主治风湿疼痛、脘腹疼痛、咳嗽、跌打损伤、疖肿疔疮、毒蛇咬伤。

【民族用药经验】

①治风湿痹痛:四块瓦 30 g,水煎服。(贵州各族均用)

②治跌打损伤:四块瓦 15 g、见血飞 15 g,水煎服。(黄平苗族)

③治胃痛:四块瓦 10 g、鸡矢藤 10 g,水煎服。(天柱侗族)

④治咳嗽:四块瓦 15 g、矮地茶 10 g,水煎服。(惠水布依族)

⑤治血崩:四块瓦 15 g、仙鹤草 15 g,水煎服。(江口土家族)

⑥治泄泻:四块瓦 15 g、朝天罐 15 g,水煎服。(黔南水族)

【用法用量】内服:煎汤,10~30 g。外用:适量,煎水洗;或捣烂敷。

【注按】四块瓦之名始载于《草木便方》,又称四大天王。《分类草药性》称四儿风,《民间常用草药汇编》称四匹瓦,《四川中药志》称大四块瓦,《湖南药物志》称四片瓦,《贵州草药》称红四块瓦。四川称四叶黄。本书以四块瓦为药材名,落地梅为植物名。

《贵州省中药材、民族药材质量标准》2003 年版,以追风伞为药材名,落地梅 *Lysimachia paridiformis* Franch. 为植物名,药用部位以干燥全草收载。

《湖北省中药材质量标准》2009 年版,以红四块瓦为药材名,重楼排草 *Lysimachia paridiformis* Franch. 为植物名,药用部位以干燥全草收载。

四块瓦为贵州常用黔药,是贵州汉族、苗族、侗族、布依族、土家族、水族等民族习用药物。药材来源均为野生。四块瓦具祛风除湿、活血止痛、止咳、解毒之功效,故常用于治疗风湿疼痛、脘腹疼痛、咳嗽、跌打损伤、疖肿疔疮、毒蛇咬伤等。若治风湿痹痛,以四块瓦 15 g、黑骨藤 10 g、大血藤 10 g、小果微花藤 10 g,水煎服。若治风湿腰痛,以四块瓦 15 g、乌骨藤 10 g、杜仲 10 g、续断 10 g,水煎服。若治风湿关节痛,以四块瓦 15 g、川牛膝 10 g、铁筷子 10 g、石楠藤 10 g、虎杖 10 g,水煎服。若治胃脘寒痛,以四块瓦 15 g、金荞麦 15 g、鸡矢藤 15 g、干姜 10 g,水煎服。若治跌打损伤,以四块瓦 15 g、见血飞 10 g、大接骨丹 10 g、陆英 10 g,水煎服。若治风寒咳嗽,以四块瓦 15 g、矮地茶 10 g、岩豇豆 10 g、紫苏子 10 g,水煎服。若治疮疡,以四块瓦 30 g、蒲公英 15 g、紫花地丁 15 g、金银花 15 g、连翘 15 g,水煎服。

此外,须注意在贵州称四块瓦的除落地梅外,尚有金粟兰科植物及已 *Chloranthus serratus* (Thunb.) Roem et Schult 的根,银线草 *Chloranthus japonicus* Sieb. 的全草、根及根茎,多穗金粟兰 *Chloranthus multistachys* Pei 的全草、根及根茎,宽叶金粟兰 *Chloranthus henryi* Hemsl. 的全草或根,全缘金粟兰 *Chloranthus holostegius* (Hand.-Mazz.) Pei et Shan 的全草或根等,它们功能、作用不尽相同,使用时应注意。

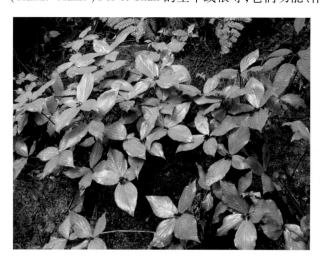
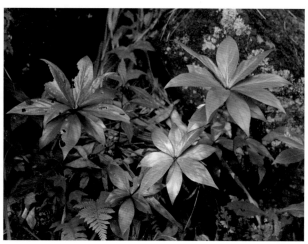

搜山黄 sōushānhuáng

Gladioli Gandavensis Rhizoma

【黔称】搜山黄(湄潭),菖蒲花(贵阳),唐菖蒲(各地均称)。

【民族药名】

苗药名:jax ngongb 加翁(黄平苗族)。

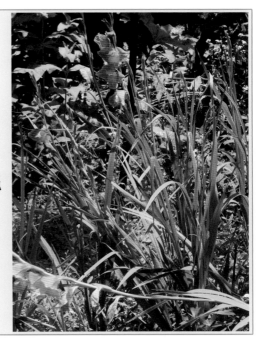

【来源】为鸢尾科植物唐菖蒲的球茎。

【原植物】唐菖蒲 *Gladiolus gandavensis* Van Houtte。

多年生草本,高约 1 m。球茎扁圆球状,直径 2.5~4.5 cm,外包棕黄色膜质包被。叶基生或于茎上互生,嵌叠状排成 2 列;叶剑形,质硬,长 40~60 cm,宽 2~3 cm,先端渐尖,基部鞘状;主脉突出,具多条平行脉。花茎高 50~80 cm,不分枝,下部具数枚互生叶;穗状花序顶生,长 25~35 cm,具卵形或宽卵形的苞片 2 枚;花单生于苞片内,无柄,左右对称,直径 6~8 cm,具红色、粉红色、白色、黄色等艳丽色彩,花被裂片 6 枚,排成 2 轮,内轮 3 枚较大;花被管漏斗状,向上多少弯曲而有一长形的管檐;雄蕊 3 枚,着生于花被管上,多少偏向花的一侧;花药蓝紫色,子房下位,椭圆形,3 室,花柱长约 6 cm,先端 3 裂。蒴果椭圆形,长 1.7~2 cm,直径约 7 mm。种子扁平,具膜质翅。花期 5—7 月,果期 7—9 月。

【生境与分布】贵州各地广为栽培,云南一些地方有半野生。此外,我国其他地区也广为栽培。

【采收加工】秋季采挖,洗净,晒干备用或鲜用。

【药材性状】本品呈扁圆球形,直径 1.5~3.5 cm,厚 1~1.5 cm;表面黄棕色、棕褐色或暗棕红色;基部具须根痕或偶见残根;上面中央为 1 个尖状突起的顶芽,有腋芽数个,较小,分列顶芽两侧而位于同一径向面上;全体尚见数个同心环状线纹,为鳞片痕,有时可见残存的膜质鳞叶基部。体重,质脆而易碎,断面淡棕褐色或污白色,粉性。气微,味辛辣、刺舌。

【性味归经】味苦、辛,性凉,有毒。归肺经、胆经。

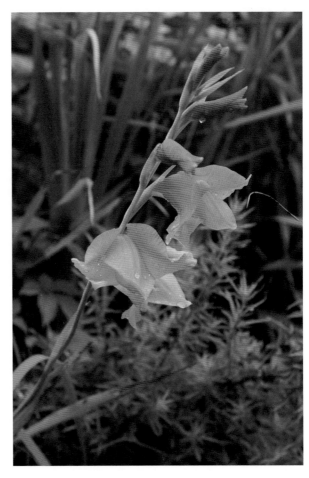

【功效与主治】清热解毒、散瘀消肿。主治疮痈肿毒、咽喉肿痛、疳腮、痧症、跌打损伤。

【民族用药经验】

①治疮痈肿毒:搜山黄、蜂蜜各适量,调敷。(贵州各族均用)

②治疳腮:搜山黄适量,加水磨汁擦。(惠水苗族)

③治跌打损伤:搜山黄15 g、见血飞15 g,浸酒擦。(惠水布依族)

【用法用量】内服:煎汤,3~9 g;或浸酒。外用:适量,加水磨汁擦;或捣烂敷。

【汪按】搜山黄之名始载于《贵州民间药物》。《贵州中草药名录》称搜山虎,《贵州草药》称菖蒲花,《云南中草药选》称标杆花。河北称菖兰,云南称荸荠莲,北京称十样花,广州称剑兰。本书以搜山黄为药材名,唐菖蒲为植物名。

搜山黄为贵州常用黔药,是贵州汉族、苗族、布依族等民族习用药物。药材来源均为栽培。搜山黄具清热解毒、散瘀消肿之功效,故常用于治疗疮痈肿毒、咽喉肿痛、疳腮、痧症、跌打损伤等。若治无名肿痛,以搜山黄适量,加水磨汁外擦患处。若治颈痈,以搜山黄适量,加水磨汁外擦患处,并以金银花15 g、蒲公英15 g、紫花地丁15 g、野菊花10 g、龙葵10 g、筋骨草10 g、五花血藤15 g,水煎服。若治咽喉肿痛,以搜山黄适量,研末,加冰片少许,取0.3 g吹入咽喉中。若治疳腮,以搜山黄适量,加水磨汁擦患处,并以白毛夏枯草30 g、金银花15 g、鱼鳅串15 g、龙葵10 g、重楼10 g、草玉梅10 g、野蓝靛10 g,水煎服。若治跌打损伤,以搜山黄10 g、见血飞15 g、陆英15 g、五花血藤15 g、小果微花藤15 g,浸酒3000 mL,每次服10 mL,每2日服1次。

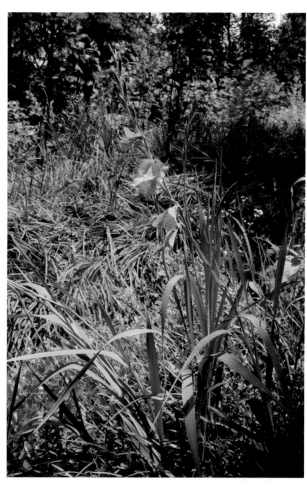
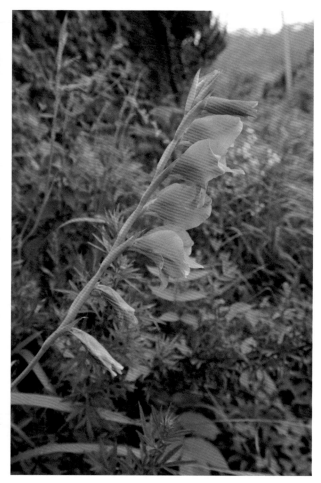

苏木 sūmù

Caesalpiniae Sappan Lignum

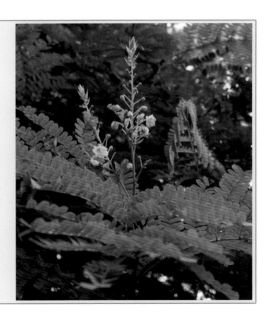

【黔称】苏木(各地均称)。

【民族药名】

苗药名:sub mut 苏木(黔南苗族)。

【来源】为豆科植物苏木的心材。

【原植物】苏木 *Caesalpinia sappan* L. 。

小乔木,高达6 m,具疏刺,除老枝、叶下面和荚果外,多少被细柔毛;枝上的皮孔密而明显。二回羽状复叶长30~45 cm;羽片7~13对,对生,长8~12 cm,小叶10~17对,紧靠,无柄;小叶纸质,长圆形至长圆状菱形,长1~2 cm,宽5~7 mm,先端微缺,基部歪斜,斜生于羽轴上;侧脉纤细,在两面明显,在边缘附近联结。圆锥花序顶生或腋生,长约与叶相等;苞片大,披针形,早落;花梗长约15 mm,被细柔毛;花托浅钟形;萼片5枚,稍不等,下面1片比其他的大,呈兜状;花瓣黄色,阔倒卵形,长约9 mm,最上面1片基部带粉红色,具柄;雄蕊稍伸出,花丝下部密被柔毛;子房被灰色茸毛,具柄,花柱细长,被毛,柱头平截形。荚果木质,稍压扁,近长圆形至长圆状倒卵形,长约7 cm,宽3.5~4 cm,基部稍狭,先端斜向平截形,上角有外弯或上翘的硬喙,不开裂,红棕色,有光泽。种子3~4粒,长圆形,稍扁,浅褐色。花期5—10月,果期7月至第二年3月。

【生境与分布】生于海拔500 m左右的密林或山坡疏林中。分布于贵州的册亨、望谟、罗甸等地。此外,我国云南、四川、广西、广东、福建、台湾等地有栽培,云南有野生分布。

【采收加工】全年均可采收,砍下树木,削去外围白色边,阴干。

【药材性状】本品呈长圆柱形或对剖半圆柱形,长10~100 cm,直径3~12 cm;表面黄红色至棕红色,具刀削痕,常见纵向裂缝。横断面略具光泽,年轮明显,有的可见暗棕色、质松、带亮星的髓部。质坚硬。无臭,味甘,微涩。

【性味归经】味甘、咸,性平。归心经、肝经、大肠经。

【功效与主治】行血祛瘀、消肿定痛。主治闭经、痛经、产后瘀阻、胸腹刺痛、痈肿、跌打损伤。

【民族用药经验】

①治痛经:苏木10 g,水煎服。(贵州各族均用)

②治闭经:苏木6 g、桃仁10 g、红花3 g,水煎服。(黄平苗族)

③治跌打损伤:苏木10 g、见血飞10 g,水煎服。(剑河侗族)

④治痈肿:苏木10 g、天花粉10 g,水煎服。(罗甸布依族)

【用法用量】内服:煎汤,3~10 g;或研末。外用:适量,研末撒。

【汪按】苏木之名始载于《医学启源》。《南方草木状》称苏枋,《肘后备急方》称苏方,《新修本草》称苏方木,《太平圣惠方》称苏木方,《诸蕃志》称密木,《小儿卫生总微论方》称苏木节,《中国主要植物图说——豆

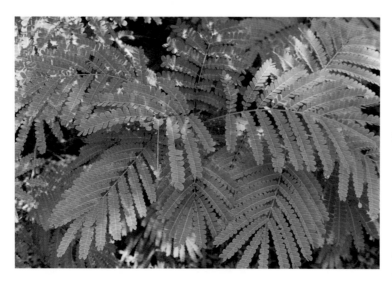

科》称棕木,《兽医国药及处方》称赤木,《药材学》称苏木、方木,《四川中药志》称红柴,《广西中草药》称红苏木。广西称山醋木。本书以苏木为药材名和植物名。

《中国药典》2010 年版、2005 年版、2000 年版、1995 年版、1990 年版、1985 年版、1977 年版、1963 年版,《中华人民共和国卫生部药品标准·蒙药分册》(附录)1998 年版,《内蒙古蒙药材标准》1987 年版,《中华中药典》(台湾)2004 年版,《新疆维吾尔自治区药品标准》(第二册)1980 年版,《云南省药品标准》1974 年版,以苏木为药材名,苏木 *Caesalpinia sappan* L. 为植物名,药用部位以干燥心材收载。

《中药典范》(第一辑·第二册)(台湾)1985 年版,以苏木为药材名,苏木 *Caesalpinia sappan* Linn. 为植物名,药用部位以干燥心材收载。

苏木为贵州常用黔药,是贵州汉族、苗族、侗族、布依族等民族习用药物。药材来源为野生和栽培。苏木具行血祛瘀、消肿定痛之功效,故常用于治疗闭经、痛经、产后瘀阻、胸腹刺痛、痈肿、跌打损伤等。若治瘀血所致痛经,单用苏木 10 g,水煎服或以酒煎服即可;或以苏木 10 g、五花血藤 10 g、五香血藤 10 g、小果微花藤 10 g,水煎服。若治瘀血所致闭经,以苏木 10 g、岩豆藤 10 g、大血藤 10 g、鸡冠花 10 g、八月瓜根 15 g,水煎服。若治产后瘀阻腹痛,以苏木 10 g、鸡血藤 10 g、油麻血藤 10 g、血人参 15 g、血苕 10 g,水煎服。若治跌打损伤,以苏木 10 g、见血飞 10 g、铁筷子 10 g、铁冬青 10 g、铁包金 10 g,水煎服。若治痢疾便脓血,以苏木 10 g、铁苋菜 10 g、委陵菜 10 g、仙鹤草 10 g、地榆 10 g,水煎服。若治风湿痹痛,以苏木 10 g、大风藤 10 g、豨莶草 15 g、石楠藤 15 g、南蛇藤 15 g,水煎服。若治赤白带下,以苏木 10 g、土茯苓 10 g、黄山药 15 g、金荞麦 15 g、锦鸡儿 10 g、月季花 6 g,水煎服。若治胸痹,以苏木 10 g、鸡血藤 15 g、滇丹参 15 g、薤白 10 g、血人参 15 g,水煎服。

苏木为活血良药,但凡一切瘀血疾病,均可使用,但常用于治疗心经、肝经疾病,故缪希雍指出:"凡积血与产后血胀闷欲死,无非心肝二经为病,此药咸主入血,辛能走散,败浊瘀积之血行,则二经清宁,而诸证自愈。"贾所学也指出:"苏木,味甘能润肠胃,味浓能直降下,带咸而能软坚,有苦而能去垢,以此和血逐瘀,善通下部积血,女人经闭,产后血胀发晕,跌扑凝血,同红花、桃仁、元胡索、五灵脂皆血滞所宜,然苏木煎浓红色,与血相合,及红花二品,用破蓄瘀,功力尤效。"此外,应注意苏木的使用,若无瘀血,断不可使用,所以周志林曰:"苏木,此物专走血分,活血行血而无别用,虽味甘咸性平无毒之品,亦血中无滞者,仍属不宜,能治风,亦血行风自灭耳。"关于苏木的量效关系,李时珍指出:"苏方木乃三阴经血分药,少用则和血,多用则破血。"

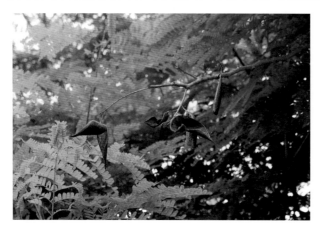

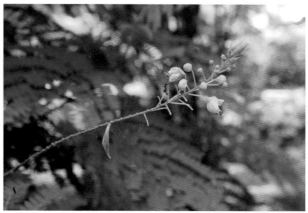

天青地白 tiānqīngdìbái

Gnaphalii Japonici Herba

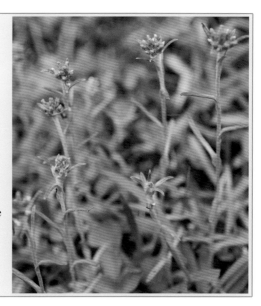

【黔称】细叶鼠曲草(各地均称)。

【民族药名】

苗药名：reib jad nios ghueub 锐加女个(松桃苗族)，tiee qinb dil baik 天青地白(黄平苗族)。

【来源】为菊科植物细叶鼠曲草的全草。

【原植物】细叶鼠曲草 *Gnaphalium japonicum* Thunb.。

一年生草本，花时高8~28 cm。茎纤细，多数，丛生，密被白色绵毛。基生叶呈莲座状生长，花期生存，线状倒披针形，长2.5~10 cm，宽4~7 mm，先端具小尖，基部渐狭，全缘，上面绿色，被疏绵毛或无毛，下面密被白色茸毛；茎生叶向上渐小，条形，长2~3 cm，宽2~3 mm，基部有极小的叶鞘。头状花序多数，在茎端密集成球状；总苞钟状，长约5 mm，宽4~5 mm；总苞片3层，红褐色，干膜质，先端钝，外层总苞片宽椭圆形，内层长圆形；外围雌性花的花冠丝状，中央两性花的花冠筒状，上部粉红色，5齿裂。瘦果长圆形，长约1 mm，有细点；冠毛1列，白色。花期4—5月。

【生境与分布】生于山坡草地、路旁及田埂上。分布于贵州的江口、松桃、雷山、水城、平塘、荔波、惠水及贵阳等地。此外，我国四川、云南、台湾等地也有分布。

【采收加工】春季开花后采收，晒干或鲜用。

【药材性状】本品多皱缩，根丛生，细长，外表面棕色。茎呈圆柱形，密被白色棉毛。基生叶呈莲座状生长，线状剑形或线状倒披针形；茎生叶(花葶的叶)少数，线状剑形或线状长圆形，上面暗绿色，疏被绵毛，下面密被白色绵毛。复头状花序下面有3~6枚呈放射状或星芒状排列的线形或披针形小叶；头状花序少数，无梗，在茎端密集呈球状，花黄色。气微，味淡。

【性味归经】味甘、淡，性微寒。归肺经、肝经、脾经、小肠经。

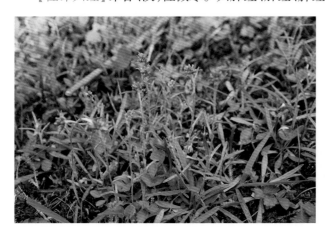

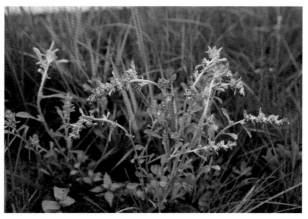

【功效与主治】疏风清热、利湿、解毒。主治感冒、咳嗽、咽喉肿痛、目赤肿痛、热淋、白浊、带下、疮疡疔毒、蛇咬伤、跌打损伤。

【民族用药经验】

①治风热感冒：天青地白30g，水煎服。（贵州各族均用）

②治风热咳嗽：天青地白15g、马棘15g，水煎服。（雷山苗族）

③治咽喉肿痛：天青地白15g、草玉梅15g，水煎服。（松桃苗族）

④治热淋：天青地白15g、车前子15g，水煎服。（惠水布依族）

⑤治带下：天青地白15g、白芷10g，水煎服。（荔波水族）

⑥治疮疡疔毒：天青地白15g、蒲公英15g，水煎服。（江口土家族）

【用法用量】内服：煎汤，9～30g。外用：适量，捣烂敷。

【汪按】天青地白之名始载于《质问本草》，又称毛女儿菜。《分类草药性》称清明草，《福建民间草药》称父子草、小地罗汉、小叶金鸡舌、白招曲，《四川中药志》称火草、天青地白草，《重庆草药》称野清明菜，《湖南药物志》称毛水蚁、雷公青、菠萝草，《闽东本草》称叶下白、锦鸡舌、白草仔、白根菊，《福建中草药》称乌云盖雪、棉花草，《广西中草药》称神仙眼睛草，《广东惠阳中草药》称磨地莲，《福建晋江中草药》称兄弟草，《中国高等植物图鉴》称翻底白，《江苏植物志》称白背鼠麴草、日本鼠曲草。本书以天青地白为药材名，细叶鼠曲草为植物名。

天青地白为贵州常用黔药，是贵州汉族、苗族、布依族、水族、土家族等民族习用药物。药材来源均为野生。天青地白具疏风清热、利湿、解毒之功效，故常用于治疗感冒、咳嗽、咽喉肿痛、目赤肿痛、热淋、白浊、带下、疮疡疔毒、蛇咬伤、跌打损伤等。若治感冒，以天青地白15g、薄荷15g、金银花10g、连翘10g，水煎服。若治咳嗽痰多，以天青地白15g、三叶委陵菜15g、岩豇豆15g、波叶山蚂蝗10g，水煎服。若治咽喉肿痛，以天青地白15g、八爪金龙10g、碎米桠10g，水煎服。若治目赤肿痛，以天青地白15g、夏枯草10g、龙胆草6g、密蒙花15g，水煎服。若治热淋，以天青地白30g、四季红30g、车前草15g，水煎服。若治白浊，以天青地白30g、土茯苓30g、黄柏10g，水煎服。若治带下，以天青地白15g、金银花15g、板蓝根15g、连翘15g，水煎服。若治跌打损伤，以天青地白30g、三角咪15g、刺三加15g、透骨香15g，水煎服。

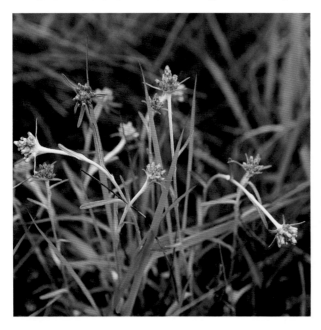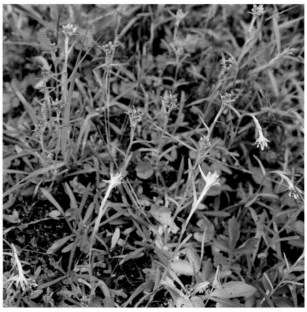

铁筷子 tiěkuài·zi

Chimonanthi Praecocis Radix

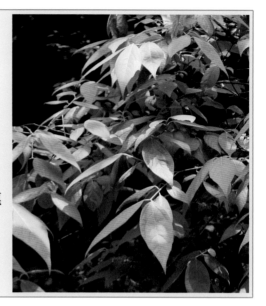

【黔称】岩马桑、臭腊梅(贵阳),铁筷子(各地均称)。

【民族药名】

苗药名:ghab jongx ahab link det ghab dliub 嘎龚嘎勒豆嘎偷(黔东南苗族)。

水药名:mai⁴ nuk⁸ nai¹ 梅浓内(荔波水族)。

【来源】为蜡梅科植物蜡梅的根。

【原植物】参见"腊梅花"条。

【生境与分布】参见"腊梅花"条。

【采收加工】全年均可采挖,洗去泥土,鲜用或烘干。

【药材性状】根圆柱形或长圆锥形,长短不等,直径 2～10 mm,表面黑褐色,具纵皱纹,有细须根及须根痕。质坚韧,不易折断,断面韧皮部棕褐色,木质部浅黄白色,有放射状花纹。气芳香,味辛、苦。

【性味归经】味辛,性温,有毒。归肝经、肺经。

【功效与主治】祛风止痛、理气活血、止咳平喘。主治风湿痹痛、风寒感冒、跌打损伤、脘腹疼痛、哮喘、劳伤咳嗽、疔疮肿毒。

【民族用药经验】

①治风湿痹痛:铁筷子 10 g,水煎服。(贵州各族均用)

②治风湿痹痛:铁筷子 10 g、三角咪 10 g、石楠藤 10 g,水煎服。(龙里苗族)

③治跌打损伤:铁筷子 10 g、飞龙掌血 10 g,水煎服。(凯里侗族)

④治风寒感冒:铁筷子 10 g、紫苏 10 g,水煎服。(贵定布依族)

⑤治脘腹疼痛:铁筷子 10 g、铁冬青 10 g、鸡矢藤 10 g,水煎服。(沿河土家族)

⑥治哮喘:铁筷子 10 g、莱菔子 10 g,水煎服。(都匀水族)

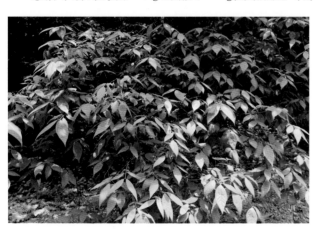

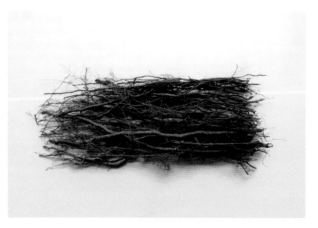

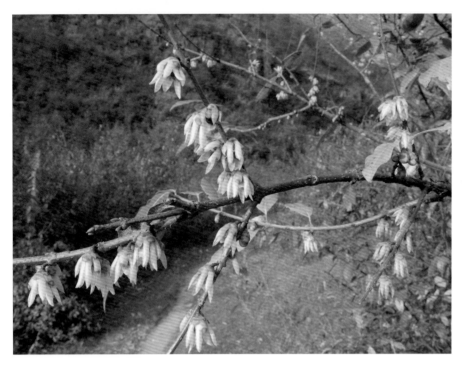

【用法用量】内服:煎汤,6~15 g;或研末,0.5 g;或浸酒。外用:适量,研末调敷。

【汪按】铁筷子之名始载于《贵州民间方药集》,又称铁钢叉、瓦乌柴。《贵阳民间药草》称钻石风,《贵州草药》称岩马桑、臭腊梅。本书以铁筷子为药材名,蜡梅为植物名。

《贵州省中药材、民族药材质量标准》2003 年版、《贵州省中药材质量标准》1988 年版,以铁筷子为药材名,蜡梅 Chimonanthus praecox(L.)Link 为植物名,药用部位以干燥细根收载。

《贵州省中药材、民族药材质量标准》2003 年版,以铁筷子为药材名,山蜡梅 Chimonanthus praecox(L.)Link 为植物名,药用部位以干燥细根收载。

铁筷子为贵州常用黔药,是贵州汉族、苗族、侗族、布依族、水族、土家族等民族习用药物。药材来源均为野生。铁筷子具祛风止痛、理气活血、止咳平喘之功效,故常用于治疗风湿痹痛、风寒感冒、跌打损伤、脘腹疼痛、哮喘、劳伤咳嗽、疔疮肿毒等。若治风湿痹痛,以铁筷子 10 g、铁冬青 10 g、大血藤 10 g、黑骨藤 10 g、乌骨藤 10 g,水煎服。若治风寒感冒,以铁筷子 10 g、岩防风 10 g、木姜花 6 g,水煎服。若治跌打损伤,以铁筷子 10 g、刺三加 10 g、臭山羊 10 g、阎王刺 10 g、追风伞 10 g,水煎服。若治脘腹疼痛,以铁筷子 15 g、金荞麦 15 g、鸡矢藤 15 g、苦荬菜 10 g、小青藤香 10 g,水煎服。若治哮喘,以铁筷子 15 g、岩白菜 15 g、岩豇豆 15 g、大丁草 10 g、阴地蕨 10 g,水煎服。若治劳伤咳嗽,以铁筷子 15 g、矮地茶 10 g、兰花参 10 g、银杏 5 g、五匹风 10 g,水煎服。若治疔疮肿毒,以铁筷子 10 g、金银花 10 g、连翘 10 g、龙葵 10 g、毛秀才 10 g、蒲公英 10 g、紫背天葵 10 g,水煎服。

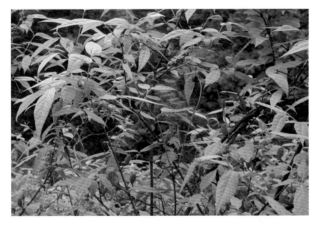

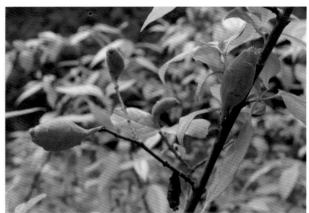

铁蚂蟥 tiěmǎhuáng

Neottopteridis Nidi Herba et Rhizoma

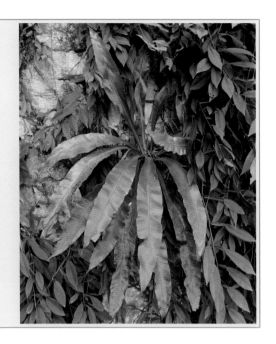

【黔称】巢蕨(各地均称)。

【民族药名】

苗药名:caokj jioek 巢蕨(黄平苗族)。

【来源】为铁角蕨科植物巢蕨的全株或根茎。

【原植物】巢蕨 Neottopteris nidus(L.) J. Smith。

植株高 60 ~ 120 cm。根茎短粗,粗 2.5 ~ 3 cm,直立,深棕色,先端与叶柄基部密被深棕色、线形鳞片,顶端纤毛状分枝卷曲,基部圆截形,边缘有长而卷曲的纤毛,有光泽,膜质,蓬松。叶簇生,辐射如鸟巢;叶柄长 2 ~ 5 cm,粗壮,棕褐色,干后下面隆起为半圆形,上面有阔沟,表面平滑,基部两侧无翅;叶纸质,两面无毛,带状阔披针形,长 55 ~ 115 cm,中部最宽处为 9 ~ 15 cm,先端渐尖,向下逐渐变狭而下延,全缘,有软骨质的边,干后反卷;中脉在下面隆起为半圆形,在上面下部有阔沟,上部稍隆起,光滑,侧脉在两面稍隆起,斜向上,单一或分叉。孢子囊群线形,长 3 ~ 4.5 cm,生于分叉小脉上侧,自小脉基部外行达离叶边 1/2 处,彼此稍接近,叶片下部常不育;囊群盖线形,淡棕色,厚膜质,全缘,宿存。

【生境与分布】生于海拔 300 ~ 950 m 的林下石灰岩上或树干上。分布于贵州的兴义、安龙、望谟、罗甸、三都等地。此外,我国台湾、广东、广西、海南、云南等地也有分布。

【采收加工】全年均可采收,洗净,鲜用或晒干。

【药材性状】根茎短粗,直立,深棕色,先端与叶柄基部密被深棕色、线形鳞片,顶端纤毛状分枝卷曲,基部圆截形,边缘有长而卷曲的纤毛,有光泽,膜质,蓬松。叶簇生,辐射如鸟巢;叶柄粗壮,棕褐色,下面隆起为半圆形,上面有阔沟,表面平滑,基部两侧无翅;叶反卷,展平后呈带状阔披针形。气微,味苦。

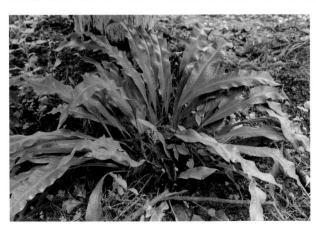

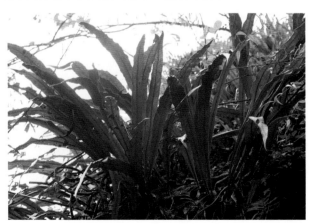

【性味归经】味苦,性温。归肝经、肾经。

【功效与主治】强筋壮骨、活血祛瘀。主治骨折、阳痿、跌打损伤。

【民族用药经验】

①治跌打损伤:铁蚂蟥适量,捣烂敷。(贵州各族均用)

②治骨折(复位后):铁蚂蟥、母猪藤、陆英各适量,捣烂敷。(望谟布依族)

③治阳痿:铁蚂蟥 15 g、淫羊藿 10 g,水煎服。(罗甸布依族)

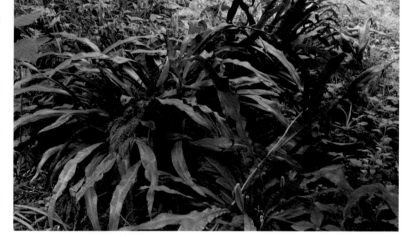

【用法用量】内服:煎汤,10~15 g;或浸酒。外用:适量,捣烂敷。

【汪按】铁蚂蟥之名始载于《云南中草药》,又称头刀如意散。《台湾药用植物志》称山苏花。广西称七星剑。本书以铁蚂蟥为药材名,巢蕨为植物名。

铁蚂蟥为贵州常用黔药,是贵州苗族、布依族、水族等民族习用药物。药材来源均为野生。铁蚂蟥具强筋壮骨、活血祛瘀之功效,故常用于治疗骨折、阳痿、跌打损伤等。若治骨折(复位后),以鲜铁蚂蟥、鲜陆英、鲜泥胡菜、鲜泽兰、鲜草珊瑚、鲜猪殃殃各等量,捣烂敷。若治跌打损伤,以鲜铁蚂蟥 30 g、鲜酢浆草 15 g、鲜水冬瓜 15 g、鲜珍珠菜 15 g、鲜白龙须 3 g,捣烂敷。若治阳痿,以铁蚂蟥 15 g、淫羊藿 10 g、杜仲 10 g、骚羊古 10 g、金毛狗脊 10 g,水煎服。

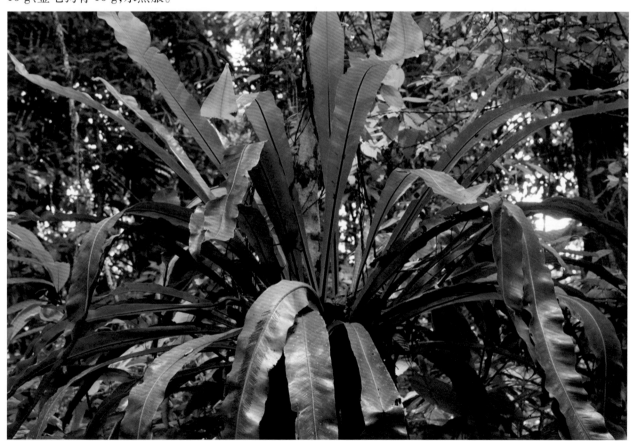

通经草 tōngjīngcǎo

Aleuritopteridis Argenteae Herba

【黔称】银粉背蕨（各地均称）。

【民族药名】

侗药名：kaok did 靠地（黔东南侗族）。

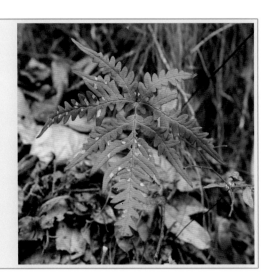

【来源】为中国蕨科植物银粉背蕨的全草。

【原植物】银粉背蕨 *Aleuritopteris argentea*（Gmél.）Fée。

植株高 20～40 cm。根状茎直立，密被红棕色披针形鳞片。叶丛生；叶柄长 7～20 cm，有光泽，褐栗色，除基部被鳞片外均无毛；能育叶五角掌状，长 7～10 cm，宽 5～8 cm，二至三回羽状分裂，最下部羽片最大，斜三角形，羽状深裂后，裂片线状长椭圆形；不育叶有微锯齿，叶下面被黄粉，少有无粉的，叶质稍厚，中轴褐栗色。孢子囊群多分布于叶片之边缘，褐色，狭而连续，囊群盖内缘呈疏圆齿状。

【生境与分布】生于海拔 2600 m 以下的石灰岩石缝中或山坡岩石上。分布于贵州各地。此外，我国华北及西北地区也有分布。

【采收加工】夏季、秋季采收，去净泥土，捆成小把，晒干。

【药材性状】根状茎短小，密被红棕色鳞片。叶数枚簇生；叶柄细长，长 10～20 cm，栗棕色，有光泽；叶卷缩，展开后呈近五角形，掌状羽裂，细裂片宽窄不一，叶上面绿色，下面被银白色或淡黄色粉粒。孢子囊群集生于叶缘，成条形。质脆，易折断。气微，味淡。

【性味归经】味辛、甘，性平。归肺经、肝经。

【功效与主治】活血通经、祛痰止咳、利湿、解毒消肿。主治月经不调、咳嗽、闭经腹痛、赤白带下、肺痨咳血、泄泻、小便涩痛、肺痈、乳痈、风湿关节痛、跌打损伤、肋间神经痛、暴发火眼、疮肿。

【民族用药经验】

①治闭经：通经草 15 g，水煎服。（贵州各族均用）

②治赤白带下：通经草 10 g、凤尾草 15 g，水煎服。（惠水苗族）

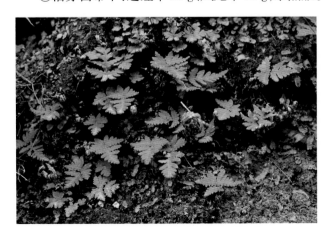

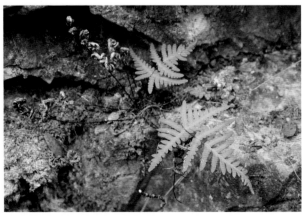

③治百日咳:通经草 10 g、金荞麦 10 g,水煎服。(紫云苗族)

④治泄泻:通经草 10 g、刺梨根 15 g,水煎服。(贵定布依族)

⑤治热淋:通经草 15 g,四季红 15 g,水煎服。(荔波水族)

⑥治风湿关节痛:通经草 15 g,红牛克膝 15 g,水煎服。(江口土家族)

【用法用量】内服:煎汤,9~15 g。孕妇禁服。外用:适量,煎水熏洗;或捣烂敷。

【汪按】通经草之名始载于《山西中药志》,又称金丝草。《浙江中药资源名录》称铁骨草、金钱铜皮、止惊草,《中药志》称紫背金牛草,《河南中草药手册》称分经草、伸筋草,《陕甘宁青中草药选》称石崖茶,《辽宁常用中草药手册》称铜丝草,《新疆中草药》称猪棕草,《青海常用中草药手册》称还阳草、还阳参,《山东中草药手册》称金牛草,《湖南药物志》称卷叶凤尾草、铁丝蕨、岩飞草,《浙江药用植物志》称明琥珀草,《广西药用植物名录》称花叶猪棕草,《贵州中草药名录》称花郎鸡。本书以通经草为药材名,银粉背蕨为植物名。

《中国药典》(附录)2010 年版,《山东省中药材标准》2002 年版、1995 年版,以金牛草为药材名,银粉背蕨 *Aleuritopteris argentea*(Gmél.)Fée 为植物名,药用部位以干燥全草收载。

《中华人民共和国卫生部药品标准中药成方制剂》(第十一册·附录)1996 年版,以金牛草为药材名,银粉背蕨 *Aleuritopteris argentea*(Gmél.)Fée 为植物名,药用部位以干燥全草(商品名紫背金牛)收载。

《中华人民共和国卫生部药品标准·蒙药分册》(附录)1998 年版、《内蒙古蒙药材标准》1987 年版、《山西省中药材标准》1987 年版,以通经草为药材名,银粉背蕨 *Aleuritopteris argentea*(Gmél.)Fée 为植物名,药用部位以干燥全草收载。

《湖北省中药材质量标准》2009 年版,以分经草为药材名,银粉背蕨 *Aleuritopteris argentea*(Gmél.)Fée 为植物名,药用部位以干燥全草收载。

《北京市中药材标准》(附录)1998 年版,以紫背金牛为药材名,银粉背蕨 *Aleuritopteris argentea*(Gmél.)Fée 为植物名,药用部位以干燥地上部分收载。

通经草为贵州常用黔药,是贵州汉族、苗族、侗族、布依族、水族、土家族等民族习用药物。药材来源均为野生。通经草具活血通经、祛痰止咳、利湿、解毒消肿之功效,故常用于治疗月经不调、咳嗽、闭经、腹痛、赤白带下、肺痨咳血、泄泻、小便涩痛、肺痈、乳痈、风湿关节痛、跌打损伤、肋间神经痛、暴发火眼、疮肿等。若治月经不调,以通经草 10 g,对叶莲 6 g,水煎服。若治肺热咳嗽,以通经草 10 g、鱼鳅串 10 g、一枝黄花 10 g,水煎服。若治闭经,以通经草 10 g、大血藤 10 g、八月瓜根 10 g,水煎服。若治带下,以通经草 10 g、土茯苓 15 g、杨梅根皮 10 g,水煎服。若治肺痨咳血,以通经草 10 g、白及 10 g、大叶紫珠 15 g,水煎服。若治泄泻,以通经草 15 g、地榆 15 g、石韦 15 g,水煎服。若治痢疾,以通经草 15 g、马齿苋 15 g、籽木 15 g,水煎服。若治肺痈、乳痈,以通经草 15 g、蒲公英 15 g、紫花地丁 15 g、紫背天葵 10 g,水煎服。若治风湿痹痛,以通经草 15 g、大风藤 10 g、金钩莲 10 g、黑骨藤 10 g,水煎服。若治跌打损伤,以通经草 15 g、飞龙掌血 15 g、鸡血藤 15 g、积雪草 15 g,水煎服。

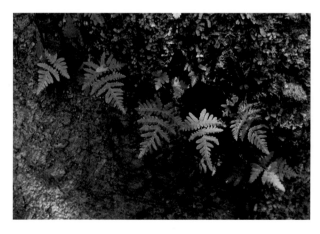 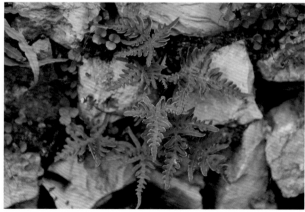

土茯苓 tǔfúlíng

Smilacis Glabrae Rhizoma

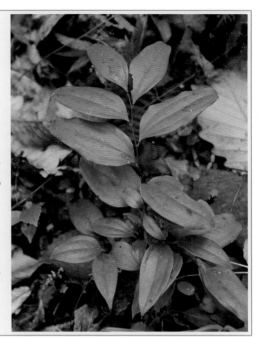

【黔称】土茯苓(各地均称)。

【民族药名】

苗药名:bod zangd dak 薄丈达(黔东南苗族),bid dut dux 比都独(松桃苗族),uab nex daid 蛙努歹(黔南苗族),mob ndruk 冒都(毕节苗族)。

水药名:ʔdam³ çi⁵ 单西(都匀水族)。

布依药名:ʔbae²⁴ ta⁵³ xan⁵³ 莽打项(罗甸布依族),ʔon¹¹ ʔboŋ²⁴ 换猛(贵定布依族),ko³³ kau²⁴ ʔba:ŋ⁵³ 科告磅(六枝布依族)。

毛南药名:miau³³ ŋian²⁴ 秒链(六枝毛南族)。

【来源】为百合科植物土茯苓的根茎。

【原植物】土茯苓 *Smilax glabra* Roxb.。

攀缘灌木,长1~4 m。茎光滑,无刺。根茎粗厚、块状,常由匍匐茎相连接,粗2~5 cm。叶互生;叶柄长5~15(~20)mm,具狭鞘,常有纤细的卷须2条,脱落点位于近顶端;叶薄革质,狭椭圆状披针形至狭卵状披针形,长6~12(~15)cm,宽1~4(~7)cm,先端渐尖,基部圆形或钝,下面通常淡绿色。伞形花序单生于叶腋,通常具10余朵花;雄花序总花梗长2~5 mm,通常明显短于叶柄,极少与叶柄近等长,在总花梗与叶柄之间有1枚芽;花序托膨大,连同多数宿存的小苞片多少呈莲座状,宽2~5 mm;花绿白色,六棱状球形,直径约3 mm;雄花外花被片近扁圆形,宽约2 mm,兜状,背面中央具纵槽,内花被片近圆形,宽约1 mm,边缘有不规则的齿;雄蕊靠合,与内花被片近等长,花丝极短。雌花序的总花梗长约1 cm,雌花外形与雄花相似,但内花被片边缘无齿,具3枚退化雄蕊。浆果直径6~8 mm,熟时黑色,具粉霜。花期5—11月,果期11月至第二年4月。

【生境与分布】生于海拔1800 m以下的林下、灌丛中、河岸或山谷中。分布于贵州的凯里、德江、纳雍、安龙、兴仁、兴义、独山、瓮安、福泉、赤水、习水、开阳、清镇、修文、息烽等地。此外,我国长江以南及台湾、海南、云南等地也有分布。

【采收加工】全年均可采挖,洗净浸漂,切片,晒干;或放于开水中煮数分钟后,切片,晒干。

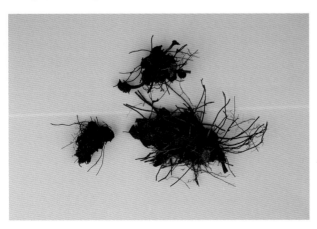

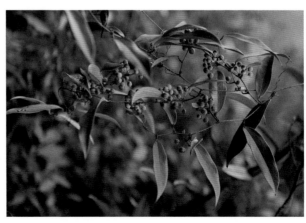

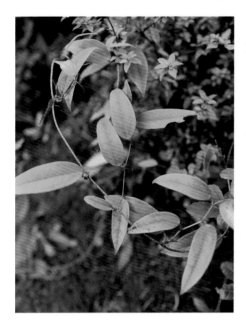

【药材性状】根茎近圆柱形或不规则条块状,长 5 ~ 22 cm,直径 2 ~ 5 cm,有结节状隆起,具短分枝;表面黄棕色,凹凸不平,突起尖端有坚硬的须根残基,分枝顶端有圆形芽痕,有时呈不规则裂纹,并有残留鳞叶。质坚硬,难折断,切面类白色至淡红棕色,粉性,质略韧,折断时有粉尘散出,以水湿润有黏滑感。气微,味淡。以断面淡棕色、粉性足者为佳。

【性味归经】味甘、淡,性平。归肝经、胃经、脾经。

【功效与主治】清热除湿、泄浊解毒、通利关节。主治梅毒、淋浊、泄泻、筋骨挛痛、脚气、痈肿、疮癣、瘰疬、瘿瘤及汞中毒。

【民族用药经验】

①治小便涩痛:土茯苓 15 g,水煎服。(贵州各族均用)

②治湿疹:土茯苓 15 g、龙葵 15 g,水煎服。(雷山苗族)

③治泄泻:土茯苓 15 g、车前子 10 g,水煎服。(毕节苗族)

④治牛皮癣:土茯苓 15 g、崖豆藤 10 g,水煎服。(兴义布依族)

【用法用量】内服:煎汤,10 ~ 60 g。外用:适量,研末调敷。

【汪按】土茯苓之名始载于《滇南本草》,又称仙遗粮。《本草经集注》称禹余粮、白余糖,《本草拾遗》称草禹余粮,《本草图经》称刺猪苓,《朱氏集验方》称过山龙、硬饭,《卫生杂兴》称冷饭团,《本草汇编》称土萆薢,《纲目》称山猪粪、山地栗、过冈龙,《本经逢原》称山牛,《生草药性备要》称冷饭头,《药用植物图说》称山归来,《广西中兽医药用植物》称久老署,《中药材手册》称毛尾署,《广西中药志》称地胡苓、狗老署、饭团根,《四川中药志》称土苓,《常用中草药彩色图谱》称狗朗头、尖光头,《浙江民间常用草药》称山硬硬、白菝、连饭,《全国中草药汇编》称红土苓、崎良,《中国高等植物图鉴》称光叶菝葜。本书以土茯苓为药材名和植物名。

《中国药典》2010 年版、2005 年版、2000 年版、1995 年版、1985 年版、1980 年版、1977 年版,《广西壮族自治区壮药质量标准》(第一卷)2008 年版,《贵州省中药材、民族药材质量标准》(副篇)2003 年版,《内蒙古蒙药材标准》1987 年版,《新疆维吾尔自治区药品标准》(第二册)1980 年版,《中华中药典》(台湾)2004 年版,以土茯苓为药材名,光叶菝葜 Smilax glabra Roxb. 为植物名,药用部位以干燥根茎收载。

《中国药典》1963 年版,以土茯苓为药材名,土茯苓 Smilax glabra Roxb. 为植物名,药用部位以干燥块茎收载。

《中药典范》(第一辑·第一册)(台湾)1985 年版,以土茯苓为药材名,土茯苓 Smilax glabra Roxb. 为植物名,药用部位以土茯苓及其同属近缘植物之干燥根茎收载。

土茯苓为贵州常用黔药,是贵州汉族、苗族、侗族、布依族、水族等民族习用药物。药材来源均为野生。土茯苓具清热除湿、泄浊解毒、通利关节之功效,故常用于治疗梅毒、淋浊、泄泻、筋骨挛痛、脚气、痈肿、疮癣、瘰疬、瘿瘤及汞中毒等。若治小便不利、涩痛,以土茯苓 15 g、车前草 15 g、四季红 15 g、大红袍 10 g、短尾铁线莲 10 g,水煎服。若治石淋,以土茯苓 15 g、石韦 10 g、结石草 10 g、团经药 10 g、陆英 10 g,水煎服。若治泄泻,以土茯苓 15 g、金荞麦 15 g、鸡矢藤 10 g、大夜关门 10 g,水煎服。若治风湿痹痛,以土茯苓 15 g、小果微花藤 10 g、见血飞 10 g、铁筷子 10 g、五香血藤 10 g,水煎服。若治皮肤瘙痒、湿毒重,以土茯苓 15 g、水蓼 10 g、车前草 10 g、龙葵 10 g、马鞭草 10 g,水煎服。若治颈淋巴结核,以土茯苓 20 g、夏枯草 10 g、龙胆草 6 g、大血藤 15 g、崖豆藤 15 g,水煎服。若治胃癌湿毒重,以土茯苓 20 g、白毛藤 15 g、龙葵 15 g、通光散 15 g,水煎服。若治痢疾,以土茯苓 15 g、委陵菜 10 g、见风青 10 g、地苓 10 g,水煎服。若治大肠癌,以土茯苓 15 g、核桃枝 15 g、龙葵 15 g、白毛藤 10 g、蛇莓 10 g、藤梨根 15 g,水煎服。

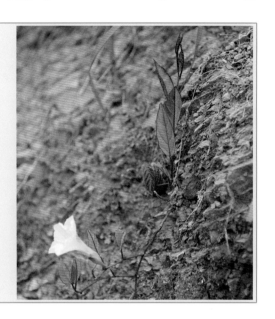

土瓜 tǔguā

Merremiae Hungaiensis Radix

【黔称】山红苕、地瓜(盘州),土瓜(各地均称)。

【民族药名】

苗药名:tub guab 土瓜(黄平苗族)。

【来源】为旋花科植物土瓜的块根。

【原植物】土瓜 *Merremia hungaiensis* (Lingelsh. et Borza) R. C. Fang。

多年生缠绕草本,长1 m左右。块根大,球形、卵圆形、椭圆形不等,单个或2~3个串生,表皮红褐色、暗褐色或肉白色,有乳状黏液。茎细长,圆柱形,有细棱,大多旋扭,无毛。单叶互生;叶柄长0.8~3.5 cm,被短柔毛;叶椭圆形、卵形或长圆形,长2.5~11.5 cm,宽1.5~5 cm,先端钝,微凹,具小短尖头,基部钝圆、楔形或微心形,边缘微啮蚀状或近全缘,两面无毛,仅叶基部被少数缘毛;侧脉5~6对,有时带紫色。花单生于叶腋,或数朵花排列成简单的聚伞花序,花序梗长2~6 cm;苞片2枚,鳞片状;萼片5枚,等长或外面2枚稍短;花冠淡黄色,漏斗形,长3.5~6 cm,先端被淡黄色短柔毛;雄蕊5枚,稍不等长,花丝基部扩大,被毛;花盘环状,子房圆锥状,2室,无毛,柱头2枚,球形。蒴果长圆形,4瓣裂。种子1~4粒,密被棕黑色的茸毛。花期夏季、秋季。

【生境与分布】生于海拔1200~2000 m的山区草地、灌丛中或松林下。分布于贵州的威宁、水城、盘州、平坝、普安、安龙等地。此外,我国四川、云南等地也有分布。

【采收加工】秋季采挖,除去泥土,洗净,切片,鲜用或晒干。

【药材性状】块根球形或卵圆形,表面红棕色或黄白色,粗糙。块片近圆形,厚约5 mm,切面黄白色,有干缩皱纹,周围韧皮部薄。质较疏松,粉性。气微,味微甘。以色黄白、不碎者为佳。

【性味归经】味甘、淡,性平。归肝经、脾经、肺经。

【功效与主治】清热、除湿、止咳、健脾。主治黄疸、慢性肝炎、肺热咳嗽、肠风下血、乳汁少、带下、小儿疳积、水火烫伤。

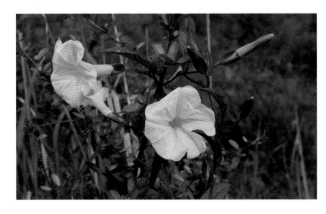

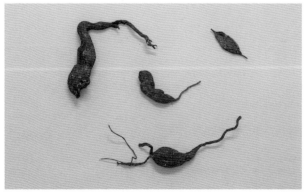

【民族用药经验】

①治脾虚带下：土瓜 15 g，水煎服。（贵州各族均用）

②治湿热黄疸：土瓜 15 g、虎杖 15 g，水煎服。（盘州苗族）

③治小儿疳积：土瓜 10 g、鸡矢藤 10 g，水煎服。（水城苗族）

④治慢性肝炎：土瓜 15 g、田基黄 15 g、小龙胆草 15 g，水煎服。（威宁彝族）

⑤治咳嗽：土瓜 15 g、岩豇豆 15 g，水煎服。（安龙布依族）

【用法用量】内服：煎汤，10～15 g。外用：适量，捣烂敷。

【汪按】土瓜之名始载于《滇南本草》。《遵义府志》称土蛋，《植物名实图考》称滇土瓜，《中药形性经验鉴别法》称山土瓜，《滇南本草》（整理本）称红土瓜，《贵州中草药名录》称山红苕、地瓜。四川称野红苕、山萝卜。本书以土瓜为药材名和植物名。

《云南省药品标准》1996 年版，以山土瓜为药材名，山土瓜 *Merremia hungaiensis*（Lingelsh. et Borza）R. C. Fang 为植物名，药用部位以干燥块根收载。

土瓜为贵州常用黔药，是贵州汉族、苗族、彝族、布依族等民族习用药物。药材来源均为野生。土瓜具清热、除湿、止咳、健脾之功效，故常用于治疗黄疸、慢性肝炎、肺热咳嗽、肠风下血、乳汁少、带下、小儿疳积、水火烫伤等。若治湿热黄疸，以土瓜 15 g、虎杖 15 g、田基黄 10 g、六月雪 10 g、车前草 10 g，水煎服。若治慢性肝炎，以土瓜 15 g、小龙胆草 15 g、六月雪 10 g、垂盆草 10 g、金丝桃 10 g，水煎服。若治肺热咳嗽，以土瓜 15 g、矮地茶 15 g、岩豇豆 15 g、岩白菜 15 g，水煎服。若治大肠下血，以土瓜 15 g、苦参 10 g、苎麻 10 g、仙鹤草 10 g、紫珠 10 g，水煎服。若治乳汁少，以土瓜 15 g、路路通 10 g、四叶参 20 g、竹节参 10 g、无花果 15 g，水煎服。若治带下，以土瓜 15 g、金荞麦 15 g、鸡矢藤 15 g、四季红 10 g、土茯苓 20 g、车前子 10 g、龙葵 15 g，水煎服。若治消化不良，以土瓜 15 g、莱菔子 10 g、山楂 10 g、刺梨 20 g，水煎服。若治水火烫伤，以土瓜 15 g、虎杖 15 g、金银花 15 g、龙葵 15 g、四季青 10 g、见风青 10 g，水煎服或煎水洗。

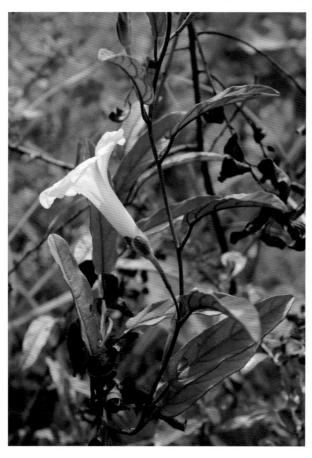
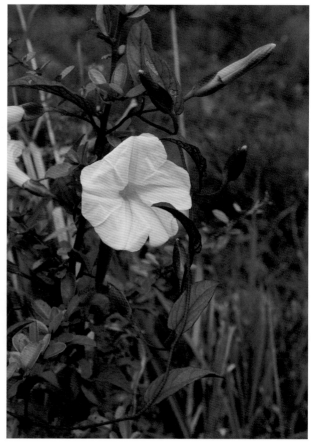

土圞儿 tǔluán'ér

Apioris Fortunei Radix

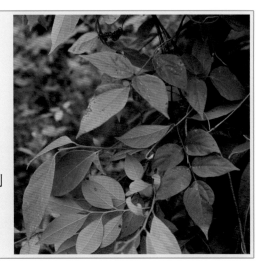

【黔称】土圞儿(各地均称),土子、土蛋(绥阳)。

【民族药名】

苗药名:reib deid ghunb 锐德棍(铜仁苗族),nox lit 耶利(黔东南苗族),vob bangt las vud 蛙棒烂有(黔南苗族)。

侗药名:gins longl 沟上龙(榕江侗族)。

【来源】为豆科植物土圞儿的块根。

【原植物】土圞儿 *Apios fortunei* Maxim. 。

缠绕草本。球状或卵状块根;茎细长,被白色稀疏短硬毛。奇数羽状复叶;小叶3~7枚,卵形或宽披针形,长3~7.5 cm,宽1.5~4 cm,先端急尖,有短尖头,基部宽楔形或圆形,上面被极稀疏的短柔毛,下面近于无毛,脉上有疏毛。总状花序腋生,长6~26 cm;苞片和小苞片线形,被短毛;花黄绿色或淡绿色,长约11 mm,花萼为二唇形;旗瓣圆形,较短,长约10 mm,翼瓣长圆形,长约7 mm,龙骨瓣最长,卷成半圆形;子房有疏短毛,花柱卷曲。荚果长8~15 cm,宽约6 mm。种子多数。花期6—8月,果期9—10月。

【生境与分布】生于海拔300~1000 m的山坡、灌丛中或田埂上,或缠绕在树上。分布于贵州的龙里、思南、印江、铜仁、松桃、剑河、水城、兴仁等地。此外,我国甘肃、陕西、河南、四川、湖北、湖南、江西、浙江、福建、广东、广西等地也有分布。

【采收加工】夏季、秋季挖取,洗净,晒干备用或鲜用。

【药材性状】块根呈扁长卵形,长约2.2 cm,直径约1.2 cm,头部有数个茎基或茎痕,基部稍偏斜,并有支根或支根痕。表面棕色,不规则皱缩,具须根痕。质轻而较柔韧,易折断,断面粗糙。味微苦、涩,微有豆腥气。

【性味归经】味甘、微苦,性平。归肺经、肾经、肝经。

【功效与主治】清热解毒、止咳祛痰。主治感冒咳嗽、咽喉肿痛、百日咳、乳痈、瘰疬、无名肿痛、毒蛇咬伤、带状疱疹、月经不调。

【民族用药经验】

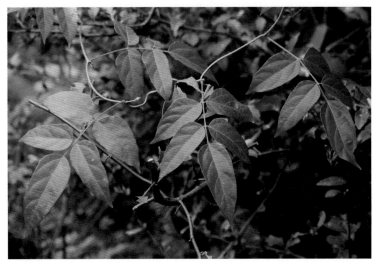

①治感冒咳嗽:土圞儿10 g、矮地茶10 g,水煎服。(贵州各族均用)

②治百日咳:土圞儿10 g,切碎,与适量蜂蜜同蒸服用。(毕节苗族)

③治咽喉肿痛:土圞儿10 g、草玉梅10 g,水煎服。(毕节苗族)

④治疮疡肿毒:土圞儿20 g、天花粉20 g,研末,以蜂蜜调敷。(剑河苗族)

⑤治乳痈:土圞儿15 g、蒲公英15 g、紫花地丁15 g,水煎服。(水城彝族)

⑥治痛经：土圞儿 10 g、五花血藤 10 g、五香血藤 10 g、香樟根 10 g，水煎服。（兴义布依族）

⑦治疝气：土圞儿 15 g、小茴香 10 g，水煎服。（龙里苗族）

⑧治带状疱疹：土圞儿 30 g、南板蓝根 30 g，研末，以蜂蜜调敷。（惠水毛南族）

【用法用量】煎汤，干品 9～15 g，鲜品 30～60 g。外用：适量，捣烂敷；或加酒、醋磨汁涂。

【汪按】土圞儿之名始载于《救荒本草》，又称地栗子。《植物名实图考》称九子羊，《湖南药物志》称野凉薯、罗汉参、九连珠、土凉薯、土鸡蛋，《贵州民间草药》称土子、土蛋，《浙江民间常用草药》称黄皮狗栾。本书以土圞儿为药材名和植物名。

《浙江省中药材标准》（续编）2000 年版，以土圞儿为药材名，土圞儿 *Apios fortunei* Maxim. 为植物名，药用部位以干燥块根收载。

土圞儿为贵州常用黔药，是贵州汉族、苗族、布依族等民族习用药物。药材来源均为野生。土圞儿具清热解毒、止咳祛痰之功效，故常用于治疗感冒咳嗽、咽喉肿痛、百日咳、乳痈、瘰疬、无名肿毒、毒蛇咬伤、带状疱疹、月经不调等。若治外感咳嗽、痰黄稠，以土圞儿 10 g、鱼鳅串 10 g、马鞭草 10 g、岩白菜 10 g，水煎服。若治百日咳，以土圞儿 10 g、岩豇豆 10 g、羊耳菊 10 g，水煎服。若治咽喉肿痛，以土圞儿 15 g、八爪金龙 10 g，水煎服；或以土圞儿 10 g、碎米桠 10 g、草玉梅 10 g，水煎服。若治乳痈，以土圞儿 15 g、龙葵 10 g、蒲公英 15 g、紫花地丁 15 g，水煎服。若治疮疡肿毒，以土圞儿 15 g、金银花 10 g、连翘 10 g、野菊花 10 g、蒲公英 15 g、紫背天葵 10 g、天花粉 20 g，水煎服。若治带状疱疹，以土圞儿 15 g、龙葵 10 g、龙胆草 6 g、黄芩 10 g、南板蓝根 15 g、大血藤 10 g、七叶莲 15 g，水煎服。

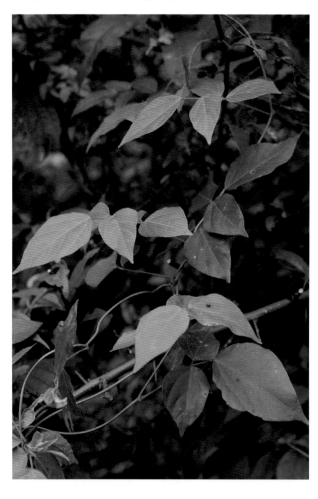
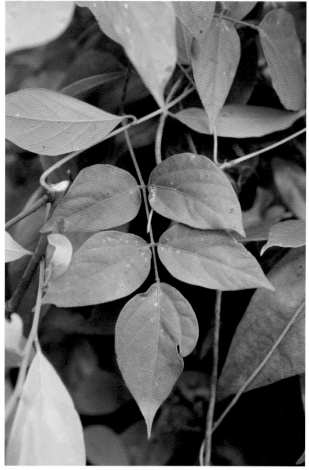

菟丝子 tùsīzǐ

Cuscutae Chinensis Semen

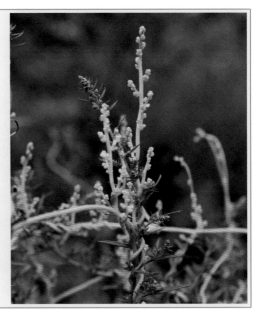

【黔称】菟丝子、无娘藤（各地均称）。

【民族药名】

苗药名：ghab bas hlat jingb 干八善駧（雷山苗族）。

侗药名：jaol enln mas 教应玛（黔东南侗族）。

水药名：ja:u¹ ȶam² 要假（三都水族）。

布依药名：kau²⁴ zueŋ⁵³ 高壤（罗甸布依族），kau²⁴ zueŋ⁵³ ʔbwn²⁴ 告闷壤（贵定布依族），kwe³³ ta³³ tw:ŋ³³ 棵它当（六枝布依族）。

【来源】为旋花科植物菟丝子的种子。

【原植物】菟丝子 *Cuscuta chinensis* Lam. 。

一年生寄生草本。茎细柔，呈线状，左旋缠绕，多分枝，黄色，随处可生出寄生根，伸入寄主组织内。无绿色叶，而有三角状卵形的鳞片叶。花白色，簇生；小花梗缺或极短；苞片及小苞片鳞片状，卵圆形；花萼杯状，长约 2 mm，先端 5 裂，裂片卵形或椭圆形；花冠短钟形，长 2～3 mm，5 浅裂，裂片三角形；雄蕊 5 枚，花药长卵圆形，花丝几乎无，每枚雄蕊下生 1 枚鳞片，长圆形；雌蕊短，子房 2 室，每室有 2 枚胚珠，花柱 2 枚。蒴果扁球形，长约 3 mm，褐色，有宿存花柱。种子 2～4 粒，卵圆形或扁球形，直径 1.4～1.6 mm，黄褐色。花期 7—9 月，果期 8—10 月。

【生境与分布】生于海拔 800～1200 m 的田边、荒地及灌丛中。分布于贵州的江口、铜仁、清镇、修文等地。此外，我国其他地区也有分布。

【采收加工】秋季果实成熟时采收，晒干，取出种子。

【药材性状】种子卵圆形或扁球形，直径 1.4～1.6 mm，大小不一，棕黄色。气微，味辛、甘。以干燥、色黄棕、无杂质者为佳。

【性味归经】味辛、甘，性平。归肝经、肾经、膀胱经。

【功效与主治】补肾益精、养肝明目、固胎止泄。主治腰膝酸痛、遗精、阳痿、早泄、不育、消渴、淋浊、遗尿、目昏耳鸣、胎动不安、流产、泄泻。

【民族用药经验】

①治腰膝酸痛、遗精、阳痿：菟丝子 15 g，水煎服。（贵州各族均用）

②治遗尿：菟丝子 15 g、大夜关门 15 g、杜仲 15 g，水煎服。（施秉苗族）

③治胎动不安：菟丝子 15 g、骚羊古 10 g、血人参 10 g，水煎服。（剑河侗族）

④治小便淋漓涩痛：菟丝子 10 g、车前子 10 g、茯苓 10 g，水煎服。（惠水布依族）

⑤治泄泻：菟丝子 10 g、金荞麦 10 g、铁苋菜 10 g，水煎服。（江口土家族）

【用法用量】内服：煎汤，9～15 g；或研末。外用：适量，煎水洗；或捣汁涂。

【汪按】菟丝子之名始载于《本经》。《吴普本草》称菟丝实，《本草求真》称吐丝子，《中药形性经验鉴别法》称无娘藤米米，《东北药用植物志》称黄藤子、龙须子，《江苏省植物药材志》称萝丝子，《山东中草药手册》称黄网子、黄萝子、豆须子，《河南中药手册》称缠龙子，《辽宁常用中草药手册》称黄丝子。本书以菟丝子为药材名和植物名。

《中国药典》2010年版、2005年版、2000年版、1995年版、1990年版、1985年版、1977年版、1963年版，《新疆维吾尔自治区药品标准》(第二册)1980年版、《维吾尔药材标准·上册》1993年版、《中华中药典》(台湾)2004年版，以菟丝子为药材名，菟丝子 *Cuscuta chinensis* Lam. 为植物名，药用部位以干燥成熟种子收载。

《中药典范》(第一辑·第二册)(台湾)1985年版，以菟丝子为药材名，菟丝子 *Cuscuta chinensis* Lam. 为植物名，药用部位以菟丝子及其同属近缘植物之干燥成熟种子收载。

菟丝子为贵州常用黔药，是贵州汉族、苗族、侗族、布依族、土家族、水族等民族习用药物。药材来源均为野生。菟丝子具补肾益精、养肝明目、固胎止泄之功效，故常用于治疗腰膝酸痛、遗精、阳痿、早泄、不育、消渴、淋浊、遗尿、目昏耳鸣、胎动不安、流产、泄泻等。若治肾阴阳两虚、腰膝酸软、遗精、阳痿、不育、消渴等，以菟丝子15 g、杜仲15 g、续断15 g、熟地10 g、枸杞子10 g、大夜关门15 g、茯苓15 g、血人参15 g，水煎服。若治胎动不安，以菟丝子15 g、杜仲10 g、续断10 g、桑寄生10 g、生黄芪10 g，水煎服。若治阳虚带下清稀，以菟丝子15 g、金荞麦15 g、鸡矢藤15 g、车前子15 g、大夜关门15 g、金樱子根15 g、刺梨根15 g，水煎服。若治脾肾阳虚、阳虚泄泻，以菟丝子15 g、黄山药15 g、尖子木15 g、算盘子15 g、朱砂莲15 g，水煎服。

菟丝子为平补阴阳之要药，凡阴阳之不足，俱可应用，它既不温燥，也不滋腻，故临床常用。张山雷在《本草正义》中指出："菟丝为养阴通络上品。其味微辛，则阴中有阳，守而能走，与其他滋阴诸药之偏于腻滞者绝异。"

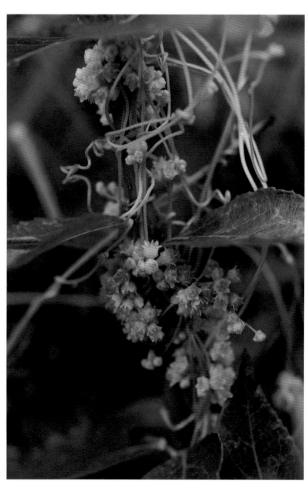
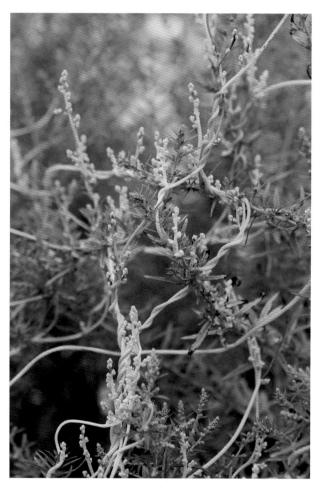

五指毛桃 wúzhǐmáotáo

Fici Simplicissimae Radix

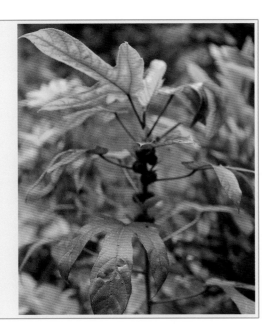

【黔称】五指毛桃(各地均称)。

【民族药名】

苗药名:wub zib maok taok 五指毛桃(黄平苗族)。

【来源】为桑科植物裂掌榕的根。

【原植物】裂掌榕 *Ficus simplicissima* Lour. 。

灌木或落叶小乔木,高1~2 m,全株被黄褐色贴伏短硬毛,有乳汁。叶互生;叶纸质,长椭圆状披针形或倒卵形,长8~25 cm,宽4~18 cm,先端急尖或渐尖,基部圆形或心形,常具3~5枚深裂片,边缘具微波状锯齿或全缘,两面粗糙;基出脉3~7条;具叶柄,长2~7 cm;托叶卵状披针形,长0.8~2 cm。隐头花序,花序托对生于叶腋,球形,直径5~10 mm,顶部有苞片形成的脐状突起,幼时特别明显;基部苞片卵状披针形,被紧贴的柔毛;总花梗短,长约5 mm,或无;雄花、瘿花生于同一花序托内;雄花生于近顶部,花被片4枚,线状披针形,雄蕊1~2枚;瘿花花被片与雄花相似,花柱侧生;雌花生于另一花序托内,花被片4枚。瘦果椭圆形。花期5—7月,果期8—10月。

【生境与分布】生于山林中或山谷灌丛中,以及沟旁。分布于贵州的榕江、从江、黎平、册亨、兴义、安龙、望谟、罗甸、独山、荔波、平塘等地。此外,我国的福建、广东、海南、广西、云南等地也有分布。

【采收加工】全年均可采收,洗净,切片,晒干。

【药材性状】根近圆柱形,有分枝,长短不一,直径0.2~2.5 cm,表面灰棕色或褐色,有纵皱纹,可见明显的横向皮孔及须根痕,部分栓皮脱落后露出黄色韧皮部。质坚硬,难折断,断面纤维性。饮片通常厚1~1.5 mm,皮薄,木质部呈黄白色,有众多同心环,可见放射状纹理,韧皮部与木质部易分离。气微香,味甘。

【性味归经】味甘,性平。归脾经、肺经、肝经、大肠经。

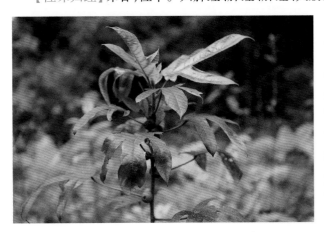

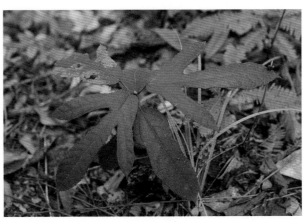

【功效与主治】健脾补肺、行气利湿、舒筋活络。主治脾虚浮肿、食少无力、肺痨咳嗽、盗汗、带下、产后无乳、风湿痹痛、水肿、肝硬化腹水、肝炎、跌打损伤。

【民族用药经验】

①治脾虚浮肿：五指毛桃30 g，水煎服。（贵州各族均用）

②治肺痨：五指毛桃30 g、葎草花10 g、百部15 g，水煎服。（榕江苗族）

③治盗汗：五指毛桃30 g、麻黄根15 g，水煎服。（从江侗族）

④治带下：五指毛桃30 g、三白草30 g，水煎服。（从江苗族）

⑤治产后无乳：五指毛桃30 g、黄芪30 g，水煎服。（兴义布依族）

⑥治风湿痹痛：五指毛桃30 g、黑骨藤10 g、刺三加10 g，水煎服。（荔波水族）

⑦治水肿：五指毛桃30 g、猫须草10 g，水煎服。（荔波水族）

【用法用量】内服：煎汤，30～90 g。

【注按】五指毛桃之名始载于《常用中草药手册》，又称母猪奶、南芪。《广西民间常用草药手册》称五指牛奶、土黄芪、土五加皮、五爪龙，《海南植物志》称三龙爪、亚椰木，《中国民族药志》称粗叶榕。广西、广东称毛桃树。本书以五指毛桃为药材名，裂掌榕为植物名。

五指毛桃为贵州常用黔药，是贵州汉族、苗族、侗族、布依族、水族等民族习用药物。药材来源均为野生。五指毛桃具健脾补肺、行气利湿、舒筋活络之功效，故常用于治疗脾虚浮肿、食少无力、肺痨咳嗽、盗汗、带下、产后无乳、风湿痹痛、水肿、肝硬化腹水、肝炎、跌打损伤等。若治脾虚浮肿、食少无力，以五指毛桃60 g、生黄芪30 g、血人参15 g、茯苓15 g、谷芽15 g、麦芽15 g，水煎服。若治肺痨咳嗽，以五指毛桃60 g、矮地茶30 g、岩豇豆30 g、岩白菜30 g、百合15 g、黄精15 g，水煎服。若治盗汗，以五指毛桃60 g、生黄芪30 g、生地黄15 g、熟地黄15 g、黄柏10 g、黄芩10 g、黄连6 g，水煎服。若治带下，以五指毛桃60 g、金荞麦30 g、桃金娘根30 g，水煎服。若治产后无乳，以五指毛桃60 g、生黄芪30 g、王不留行10 g、鲤鱼500 g，煎汤，吃鱼喝汤。

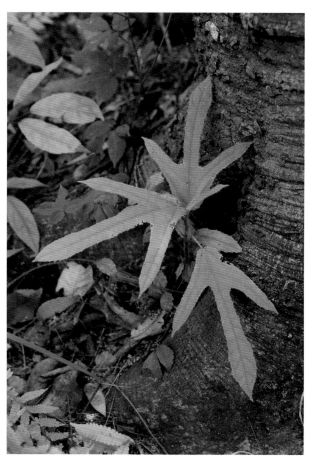
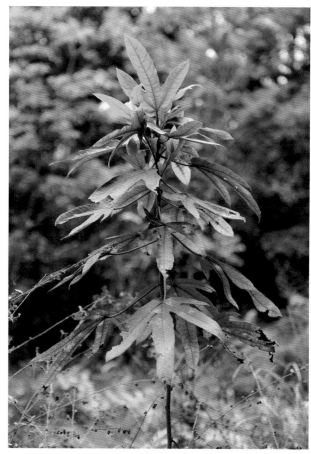

溪黄草 xīhuángcǎo

Rabdosiae Serrae Herba

【黔称】溪黄草(各地均称)。

【民族药名】

苗药名:xib huangk caox 溪黄草(黄平苗族)。

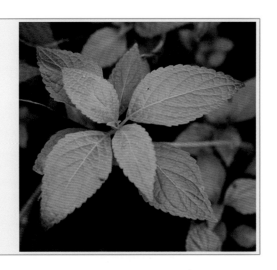

【来源】为唇形科植物溪黄草的全草。

【原植物】溪黄草 *Rabdosia serra*(Maxim.)Hara。

多年生草木,高 1.5 ~ 2 m。根茎呈疙瘩状,向下密生须根;茎四棱形,带紫色,密被微柔毛,上部多分枝。叶对生;叶柄长 0.5 ~ 3.5 cm;叶卵圆形或卵状披针形,先端近渐尖,基部楔形,边缘具粗大内弯的锯齿,两面脉上被微柔毛和淡黄色腺点。聚伞花序组成疏松的圆锥花序,长 10 ~ 20 cm,密被灰色柔毛;苞片及小苞片狭卵形至条形;花萼钟状,外被柔毛及腺点,萼齿 5 枚,长三角形,近等大,与萼筒近等长,果时花萼增大,呈宽钟形;花冠紫色,长 5 ~ 6 mm,外被短柔毛,花冠筒基部上方呈浅囊状,上唇 4 等裂,下唇舟形;雄蕊 4 枚,内藏;花柱先端 2 浅裂。小坚果阔倒卵形,先端具腺点及髯毛。花期、果期 8—10 月。

【生境与分布】生于山坡、路旁、田边、溪旁、河岸及灌丛中。贵州各地有分布或栽培。此外,我国山西、陕西、甘肃、江苏、安徽、浙江、江西、福建、台湾、河南、湖南、广东、广西、四川等地也有分布。

【采收加工】每年可采收 2 ~ 3 次——第 1 次在栽后 3 个月左右收割,第 2 次在第 1 次收割后约 75 天后进行,第 3 次在冬前收割。割后晒干即可。

【药材性状】茎枝四棱形。叶对生,常破碎,完整叶多皱缩,展开后呈卵圆形或卵状披针形,长 4 ~ 12 cm,两面沿脉被微柔毛,叶柄长 1 ~ 1.5 cm。聚伞花序具梗,由 5 朵至多数花组成顶生圆锥花序;苞片及小苞片狭卵形至条形,密被柔毛;花萼钟状,外面密被灰白色柔毛并有腺点,萼齿长三角形,近等大,与萼筒近等长;花冠紫色,长约 5.5 mm,花冠筒近基部上方呈浅囊状,上唇 4 等裂,下唇舟形;雄蕊及花柱不伸出花冠。

【性味归经】味苦,性寒。归肝经、胆经、大肠经。

【功效与主治】清热解毒、利湿退黄、散瘀消肿。主治湿热黄疸、胆囊炎、泄泻、疮肿、跌打损伤。

【民族用药经验】

①治黄疸:溪黄草 15 g,水煎服。(贵州各族均用)

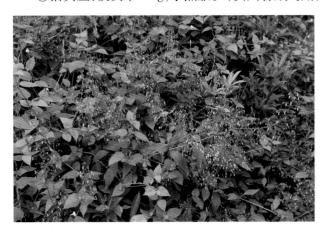
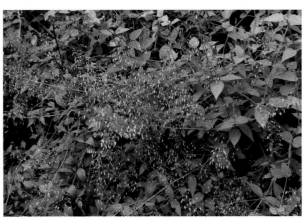

②治急性黄疸型肝炎:溪黄草 15 g、虎杖 15 g,水煎服。(黔南苗族)

③治胆囊炎:溪黄草 15 g、莎草 10 g,水煎服。(惠水布依族)

【用法用量】内服:煎汤,15～30 g。外用:适量,捣烂敷;或研末撒。

【注按】溪黄草之名始载于《粤北草药》。《常用中草药手册》称熊肝草、血风草,《常用中草药彩色图谱》称溪沟草、山羊面、台湾延胡索,《广西中草药》称土黄连,《草药手册》称香茶草,《全国中草药汇编》称山熊胆、黄汁草。本书以溪黄草为药材名和植物名。

《中国药典》(附录)2010 年版,以溪黄草为药材名,溪黄草 *Isodon serra*(Maxim.)Kudo 为植物名,药用部位以干燥地上部分收载。

《中华人民共和国卫生部药品标准中药成方制剂》(第五册·附录)1992 版,以溪黄草为药材名,溪黄草 *Isodon serra*(Maxim.)Kudo 为植物名,药用部位以干燥地上部分收载。

《广东省中药材标准》2010 年版,以溪黄草为药材名,溪黄草 *Rabdosia serra*(Maxim.)Hara 为植物名,药用部位以干燥地上部分收载。

溪黄草为贵州常用黔药,是贵州汉族、苗族、布依族等民族习用药物。药材来源为野生或栽培。溪黄草具清热解毒、利湿退黄、散瘀消肿之功效,故常用于治疗湿热黄疸、胆囊炎、泄泻、疮肿、跌打损伤等。若治急性黄疸型肝炎,以溪黄草 15 g、田基黄 10 g、花锚 10 g、金钱草 10 g,水煎服;或以溪黄草 15 g、青鱼胆草 10 g、白蒿 10 g、金钱草 10 g,水煎服。若治胆囊炎,以溪黄草 15 g、郁金 10 g、栀子 10 g、八月瓜根 10 g、锦鸡儿 10 g,水煎服。若治泄泻,以溪黄草 15 g、金荞麦 15 g、鸡矢藤 10 g、刺梨 10 g、见风青 10 g,水煎服。若治痢疾,以溪黄草 15 g、地榆 10 g、地锦 10 g、十大功劳 10 g、车前草 15 g,水煎服。若治肠炎,以溪黄草 15 g、仙鹤草 10 g、地榆 10 g、土茯苓 15 g,水煎服。若治跌打损伤,以溪黄草、陆英、土一枝蒿、酢浆草各适量,捣烂敷。若治红眼病,以溪黄草 15 g、龙胆草 6 g、夏枯草 10 g、密蒙花 10 g,水煎服。

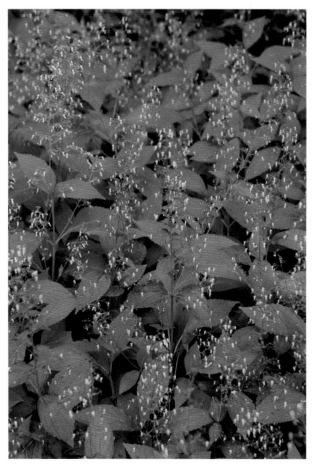
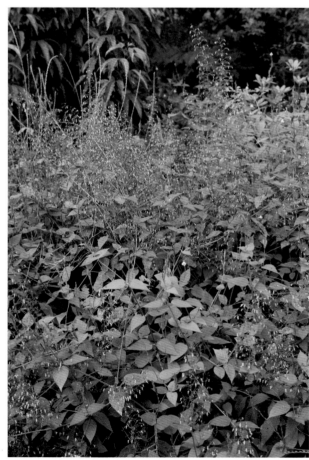

狭叶链珠藤 xiáyèliànzhūténg

Alyxiae Schlechteri Radix seu Herba

【黔称】链珠藤(各地均称)。

【民族药名】

苗药名:lianb zub tengk 链珠藤(黄平苗族)。

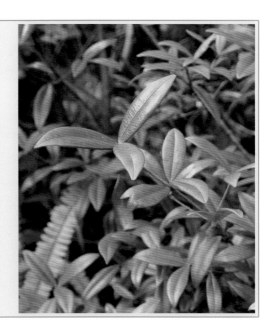

【来源】为夹竹桃科植物狭叶链珠藤的根及全株。

【原植物】狭叶链珠藤 *Alyxia schlechteri* Lévl.。

蔓延木质藤本,有乳汁,除幼嫩部分和花序被柔毛外,其他部位无毛。枝条有皮孔。叶近革质,对生或3~4枚轮生,常集生于小枝的上部;叶披针形或窄椭圆形,长2~4 cm,宽7~13 mm,顶端渐尖或急尖,基部宽楔形,上面深绿色,下面浅绿色,边缘微向外卷;中脉在上面凹陷,在下面突出,侧脉在上面明显,在下面不明显;叶柄长2~4 cm。花黄色,多朵组成聚伞花序,腋生,花长5~10 mm。核果链珠状,有2~3个节,每节椭圆状,长约7 mm,直径约5 mm,紫黑色。花期秋季,果期冬季至第二年春季。

【生境与分布】生于海拔800~1500 m的路旁林中或岩石上。分布于贵州的施秉、平坝、普安、兴义、荔波、独山、平塘、都匀等地。此外,我国浙江、江西、福建、湖南、广东、海南、广西等地也有分布。

【采收加工】夏季、秋季采收,洗净,切段,晒干。

【药材性状】茎表面灰白色,具稠密皮孔。叶近革质,卷缩,展平后呈披针形或狭椭圆形,长2~4 cm,宽7~13 mm,顶端渐尖或急尖,基部宽楔形,上面深绿色,下面浅绿色,中脉在上面凹陷,在下面突出。气微,味苦。

【性味归经】味辛、微苦,性温,有小毒。归脾经、胃经。

【功效与主治】祛风除湿、活血止痛、消肿解毒。主治风湿痹痛、血瘀闭经、胃痛、跌打损伤、全身浮肿。

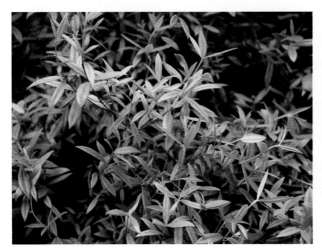

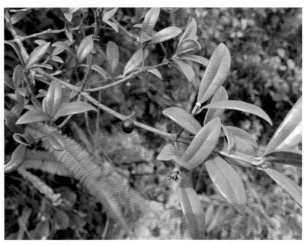

【民族用药经验】

①治风湿痹痛:狭叶链珠藤10 g,水煎服。(贵州各族均用)

②治跌打损伤:狭叶链珠藤10 g、接骨木10 g,水煎服。(施秉苗族)

③治血瘀闭经:狭叶链珠藤10 g、大血藤10 g,水煎服。(都匀布依族)

【用法用量】内服:煎汤,10~30 g;或浸酒。

【汪按】狭叶链珠藤之名始载于《贵州中草药资源研究》。本书以狭叶链珠藤为药材名和植物名。

狭叶链珠藤为贵州常用黔药,是贵州汉族、苗族、布依族等民族习用药物。药材来源均为野生。狭叶链珠藤具祛风除湿、活血止痛、消肿解毒之功效,故常用于治疗风湿痹痛、血瘀闭经、胃痛、跌打损伤、全身浮肿等。若治风湿痹痛,以狭叶链珠藤10 g、大血藤15 g、透骨香15 g、驳骨丹10 g、臭山羊10 g,水煎服。若治血瘀闭经,以狭叶链珠藤10 g、五花血藤10 g、滇丹参10 g、八月瓜15 g,水煎服。若治胃痛,以狭叶链珠藤10 g、金荞麦10 g、鸡矢藤10 g、胃友10 g,水煎服。若治跌打损伤,以狭叶链珠藤10 g、飞龙掌血15 g、铁筷子10 g、落得打15 g,水煎服。若治全身浮肿,以狭叶链珠藤10 g、陆英10 g、车前子10 g、臭山羊10 g、小石韦10 g,水煎服。

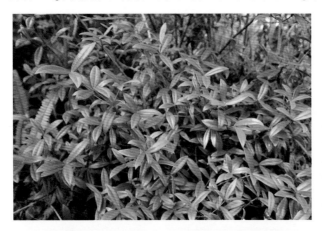
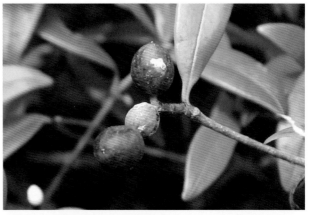
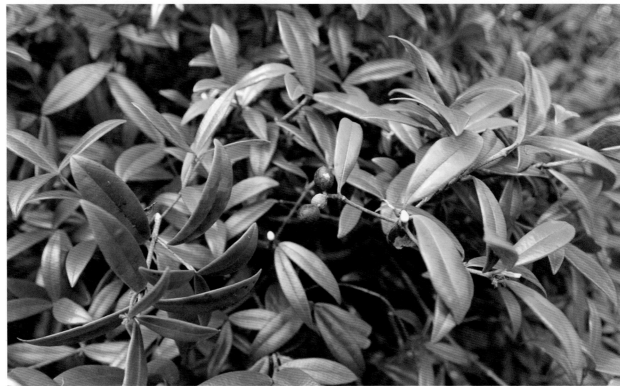

香椿子 xiāngchūnzǐ

Toonae Sinensis Fructus

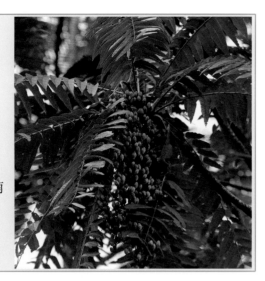

【黔称】香椿子(各地均称)。

【民族药名】

苗药名:reib yex 锐叶(松桃苗族),vob yongl 寓样(黔东南苗族),uab yangl 蛙样(黔南苗族),roub yos 茹约(毕节苗族)。

水药名:ni⁴ ham² 尼行(都匀水族)。

【来源】为楝科植物香椿的果实。

【原植物】参见"椿白皮"条。

【生境与分布】参见"椿白皮"条。

【采收加工】秋季采收,晒干。

【药材性状】干燥果实,长 2.5~3.5 cm;果皮开裂为 5 瓣,深裂至果实全长的 2/3 左右,裂片披针形,先端尖,外表面黑褐色,内表面黄棕色,厚约 2.5 mm,质脆;果轴呈圆锥形,顶端钝尖,黄棕色,有 5 条棕褐色棱线;断面内心松泡,色黄白。种子着生于果轴及果瓣之间,5 列,种子有极薄的种翅,黄白色,半透明,基部斜口状,种仁细小不明显。气微弱。以完整、干燥者为佳。

【性味归经】味辛、苦,性温,归脾经、肝经、肺经。

【功效与主治】祛风、散寒、止痛。主治外感风寒、风湿痹痛、胃痛、疝气痛、痢疾。

【民族用药经验】

①治风寒感冒:香椿子 15 g,水煎服。(贵州各族均用)

②治风湿痹痛:香椿子 15 g、铁筷子 10 g,水煎服。(惠水苗族)

③治胃脘疼痛:香椿子 15 g、通光散 15 g、鸡矢藤 15 g,水煎服。(龙里布依族)

④治痢疾:香椿子 15 g、铁苋菜 15 g,水煎服。(兴义布依族)

⑤治疝气痛:香椿子 15 g、金爪儿 15 g、土圞儿 10 g,水煎服。(江口土家族)

【用法用量】内服:煎汤,6~15 g;或研末。

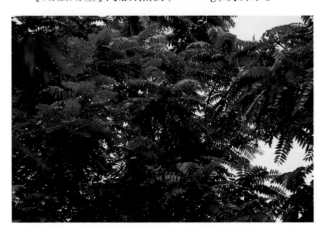

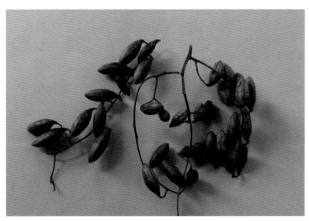

【汪按】香椿子之名始载于《东北药用植物志》。《陕西中药志》称香椿铃，《青岛中草药手册》称香铃子。本书以香椿子为药材名，香椿为植物名。

《山东省中药材标准》2002年版、1995年版，以香椿子为药材名，香椿 *Toona sinensis* (A. Juss.) Roem. 为植物名，药用部位以干燥成熟果实收载。

香椿子为贵州常用黔药，是贵州汉族、苗族、侗族、布依族、水族、土家族等民族习用药物。药材来源均为栽培。香椿子具

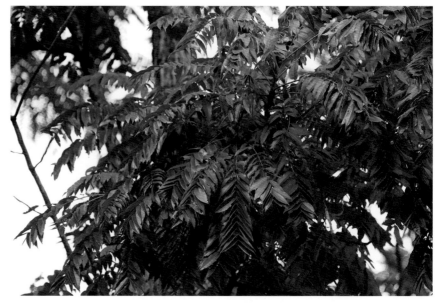

祛风、散寒、止痛之功效，故常用于治疗外感风寒、风湿痹痛、胃痛、疝气痛、痢疾等。若治外感风寒、咳嗽，以香椿子 15 g、紫苏 15 g、岩白菜 15 g、生姜 3 片，水煎服。若治风湿痹痛，以香椿子 15 g、大风藤 10 g、铁冬青 10 g、香花崖豆藤 15 g、小果微花藤 10 g、鸡矢藤 20 g，水煎服。若治胃脘疼痛，以香椿子 15 g、金荞麦 30 g、鸡矢藤 30 g、通光散 15 g、榔片 10 g、八月瓜根 10 g，水煎服。若治疝气痛，以香椿子 15 g、骚羊古 15 g、臭牡丹 15 g、莨芝 10 g、广木香 10 g、榔片 10 g，水煎服。若治痢疾，以香椿子 15 g、苦参 6 g、七叶莲 15 g、榔片 10 g、广木香 10 g、地榆 15 g，水煎服。

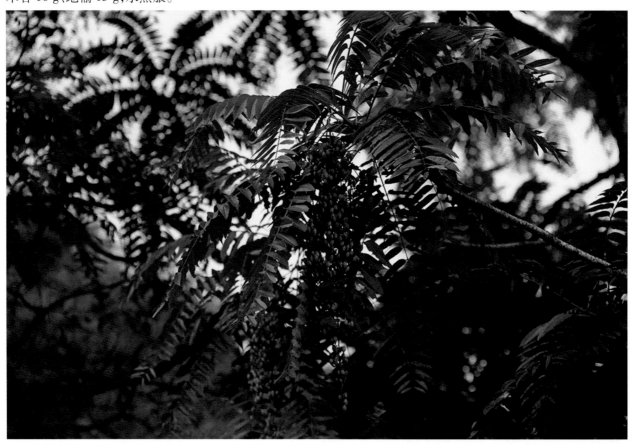

象头花 xiàngtóuhuā

Arisaemae Franchetiani Rhizoma

【黔称】狗爪南星(各地均称)。

【民族药名】

苗药名:bob kob hsangl 波科唱(黄平苗族)。

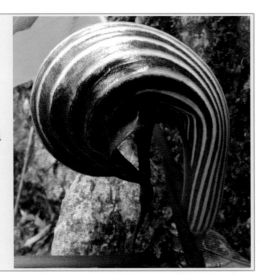

【来源】为天南星科植物象头花的块茎。

【原植物】象头花 *Arisaema franchetianum* Engl.。

多年生草本。块茎扁球形,直径1~6 cm 或更大,周围有许多直径1~2 cm 的小块茎,肉红色。鳞叶2~3枚,披针形,膜质,最里面的长13~20 cm,淡褐色,带紫色斑纹,包围叶柄及花序柄,上部分离。叶1枚;叶柄长20~50 cm,肉红色。幼株叶片轮廓心状箭形,全缘,腰部稍狭缩,两侧基部近圆形。成年植株叶片绿色,近革质,3全裂,裂片无柄或近无柄;中裂片卵形、宽椭圆形或近倒卵形,基部短楔形至近截形,顶端骤狭渐尖,长7~23 cm,宽6~22 cm;侧裂片偏斜,椭圆形,比中裂片小,基部楔形,均全缘;侧脉5~10对,集合脉距边缘3~6 mm,有明显的网脉。花序柄短于叶柄,肉红色,花期直立,果期下弯180°。佛焰苞污紫色、深紫色,具白色或绿白色宽条纹,管部长4~6 cm,圆筒形,直径1.2~2 cm,喉部边缘反卷;檐部下弯成盔状,渐尖,有长5 cm 以上的线形尾尖,下垂;肉穗花序单性;雄花序紫色,长圆锥形,长1.5~4 cm,宽2.5~6 mm,花疏,雄花具粗短的柄,花药2~5枚,药室球形,顶孔开裂,附属器绿紫色,圆锥状,由中部以下开始下弯,有时弯成圆圈;雌花序圆柱形,长1.2~3.5 cm,直径0.8~2 cm,花密,子房绿紫色,顶部扁平,近五角形,下部棱状楔形,柱头明显突起。浆果绿色,干时黄褐色,倒圆锥形,长约1.2 cm,直径约5 mm。种子1~2粒,倒卵形或卵形,淡褐色,骨质,表面泡沫状。花期5—7月,果期9—10月。

【生境与分布】生于海拔960~3000 m 的林下、灌丛中或草坡。分布于贵州的梵净山及关岭、兴义、独山、赫章、紫云、普定,以及贵阳等地。此外,我国四川、云南等地也有分布。

【采收加工】夏季采挖,洗净,鲜用或切片晒干。

【药材性状】块茎扁平,主块茎的周围着生数个突出的小侧芽,略似爪,直径1~6 cm,表面深棕色。质坚硬。气微,味微辛、麻。

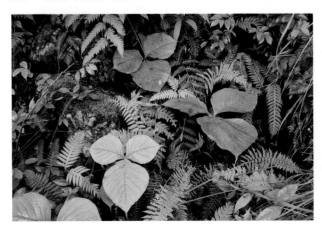

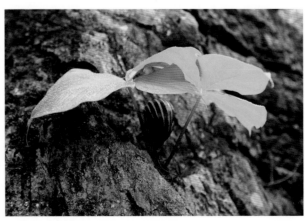

【性味归经】味辛,性温,有大毒。归肝经、大肠经。

【功效与主治】散瘀解毒、消肿止痛。主治食积胃痛、乳痈、瘰疬、无名肿毒、毒蛇咬伤。

【民族用药经验】

①治无名肿毒:生象头花磨醋外擦,一日3次。(贵州各族均用)

②治食积胃痛:生象头花30 g(水煎1 h)、鸡矢藤30 g、铁冬青20 g,水煎服。(关岭苗族)

③治乳痈:生象头花磨醋外擦。(独山布依族)

【用法用量】内服:煎汤,制象头花,3~6 g;或生象头花,水煎1 h后服。外用:适量,捣烂敷。

【注按】象头花之名始载于《植物名实图考》。《昆明民间常用草药》称母猪半夏、岩芋、独叶半夏、红半夏、山半夏、小独脚莲,《全国中草药汇编》称红南星、大半夏,《贵州中草药名录》称狗爪南星、岩半夏,《新华本草纲要》称野芋头、南星、野磨芋、三不跳。本书以象头花为药材名和植物名。

象头花为贵州常用黔药,是贵州汉族、苗族、布依族等民族习用药物。药材来源多为野生。象头花具散瘀解毒、消肿止痛之功效,故常用于治疗食积胃痛、乳痈、瘰疬、无名肿毒、毒蛇咬伤等。若治食积胃痛,以制象头花6 g、通光散10 g、金荞麦10 g、鸡矢藤10 g、生山楂10 g、神曲10 g、谷芽10 g、麦芽10 g,水煎服。若治乳痈,以制象头花6 g、金银花10 g、连翘10 g、蒲公英10 g、紫花地丁10 g,水煎服。若治瘰疬,以制象头花6 g、八月瓜根15 g、生牡蛎15 g、大贝母15 g、玄参15 g,水煎服。若治无名肿毒,以生象头花磨醋外擦;或以制象头花6 g、毛花点草15 g、十大功劳10 g、蒲公英15 g、千年老鼠屎10 g,水煎服。

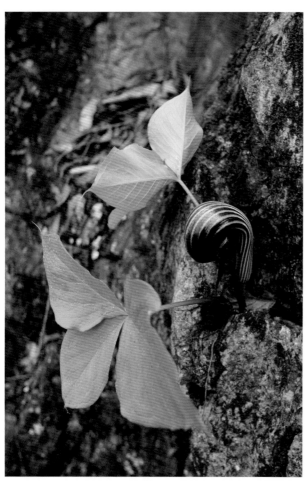
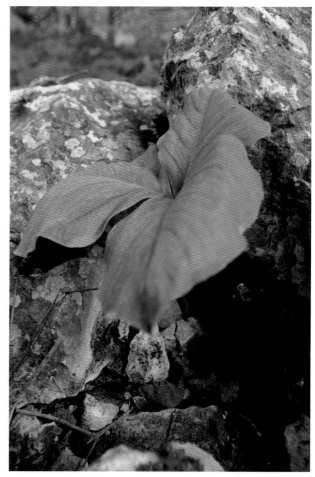

小果蔷薇根 xiǎoguǒqiángwēigēn

Rosae Cymosae Radix

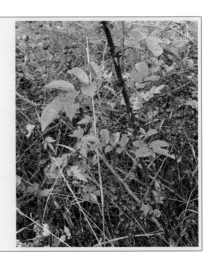

【黔称】红刺(剑河),小和尚头(铜仁),红根(瓮安)。

【民族药名】

苗药名:zend bel xit 真不西(黔东南苗族)。

水药名:ndun¹hui²论辉(荔波水族)。

【来源】为蔷薇科植物小果蔷薇的根。

【原植物】小果蔷薇 *Rosa cymosa* Tratt.。

攀缘灌木,高 2～5 m。小枝圆柱形,有钩状皮刺。小叶 3～5 枚,稀 7 枚,连叶柄长 5～10 cm;小叶卵状披针形或椭圆形,长 2.5～6 cm,宽 8～25 mm,先端渐尖,基部近圆形,边缘有紧贴或尖锐细锯齿,两面均无毛,上面亮绿色,下面颜色较淡,中脉突起,沿脉有稀疏长柔毛;小叶柄和叶轴无毛或有柔毛,有稀疏皮刺和腺毛;托叶膜质,离生,线形,早落。花多朵组成复伞房花序;花直径 2～2.5 cm;花梗长约 1.5 cm,幼时密被长柔毛,老时逐渐脱落,近于无毛;花萼片卵形,先端渐尖,常有羽状裂片,外面近于无毛,稀有刺毛,内面被稀疏白色茸毛,沿边缘较密;花瓣白色,倒卵形,先端凹,基部楔形;花柱离生,稍伸出花托口外,与雄蕊近等长,密被白色柔毛。果实球形,直径 4～7 mm,红色至黑褐色,花萼片脱落。花期 5—6 月,果期 7—11 月。

【生境与分布】生于向阳山坡、路边灌丛中或河谷。分布于贵州各地。此外,我国江西、江苏、浙江、安徽、湖南、四川、云南、福建、广东、广西、台湾等地也有分布。

【采收加工】全年均可采收,洗净,切片,晒干。

【药材性状】根圆柱形,表面有较多快要脱落的片状栓皮,栓皮红棕色或黑褐色;栓皮脱落后可见灰黄色或红棕色的表皮,表皮表面有纵皱纹。断面木质部灰色,较宽广,可见放射状纹理,纤维性较强,不易折断。气微,味苦、涩。

【性味归经】味苦、涩,性平。归肺经、肝经、大肠经。

【功效与主治】活血散瘀、止血、消肿解毒。主治跌打损伤、外伤出血、月经不调、子宫脱垂、痔疮、风湿疼痛、腹泻、痢疾。

【民族用药经验】

①治跌打损伤:小果蔷薇根 30 g,水煎服。(贵州各族均用)

②治月经不调:小果蔷薇根 15 g、卫矛 10 g,水煎服。(龙里苗族)

③治痛经:小果蔷薇根 15 g、鸡血莲 10 g,水煎服。(剑河侗族)

④治子宫脱垂:小果蔷薇根 15 g、血人参 15 g,水煎服。(惠水布依族)

⑤治风湿痹痛:小果蔷薇根 15 g、铁筷子 10 g,水煎服。(印江土家族)

⑥治痢疾:小果蔷薇根 15 g、三颗针 10 g,水

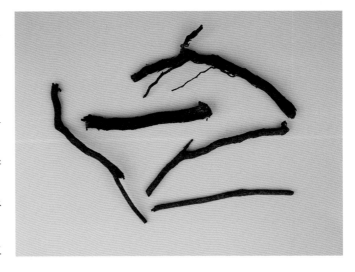

煎服。(三都水族)

【用法用量】内服:煎汤,10~30g;或兑入红(白)糖、甜酒;或与瘦肉、鸡同炖。外用:适量,捣烂敷。

【汪按】小果蔷薇根之名始载于《浙江天目山药用植物志》。《湖南药物志》称山木香根,《贵州草药》称红刺、小和尚头、红根,《四川常用中草药》称小和尚头、红刺藤、细叶红根,《贵州中草药名录》称小红根。本书以小果蔷薇根为药材名,小果蔷薇为植物名。

《中国药典》2010年版、2005年版,《湖南省中药材标准》1993年版,以金樱根为药材名,小果蔷薇 *Rosa cymosa* Tratt. 为植物名,药用部位以干燥根收载。

《贵州省中药材、民族药材质量标准》2003年版、《贵州省中药材民族药材质量标准》2019年版,以野蔷薇为药材名,小果蔷薇 *Rosa cymosa* Tratt. 为植物名,药用部位以干燥根或全株收载。

《贵州省地方标准(修订本)》1994年版,以野蔷薇为药材名,小果蔷薇 *Rosa cymosa* Tratt. (*Rosa mirocapa* Lindi. non Bess.) 为植物名,药用部位以干燥全株收载。

《湖南省中药材标准》2009年版,以金樱根为药材名,小果蔷薇 *Rosa cymosa* Trattinnick 为植物名,药用部位以干燥根茎收载。

小果蔷薇根为贵州常用黔药,是贵州汉族、苗族、侗族、布依族、土家族、水族等民族习用药物。药材来源均为野生。小果蔷薇根具活血散瘀、止血、消肿解毒之功效,故常用于治疗跌打损伤、外伤出血、月经不调、子宫脱垂、痔疮、风湿疼痛、腹泻、痢疾等。若治跌打损伤,以小果蔷薇根15g、大叶云实10g、爬行卫矛10g、紫金莲10g、地榆30g,水煎服。若治外伤出血,以小果蔷薇根30g、大叶紫珠30g、地榆30g,水煎服。若治月经不调,以小果蔷薇根15g、徐长卿10g、月季花6g,水煎服。若治痛经,以小果蔷薇根20g、珍珠菜15g、益母草15g、香樟根15g,水煎服。若治子宫脱垂,以小果蔷薇根30g、枳实10g、生黄芪30g、党参30g、南布正30g,水煎服。若治痔疮,以小果蔷薇根30g、槐角15g、苦参10g、地榆20g、白刺花10g,水煎服。若治风湿疼痛,以小果蔷薇根20g、黑骨藤10g、乌骨藤10g、鸡矢藤30g,水煎服。若治腹泻,以小果蔷薇根15g、籽木15g、车前子10g,水煎服。若治痢疾,以小果蔷薇根20g、野牡丹30g、马齿苋30g,水煎服。

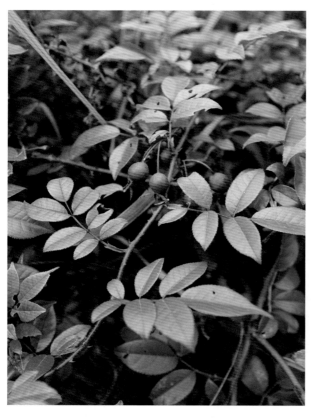
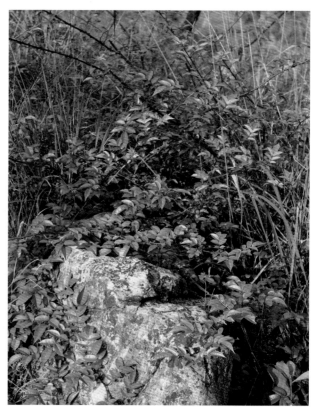

小果蔷薇果 xiǎoguǒqiángwēiguǒ

Rosae Cymosae Fructus

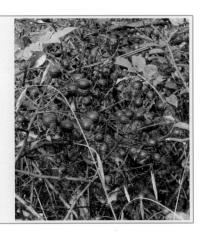

【黔称】小果蔷薇果（各地均称）。

【民族药名】

苗药名：zend bel xit 真不西（黔东南苗族）。

水药名：ndun¹hui² 论辉（荔波水族）。

【来源】为蔷薇科植物小果蔷薇的果实。

【原植物】参见"小果蔷薇根"条。

【生境与分布】参见"小果蔷薇根"条。

【采收加工】秋季、冬季果实成熟时采摘，鲜用或晒干。

【药材性状】果实圆球形，直径约 4 mm，表面红棕色或黑褐色，平滑，微有光泽，顶端有不突出的花萼残基，基部常常有细小果柄；果肉较薄，棕色，内有小瘦果 5～10 枚，蒜瓣性，棕黄色。气微，味甘、微涩。

【性味归经】味甘、涩，性平。归肺经、肝经、肾经。

【功效与主治】化痰止咳、养肝明目、益精固涩。主治痰多咳嗽、视物昏花、遗精、遗尿、白带。

【民族用药经验】

①治痰多咳嗽：小果蔷薇果 60 g，水煎服。（贵州各族均用）

②治视物昏花：小果蔷薇果 60 g、密蒙花 10 g，水煎服。（惠水苗族）

③治遗精：小果蔷薇果 60 g、金樱子 30 g，水煎服。（龙里布依族）

④治遗尿：小果蔷薇果 60 g、益智仁 30 g、覆盆子 15 g，水煎服。（铜仁土家族）

⑤治白带：小果蔷薇果 60 g、土茯苓 30 g、车前子 15 g、椿白皮 15 g，水煎服。

【用法用量】内服：煎汤，30～90 g。

【汪按】小果蔷薇果之名始载于《浙江天目山药用植物志》。《生草药性备要》称小金樱子，《湖南药物志》称鸡公子，《中药志》称小金英。本书以小果蔷薇果为药材名，小果蔷薇为植物名。

小果蔷薇果为贵州常用黔药，是贵州汉族、苗族、侗族、布依族、土家族、水族等民族习用药物。药材来源均为野生。小果蔷薇果具化痰止咳、养肝明目、益精固涩之功效，故常用于治疗痰多咳嗽、视物昏花、遗精、遗尿、白带等。若治痰多咳嗽，以小果蔷薇果 30 g、岩白菜 15 g、岩豇豆 15 g、矮地茶 15 g、龙葵 10 g，水煎服。若治视物昏花，以小果蔷薇果 30 g、枸杞 15 g、菊花 10 g、金灯藤 15 g、淫羊藿 10 g、杜仲 15 g、续断 15 g、金樱子 30 g、血人参 30 g，水煎服。

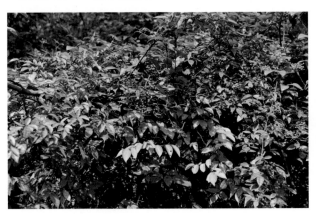

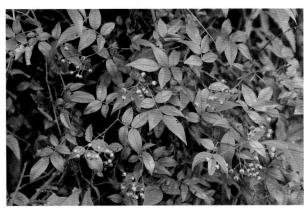

小果蔷薇茎 xiǎoguǒqiángwēijīng

Rosae Cymosae Caulis

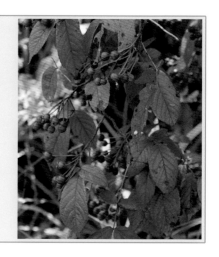

【黔称】小果蔷薇藤(各地均称)。

【民族药名】

苗药名:zend bel xit 真不西(黔东南苗族)。

水药名:ndun¹hui² 论辉(荔波水族)。

【来源】为蔷薇科植物小果蔷薇的茎。

【原植物】参见"小果蔷薇根"条。

【生境与分布】参见"小果蔷薇根"条。

【采收加工】全年均可采收,割取藤茎,切段,晒干。

【药材性状】茎圆柱形,表面棕褐色,密生倒刺或有刺痕,密被线状纵皱纹。质硬,不易折断,断面木质部较窄,中央髓部较宽。气微,味酸、苦。

【性味归经】味酸、微苦,性平。归脾经、肾经。

【功效与主治】固涩益肾。主治遗尿、子宫脱垂、脱肛、白带、痔疮。

【民族用药经验】

①治遗精:小果蔷薇茎 30 g,水煎服。(贵州各族均用)

②治遗尿:小果蔷薇茎 30 g、大夜关门 30 g,水煎服。(惠水苗族)

③治白带:小果蔷薇茎 30 g、土茯苓 15 g,水煎服。(都匀布依族)

【用法用量】内服:煎汤,30～60 g;或炖肉服。

【汪按】小果蔷薇茎之名始载于《福建药物志》。《分类草药性》称红刺藤,《重庆草药》称小和尚藤,《湖南药物志》称五加莲、苎刺甲、狗屎刺,《浙江天目山药用植物志》称鱼竿子、青刺。广东称倒钩芳,四川称红荆藤。本书以小果蔷薇茎为药材名,小果蔷薇为植物名。

《湖南省中药材标准》2009 年版,以金樱根为药材名,小果蔷薇 *Rosa cymosa* Trattinnick 为植物名,药用部位以干燥根茎收载。

小果蔷薇茎为贵州常用黔药,是贵州汉族、苗族、侗族、布依族等民族习用药物。药材来源均为野生。小果蔷薇茎具固涩益肾之功效,故常用于治疗遗尿、子宫脱垂、脱肛、白带、痔疮等。若治遗尿,以小果蔷薇茎 30 g、大夜关门 15 g、骚羊古 10 g、金灯藤15 g、山蒟 10 g,水煎服;或以小果蔷薇茎15 g、金灯藤 15 g,炖狗肉服。若治子宫脱垂、脱肛,以小果蔷薇茎 30 g、血人参 30 g、南布正 30 g、仙鹤草 15 g,水煎服。若治白带,以小果蔷薇茎 30 g、金樱根 15 g、车前草 15 g,水煎服。

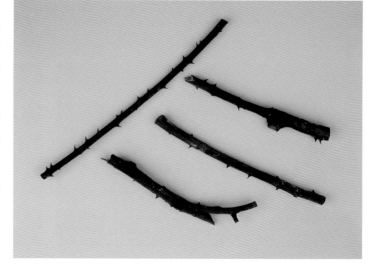

小花八角枫 xiǎohuābājiǎofēng

Alangii Faberi Radix et Folium

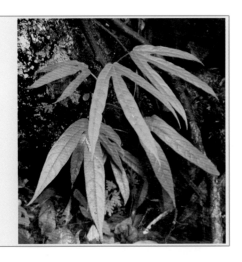

【黔称】狭叶八角枫(各地均称)。

【民族药名】

苗药名:bak gaok fengb 八过枫(黄平苗族)。

【来源】为八角枫科植物小花八角枫的根、叶。

【原植物】小花八角枫 *Alangium faberi* Oliv.。

落叶灌木,高1~4 m。树皮平滑,灰褐色或深褐色;小枝纤细,近圆柱形,淡绿色或淡紫色,幼时有贴伏毛,后近无毛。叶互生;叶柄长1~1.5 cm,稀达2.5 cm,近圆柱形,疏生淡黄色粗伏毛;叶纸质,不分裂或掌状3裂,不分裂者长圆形或披针形,先端渐尖或尾状渐尖,基部倾斜,近圆形或心形,通常长7~12 cm,稀达19 cm,宽2.5~3.5 cm,上面绿色,幼时被稀疏的小硬毛,脉上较密,下面淡绿色,幼时被粗伏毛,后均几无毛;主脉和侧脉在下面明显。聚伞花序短而纤细,长2~2.5 cm,有淡黄色粗伏毛,有花5~10朵,稀达20朵;苞片三角形,早落;花萼近钟形,外面被粗伏毛,裂片7枚;花瓣5~6片,线形,外面被紧贴的粗伏毛,内面疏生柔毛,开花时向外反卷;雄蕊5~6枚,和花瓣近等长,花丝微扁,下部和花瓣合生,先端宽扁,被长柔毛,余均无毛,花药基部有刺毛状硬毛;花盘近球形;子房1室,花柱无毛,柱头近球形。核果近卵圆形或卵状椭圆形,长约1 cm,熟时淡紫色,先端有宿存萼齿。花期6月,果期9月。

【生境与分布】生于海拔1600 m以下的疏林中。分布于贵州的德江、沿河、印江、黄平、都匀、独山、龙里、湄潭等地。此外,我国湖北、湖南、广东、海南、广西、四川等地也有分布。

【采收加工】夏季、秋季采收,根洗净,切片,晒干;叶鲜用。

【药材性状】根长圆柱形,分支较多,表面黑褐色,有纵皱纹,断面黄白色,韧皮部较窄,木质部较宽广。叶多掌裂,干后皱缩。气微,味苦。

【性味归经】味辛、苦,性微温。归肝经、胃经。

【功效与主治】祛风除湿、活血止痛。主治风湿痹痛、胃痛、跌打损伤。

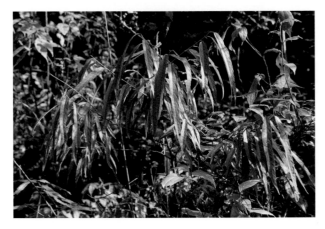

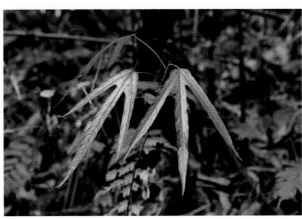

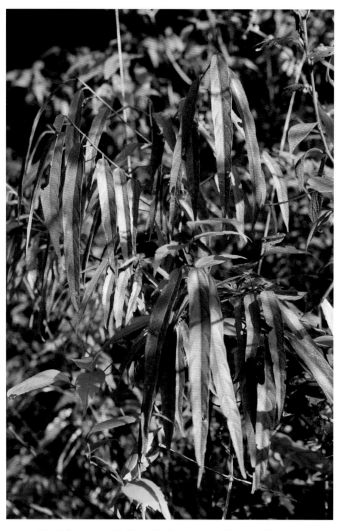

【民族用药经验】

①治风湿痹痛：小花八角枫 6 g，水煎服。（贵州各族均用）

②治风湿关节痛：小花八角枫 6 g、铁筷子 10 g，水煎服。（龙里苗族）

③治胃痛：小花八角枫 6 g、金荞麦 15 g、鸡矢藤 15 g，水煎服。（独山布依族）

④治跌打损伤：小花八角枫 6 g、见血飞 10 g，水煎服。（德江土家族）

【用法用量】内服：煎汤，3～6 g。外用：适量，捣烂敷；或研末调敷。

【汪按】小花八角枫之名始载于《广西药用植物名录》。《湖南药物志》称九牛造、伪八角枫，《贵州中草药名录》称狭叶八角枫。广西称三角枫。本书以小花八角枫为药材名和植物名。

小花八角枫为贵州常用黔药，是贵州汉族、苗族、布依族、土家族等民族习用药物。药材来源均为野生。小花八角枫具祛风除湿、活血止痛之功效，故常用于治疗风湿痹痛、胃痛、跌打损伤等。若治风湿痹痛，以小花八角枫 6 g、石松 10 g、金钩莲 10 g、五花血藤 10 g、五香血藤 10 g、油麻血藤 10 g，水煎服。若治类风湿关节炎，以小花八角枫 6 g、黑骨藤 10 g、红虎禾麻 15 g、苦糖果

15 g、吊干麻 15 g、蜀葵叶薯蓣 15 g，水煎服。若治胃痛，以小花八角枫 6 g、铁冬青 10 g、铁筷子 10 g、金荞麦 15 g、鸡矢藤 15 g，水煎服。若治跌打损伤，以小花八角枫 6 g、见血飞 15 g、接骨木 15 g、宝盖草 15 g、三角咪 15 g，水煎服；或以鲜小花八角枫 30 g、鲜酢浆草 30 g、鲜猪殃殃 30 g、鲜凤仙花 30 g，捣烂敷。

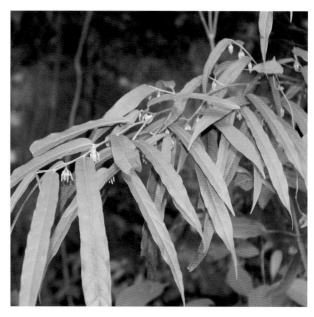

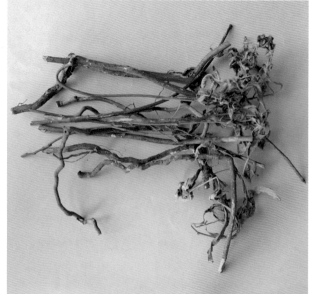

小野鸡尾 xiǎoyějīwěi

Onychii Japonici Herba

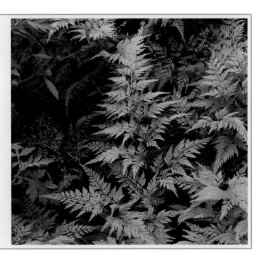

【黔称】水金鸡尾（榕江），金鸡尾（黎平），地白枝（各地均称）。

【民族药名】

水药名：ʔma¹hat⁸quk⁷骂很估劳（三都水族）。

【来源】为中国蕨科植物野雉尾金粉蕨的全草。

【原植物】野雉尾金粉蕨 *Onychium japonicum*（Thunb.）Kze.。

植株高 25~60 cm。根茎长而横走,密被棕色卵状披针形鳞片。叶厚革质,近簇生;叶柄禾秆色,基部棕色,长 10~35 cm。叶长卵形至卵状披针形,长 20~30 cm,宽 6~15 cm,三至四回羽状分裂;一回羽片 8~15 对,有柄,互生,狭卵形,基部宽楔形,先端长渐尖,第 1 对羽片最大,长 10~15 cm,宽约 5 cm;二回羽片 8~12 对,近卵形;三回羽片 3~4 对,互生,椭圆形或倒卵形;四回羽片 2~3 对,互生,倒披针形或披针形;叶脉分叉。不育叶末回裂片有小脉 1 条,能育叶裂片羽状并有边脉。孢子囊群线形,长 2~6 mm;囊群盖长圆形或短线形,膜质,全缘,白色。

【生境与分布】生于海拔 200~1800 m 的山坡路旁、林下沟边或灌丛阴湿处。分布于贵州各地。此外,我国长江以南各地也有分布。

【采收加工】夏季、秋季采收,鲜用或晒干。

【药材性状】根茎细长,略弯曲,直径 2~4 mm,黄棕色或棕黑色,两侧着生向上弯的叶柄残基和细根。叶柄细长,略呈方柱形,表面浅棕黄色,具纵沟。叶卷缩,展开后呈卵状披针形或三角状披针形,长 10~30 cm,宽 6~15 cm,浅黄绿色或棕褐色,三至四回羽状分裂,不育叶的小裂片有齿;能育叶末回裂片短线形,下面边缘生有孢子囊群,囊群盖膜质,与中脉平行,向内开口。质脆,较易折断。气微,味苦。

【性味归经】味苦,性寒。归心经、肝经、肺经、胃经、小肠经、大肠经。

【功效与主治】清热解毒、利湿、止血。主治风热感冒、咳嗽、咽痛、泄泻、痢疾、小便淋漓涩痛、湿热黄疸、吐血、咳血、便血、痔疮出血、尿血、疮毒、跌打损伤、毒蛇咬伤、烫伤。

【民族用药经验】

①治风热感冒:小野鸡尾 30 g,水煎服。（贵州各族均用）

②治咳嗽:小野鸡尾 15 g、十萼茄 10 g,水煎服。（榕江苗族）

③治咽喉肿痛:小野鸡尾 15 g、点地梅 6 g,水煎服。（剑河侗族）

④治泄泻:小野鸡尾 15 g、地菍 15 g,水煎服。（台江苗族）

⑤治痢疾:小野鸡尾 15 g、朝天罐 15 g、刺梨根 15 g,水煎服。（龙里苗族）

⑥治小便淋漓涩痛:小野鸡尾 15 g、头花蓼 15 g、车前草 10 g,水煎服。（惠水布依族）

⑦治湿热黄疸:小野鸡尾 15 g、贯叶连翘 15 g,水煎服。（务川水族）

⑧治吐血、咳血:小野鸡尾 15 g、白及 15 g,水煎服。（都匀水族）

⑨治便血、痔疮出血:小野鸡尾 15 g、大乌泡 15 g,水煎服。（江口土家族）

【用法用量】内服:煎汤,15~30 g。外用:适量,研末调敷;或捣烂敷。

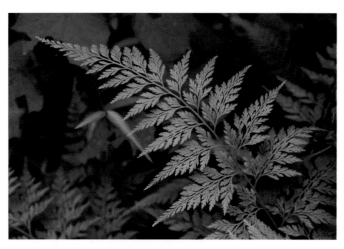

【汪按】小野鸡尾之名始载于《昆明民间常用草药》。《植物名实图考》称海风丝、草莲,《广西中药志》称凤尾蕨、线鸡尾草、小金花草、光棍药、黑蕨、金粉蕨,《浙江天目山药用植物志》称中华金粉蕨、乌蕨、土黄连,《贵州民间药物》称日本乌蕨、水金鸡尾、金鸡尾、地白枝、虾虾猛,《福建中草药》称凤尾蕨、孔雀尾,《云南中草药选》称金花草、串血草、鲜毒蕨、人头发,《江西草药》称乌韭、小叶野鸡尾、凤凰标,《四川常用中草药》称小鸡尾草、小蕨其,《湖南药物志》称野鸡尾、细叶金鸡尾、野黄连、吊金草。本书以小野鸡尾为药材名,野雉尾金粉蕨为植物名。

《中国药典》1977 年版,以小野鸡尾为药材名,野鸡尾 Onychium japonicum(Thunb.)Kunze. 为植物名,药用部位以干燥叶收载。

《广西中药材标准》(第二册)1996 年版,以小叶金花草为药材名,野鸡尾 Onychium japonicum(Thunb.)Kze. 为植物名,药用部位以干燥全草收载。

小野鸡尾为贵州常用黔药,是贵州汉族、苗族、布依族、土家族、仡佬族、水族等民族习用药物。药材来源均为野生。小野鸡尾具清热解毒、利湿、止血之功效,故常用于治疗风热感冒、咳嗽、咽痛、泄泻、痢疾、小便淋漓涩痛、湿热黄疸、吐血、咳血、便血、痔疮出血、尿血、疮毒、跌打损伤、毒蛇咬伤、烫伤等。若治风热感冒,以小野鸡尾15 g、鱼鳅串 15 g、一枝黄花 10 g,水煎服。若治咳嗽,以小野鸡尾 15 g、五匹风 15 g、吉祥草 15 g,水煎服。若治咽痛,以小野鸡尾 15 g、见风青 15 g、牛蒡子 10 g、桔梗 10 g,水煎服。若治泄泻,以小野鸡尾15 g、车前草10 g、鸡眼草 10 g,水煎服。若治痢疾,以小野鸡尾 15 g、大红袍 15 g、地马桩 15 g、算盘子 10 g,水煎服。若治小便淋漓涩痛,以小野鸡尾 15 g、车前草 15 g、积雪草 15 g、水豆瓣 15 g,水煎服。若治湿热黄疸,以小野鸡尾 15 g、六月雪 10 g、小叶三点金 10 g、天胡荽 10 g、阴行草 10 g,水煎服。若治吐血、咳血,以小野鸡尾15 g、白及 15 g、紫珠 15 g、血盆草 15 g,水煎服。若治便血,以小野鸡尾 15 g、大乌泡 15 g、墨旱莲 15 g,水煎服。若治痔疮出血,以小野鸡尾 15 g、槐花 10 g、地锦 10 g、白刺花 10 g,水煎服。若治尿血,以小野鸡尾 15 g、小蓟 15 g、川木通 10 g、凤尾草 10 g,水煎服。若治跌打损伤,以小野鸡尾 15 g、铁筷子 10 g、飞龙掌血 15 g,水煎服。若治烫伤,以小野鸡尾 30 g、虎杖 15 g、四季青 15 g、金银花 10 g、连翘 10 g,水煎服。

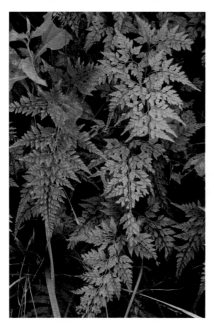
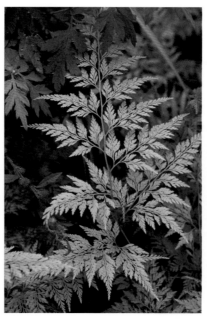
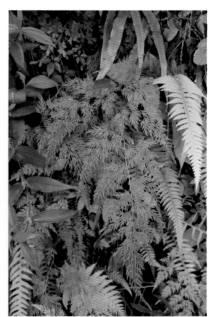

牙痈草 yáyōngcǎo

Cynoglossi Lanceolati Herba

【黔称】粘娘娘(威宁),小生地、猪尾巴(贵阳),生扯拢(遵义),绿茶菜(清镇),琉璃草(各地均称)。

【民族药名】

水药名:ʔma¹ hat⁸ mu⁵ 骂虐母(三都水族)。

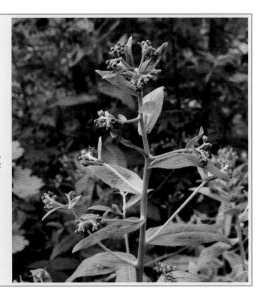

【来源】为紫草科植物小花琉璃的全草。

【原植物】小花琉璃 *Cynoglossum lanceolatum* Forsk.。

多年生草本,高 20～90 cm。茎直立,中下部有分枝,分枝开展,全株密被具基盘的硬粗毛。基生叶及茎下部的叶具柄,叶长圆状披针形,长 8～14 cm,宽约 3 cm,先端尖,基部渐狭而下延,全缘,两面均被粗毛或伏毛;茎生叶无柄或具短柄,披针形,长 4～7 cm,宽约 1 cm;茎上部叶极小。聚伞花序叉状分枝呈总状,顶生及腋生;无苞片;花梗果期几乎不增长;花萼 5 深裂,裂片卵形,长 1～2 mm,外面密生短伏毛,果期稍增大;花冠钟状,淡蓝色或白色,先端裂片椭圆形,长 1.5～2.5 mm,喉部有 5 枚半月形的附属物;雄蕊 5 枚,内藏于附属物之下;子房 4 深裂,花柱短,肥厚,四棱形,长约 1 mm。小坚果 4 枚,卵圆形,直径 2～2.5 mm,背面突起,密生长短不等的锚状刺,边缘锚状刺基部不连合。花期 4—5 月,果期 7—9 月。

【生境与分布】生于丘陵、山坡、草地和路边。分布于贵州的江口、德江、印江、松桃、威宁、赫章、兴义、安龙、平塘、罗甸等地。此外,我国四川、云南、陕西、甘肃、河南等地也有分布。

【采收加工】5—8 月采收,晒干或鲜用。

【药材性状】茎圆柱形,表面有茸毛。叶互生,皱缩,展平后呈阔披针形,先端短尖,基部渐窄而下延,下面具有粗而明显的叶脉,两面均被粗毛,全缘。花皱缩成团,淡蓝色。果实卵圆形,直径 2～2.5 mm。气微,味微苦。

【性味归经】味苦,性凉。归胃经、肾经。

【功效与主治】清热解毒、利水消肿。主治牙周脓肿、急性肾炎、牙周炎、下颌急性淋巴结炎、毒蛇咬伤。

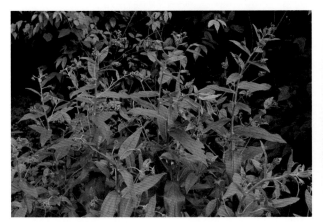

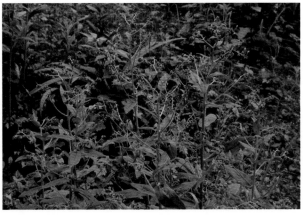

【民族用药经验】

①治牙周脓肿：牙痛草 15 g，水煎服。（贵州各族均用）

②治牙周炎：牙痛草 15 g、竹叶椒 6 g，水煎服。（罗甸苗族）

③治急性胃炎：牙痛草 10 g、陆英 10 g，水煎服。（兴义布依族）

【用法用量】内服：煎汤，9~15 g；或研末，0.9~1.8 g。外用：适量，捣烂敷。

【汪按】牙痛草之名始载于《中药大辞典》，又称破布草、破布粘、披针叶琉璃草、大号疟草、一条龙、母一条根、半边龙。《福建药物志》称山芬芦，《贵州中草药名录》称粘娘娘。本书以牙痛草为药材名，小花琉璃为植物名。

《中华人民共和国卫生部药品标准中药成方制剂》（第十一册·附录）1996 年版、《福建省中药材标准》2006 年版，以琉璃草为药材名，小花琉璃草 *Cynoglossum lanceolatum* Forsk. 为植物名，药用部位以干燥全草收载。

《四川省中草药标准（试行稿）》（第三批）1980 年版，以蓝布裙为药材名，小花琉璃草 *Cynoglossum lanceolatum* Forsk. 为植物名，药用部位以干燥全草收载。

牙痛草为贵州常用黔药，是贵州汉族、苗族、布依族、土家族等民族习用药物。药材来源均为野生。牙痛草具清热解毒、利水消肿之功效，故常用于治疗牙周脓肿、急性肾炎、牙周炎、下颌急性淋巴结炎、毒蛇咬伤等。若治牙周脓肿，以牙痛草 15 g、金银花 15 g、龙葵 10 g、草玉梅 10 g、皂角刺 6 g、五花血藤 10 g，水煎服。若治牙周炎，以牙痛草 15 g、草玉梅 10 g、铁冬青 10 g、温大青 15 g、五花血藤 15 g，水煎服。若治急性胃炎，以牙痛草 15 g、猫须草 10 g、四季红 10 g、臭草 10 g，水煎服。若治下颌急性淋巴结炎，以牙痛草 15 g、马鞭草 10 g、龙葵 10 g、蛇莓 10 g、雪胆 5 g，水煎服。若治痢疾，以牙痛草 15 g、铁苋草 15 g、委陵菜 15 g、苦参 6 g，水煎服。若治腹泻，以牙痛草 15 g、尖子木 15 g、朱砂莲 15 g，水煎服。

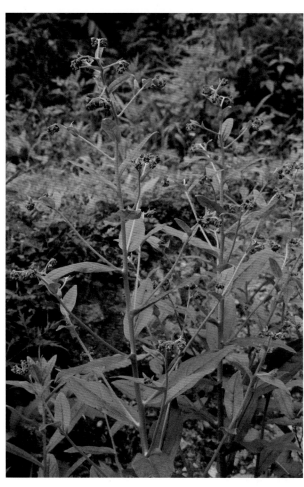
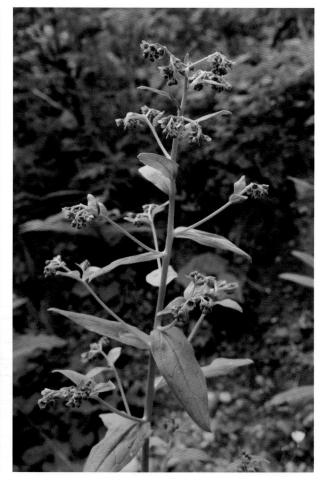

岩防风 yánfángfēng

Peucedani Medici Radix et Rhizoma

【黔称】岩棕(湄潭),土前胡(都匀),土防风(石阡),岩防风(各地均称)。

【民族药名】

苗药名:deb sod nbeat 代索摆(黔东南苗族)。

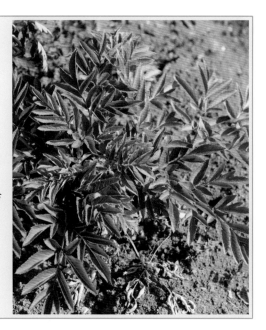

【来源】为伞形科植物华中前胡的根或根茎。

【原植物】华中前胡 *Peucedanum medicum* Dunn。

多年生草本,高0.5~2 m。根茎长,圆柱形,直径1~1.2 cm,有明显环状叶痕,表皮灰棕色略带紫色;根圆柱形,下部常有3~5个分叉,表皮粗糙,有不规则纵沟纹;茎圆柱形,具细条纹,光滑无毛。叶具长柄,基部有宽阔叶鞘,广三角状卵形,长14~40 cm,宽7~20 cm,二至三回三出式分裂或二回羽状分裂;一回羽片3~4对,下面1对具长柄,羽片3全裂,两侧的裂片斜卵形,长2~5 cm,宽1.5~5 cm,中间裂片卵状菱形,3浅裂或深裂,较两侧裂片长,略带革质,上面绿色有光泽,下面粉绿色,边缘具粗大锯齿,齿端有小尖头;网状脉明显,尤以背面较突起,主脉上有短毛。伞形花序很大,直径7~15 cm,中央花序有直径大至20 cm的;伞形花序有花10~30朵;伞辐15~30条或更多,不等长,伞辐及花柄均有短柔毛;总苞早脱落;小总苞片多数,线状披针形,比花柄短;花瓣白色;花柱基部圆锥形。果实椭圆形,背部扁压,长6~7 mm,宽3~4 mm,褐色或灰褐色,中棱和背棱线形,突起,侧棱呈狭翅状,每棱槽内有油管3个,合生面有油管8~10个。花期7—9月,果期10—11月。

【生境与分布】生于海拔700~2000 m的山坡草丛中和湿润的岩石缝中。分布于贵州各地。此外,我国四川、湖北、湖南、江西、广西、广东等地也有分布。

【采收加工】秋季、冬季地上部分枯萎时或未开花前采挖,去除茎叶,洗净,晒干或烘干。

【药材性状】根茎长圆柱形,下部弯曲,长10~25 cm,直径0.3~1.2 cm,表面黄棕色,具纵向皱纹及皮孔样突

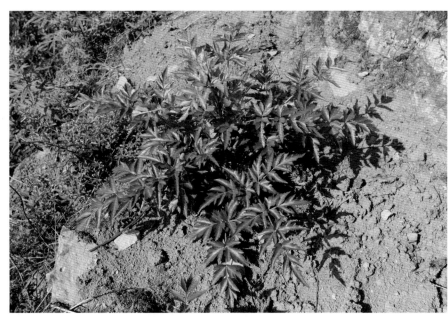

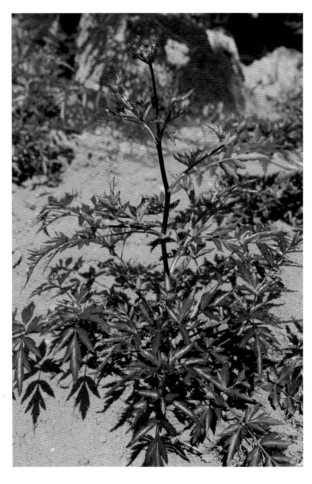

起,有时密集成环,略呈竹节样。根头部可见少量纤维状叶柄残基。质坚硬,但易折断,断面平坦,韧皮部白色,木质部黄色。气微,味略苦。

【性味归经】味辛、苦,性平。归肺经、肝经。

【功效与主治】宣肺祛痰、降气止咳、定惊。主治感冒、咳嗽、痰喘、胸闷、风湿痛、小儿惊风。

【民族用药经验】

①治风寒感冒:岩防风 15 g,水煎服。(贵州各族均用)

②治咳嗽:岩防风 15 g、岩白菜 15 g,水煎服。(织金苗族)

③治咳喘:岩防风 15 g、兰花参 10 g,水煎服。(盘州苗族)

④治风湿痹痛:岩防风 15 g、追风伞 15 g,水煎服。(都匀布依族)

【用法用量】内服:煎汤,3～15 g;或研末;或浸酒。

【汪按】岩防风之名始载于《贵州草药》,又名岩棕、土前胡、土防风。《湖北中草药志》称光头前胡、棕包头,《广西药用植物名录》称鸡枝前胡、独活,《贵州中草药名录》称官防风。本书以岩防风为药材名,华中前胡为植物名。

《四川省中药材标准》1987 年版、《四川省中草药标准(试行稿)》(第四批)1984 年版,以光前胡为药材名,华中前胡 *Peucedanum medicum* Dunn 为植物名,药用部位以干燥根收载。

岩防风为贵州常用黔药,是贵州汉族、苗族、布依族等民族习用药物。药材来源为野生和栽培。岩防风具宣肺祛痰、降气止咳、定惊之功效,故常用于治疗感冒、咳嗽、痰喘、胸闷、风湿痛、小儿惊风等。若治风寒感冒,以岩防风 10 g、紫苏 10 g、生姜 10 g,水煎服。若治风热感冒,以岩防风 10 g、一枝黄花 10 g、鱼鳅串 10 g,水煎服。若治咳嗽,以岩防风 15 g、岩豇豆 15 g、岩白菜 15 g,水煎服。若治咳喘,以岩防风 15 g、大丁草 10 g、阴地蕨 10 g,水煎服。若治风湿痹痛,以岩防风 15 g、铁筷子 10 g、小筷子 10 g、大风藤 10 g、大血藤 10 g,水煎服。若治惊风,以岩防风 15 g、小惊药 10 g、瓜子金 10 g、金银花 10 g、鱼鳅串 10 g、马鞭草 6 g,水煎服。

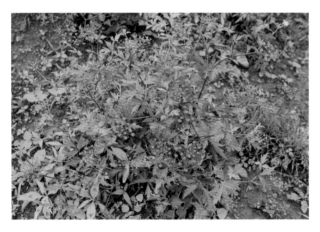

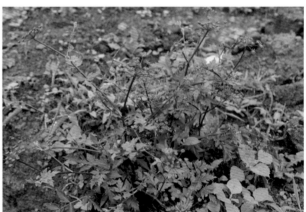

岩黄连 yánhuánglián

Corydalis Saxicolae Herba

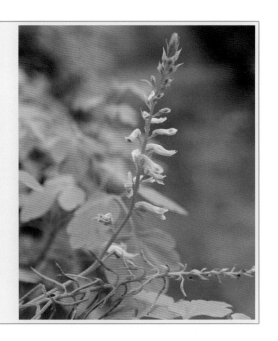

【黔称】岩黄连(各地均称)。

【民族药名】

苗药名:yeek hunangk lieek 岩黄连(黄平苗族)。

【来源】为罂粟科植物石生黄堇的全草。

【原植物】石生黄堇 *Corydalis saxicola* Bunting。

多年生草本,高30~40 cm,具粗大主根和单头至多头的根茎。茎分枝或不分枝;枝条与叶对生,花葶状。基生叶长10~15 cm,具长柄,叶片约与叶柄等长,一至二回羽状全裂,末回羽片菱形至倒卵形,长2~4 cm,宽2~3 cm,不等大2~3裂或边缘具粗圆齿。总状花序长7~15 cm,多花,先密集,后疏离;苞片椭圆形至披针形,全缘,下部的长约1.5 cm,宽约1 cm,上部的渐狭小,全部长于花梗;花梗长约5 mm;花金黄色,平展;萼片近三角形,全缘,长约2 mm;外花瓣渐尖,鸡冠状突起仅限于龙骨状突起之上,不伸达顶端;上花瓣长约2.5 cm,距约占花瓣全长的1/4,稍下弯,末端囊状,蜜腺体短,约贯穿距长的1/2;下花瓣长约1.8 cm,基部具小瘤状突起;内花瓣长约1.5 cm,具厚而伸出顶端的鸡冠状突起;雄蕊束披针形,中部以上渐缢缩;柱头二叉状分裂。蒴果线形,下弯,长约2.5 cm,具1列种子。

【生境与分布】生于山地林缘的岩石缝中。分布于贵州的安龙、独山、罗甸、惠水等地。此外,我国甘肃、湖北、广西、四川、云南等地也有分布。

【采收加工】秋后采收,除去杂质,洗净,晒干。

【药材性状】根类圆柱形或圆锥形,稍扭曲,下部有分枝,直径0.5~2 cm,表面淡黄色至棕黄色,具纵裂纹或纵沟;栓皮发达易剥落;质松,断面不整齐,似朽木状,韧皮部与木质部界限不明显。叶具长柄,卷曲,长10~15 cm,叶多皱缩破碎,淡黄色,完整者一至二回羽状全裂,一回羽片5枚,奇数对生,末回羽片菱形或倒卵形。气微,味苦、涩。

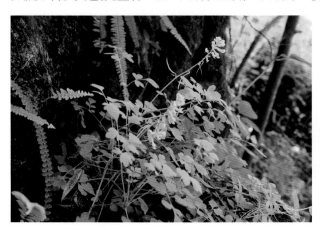

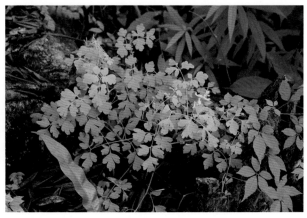

【性味归经】味苦,性凉。归胃经、大肠经。

【功效与主治】清热解毒、利湿、止痛止血。主治肝炎、口舌糜烂、火眼、目翳、痢疾、腹痛、痔疮出血。

【民族用药经验】

①治肝炎:岩黄连 3 g,水煎服。（贵州各族均用）

②治口舌糜烂:岩黄连 3 g、淡竹叶 10 g,水煎服。（罗甸苗族）

③治火眼:岩黄连 3 g、龙胆草 3 g,水煎服。（独山布依族）

④治痔疮出血:岩黄连 3 g、牛舌片 10 g,水煎服。（安龙布依族）

【用法用量】内服:煎汤,3 ~ 15 g。外用:适量,研末撒。

【汪按】岩黄连之名始载于《贵州民间药物》,又称岩胡。四川称岩连,广西称菊花黄连、土黄连。本书以岩黄连为药材名,石生黄堇为植物名。

岩黄连为贵州常用黔药,是贵州汉族、苗族、布依族等民族习用药物。药材来源为野生和栽培。岩黄连具清热解毒、利湿、止痛止血之功效,故常用于治疗肝炎、口舌糜烂、火眼、目翳、痢疾、腹痛、痔疮出血等。若治急性黄疸型肝炎,以岩黄连 3 g、茵陈 10 g、金钱草 10 g、车前草 10 g,水煎服。若治乙型肝炎,以岩黄连 3 g、六月雪 10 g、田基黄 10 g、青鱼胆草 10 g,水煎服。若治火眼,以岩黄连 3 g、龙胆草 3 g、夏枯草 6 g、菊花 10 g,水煎服。若治痢疾,以岩黄连 3 g、地锦 10 g、天青地白 10 g,水煎服。若治痔疮出血,以岩黄连 3 g、地榆 10 g、槐花 10 g、石用 10 g、紫珠 10 g,水煎服。

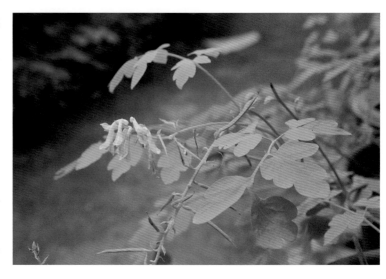

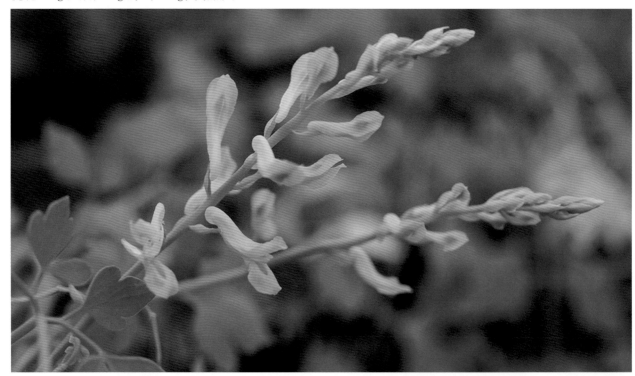

眼子菜 yǎnzǐcài

Potamogetonis Distincti Herba

【黔称】小案板(各地均称)。

【民族药名】

水药名:ʔdaːp⁷ nam³打囊(三都水族)。

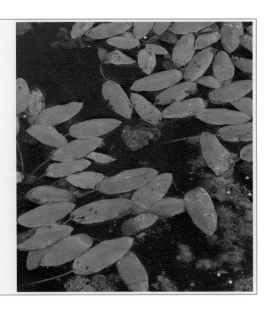

【来源】为眼子菜科植物眼子菜的带根全草。

【原植物】眼子菜 *Potamogeton distinctus* Benn.。

多年生草本。根茎发达,白色,多分枝,常在顶端形成休眠芽体;茎长约50 cm,常不分枝。浮水叶互生,花序下的对生,叶柄长5～20 cm,叶宽披针形至卵状椭圆形,长5～10 cm,宽2～4 cm,叶脉多条,先端连接;沉水叶互生,叶柄比浮水叶的叶柄短,叶披针形至狭披针形,早落,托叶薄膜质,长2～7 cm,先端尖锐,成鞘状抱茎。穗状花序生于浮水叶的叶腋;花序梗长4～7 cm,比茎粗,花穗长3～10 cm,密生黄绿色小花。小坚果宽倒卵形,长3～3.5 mm,腹面近于直,背部有3条脊,侧面2条较钝,基部通常有2个突起。花期5—8月。

【生境与分布】生于水田或水塘中。贵州各地均产。此外,我国其他地区也有分布。

【采收加工】秋季采收,去除泥土杂质,洗净,鲜用或晒干。

【药材性状】本品呈不规则扇形,根茎长0.5～3 cm,直径约0.2 cm,节间长约0.5 cm,节上有鞘状膜质鳞叶;根茎上并排排列2～5枚芽,每节上着生1枚芽;芽圆锥形,略弯曲,直径0.2～0.3 cm,表面黄色至棕黄色,光滑;可见鞘状苞片3～5枚。质脆,易折断。气微,味甘。

【性味归经】味甘、微涩,性平。归肺经、脾经、大肠经。

【功效与主治】清热解毒、利湿通淋、止血、驱蛔。主治湿热痢疾、黄疸、热淋、带下、鼻衄、痔疮出血、蛔虫病、疮痈肿毒。

【民族用药经验】

①治湿热痢疾:眼子菜15 g,水煎服。(贵州各族均用)

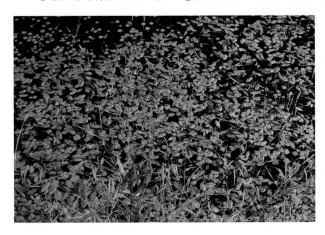
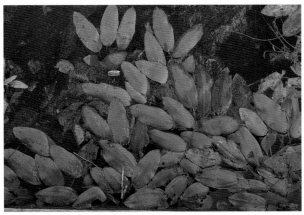

②治浮肿：眼子菜 15 g、车前草 15 g，水煎服。（雷山苗族）

③治黄疸：眼子菜 15 g、虎杖 10 g，水煎服。（剑河侗族）

④治带下：眼子菜 15 g，水煎服。（惠水布依族）

⑤治鼻衄：眼子菜 15 g、地柏枝 10 g，水煎服。（荔波水族）

【用法用量】内服：煎汤，9～15 g；或研末。

【汪按】眼子菜之名始载于《救荒本草》。《滇南本草》称牙齿草、牙拾草，《分类草药性》称水案板，《民间常用草药汇编》称金梳子草，《四川中药志》称水板凳、扎水板、弹木叶，《陕西中草药》称案板芽、水黄连，《常用中草药治疗手册》（成都）称檀木叶，《湖南植物志》称滑油丹。本书以眼子菜为药材名和植物名。

《贵州省中药材、民族药材质量标准》2003 年版，以案板芽（眼子菜）为药材名，眼子菜 *Potamogeton distinctus* A. Bennett 为植物名，药用部位以新鲜或干燥带根茎的芽收载。

《四川省中草药标准（试行稿）》（第二批）1979 年版，以案板芽为药材名，眼子菜 *Potamogeton distinctus* A. Bennett 为植物名，药用部位以干燥全草收载。

眼子菜为贵州常用黔药，是贵州汉族、苗族、侗族、水族、布依族等民族习用药物。药材来源均为野生。眼子菜具清热解毒、利湿通淋、止血、驱蛔之功效，故常用于治疗湿热痢疾、黄疸、热淋、带下、鼻衄、痔疮出血、蛔虫病、疮痈肿毒等。若治黄疸，以眼子菜 10 g、茵陈 10 g、六月雪 10 g，水煎服。若治湿热痢疾，以眼子菜 10 g、地锦 10 g、铁苋菜 10 g、天青地白 10 g，水煎服。若治热淋，以眼子菜 10 g、四季红 10 g、车前草 10 g，水煎服。若治带下，以眼子菜 10 g、点地梅 10 g、蒲公英 10 g，水煎服；或以眼子菜 15 g、土茯苓 15 g、木槿 6 g，水煎服。若治鼻衄，以眼子菜 10 g、紫珠 10 g、金丝桃 10 g、仙鹤草 10 g，水煎服。若治痔疮出血，以眼子菜 10 g、血人参 10 g、风轮草 10 g，水煎服。若治疮痈肿毒，以眼子菜 15 g、蒲公英 10 g、紫花地丁 10 g、马鞭草 10 g，水煎服。

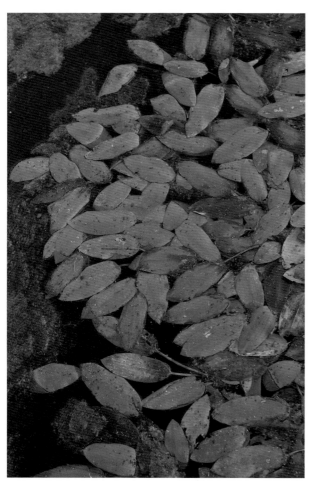
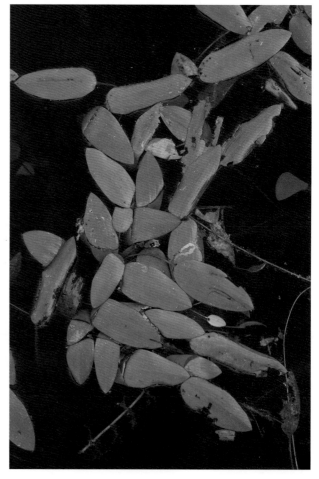

野胡萝卜根 yěhúluó·bogēn

Dauci Carotae Radix

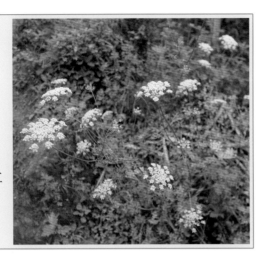

【黔称】野胡萝卜根(各地均称)。

【民族药名】

苗药名:ghob jong reib jid daox nenl 各腈芮叽倒能(铜仁苗族)。

水药名:?ma¹ pak⁸ ta³ 骂八打(三都水族)。

【来源】为伞形科植物野胡萝卜的根。

【原植物】参见"南鹤虱"条。

【生境与分布】参见"南鹤虱"条。

【采收加工】秋季、冬季采收,晒干。

【药材性状】根圆锥形或类圆柱形,略弯曲,长5～17 cm,直径0.2～1.2 cm,表面黄白色至淡黄棕色,具纵向沟纹,近根头处具少数横向环纹,根头具残留叶基或茎痕。体轻,质较韧,断面类白色,近粉性,近根头处根茎白色的髓。春季采者,质稍硬,断面具裂隙,木质部外层具木化环;秋季采者,木质部全部木化,断面纤维性,近根头处的髓部多中空。具胡萝卜气味,味甘,微辛。

【性味归经】味甘、微辛,性凉。归脾经、胃经、肝经。

【功效与主治】健脾化滞、凉肝止血、清热解毒。主治脾虚食少、腹泻、惊风、血淋、咽喉肿痛。

【民族用药经验】

①治腹泻:野胡萝卜根30 g,水煎服。(贵州各族均用)

②治脾虚食少:野胡萝卜根15 g、山楂15 g,水煎服。(龙里苗族)

③治血淋:野胡萝卜根15 g、小蓟 15 g,水煎服。(惠水布依族)

④治咽喉肿痛:野胡萝卜根15 g、朱砂根10 g,水煎服。(荔波水族)

【用法用量】内服:煎汤,15～30 g。外用:适量,捣汁涂。

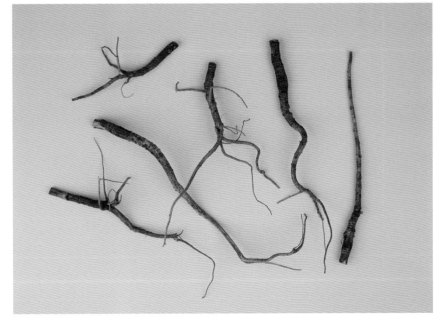

【汪按】野胡萝卜根之名始载于《草本便方》。《重庆常用草药手册》称鹤虱风根。本书以野胡萝卜根为药材名,野胡萝卜为植物名。

《中华人民共和国卫生部药品标准·藏药·第一册》(附录)1995年版,以胡萝卜为药材名,野胡萝卜 *Daucus carota* L. 为植物名,药用部位以根收载。

野胡萝卜根为贵州常用黔药,是贵州汉族、苗族、侗族、布依族、土家族等民族习用药物。药材来源均为野生。野胡萝卜根具健脾化滞、凉肝止血、清热解毒之功效,故常用于治疗脾虚食少、腹泻、惊风、血淋、咽喉肿痛等。若治脾虚食少,以野胡萝卜根15 g、金荞麦15 g、鸡矢藤15 g、鸡内金10 g,水煎服。若治腹泻,以野胡萝卜根15 g、野牡丹根15 g、血苕10 g,水煎服。若治惊风,以野胡萝卜根15 g、钩藤10 g、天麻10 g、九头狮子草15 g,

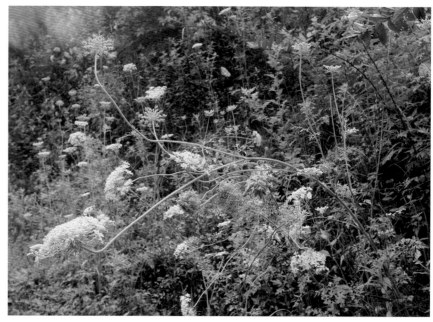

水煎服。若治血淋,以野胡萝卜根15 g、小蓟15 g、庐山石韦15 g、蒲黄10 g、海金沙藤10 g,水煎服。若治咽喉肿痛,以野胡萝卜根15 g、草玉梅15 g、八爪金龙10 g、山慈菇6 g,水煎服。

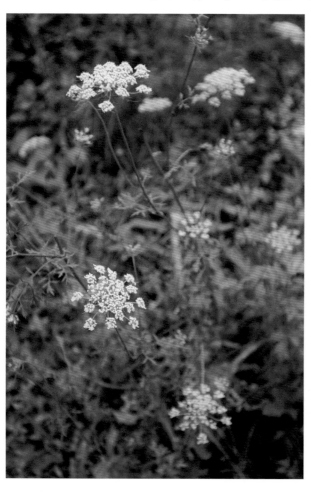

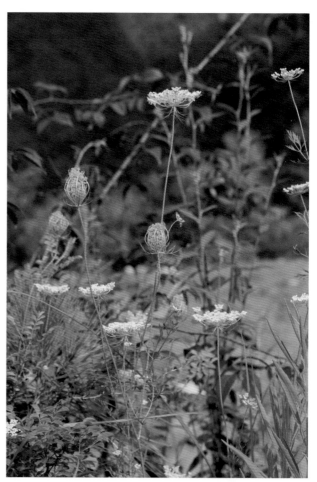

野荔枝 yělìzhī

Corni Hongkongensis Flos et Folium

【黔称】野荔枝(各地均称)。

【民族药名】

布依药名:ŋui⁵³li²⁴se³³鬼立车(罗甸布依族),lɯk³³ ka:ŋ³¹勒扛(贵定布依族)。

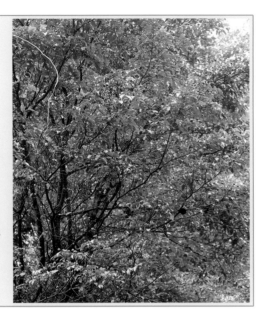

【来源】为山茱萸科植物香港四照花的花或叶。

【原植物】香港四照花 *Cornus hongkongensis* Hemsley。

常绿乔木或灌木,高 5~15 m,稀达 25 m。树皮深灰色或黑褐色。冬芽小,圆锥形,被褐色细毛。叶对生,椭圆形或倒卵状椭圆形,长 6.2~13 cm,宽 3~6.3 cm,先端短尾状,基部宽楔形或钝尖形,嫩时两面被白色及褐色贴生短柔毛,老后则变为无毛而仅在下面多少有散生褐色残点;叶柄长 0.8~1.2 cm。头状花序球形,由 50~70 朵花聚集而成,直径约 1 cm;总苞片 4 枚,白色,长 2.8~4 cm,宽 1.7~3.5 cm,先端钝圆有突尖头,基部狭窄,两面近无毛;花小,有香味;花萼管状,绿色,长 0.7~0.9 mm;雄蕊 4 枚,花丝长 1.9~2.1 mm,花药椭圆形,深褐色;花盘盘状。果序球形,直径约 2.5 cm,被白色细毛;总果梗绿色,长 3.5~10 cm,近无毛。花期 5—6 月,果期 11—12 月。

【生境与分布】生于海拔 340~2200 m 的混交林中。分布于贵州的德江、松桃、锦屏、黎平、天柱、威宁、水城、瓮安、荔波、息烽、修文等地。此外,我国四川、云南、陕西、甘肃、浙江、安徽、江西、福建、湖北、湖南、广东、广西等地也有分布。

【采收加工】花:5—6 月采摘开放的花,晒干。叶:全年均可采收,鲜用或晒干。

【药材性状】叶革质,易破碎,椭圆形,稀倒卵状椭圆形,长 7~9 cm,宽 2.5~4.5 cm,先端渐尖,具尖尾,基部楔形或宽楔形,稀钝圆形,上面深绿色,下面灰绿色,密被白色贴生短柔毛,中脉在上面明显,在下面微突起;叶柄细圆柱形。花序球形,由 50~70 朵花聚集而成。气微,味苦、涩。

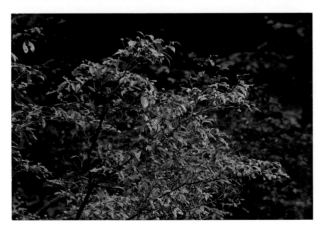

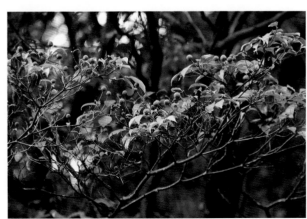

【性味归经】味涩、苦,性平。归大肠经。

【功效与主治】清热解毒、收敛、止血。主治痢疾、外伤出血、骨折。

【民族用药经验】

①治痢疾:野荔枝15 g,水煎服。(贵州各族均用)

②治赤白痢疾:野荔枝15 g、血盆草10 g,水煎服。(惠水布依族)

③治外伤出血:野荔枝鲜叶适量,捣烂敷;或野荔枝适量,研末撒。(三都水族)

④治骨折(复位后):野荔枝30 g,杜仲30 g,续断30 g,捣烂敷。(龙里苗族)

【用法用量】内服:煎汤,9~30 g。外用:适量,捣烂敷。

【汪按】野荔枝之名始载于《红河中草药》。《全国中草药汇编》称山荔枝。本书以野荔枝为药材名,香港四照花为植物名。

野荔枝为贵州常用黔药,是贵州汉族、苗族、侗族、布依族、水族等民族习用药物。药材来源均为野生。野荔枝具清热解毒、收敛、止血之功效,故常用于治疗痢疾、外伤出血、骨折等。若治痢疾,以野荔枝15 g、委陵菜10 g、刺梨10 g、地榆10 g,水煎服;或以野荔枝15 g、铁苋菜15 g、一点红10 g、尖子木10 g,水煎服。若治外伤出血,以野荔枝鲜叶捣烂敷。若治骨折(复位后),以野荔枝30 g、淫羊藿10 g、续断30 g、骨碎补10 g,水煎服;或以野荔枝鲜叶、鲜野葡萄根、鲜母猪藤、鲜岩泽兰、鲜旋蒴苣苔、鲜水冬瓜根皮各等量,捣烂敷。

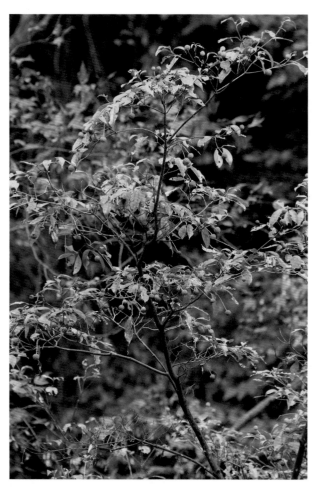
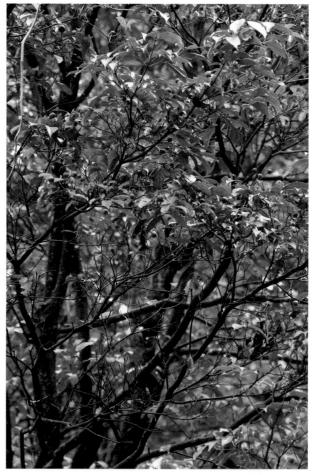

野芫荽 yěyán · suī

Eryngii Foetidi Herba

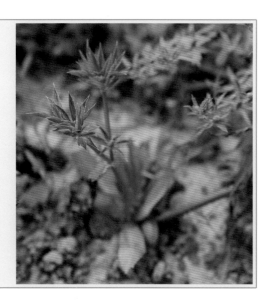

【黔称】野芫荽(各地均称)。

【民族药名】

苗药名:wob jiux 窝九(黄平苗族)。

【来源】为伞形科植物刺芹的带根全草。

【原植物】刺芹 Eryngium foetidum L. 。

二年生或多年生草本,高 10～60 cm。全株有特殊香气。根纺锤形。茎无毛,上部有三至五歧聚伞式分枝。基生叶革质,披针形或倒披针形,长 5～25 cm,宽 1.2～4 cm,先端钝,基部渐狭,有膜质叶鞘,边缘有骨质尖锐锯齿,两面无毛,羽状网脉达锯齿尖端,无叶柄。花葶直立,粗壮,二歧分枝,具疏生尖齿的茎生叶;由多数头状花序组成的聚伞花序具三至五回二歧分枝;总苞片 5～6 枚,叶状,开展且反折,边缘有 1～3 枚刺状锯齿;小总苞片披针形,边缘膜质透明;萼齿卵状披针形,先端尖锐;花瓣倒披针形至倒卵形,顶端内折,白色、淡黄色或草绿色;花柱直立或向外倾斜。双悬果球形或卵圆形,长 1.1～1.3 mm,宽 2～1.3 mm,表面有瘤状突起,果棱不明显。花期、果期 4—12 月。

【生境与分布】生于海拔 700～1500 m 的丘陵、山地林下、林边、路旁、沟边等阴湿处。分布于贵州的兴义、罗甸、荔波等地。此外,我国台湾、广东、海南、广西、云南等地也有分布。

【采收加工】全年均可采收,晒干。

【药材性状】根纺锤形,须根较多。基生叶革质,易碎,完整者披针形或倒披针形,长 5～25 cm,宽 1.2～4 cm,先端钝,基部渐狭,边缘有骨质尖锐锯齿,羽状网脉达锯齿尖端,无叶柄;茎生叶无柄,边缘有深锯齿。花葶直立,粗壮,二歧分枝,每一叉状分枝的基部均有茎生叶;头状花序生于茎的分叉处及上部枝条的短枝上,呈圆柱形。气微,味苦。

【性味归经】味辛、苦,性平。归肺经、胃经、膀胱经。

【功效与主治】发表止咳、透疹解毒、理气止痛、利尿消肿。主治感冒、咳喘、麻疹不透、咽痛、胸痛、食积、呕逆、脘腹胀痛、泻痢、肠痈、肝炎、水肿、疮疖、烫伤、跌打损伤、蛇咬伤。

【民族用药经验】

①治感冒:野芫荽 15 g,水煎服。(贵州各族均用)

②治咳喘:野芫荽 15 g、百部 10 g,水煎服。(罗甸苗族)

③治食积:野芫荽 10 g、山楂 10 g、刺梨 10 g,水煎服。(兴义布依族)

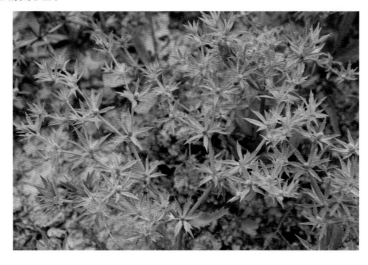

④治淋证:野芫荽 10 g、车前草 10 g、萹蓄 10 g,水煎服。(荔波水族)

【用法用量】内服:煎汤,6~15 g。外用:适量,煎水洗;或捣烂敷。

【汪按】野芫荽之名始载于《常用中草药手册》。《陆川本草》称假芫荽,《广西药用植物名录》称香信、番香茜,《惠阳地区中草药》称山芫荽,《梧州地区中草药》称番鬼芫茜,《云南药用植物名录》称大芫荽、德马炸锁、阿瓦芫荽,《台湾药用植物志》称日本芫荽。云南称洋芫荽、刺芫荽,广东称假芫荽、节节花、野香草,广西称侧香荽、洋芫荽、刺芫荽,海南称芫茜。本书以野芫荽为药材名,刺芹为植物名。

野芫荽为贵州常用黔药,是贵州汉族、苗族、布依族、水族等民族习用药物。药材来源均为野生。野芫荽具发表止咳、透疹解毒、理气止痛、利尿消肿之功效,故常用于治疗感冒、咳喘、麻疹不透、咽痛、胸痛、食积、呕逆、脘腹胀痛、泻痢、肠痈、肝炎、水肿、疮疖、烫伤、跌打损伤、蛇咬伤等。若治风寒感冒,以野芫荽 10 g、紫苏叶 10 g、生姜 10 g,水煎服。若治咳喘,以野芫荽 15 g、桔梗 10 g、半夏 10 g、白前 10 g,水煎服。若治麻疹不透,以野芫荽 15 g、西河柳 15 g,水煎服。若治咽痛,以野芫荽 15 g、碎米桠 15 g、八爪金龙 10 g、金银花 10 g,水煎服。若治胸痛,以野芫荽 15 g、丹参 10 g、薤白 10 g、瓜蒌 10 g,水煎服。若治食积,以野芫荽 15 g、莱菔子 10 g、山楂 10 g,水煎服。若治呕逆,以野芫荽 15 g、法半夏 10 g、莱菔子 10 g、山楂 10 g,水煎服。若治泻痢,以野芫荽 15 g、鸢头鸡 10 g、马齿苋 10 g、石韦 10 g,水煎服。若治肠痈,以野芫荽 15 g、五花血藤 15 g、金银花 15 g、龙葵 15 g、毛秀才 10 g,水煎服。若治肝炎,以野芫荽 15 g、田基黄 15 g、虎杖 15 g、六月雪 10 g,水煎服。若治淋证,以野芫荽 15 g、凤尾草 15 g、海金沙藤 15 g、四季红 10 g、石韦 15 g,水煎服。若治水肿,以野芫荽 15 g、土茯苓 15 g、刺儿菜 15 g、金鸡尾 10 g、节节菜 10 g,水煎服。若治疮疖,以野芫荽 15 g、金银花 15 g、连翘 10 g、蒲公英 10 g、紫花地丁 10 g,水煎服。若治烫伤,以野芫荽 15 g、虎杖 15 g、四季青 10 g、金银花 10 g,水煎服。若治跌打损伤,以野芫荽 15 g、见血飞 15 g、铁筷子 10 g、猪殃殃 10 g、酢浆草 10 g,水煎服。若治蛇咬伤,以野芫荽 15 g、金银花 15 g、连翘 15 g、紫花地丁 15 g、野菊花 10 g、紫背天葵 15 g、重楼 10 g、金果榄 6 g,水煎服。

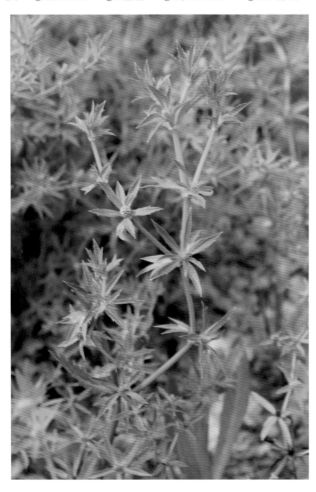
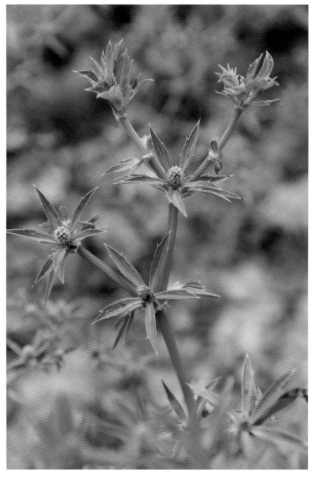

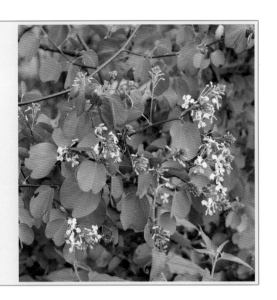

夜关门 yèguānmén

Bauhiniae Glaucae Radix

【黔称】大夜关门(各地均称)。

【民族药名】

苗药名：neil qiul yongx 内球勇(雷山苗族)。

【来源】为豆科植物粉叶羊蹄甲的根。

【原植物】粉叶羊蹄甲 *Bauhinia glauca*(Wall. ex Benth.) Benth. 。

木质藤本,除花序稍被锈色短柔毛外,其余无毛;卷须略扁。叶纸质,近圆形,长5~7(~9) cm,2裂达中部或更深裂,裂片卵形,内侧近平行,先端钝圆,基部阔心形至平截形,上面无毛,下面疏被柔毛,脉上柔毛较密;基出脉9~11条;叶柄纤细,长2~4 cm。伞房花序式的总状花序顶生,或与叶对生,具密集的花;总花梗长2.5~6 cm,被疏柔毛,渐变无毛;苞片与小苞片线形,长4~5 mm;花序下部的花梗长可达2 cm;花蕾卵形,被锈色短毛;花托长12~15 mm(花盛开时长达20 mm),被疏毛;萼片卵形,急尖,长约6 mm,外被锈色茸毛;花瓣白色,倒卵形,各瓣长近相等,具长柄,边缘皱波状,长10~12 mm,瓣柄长约8 mm;能育雄蕊3枚,花丝无毛,远较花瓣长;退化雄蕊5~7枚;子房无毛,具柄,花柱长约4 mm,柱头盘状。荚果带状,薄,无毛,不开裂,长15~20 cm,宽4~6 cm,荚缝稍厚,果颈长6~10 mm。种子10~20粒,在荚果中央排成1纵列,卵形,极扁平,长约1 cm。花期4—6月,果期7—9月。

【生境与分布】生于山坡疏林中或山谷荫蔽的密林或灌丛中。分布于贵州各地。此外,我国广东、广西、江西、湖南、云南等地也有分布。

【采收加工】夏季、秋季采挖,洗净,切片,晒干。

【药材性状】根圆柱形,大小长短不一,直径1~3 cm,表面褐色,有细纵皱纹及横长皮孔,并有少数细须根或残留须根痕。质坚硬,断面韧皮部棕褐色,木质部色稍淡,密布细小孔洞。无臭,味涩、微苦。

【性味归经】味涩,性平。归脾经、肺经、大肠经、肾经。

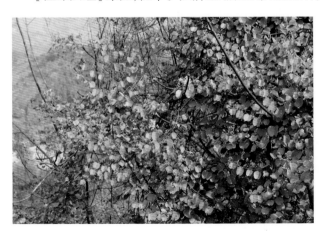

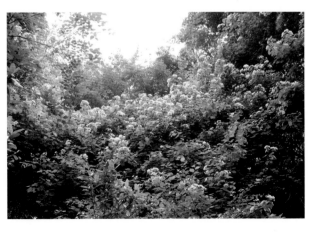

【功效与主治】收敛固涩、解毒除湿。主治咳嗽咯血、吐血、便血、遗尿、尿频、带下、子宫脱垂、痢疾、风湿痹痛、疝气腹痛、睾丸肿痛、阴囊湿疹、疮疔肿痛。

【民族用药经验】

①治咳嗽咯血：夜关门30 g，水煎服。（贵州各族均用）

②治遗尿：夜关门30 g、小夜关门15 g，水煎服。（雷山苗族）

③治崩漏：夜关门30 g、朱砂莲30 g，水煎服。（剑河侗族）

④治带下：夜关门30 g、金樱根30 g、车前子10 g，水煎服。（龙里布依族）

⑤治湿疹：夜关门30 g、土茯苓30 g、龙葵15 g，水煎服。（册亨布依族）

【用法用量】内服：煎汤，10~30 g。外用：适量，煎水洗；或捣烂敷。

【汪按】夜关门之名始载于《贵阳民间药草》。《四川中药志》称双肾藤，《甘肃中草药手册》称羊蹄甲、马蹄，《草药手册》称羊蹄藤、猪腰藤、马鞍藤，《湖南药物志》称鹰爪风、缺月藤，《广西药用植物名录》称燕尾藤。本书以夜关门为药材名，粉叶羊蹄甲为植物名。

夜关门为贵州常用黔药，是贵州汉族、苗族、侗族、布依族、土家族等民族习用药物。药材来源均为野生。夜关门具收敛固涩、解毒除湿之功效，故常用于治疗咳嗽咯血、吐血、便血、遗尿、尿频、带下、子宫脱垂、痢疾、风湿痹痛、疝气腹痛、睾丸肿痛、阴囊湿疹、疮疔肿痛。若治咳嗽咯血，以夜关门30 g、岩白菜15 g、岩豇豆15 g、紫珠叶15 g，水煎服。若治吐血、便血，以夜关门30 g、紫珠15 g、白及15 g、槐花15 g，水煎服。若治遗尿，以夜关门30 g、益智仁15 g、菟丝子15 g，水煎服。若治带下，以夜关门30 g、羊奶奶根30 g、岩白菜15 g，水煎服。若治子宫脱垂，以夜关门30 g、生黄芪15 g、血人参15 g，水煎服。若治痢疾，以夜关门30 g、天青地白30 g、苦参10 g，水煎服。若治风湿痹痛，以夜关门30 g、黑骨藤10 g、大风藤10 g，水煎服。若治疝气腹痛、睾丸肿痛，以夜关门30 g、小茴香10 g、橘核10 g、槟榔片10 g、乌药10 g，水煎服。若治阴囊湿疹，以夜关门30 g、土茯苓15 g、龙胆草10 g、车前草15 g、龙葵15 g、一枝黄花10 g，水煎服。

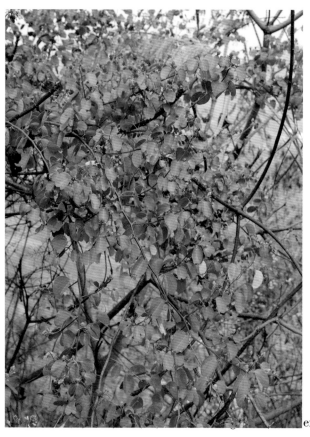
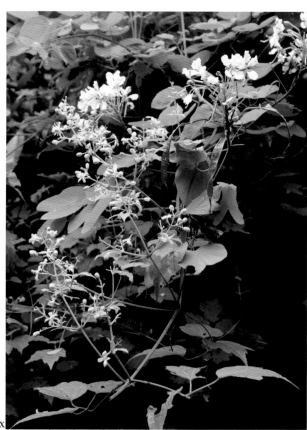

叶上果根 yèshàngguǒgēn

Helwingiae Himalaicae Radix

【黔称】叶上果(贵阳),叶上生子(剑河),叶上果根(各地均称)。

【民族药名】

苗药名:deb hlod box 代落薄(黔东南苗族)。

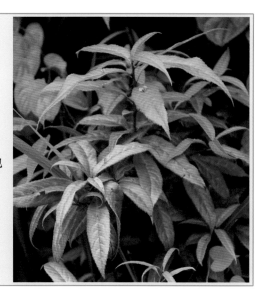

【来源】为山茱萸科植物西域青荚叶的根。

【原植物】西域青荚叶 *Helwingia himalaica* Hook. f. et Thoms. ex C. B. Clarke。

落叶灌木,高 1～2 m。嫩枝绿色或紫绿色,叶痕明显。叶互生;叶柄长 1～5 cm;托叶线状分裂;叶长椭圆形或长圆状披针形,长 5～18 cm,宽 2.5～5 cm,先端尾状渐尖,基部近圆形或宽楔形,边缘有细锯齿,近基部有刺状齿。花雌雄异株;雄花 5～12 朵形成密聚伞花序;雌花具梗,单生或 2～3 朵簇生于叶上面中脉的中部或近基部;花瓣 3～5 片,三角状卵形;雄花具雄蕊 3～5 枚,生于花盘内侧;雌花子房下位,3～5 室,花柱 3～5 裂。核果近球形,成熟后黑色,具 3～5 条棱。花期 4—5 月,果期 8—10 月。

【生境与分布】生于海拔 900～1300 m 的林中或林缘较阴湿处。分布于贵州的黎平、榕江、普安、开阳、息烽等地。此外,我国四川、云南、湖北、湖南、广西、西藏等地也有分布。

【采收加工】全年均可采收,洗净,切片,晒干。

【药材性状】主根圆柱形,多弯曲,质硬,表皮灰褐色,有纵皱纹,易脱落,须根较多。断面灰黄色,纤维性强。气微,味甘。

【性味归经】味辛、微甘,性平。归肺经、胃经。

【功效与主治】止咳平喘、活血通络。主治久咳虚喘、劳伤腰痛、风湿痹痛、跌打损伤、胃痛、月经不调、产后腹痛。

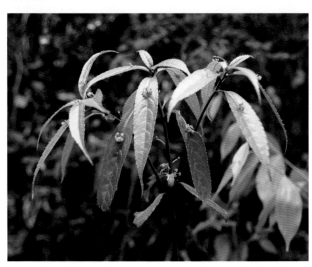

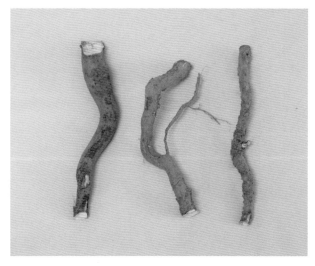

【民族用药经验】

①治感冒咳嗽：叶上果根 15 g，水煎服。（贵州各族均用）

②治久咳虚喘：叶上果根 15 g、大百部 10 g、矮地茶 g，水煎服。（剑河苗族）

③治劳伤疼痛：叶上果根 15 g、见血飞 10 g，水煎服。（雷山苗族）

④治风湿痹痛：叶上果根 15 g、大血藤 10 g、黑骨藤 10 g，水煎服。（黎平侗族）

⑤治女子不孕：叶上果根 15 g、追风伞 10 g，水煎服。（榕江苗族）

⑥治子宫脱出：叶上果根 15 g、血人参 15 g，水煎服。（兴义布依族）

【用法用量】内服：煎汤，6～15 g；或浸酒。外用：适量，捣烂敷。

【汪按】叶上果根之名始载于《云南中草药》。《贵州草药》称叶上果、喜马拉雅青荚叶，《中国高等植物图鉴》称西藏青荚叶。本书以叶上果根为药材名，西域青荚叶为植物名。

叶上果根为贵州常用黔药，是贵州汉族、苗族、侗族、布依族、水族等民族习用药物。药材来源均为野生。叶上果根具止咳平喘、活血通络之功效，故常用于治疗久咳虚喘、劳伤腰痛、风湿痹痛、跌打损伤、胃痛、月经不调、产后腹痛等。若治久咳虚喘，以叶上果根 10 g、前胡 10 g、矮地茶 10 g、淫羊藿 10 g，水煎服。若治感冒咳嗽，以叶上果根 15 g、矮地茶 10 g、岩白菜 10 g，水煎服。若治劳伤疼痛，以叶上果根 15 g、黑骨藤 6 g、金毛狗脊 10 g、杜仲 10 g，水煎服。若治风湿痹痛，以叶上果根 15 g、铁筷子 10 g、乌骨藤 10 g、大血藤 10 g，水煎服。若治跌打损伤，以叶上果根 15 g、三角枫 10 g、铁筷子 10 g、飞龙掌血 10 g，水煎服。若治胃痛，以叶上果根 15 g、金荞麦 15 g、鸡矢藤 10 g、仙鹤草 10 g、铁冬青 10 g，水煎服。若治月经不调，以叶上果根 15 g、对叶莲 6 g、月季花 6 g、大血藤 10 g、珍珠草 10 g，水煎服。

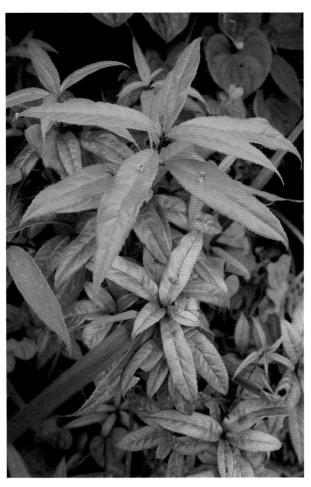
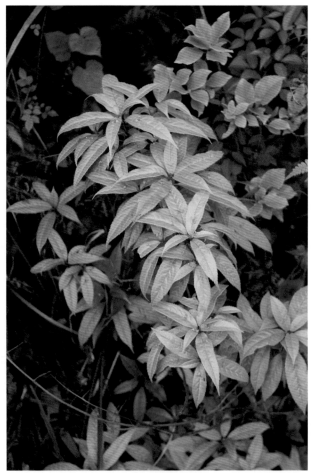

一窝鸡 yīwōjī

Asparagi Lycopodinei Radix

【黔称】一窝鸡(各地均称)。

【民族药名】

苗药名:zend jab ngol hvuk 正加欧确(黔东南苗族),bid liol nex 比辽来(松桃苗族),uab gherb deid gheif 蛙官堆贵(黔南苗族),slub jant ndongb fud 柿尖冬呼(毕节苗族)。

侗药名:biaenl liees dac 病烈打(黔东南侗族)。

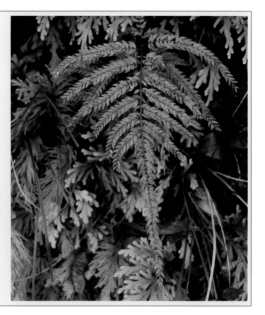

【来源】为百合科植物短梗天门冬的块根。

【原植物】短梗天门冬 *Asparagus lycopodineus* Wall. ex Bak.。

多年生直立草本,高 45~100 cm。肉质根数十条簇生,常在距基部 1~4 cm 处膨大成纺锤状,膨大部分一般长 1.5~3.5 cm,直径 5~8 mm。茎平滑或略有条纹,上部有时具翅,分枝全部有翅,茎基部带棕色。叶退化成卵状三角形鳞片,浅棕色,先端呈钻形。叶状枝 5~12 条簇生于叶腋,丝状,长 3~7 mm。花 1~4 朵腋生,白色;花梗很短,长 1~1.5 mm;花被呈钟状,先端 6 裂,排成 2 轮。浆果小球形,直径 5~6 mm,通常含种子 2 粒。花期 5—6 月,果期 8—9 月。

【生境与分布】生于山野灌丛下或山谷阴湿处。分布于贵州的安龙、惠水、正安、开阳、清镇、息烽等地。此外,我国四川、云南、陕西、甘肃、湖北、湖南、广西等地也有分布。

【采收加工】秋季、冬季采挖,去除须根,洗净,煮沸 0.5 h 后捞出,剥去外皮,晒干。

【药材性状】根纺锤形,略弯曲,长 3~5 cm,直径 0.5~1 cm,表面黑褐色,皱缩。质硬或柔润,有黏性,断面角质样,中柱黄白色。气微,味甘。

【性味归经】味甘,性平。归肺经。

【功效与主治】化痰、平喘、止咳。主治咳嗽气喘、咯痰不爽。

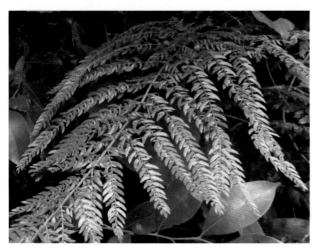

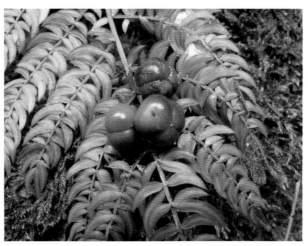

【民族用药经验】

①治咳嗽气喘:一窝鸡15 g,水煎服。(贵州各族均用)

②治咳嗽:一窝鸡15 g、矮地茶15 g,水煎服。(惠水苗族)

③治咳嗽咽干:一窝鸡15 g、岩豇豆10 g、岩白菜10 g,水煎服。(安龙布依族)

【用法用量】内服:煎汤,3~15 g。

【汪按】一窝鸡之名始载于《全国中草药汇编》。《昆明民间常用中草药》称山百部、山漏芦、铁扫把、滇百部。广西称十姐妹、黑麦冬,四川称土百部、乌小天冬、乌麦冬,云南称小百部。本书以一窝鸡为药材名,短梗天门冬为植物名。

《云南省中草药标准》(第二册·彝族药)2005年版,以山百部为药材名,短梗天门冬 *Asparagus lycopodineus* Wall. ex Baker 为植物名,药用部位以去皮干燥块根收载。

一窝鸡为贵州常用黔药,是贵州汉族、苗族、布依族等民族习用药物。药材来源均为野生。一窝鸡具化痰、平喘、止咳之功效,故常用于治疗咳嗽气喘、咯痰不爽等。若治咳嗽气喘,以一窝鸡15 g、大丁草10 g、兰花参10 g、一朵云10 g,水煎服。若治咯痰不爽,以一窝鸡15 g、百合10 g、泡参15 g、见风青10 g,水煎服。若治咽喉肿痛,以一窝鸡15 g、玄参10 g、矮地茶10 g、八爪金龙10 g、飞天蜈蚣10 g,水煎服。

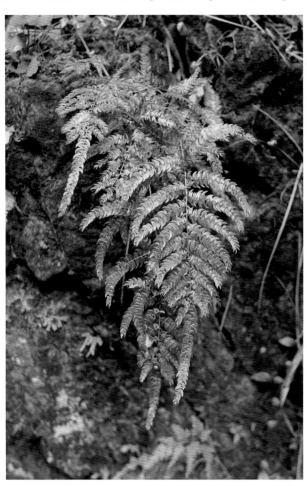
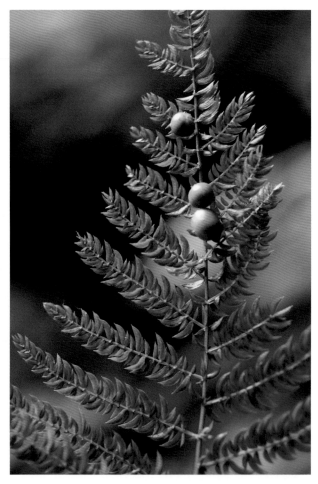

翼梗獐牙菜 yìgěngzhāngyácài

Swertiae Nervosae Herba

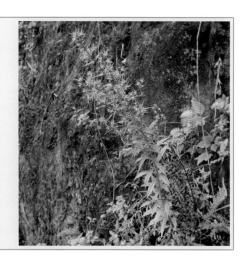

【黔称】四棱草(各地均称)。

【民族药名】

水药名:kaŋ¹ tsu⁶ qam¹ 杠煮赣(三都水族)。

【来源】为龙胆科植物显脉獐牙菜的全草。

【原植物】显脉獐牙菜 *Swertia nervosa*(G. Don)Wall. ex C. B. Clarke。

一年生草本,高 30~100 cm。根黄褐色;茎四棱形,棱上有宽翅,上部有分枝。叶对生;具短柄;叶椭圆形、狭椭圆形至披针形,长 1.5~7.5 cm,宽 0.4~2.3 cm,茎上部叶较小,两端渐狭;叶脉 1~3 条,在下面明显突起。圆锥状复聚伞花序,开展;花梗直立,长 0.5~2 cm;花萼绿色,叶状,长于花冠,4 裂,裂片线状披针形,先端渐尖,背面中脉突起;花冠黄绿色,直径约 1.8 cm,4 裂,裂片椭圆形,先端钝,具小尖头,中部以上有紫红色网纹,下部具 1 个半圆形的腺窝,腺窝上半部边缘具短流苏,基部有 1 个半圆形膜片覆盖在其上;雄蕊 4 枚,花丝线形,长约 5 mm;子房卵形,无柄,花柱短而明显,柱头 2 裂,裂片半圆形。蒴果卵形,无柄,长 6~9 mm。种子椭圆形,深褐色,表面泡沫状。花期、果期 9—12 月。

【生境与分布】生于海拔 460~2700 m 的河滩、山坡、疏林下、灌丛中。分布于贵州各地。此外,我国四川、云南、甘肃、广西、西藏等地也有分布。

【采收加工】夏季、秋季采收,洗净,切段,晒干。

【药材性状】根圆锥形,表面多带土黄色,易折断,断面纤维性。茎近四棱形,有脊,表面黄绿色,节间长 0.5~3 cm。叶对生,椭圆形至卵披针形,全缘。花皱缩,花冠 4 裂,黄棕色;宿存花萼绿色,4 深裂;雄蕊 4 枚。蒴果卵形。种子细小,多数。气微,味极苦。

【性味归经】味苦,性凉。归肝经、脾经。

【功效与主治】清热解毒、活血调经。主治黄疸、潮热、泄泻、淋证、月经不调。

【民族用药经验】

①治黄疸:翼梗獐牙菜 10 g,水煎服。(贵州各族均用)

②治泄泻:翼梗獐牙菜 10 g、地锦 10 g,水煎服。(凯里苗族)

③治小便淋漓涩痛:翼梗獐牙菜 15 g、四季红 15 g,水

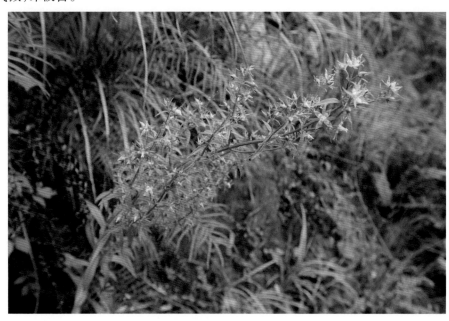

煎服。（独山布依族）

④治月经不调：翼梗獐牙菜 15 g、花蝴蝶 15 g，水煎服。（兴义布依族）

【用法用量】内服：煎汤，3～15 g。

【汪按】翼梗獐牙菜之名始载于《全国中草药汇编》。《贵州草药》称四棱草。本书以翼梗獐牙菜为药材名，显脉獐牙菜为植物名。

翼梗獐牙菜为贵州常用黔药，是贵州汉族、苗族、布依族等民族习用药物。药材来源均为野生。翼梗獐牙菜具清热解毒、活血调经之功效，故常用于治疗黄疸、潮热、泄泻、淋证、月经不调等。若治黄疸，以翼梗獐牙菜 15 g、地耳草 15 g、虎杖 15 g、金钱草 15 g，水煎服。若治潮热，以翼梗獐牙菜 15 g、过路黄 10 g、葎草 10 g、老君须 10 g，水煎服。若治泄泻，以翼梗獐牙菜 15 g、四季红 10 g、土茯苓 10 g、车前子 10 g、刺梨根 10 g，水煎服。若治月经先期，以翼梗獐牙菜 15 g、地骨皮 10 g、过路黄 10 g、元宝草 10 g，水煎服。若治痛经，以翼梗獐牙菜 15 g、鸡冠花 5 g、益母草 10 g、桂枝 10 g、生姜 10 g，水煎服。若治月经后期，以翼梗獐牙菜 15 g、桂枝 10 g、香樟根 10 g、紫苏 10 g，水煎服。

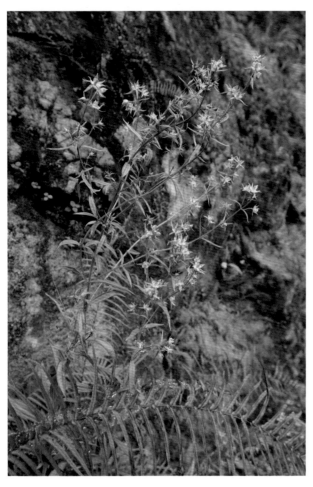
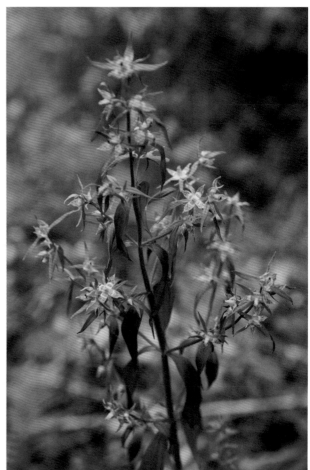

阴香皮 yīnxiāngpí

Cinnamomi Burmannii Cortex

【黔称】阴香皮(各地均称)。

【民族药名】

苗药名:gab lik yinb xangb 噶巴阴香(黄平苗族)。

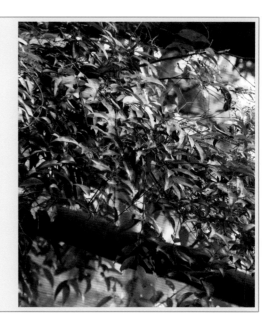

【来源】为樟科植物阴香的树皮。

【原植物】阴香 *Cinnamomum burmannii*(C. G. et Th. Nees)Bl.。

常绿乔木,高达 20 m。小枝赤褐色,无毛。叶近于对生或互生;叶革质,卵形或长椭圆形,长 6 ~ 10 cm,宽 2 ~ 4 cm,先端短渐尖,基部楔形至近圆形,全缘,上面绿色,有光泽,下面粉绿色,两面均无毛,具离基三出脉,中脉和侧脉在上面明显,在下面突出;叶柄长 8 ~ 12 mm。圆锥花序顶生或腋生;花小,绿白色,花被片 6 枚,基部略合生,长 4 ~ 5 mm,两面均被柔毛;能育雄蕊 9 枚,排成 3 轮,外面 2 轮花药内向,第 3 轮花药外向,花药均为卵形,4 室,瓣裂,花丝短,最里面尚有 1 轮退化雄蕊;雌蕊 1 枚,子房上位,1 室,胚珠 1 枚,花柱细,柱头小。浆果核果状,卵形,长约 8 mm,果托长约 4 mm,直径约 5 mm,先端具齿。花期 9—12 月,果期 11 月至第二年 3 月。

【生境与分布】生于海拔 1000 m 左右的山坡密林中。分布于贵州的兴义、罗甸等地。此外,我国广东、广西、江西、浙江、福建等地也有分布。

【采收加工】夏季剥取树皮,晒干。

【药材性状】树皮呈槽状或片状,厚约 3 mm,外表面棕灰色,粗糙,有圆形突起的皮和灰白色地衣斑块,有时外皮部分刮去而现出下凹的皮孔痕;内表面棕色,平滑。质坚,断面内层呈裂片状。气香,味微甘、涩。

【性味归经】味辛、微甘,性温。归脾经。

【功效与主治】温中止痛、祛风散寒、解毒消肿、止血。主治寒性胃痛、腹痛泄泻、食欲不振、风湿痹痛、腰腿疼痛、跌打损伤、创伤出血、疮疖肿毒。

【民族用药经验】

①治寒性胃痛:阴香皮 10 g,水煎服。(贵州各族均用)

②治脾虚泄泻:阴香皮 6 g、金荞麦 10 g、尖子木 10 g,水煎服。(罗甸苗族)

③治风湿痹痛:阴香皮 10 g、铁筷子 10 g、黑骨藤 10 g,水煎服。(兴义布依族)

④治跌打损伤:阴香皮 10 g、见血飞 10 g、小果微花藤 10 g,水煎服。(兴义布依族)

【用法用量】内服:煎汤,6 ~ 10 g;或研末服,每次 1.5 ~ 3 g。外用:适量,研末,用酒调敷;或浸酒擦。

【汪按】阴香皮之名始载于《岭南采药录》。《中国树木分类学》称广东桂皮,广西称小桂皮,广东称大叶樟,海南称山玉桂、野玉桂树,云南称阿尼茶。本书以阴香皮为药材名,阴香为植物名。

《广西中药材标准》(第二册)1996 年版,以阴香根为药材名,阴香 *Cinnamomum burmannii*(C. G. et Th.

Nees）Bl. 为植物名，药用部位以干燥根收载。

《黑龙江省中药材标准》2001 年版，以官桂为药材名，阴香 *Cinnamomum burmannii*（Nees）Bl. 为植物名，药用部位以干燥树皮收载。

《北京市中药材标准》1998 年版，以桂皮为药材名，阴香 *Cinnamomum burmannii*（C. G. et Th. Nees）Bl. 为植物名，药用部位以干燥树皮收载。

《内蒙古中药材标准》1988 年版，以桂皮为药材名，阴香 *Cinnamomum burmannii*（Nees）Bl. 为植物名，药用部位以干燥树皮收载。

阴香皮为贵州常用黔药，是贵州汉族、苗族、布依族等民族习用药物。药材来源均为野生。阴香皮具温中止痛、祛风散寒、解毒消肿、止血之功效，故常用于治疗寒性胃痛、腹痛泄泻、食欲不振、风湿痹痛、腰腿疼痛、跌打损伤、创伤出血、疮疖肿毒等。若治寒性胃痛，以阴香皮 10 g、通光散 10 g、鸡矢藤 10 g、五香血藤 10 g，水煎服。若治腹痛泄泻，以阴香皮 10 g、香樟根 10 g、铁冬青 10 g、大乌泡 10 g，水煎服。若治风湿痹痛，以阴香皮 10 g、黑骨藤 10 g、白龙须 10 g、大血藤 10 g、滇白珠 10 g，水煎服。若治腰腿疼痛，以阴香皮 10 g、五花血藤 10 g、五香血藤 10 g、油麻血藤 10 g、杜仲 10 g、续断 10 g、金毛狗 10 g，水煎服。若治跌打损伤，以阴香皮 10 g、三角咪 10 g、四块瓦 10 g、母猪藤 10 g、松风草 10 g、矮陀陀 10 g，水煎服。若治创伤出血，以阴香皮 6 g、仙鹤草 10 g、大蓟 10 g、小蓟 10 g、飞龙掌血 15 g、血盆草 15 g、地锦 15 g，水煎服。若治疮疡肿毒，以阴香皮 10 g、蒲公英 10 g、金银花 20 g、连翘 10 g、五花血藤 10 g、五香血藤 10 g、鸡血藤 10 g，水煎服。

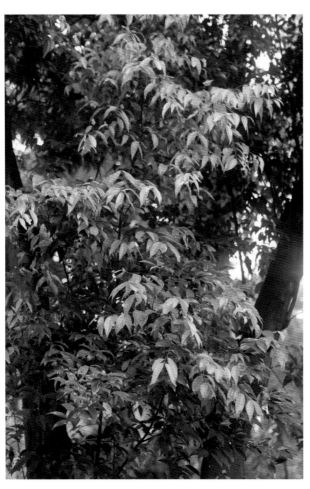 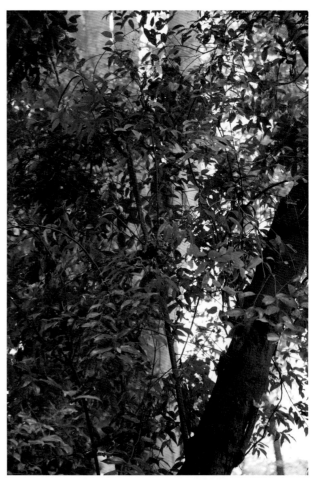

阴香叶 yīnxiāngyè

Cinnamomi Burmannii Folium

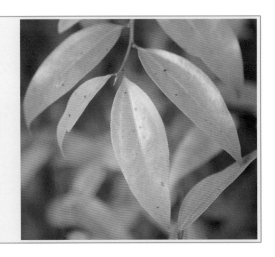

【黔称】阴香叶(各地均称)。

【民族药名】

苗药名:gab nek yinb xangb 嘎喽阴香(黄平苗族)。

【来源】为樟科植物阴香的叶。

【原植物】参见"阴香皮"条。

【生境与分布】参见"阴香皮"条。

【采收加工】秋季采收,晒干。

【药材性状】叶多破碎,完整者卵形或长椭圆形,长6~10 cm,宽2~4 cm,先端短渐尖,基部楔形至近圆形,全缘,上面绿色,有光泽,下面粉绿色,具离基三出脉。气微,味甘。

【性味归经】味辛、微甘,性温。归肺经、胃经、大肠经。

【功效与主治】祛风化湿、止泻、止血。主治皮肤瘙痒、风湿痹痛、泄泻、痢疾腹痛、寒结肿毒、外伤出血。

【民族用药经验】

①治皮肤瘙痒:阴香叶10 g,水煎服。(贵州各族均用)

②治风湿痹痛:阴香叶10 g、铁筷子10 g、大风藤10 g,水煎服。(罗甸苗族)

③治泄泻:阴香叶10 g、车前草10 g、肖梵天花10 g,水煎服。(罗甸布依族)

④治痢疾:阴香叶10 g、铁苋菜30 g、地苍15 g,水煎服。(兴仁布依族)

【用法用量】内服:煎汤,3~10 g。

【汪按】阴香叶之名始载于《岭南采药录》。本书以阴香叶为药材名,阴香为植物名。

阴香叶为贵州常用黔药,是贵州汉族、苗族、布依族等民族习用药物。药材来源均为野生。阴香叶具祛风化湿、止泻、止血之功效,故常用于治疗皮肤瘙痒、风湿痹痛、泄泻、痢疾腹痛、寒结肿毒、外伤出血等。若治湿重所致皮肤瘙痒,以阴香叶10 g、地肤子10 g、蛇倒退10 g、一枝黄花10 g,水煎服或煎水洗。若治风湿痹痛,以阴香叶10 g、小果微花藤10 g、大红袍10 g、竹叶椒10 g、常春藤10 g、追风伞10 g,水煎服。若治泄泻、痢疾,以阴香叶10 g、朱砂莲10 g、朝天罐10 g、算盘子10 g、爬山豆10 g,水煎服。

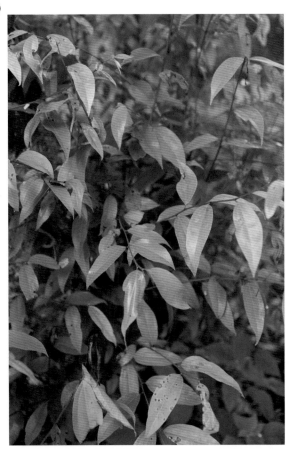

鱼鳖金星 yúbiējīnxīng

Lemmaphylli Drymoglossoidis Herba

【黔称】鱼鳖金星(各地均称)。

【民族药名】

苗药名:baob sik lieek 抱石莲(黄平苗族)。

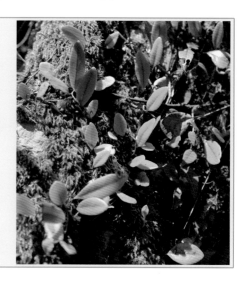

【来源】为水龙骨科植物抱石莲的全草。

【原植物】抱石莲 *Lemmaphyllum drymoglossoides*(Baker)Ching。

根茎纤细,长而横走,淡绿色,疏生,上部长钻形,下部近圆形。叶远生,二型;不育叶短小,肉质,长圆形、近圆形或倒卵形,长 1.5~3 cm,宽 1~1.5 cm;能育叶较长,倒披针形或舌形,有时也和不育叶同形,有短柄。孢子囊群圆形,背生于中脉两侧,通常分离,幼时被盾状隔丝覆盖。

【生境与分布】生于海拔 200~1700 m 的山坡阴湿林中的树干或岩石上。分布于贵州各地。此外,我国四川、云南、陕西等地也有分布。

【采收加工】全年均可采收,清除泥沙,洗净,晒干或鲜用。

【药材性状】根茎细弱,长而横走,上部钻形,疏被鳞片,鳞片淡棕色而薄。不育叶倒卵形至长圆形;能育叶细长如舌形或倒披针形,长约 1 cm,宽不及 1 cm,有时与不育叶同形,肉质,叶脉不明显。孢子囊群圆形,沿中脉两旁呈 1 行分布。

【性味归经】味微苦,性平。归肝经、胃经、膀胱经。

【功效与主治】清热解毒、利水通淋、消瘀、止血。主治小儿高热、痄腮、风火牙痛、痞块、臌胀、淋浊、咯血、吐血、衄血、便血、尿血、崩漏、外伤出血、疔疮痈肿、瘰疬、跌打损伤。

【民族用药经验】

①治小儿高热:鱼鳖金星 15 g,水煎服。(贵州各族均用)

②治痄腮:鱼鳖金星 30 g、独角莲 15 g、草玉梅 15 g,水煎服。(黄平苗族)

③治风火牙痛:鱼鳖金星 15 g、金银花藤 15 g、生石膏 15 g,水煎服。(龙里苗族)

④治臌胀:鱼鳖金星 15 g、陆英 10 g、车前草 10 g,水煎服。(贵定布依族)

⑤治咯血、吐血、衄血:鱼鳖金星 15 g、仙鹤草 15 g、白及 15 g,水煎服。(剑河侗族)

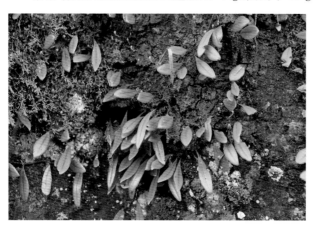

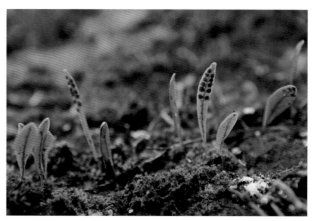

⑥治便血、尿血:鱼鳖金星 15 g、小蓟 15 g、地锦 15 g,水煎服。(印江土家族)

⑦治瘰疬:鱼鳖金星 15 g、葎草 15 g,水煎服。(惠水毛南族)

【用法用量】内服:煎汤,10～30 g。外用:适量,捣烂敷。

【汪按】鱼鳖金星之名始载于《纲目拾遗》。《植物名实图考》称瓜子金,《湖南药物志》称肉石斛、岩瓜子草、擦不烂、瓜子莲,《四川植物志》称石瓜子、石瓜米、金星草,《福建中草药》称山豆片草、风不动、镜面草,《浙江中药手册》称瓜子还阳,《贵州中草药名录》称瓜子草、小伸筋草、瓜米石豇豆。广西称石钱草,四川称龙肝子,陕西称石豆。本书以鱼鳖金星为药材名,抱石莲为植物名。

《湖北省中药材质量标准》2009 年版、《上海市中药材标准》(附录)1994 年版,以抱石莲为药材名,抱石莲 Lepidogrammitis drymoglossoides (Bak.) Ching 为植物名,药用部位以干燥全草收载。

鱼鳖金星为贵州常用黔药,是贵州汉族、苗族、侗族、布依族、土家族等民族习用药物。药材来源均为野生。鱼鳖金星具清热解毒、利水通淋、消瘀、止血之功效,故常用于治疗小儿高热、痄腮、风火牙痛、痞块、臌胀、淋浊、咯血、吐血、衄血、便血、尿血、崩漏、外伤出血、疔疮痈肿、瘰疬、跌打损伤等。若治小儿高热,以鱼鳖金星 10 g、蛇莓 6 g、马鞭草 6 g,水煎服。若治痄腮,以鱼鳖金星 10 g、紫花地丁 10 g、地胆草 10 g、鬼针草 10 g、蒲公英 10 g,水煎服。若治风火牙痛,以鱼鳖金星 30 g、金银花 30 g、黄连 10 g、七叶莲 30 g、生石膏 30 g,水煎服。若治臌胀,以鱼鳖金星 15 g、龙葵 10 g、白木通 10 g、海金沙 10 g、青鱼胆草 15 g、六月雪 15 g,水煎服。若治淋浊,以鱼鳖金星 30 g、金鸡脚 15 g、海金沙藤 15 g、冬葵 10 g、三白草 10 g、猪殃殃 10 g、菝葜 15 g,水煎服。若治咯血、吐血、衄血,以鱼鳖金星 30 g、朱砂莲 10 g、白及 10 g、仙鹤草 10 g,水煎服。若治便血,以鱼鳖金星 30 g、苦参 15 g、白刺花根 10 g、地榆 10 g,水煎服。若治尿血,以鱼鳖金星 15 g、小蓟 15 g、白茅根 15 g、三白草 15 g,水煎服。若治崩漏,以鱼鳖金星 30 g、朱砂莲 15 g、金樱根 15 g、苎麻根 15 g、地榆 15 g,水煎服。若治瘰疬,以鱼鳖金星 30 g、玄参 15 g、大贝 15 g、生牡蛎 15 g,水煎服。若治跌打损伤,以鱼鳖金星 15 g、飞龙掌血 15 g、铁筷子 10 g、铁包金 10 g,水煎服。

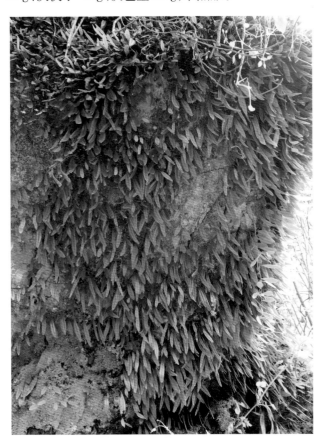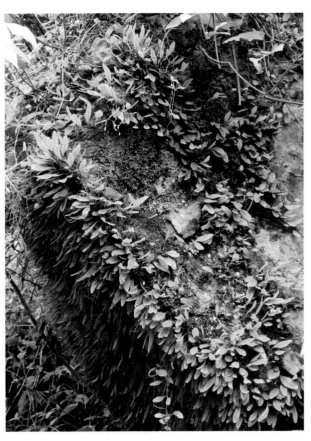

鱼眼草 yúyǎncǎo

Dichrocephalae Benthamii Herba

【黔称】鱼眼草（各地均称）。

【民族药名】

水药名：ʔma¹ta³ ka:p⁷骂大瓜（三都水族）。

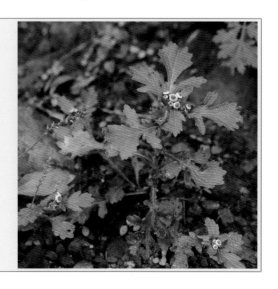

【来源】为菊科植物小鱼眼草的全草。

【原植物】小鱼眼草 *Dichrocephala benthamii* C. B. Clarke。

一年生草本，高 10～25 cm。茎略带紫色，密被白色柔毛。叶倒卵形或匙形，长 3.5～7 cm；中下部叶通常羽裂或大头羽裂；上部叶通常有深圆齿，两面被稀疏或密短柔毛，基部扩大，耳状抱茎。头状花序扁球形，直径约 5 mm，少数或多数在茎和分枝顶端排成稀疏或稠密的伞房状或圆锥状；雌花白色，线形，先端有 2～3 枚细齿；两性花绿黄色，近壶状，先端有 4 枚齿。瘦果扁平，有加厚的边缘，无冠毛。花期春末至夏秋。

【生境与分布】生于山坡、草地、溪边或路旁草丛中。分布于贵州的威宁、赫章、纳雍、兴义、兴仁、安龙、罗甸、紫云、修文等地。此外，我国云南、西藏等地也有分布。

【采收加工】夏季采收，洗净，鲜用或晒干。

【药材性状】本品根丛生。茎单生或丛生，圆柱形，上部具分枝，四棱形或扁平形，表面绿色至深绿色，有的微带紫色，被毛。叶互生，倒卵形、长倒卵形、匙形或长圆形，两面均被疏毛，长 2.5～6.5 cm。头状花序，扁球形，似鱼眼。气微，味苦。

【性味归经】味苦，性寒。归肺经、肝经、胃经。

【功效与主治】清热解毒、祛风明目。主治肺炎、肝炎、痢疾、消化不良、疟疾、夜盲、带下、疮疡。

【民族用药经验】

①治小儿感冒：鱼眼草 10 g，水煎服。（贵州各族均用）

②治感冒高烧：鱼眼草 15 g，九头狮子草 15 g，水煎服。（紫云苗族）

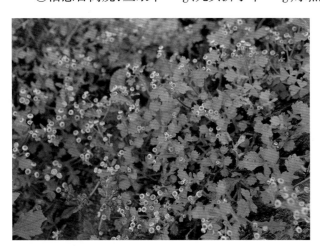

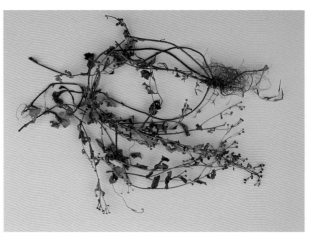

③治痢疾:鱼眼草 15 g、地锦 15 g,水煎服。(兴仁布依族)

④治消化不良:鱼眼草 10 g、黑果刺 10 g,水煎服。(罗甸布依族)

⑤治带下:鱼眼草 15 g、大琉璃草10 g,水煎服。(都匀水族)

【用法用量】内服:煎汤,6~15 g。外用:适量,捣烂敷;或煎水洗。

【汪按】鱼眼草之名始载于《滇南本草》。《云南中医验方》称三仙菜,《云南中草药》称星宿草、地胡椒、鼓丁草,《贵州草药》称白芽草、白顶草、翳子草、翳子花、地细辛。云南称小馒头草、蛆头草。本书以鱼眼草为药材名,小鱼眼草为植物名。

《云南省中药材标准》(第二册·彝族药)2005 年版,以鱼眼草为药材名,小鱼眼草 Dichrocephala benthamii C. B. Clarke 为植物名,药用部位以干燥全草收载。

鱼眼草为贵州常用黔药,是贵州汉族、苗族、侗族、布依族等民族习用药物。药材来源均为野生。鱼眼草具清热解毒、祛风明目之功效,故常用于治疗肺炎、肝炎、痢疾、消化不良、疟疾、夜盲、带下、疮疡等。若治肺炎,以鱼眼草 15 g、鱼腥草 15 g、鱼鳅串 15 g、金银花 15 g、连翘 15 g,水煎服。若治肝炎,以鱼眼草 15 g、田基黄 10 g、青鱼胆草 10 g、猪毛蒿 10 g、虎杖 10 g,水煎服。若治小儿消化不良,以鱼眼草 6 g、鸡矢藤 10 g、野山楂 10 g、地锦 6 g,水煎服。若治小儿感冒高烧,以鱼眼草 6 g、鱼鳅串 6 g、马鞭草 6 g、九头狮子草 6 g,水煎服。若治痢疾,以鱼眼草 10 g、地锦 10 g、石用 10 g、陈皮 10 g,水煎服。若治牙痛,以鱼眼草 10 g、石膏 10 g、怀牛膝 10 g、知母 10 g、白芷 10 g,水煎服。

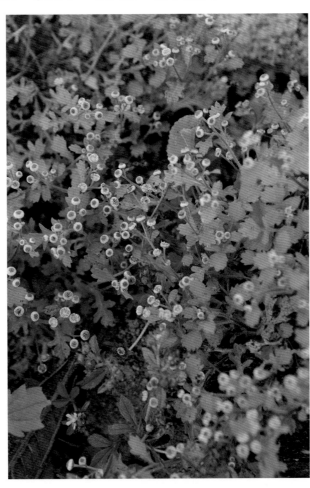
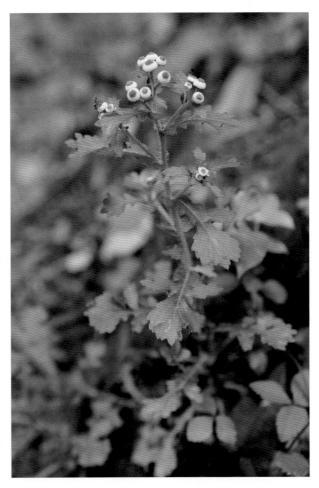

泽兰 zélán

Lycopi Lucidi Herba

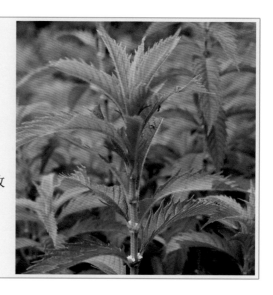

【黔称】麻泽兰(兴义),大虫草(务川),地笋(各地均称)。

【民族药名】

苗药名:vob khok hlieb 窝壳溜、uab jex liex dlub 蛙大柳收(黔东南苗族),cait laox 采劳(毕节苗族)。

侗药名:em ka ye 恩卡叶(黎平侗族)。

毛南药名:che²⁴ lan⁴² 择兰(惠水毛南族)。

【来源】为唇形科植物地笋的地上部分。

【原植物】地笋 *Lycopus lucidus* Turcz.。

多年生草本,高可达 1.7 m。具多节的圆柱状地下横走根茎,其节上有鳞片和须根;茎直立,不分枝,四棱形,节上多呈紫红色。叶交互对生,具极短柄或无柄;茎下部叶多脱落,上部叶椭圆形、狭长圆形或披针形,长 5～10 cm,宽 1.5～4 cm,先端渐尖,基部渐狭呈楔形,边缘具不整齐的粗锐锯齿,表面暗绿色,无毛,略有光泽,下面具凹陷的腺点,无毛或脉上疏生白色柔毛。轮伞花序多花,腋生;小苞片卵状披针形,先端刺尖,较花萼短或近等长,被柔毛;花萼钟形,长约 4 mm,两面无毛,4～6 裂,裂片狭三角形,先端芒刺状;花冠钟形,白色,长 4.5～5 mm,外面无毛,有黄色发亮的腺点,上、下唇近等长,上唇先端微凹,下唇 3 裂,中裂片较大,近圆形,两侧裂片稍短小;前对雄蕊能育,超出花冠,药室略叉开,后对雄蕊退化,仅花丝残存或有时全部消失,有时 4 枚雄蕊全部退化,仅有花丝、花药的残痕;子房长圆形,4 深裂,着生于花盘上,花柱伸出花冠外,无毛,柱头 2 裂,扁平。小坚果扁平,倒卵状三棱形,长 1～1.5 mm,暗褐色。花期 6—9 月,果期 8—10 月。

【生境与分布】生于海拔 800～1000 m 的路边潮湿处或水中。分布于贵州的锦屏、剑河、兴义、湄潭等地。贵州各地有栽培。此外,我国陕西、甘肃、四川、云南等地也有分布。

【采收加工】根茎繁殖的当年采收;种子繁殖的第二年的夏季、秋季采收。

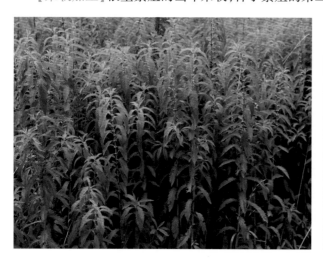

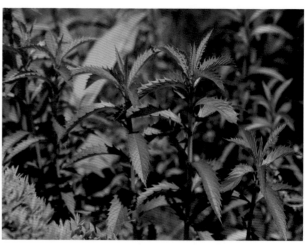

【药材性状】茎四棱形,四面均有浅纵沟,长50~100 cm,直径2~5 mm;表面黄绿色或稍带紫色,节明显,节间长2~11 cm。质脆,易折断,髓部中空。叶对生,多皱缩,展平后呈披针形或狭长圆形,边缘有锯齿,上面黑绿色,下面灰绿色,有棕色腺点。花簇生于叶腋,呈轮状,花冠多脱落,苞片及花萼宿存。气微,味淡。以质嫩、叶多、色绿者为佳。

【性味归经】味苦、辛,性微温。归肝经、脾经。

【功效与主治】活血化瘀、行水消肿、解毒消痈。主治闭经、痛经、产后瘀滞腹痛、症瘕、浮肿、跌打损伤、痈肿疮毒。

【民族用药经验】

①治痛经:泽兰10 g、大血藤10 g、生姜适量,水煎服。(贵州各族均用)

②治水肿:泽兰10 g、车前草10 g,水煎服。(黔东南苗族)

③治痈肿疮毒:泽兰15 g、金银花15 g、蒲公英15 g,水煎服。(剑河侗族)

④治关节疼痛:泽兰适量,用酒炒热敷。(兴义布依族)

【用法用量】内服:煎汤,6~15 g;或入丸、散。外用:适量,捣烂敷;或煎水熏洗。

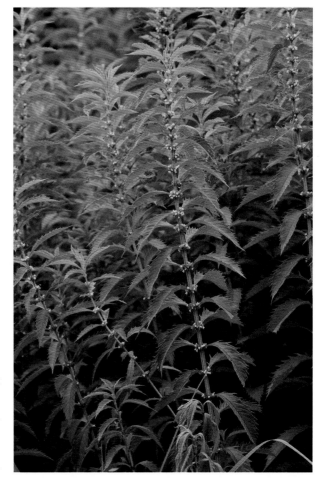

【注按】泽兰之名始载于《本经》,又称虎兰、龙枣。《本草经集注》称泽兰,《吴普本草》称水香,《雷公炮炙论》称小泽兰,《别录》称虎蒲,《救荒本草》称地瓜儿苗,《滇南本草》称红梗草,《纲目》称风药,《纲目拾遗》称奶孩儿,《岭南采药录》称蛇王草、蛇王菊、捕斗蛇草,《植物名汇》称接古草,《河北药材》称地环秧、地溜秧,《中药材手册》称甘露秧,《陕西中药志》称草泽兰。江西称方梗草,吉林称矮地瓜儿苗,内蒙古称野麻花。本书以泽兰为药材名,地笋为植物名。

《中国药典》2010年版、2005年版、2000年版、1995年版、1990年版、1985年版、1977年版,《新疆维吾尔自治区药品标准》(第二册)1980年版,以泽兰为药材名,毛叶地瓜儿苗 *Lycopus lucidus* Turcz. var. *hirtus* Regel 为植物名,药用部位以干燥地上部分收载。

《湖南省中药材标准》2009年版,以地笋为药材名,地笋的硬毛变种 *Lycopus lucidus* var. *hirtus* Regel 为植物名,药用部位以干燥根茎收载。

《湖南省中药材标准》1993年版,以地笋为药材名,毛叶地瓜儿苗 *Lycopus lucidus* Turcz. var. *hirtus* Regel 为植物名,药用部位以干燥根茎收载。

泽兰为贵州常用黔药,是贵州汉族、苗族、侗族、布依族、水族等民族习用药物。药材来源主要为栽培。泽兰具活血化瘀、行水消肿、解毒消痈之功效,故常用于治疗闭经、痛经、产后瘀滞腹痛、症瘕、浮肿、跌打损伤、痈肿疮毒等。若治痛经,以泽兰10 g、益母草10 g、八月瓜10 g,水煎服。若治闭经,以泽兰10 g、五花血藤10 g、油麻血藤10 g、血人参15 g,水煎服;或以泽兰10 g、卫矛6 g、血人参10 g、臭鸡腿15 g,水煎服。若治产后恶露不尽、瘀滞腹痛,以泽兰10 g、鸡冠花6 g、血经草10 g、血人参10 g,水煎服。若治痰瘀互结之水肿,以泽兰10 g、三白草15 g、金荞麦15 g、黄山药10 g、左转藤10 g、鸭儿芹10 g,水煎服。若治乳痈初起,以泽兰10 g、蒲公英 15 g、紫花地丁 15 g、金银花 15 g，水煎服；或以鲜泽兰、鲜蒲公英、鲜金银花适量，捣烂敷。

　　从古到今就有菊科泽兰属植物和唇形科地笋属植物这两大截然不同类型植物同作泽兰应用的现象。泽兰之名主要来源于《本经》，而《本草经集注》云："今处处有，多生下湿地，叶微香，可煎油，或生泽傍，故名泽兰，亦名都梁香，可作浴汤。人家多种之，而叶小异。今山中又有一种甚相似，茎方，叶小强，不甚香，既云泽兰，又生泽傍，故山中者为非，而药家乃采用之。"《新修本草》云："泽兰，茎方，节紫色，叶似兰草而不香，今京下用之者是。陶云都梁香，乃兰草尔。俗名兰香，煮以洗浴，亦生泽畔。"李时珍曰："齐安人呼为风药，《吴普本草》一名水香，陶氏云亦名都梁，今俗通呼为孩儿菊，则其与兰草为一物二种，尤可证矣。"故可知南北朝时，泽兰就有两大类。从《证类本草》之"梧州泽兰"附图及《植物名实图考》的泽兰附图中"叶长椭圆形、不分裂"等特征，可以推断其为白头婆 Eupatorium japonicum Thunb.，它是佩兰的同属植物。而另一种"茎方，叶小而不甚香者"，结合《嘉祐本草》"根名地笋"、《证类本草》"地笋……即泽兰根也"及李时珍说"茎微方，节短而叶有毛者为泽兰"等，都足以说明古代用的另一种泽兰应是唇形科地笋属植物毛叶地瓜儿苗 Lycopus lucidus Turcz. var. hirtus Regel.。在上述两个不同类型的泽兰中，《新修本草》认为药用泽兰应是"茎方者"，亦即以毛叶地瓜儿苗为正品，而白头婆实非药用之泽兰，应归佩兰类。

　　此外，泽兰的地方习用品尚有：异叶地笋 Lycopus lucidus Turcz. var. Maackianus Maxim. ex Herd.，在黑龙江、吉林以此为泽兰；台湾地笋 Lycopus lucidus Turcz. var. formosanus Hayata，在台湾作泽兰使用；小花地笋 Lycopus parviflorus Maxim.，在黑龙江、吉林作泽兰；小叶地笋 Lycopus cavaleriei H. Léveillé.，在吉林作泽兰使用；西南地笋 Lycopus cavaleriei H. Léveillé. var. cavaleriei (Léveillé) C. Y. Wu et H. W. Li，在西南个别地区作泽兰使用。

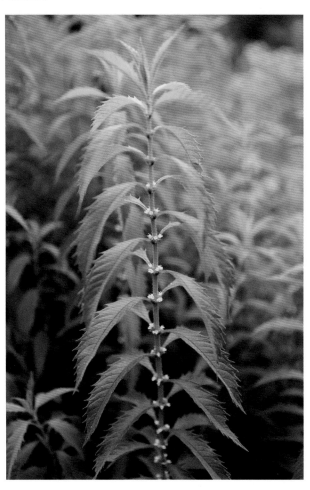
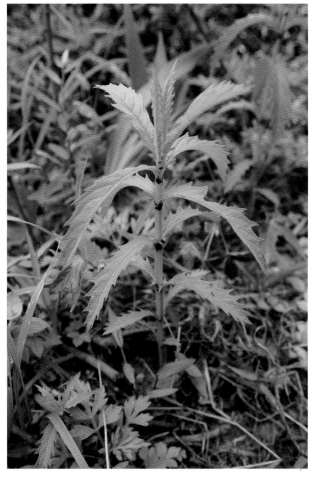

樟木钻 zhāngmùzuàn

Illicii Dunniani Radix et Cortex

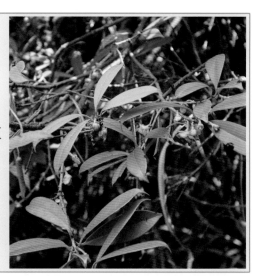

【黔称】野八角(贵定),红花八角(各地均称)。

【民族药名】

水药名:mai⁴ ŋa:n⁶梅暗(荔波水族)。

【来源】为八角科植物红花八角的根、树皮。

【原植物】红花八角 *Illicium dunnianum* Tutch.。

常绿灌木,高1~1.5 m,稀达10 m。根粗壮,红褐色,有樟木香气。小枝纤细,棕褐色,具皱纹,老枝灰白色。单叶互生,常3~8枚集生于枝顶;叶柄长3~10 mm;叶革质或薄革质,狭长披针形或狭长倒披针形,长4~10 cm,宽0.8~2 cm,先端尾尖或急尖,基部窄楔形,全缘,干后稍后卷;侧脉8~10对。花单生或2~3朵簇生于叶腋或近枝顶;花梗纤细,长1.5~4 cm;花被片12~20枚,粉红色或红色,最大1枚椭圆形或近圆形;雄蕊通常24枚;心皮8~13枚。蓇葖果8~11枚,有明显钻形尖头,稍反曲。种子亮褐色,有光泽。花期4—7月,果期7—10月。

【生境与分布】生于山谷水旁或林下的阴湿处、岩石缝中。分布于贵州的贵定、龙里、威宁、贞丰、黔西、清镇等地。此外,我国福建、湖南、广东、广西等地也有分布。

【采收加工】根:全年均可采收,洗净,切片,晒干。树皮:秋季剥取,晒干。

【药材性状】根圆柱形,表面棕褐色,皮孔较多,外皮易脱落。质坚硬,不易折断,断面木质部黄白色。气微,味苦。

【性味归经】味苦、辛,性温,有毒。归肝经。

【功效与主治】祛风止痛、散瘀消肿。主治风湿骨痛、跌打损伤、骨折。

【民族用药经验】

①风湿痹痛:樟木钻适量,浸酒擦。(贵州各族均用)

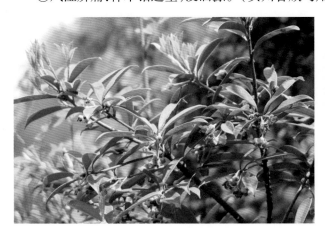

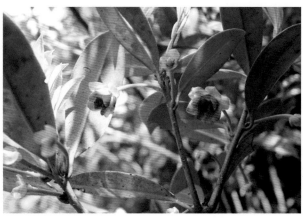

②风湿关节痛:樟木钻 10 g、八角枫 10 g,浸酒擦。(龙里苗族)

③治跌打损伤:樟木钻 10 g、见血飞 10 g、酢浆草 10 g,研细末,加蜂蜜调敷。(贞丰布依族)

【用法用量】外用:适量,研末调敷;或浸酒擦。

【汪按】樟木钻之名始载于《广西本草选编》,又称野八角。《广西药用植物名录》称石莽草,《福建植物志》称红花茴香,《中国树木志》称山八角。本书以樟木钻为药材名,红花八角为植物名。

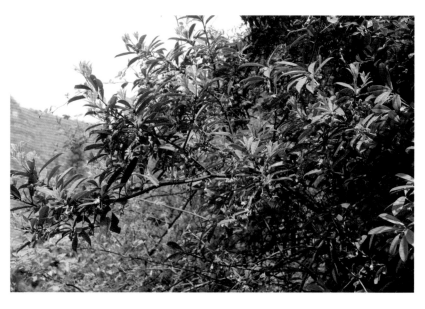

樟木钻为贵州常用黔药,是贵州汉族、苗族、布依族、彝族等民族习用药物。药材来源均为野生。樟木钻具祛风止痛、散瘀消肿之功效,故常用于治疗风湿骨痛、跌打损伤、骨折等。若治风湿关节痛,以樟木钻 10 g,捣烂,加蜂蜜调敷;或以樟木钻 10 g、三角咪 10 g、五花血藤 10 g、五香血藤 10 g、小果微花藤 10 g,捣烂,加蜂蜜调敷。若治风湿腰痛,以樟木钻 6 g、飞龙掌血 10 g、铁冬青 10 g、雷五加 10 g,捣烂,调酒外敷。若治类风湿关节炎,以樟木钻 6 g、乌头 6 g、小果微花藤 10 g、黑骨藤 10 g、铁筷子 10 g,研末,以蜂蜜调敷。

此外,需注意在广西称石莽草的除红花八角 *Illicium dunnianum* Tutch. 外,还有头花蓼 *Polygonum capitatum* Buch. -Ham. ex D. Don。两者功效、作用、临床应用均不相同,故应用时需注意。

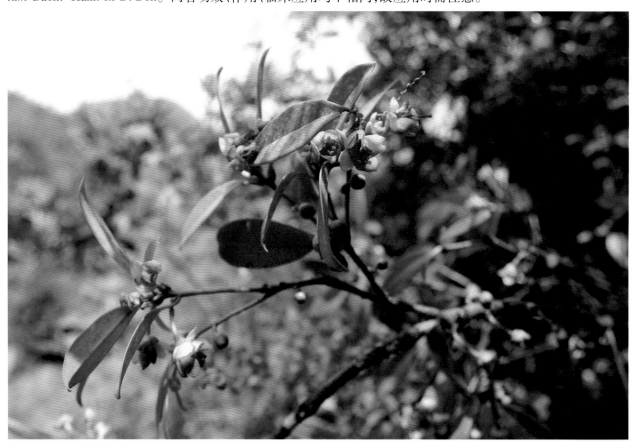

獐牙菜 zhāngyácài

Swertiae Bimaculatae Herba

【黔称】獐牙菜(各地均称)。

【民族药名】

苗药名:reib ghueb yend 锐怪英(黔东南苗族)。

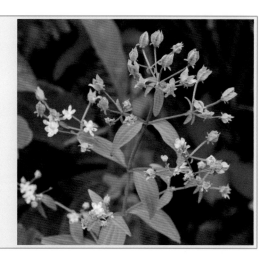

【来源】为龙胆科植物双点獐牙菜的全草。

【原植物】双点獐牙菜 *Swertia bimaculata*(Sieb. et Zucc.)Hook. f. et Thoms. ex C. B. Clarke。

一年生草本,高 0.3 ~ 1.4 m。茎圆柱形,中部以上分枝。茎生叶对生;无柄或具短柄;叶椭圆形至卵状披针形,长 4 ~ 9 cm,宽 1 ~ 4 cm,先端长渐尖,基部钝;叶脉 3 ~ 5 条,弧形,在下面明显突起。花为大型圆锥状复聚伞花序,疏松而开展,长可达 50 cm,花多;花梗不等长,长 0.6 ~ 4 cm;花萼绿色,长为花冠的1/4 ~ 1/2,5 裂,裂片狭倒披针形或狭椭圆形;花冠黄色,直径约 2.5 cm,上部具多数紫色小斑点,5 裂,裂片椭圆形或长圆形,长 1 ~ 1.5 cm,在裂片中部有 2 个黄绿色、半圆形的大腺斑;雄蕊 5 枚,花丝线形;子房披针形,无柄,长约 8 mm,花柱短,柱头小,2 裂。蒴果狭卵形,无柄,长约 2.3 cm。种子褐色,圆形,表面具瘤状突起。花期、果期 6—11 月。

【生境与分布】生于山坡草地或路旁。分布于贵州的松桃、印江、万山、雷山、威宁、凤冈、湄潭、龙里等地。此外,我国四川、云南、河北、山西、陕西、甘肃等地也有分布。

【采收加工】夏季、秋季采收,切碎,晾干。

【药材性状】全草长 60 ~ 100 cm。茎细,具分枝,圆柱形;叶对生,多皱缩,完整叶展开后呈椭圆形或卵状披针形,先端渐尖,基部钝,下延;无柄。有时在叶腋可见花或残留花萼。气微,味苦。

【性味归经】性苦、辛,性寒。归肝经、心经、胃经。

【功效与主治】清热解毒、利湿、疏肝利胆。主治急性肝炎、慢性肝炎、胆囊炎、感冒发热、咽喉肿痛、牙龈肿痛、尿路感染、肠胃炎、痢疾、火眼、小儿口疮。

【民族用药经验】

①治急性、慢性肝炎:獐牙菜 15 g,水煎服。(贵州各族均用)

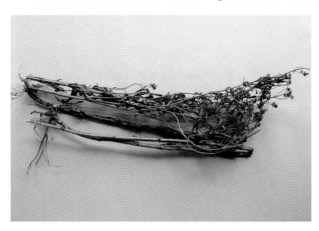

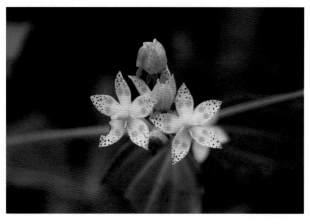

②治黄疸:獐牙菜15 g、小龙胆草15 g,水煎服。(雷山苗族)

③治感冒发热:獐牙菜15 g、鱼鳅串15 g,水煎服。(龙里布依族)

④治咽喉肿痛:獐牙菜10 g、八爪金龙10 g,水煎服。(水城彝族)

⑤治尿路感染:獐牙菜15 g、车前草15 g,水煎服。(印江土家族)

【用法用量】内服:煎汤,10～15 g;或研末。外用:适量,捣烂敷。

【汪按】獐牙菜之名始载于《湖南植物志》,又称大车前、水红菜、翳子草。《昆明民间常用草药》称方茎牙痛草、凉荞,《云南药用植物名录》称绿茎牙痛草,《中药大辞典》称双斑獐牙菜,《新华本草纲要》称黑节苦草、黑药黄、走胆草、紫花青叶胆。本书以獐牙菜为药材名,双点獐牙菜为植物名。

《贵州省中药材、民族药材质量标准》2003年版,以獐牙菜为药材名,獐牙菜 Swertia bimaculata(Sieb. et Zucc.)Hook. f. et Thoms. 为植物名,药用部位以獐牙菜或其同属其他植物的干燥全草收载。

《贵州省中药材质量标准》1988年版,以獐牙菜为药材名,獐牙菜 Swertia bimaculata(Sieb. et Zucc.)Hook. f. et Thoms. 为植物名,药用部位以干燥全草收载。

《湖北省中药材质量标准》2009年版,以獐牙菜为药材名,獐牙菜 Swertia bimaculata(S. et Z.)H. f. et Thoms. 为植物名,药用部位以干燥全草收载。

獐牙菜为贵州常用黔药,是贵州汉族、苗族、侗族、布依族、土家族、彝族等民族习用药物。药材来源均为野生。獐牙菜具清热解毒、利湿、疏肝利胆之功效,故常用于治疗急性肝炎、慢性肝炎、胆囊炎、感冒发热、咽喉肿痛、牙龈肿痛、尿路感染、肠胃炎、痢疾、火眼、小儿口疮等。若治急性肝炎,以獐牙菜15 g、茵陈15 g、虎杖10 g、六月雪10 g、马蹄草10 g,水煎服。若治慢性肝炎,以獐牙菜15 g、田基黄10 g、青鱼胆草10 g、金荞麦15 g、过路黄10 g,水煎服。若治胆囊炎,以獐牙菜15 g、野蓝靛10 g、连钱草10 g、五香血藤15 g、预知子15 g,水煎服。若治感冒发热,以獐牙菜15 g、一枝黄花15 g、马兰10 g、白鼓钉10 g,水煎服。若治咽喉肿痛,以獐牙菜15 g、草玉梅10 g、碎米桠10 g、金银花15 g,水煎服。若治尿路感染,以獐牙菜15 g、草玉梅10 g、牛蒡子10 g、龙葵10 g,水煎服。若治肠胃炎,以獐牙菜15 g、金荞麦15 g、车前草10 g、茶叶3 g,水煎服。若治痢疾,以獐牙菜15 g、铁苋菜15 g,水煎服。若治火眼,以獐牙菜15 g、夏枯草10 g、龙胆草3 g、野菊花10 g、密蒙花6 g,水煎服。若治口疮,以獐牙菜15 g、龙葵10 g、毛秀才10 g、石膏15 g,水煎服。

在贵州作为獐牙菜使用的药材尚有美丽獐牙菜 Swertia angustifolia Buch. -Ham. ex D. Don var. pulchella(D. Don)Burk. 的干燥全草、西南獐牙菜 Swertia cincta Burk. 的干燥全草、大籽獐牙菜 Swertia macrosperma（C. B. Clarke）C. B. Clarke 的干燥全草。

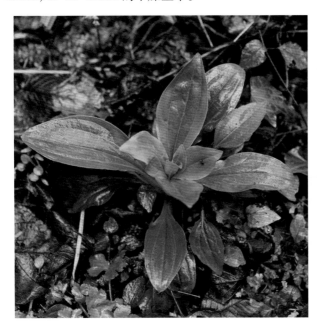

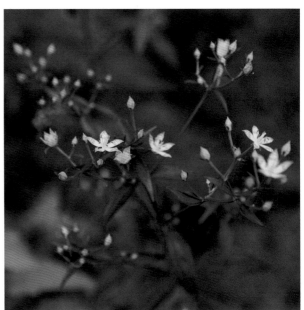

珍珠菜 zhēnzhūcài

Lysimachiae Clethroidis Radix et Herba

【黔称】山高粱(贵阳),红筷子(晴隆),珍珠菜、蓼子草、调经草(各地均称)。

【民族药名】

苗药名:wob zenb zub 芛珍珠(黄平苗族)。

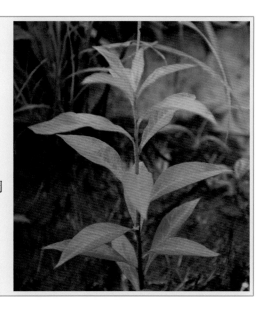

【来源】为报春花科植物虎尾珍珠菜的根或全草。

【原植物】虎尾珍珠菜 *Lysimachia clethroides* Duby。

多年生草本,高 40～100 cm。全株多少被黄褐色卷曲柔毛。根茎横走,淡红色;茎直立,单一,圆柱形,基部红色,不分枝。单叶互生;无柄或具长 2～10 mm 的柄;叶卵状椭圆形或阔披针形,长 6～14 cm,宽 2～5 cm,先端渐尖,基部渐狭,边缘稍背卷,两面疏生毛和黑色腺点。总状花序顶生,盛花期长约 6 cm,花密集,常转向一侧,后渐伸长,果时长 20～40 cm;花梗长 4～6 mm;苞片线状钻形,比花梗稍长;花萼 5 裂,裂片狭卵形,长 2.5～3 mm,先端钝圆,周边膜质,有腺状缘毛;花冠白色,长 5～6 mm,5 裂,基部合生部分长约 1.5 mm,裂片狭长圆形,先端钝圆;雄蕊内藏,5 枚,花丝基部约 1 mm 连合并贴生于花冠基部,分离部分长约 2 mm,被腺毛;花药长圆形,长约 1 mm;子房卵圆形,花柱稍短于雄蕊,长 3～3.5 mm。蒴果近球形,直径 2.5～3 mm。花期 5—7 月,果期 7—10 月。

【生境与分布】生于海拔 800～2000 m 的山坡、路旁、溪边草丛中。分布于贵州各地。此外,我国河北、陕西等地也有分布。

【采收加工】秋季采收,鲜用或晒干。

【药材性状】茎圆柱形,不分枝,长 8～25 cm,直径 0.2～0.6 cm,表面棕黄色至浅褐色,光滑,可见明显的叶痕。叶易破碎,完整者卵状椭圆形,全缘,上面浅褐色,下面灰色至土黄色,两面均有短微柔毛。总状花序顶生,花密集,长达 35 cm。体轻,质脆,断面不平坦,微灰白色至暗黄色,中空。气微,味苦、辛。

【性味归经】味苦、辛,性平。归肝经、脾经。

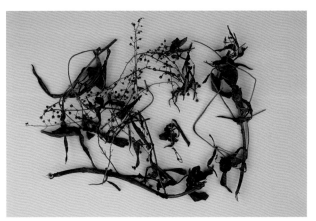

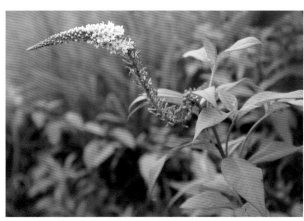

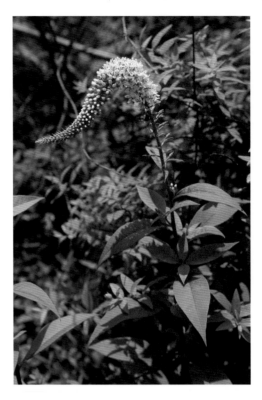

【功效与主治】清热利湿、活血散瘀、解毒消痈。主治水肿、热淋、黄疸、痢疾、风湿热痹、带下、闭经、跌打损伤、骨折、外伤出血、乳痈、疔疮、蛇咬伤。

【民族用药经验】

①治水肿:珍珠菜 30 g,水煎服。(贵州各族均用)

②治热淋:珍珠菜 10 g、凤尾草 15 g,水煎服。(雷山苗族)

③治黄疸:珍珠菜 10 g、茵陈 15 g、金钱草 15 g,水煎服。(龙里苗族)

④治痢疾:珍珠菜 10 g、委陵菜 15 g、凤尾草 15 g,水煎服。(龙里布依族)

⑤治风湿痹痛:珍珠菜 10 g、大风藤 10 g、金银花藤 10 g,水煎服。(贵定布依族)

⑥治带下:珍珠菜 15 g、须须药 10 g、刺梨根 10 g,水煎服。(惠水苗族)

⑦治闭经:珍珠菜 10 g、五花血藤 10 g、油麻血藤 10 g,水煎服。(盘州彝族)

⑧治乳痈:珍珠菜 10 g、蒲公英 10 g、紫花地丁 10 g,水煎服。(江口土家族)

【用法用量】内服:煎汤,10～30 g;或浸酒;或鲜品捣汁。外用:适量,煎水洗;或捣烂敷。

【汪按】珍珠菜之名始载于《南京民间药草》,又称狗尾巴草。《植物名实图考》称扯根菜、矮桃,《贵州民间方药集》称山高粱、山地梅、山酸汤杆、黄参草、大红袍、山马尾,《贵阳民间药草》称蓼子草,《浙江中药资源名录》称红根草,《江苏药材志》称狼尾草,《江西草药》称野荷子、荷树草、金鸡土下黄、红头绳、水荷子、矮脚荷、赤脚草,《陕西中草药》称红丝毛、高脚酸味草、大酸米草、酸罐罐,《宁夏中草药手册》称狼尾巴花。湖南称珍珠草,云南称阉鸡尾、劳伤药、伸筋散、九节莲。本书以珍珠菜为药材名,虎尾珍珠菜为植物名。

《湖北省中药材质量标准》2009 年版、《江苏省中药材标准》(增补)1989 年版,以珍珠菜为药材名,珍珠菜 Lysimachia clethroides Duby 为植物名,药用部位以干燥全草收载。

《云南省中药材标准》(第一册)2005 年版、《云南省药品标准》1974 年版,以虎尾草为药材名,矮桃 Lysimachia clethroides Duby 为植物名,药用部位以全草收载。

珍珠菜为贵州常用黔药,是贵州汉族、苗族、侗族、布依族、土家族等民族习用药物。药材来源均为野生。珍珠菜具清热利湿、活血散瘀、解毒消痈之功效,故常用于治疗水肿、热淋、黄疸、痢疾、风湿热痹、带下、闭经、跌打损伤、骨折、外伤出血、乳痈、疔疮、蛇咬伤等。若治水肿,以珍珠菜 10 g、三白草 10 g、荭草 10 g、车前子 10 g,水煎服。若治热淋,以珍珠菜 15 g、四季红 15 g、庐山石韦 15 g,水煎服。若治黄疸,以珍珠菜 10 g、过路黄 10 g、虎杖 10 g、小龙胆草 10 g、田基黄 10 g,水煎服。若治痢疾,以珍珠菜 15 g、十大功劳 10 g、马齿苋 10 g、仙鹤草 10 g、地胆草 10 g、刺梨根 15 g,水煎服。若治风湿热痹,以珍珠菜 10 g、飞龙掌血 10 g、金银花藤 10 g、七叶莲 10 g,水煎服。若治带下,以珍珠菜 15 g、三白草 15 g、鸡冠花 6 g、锦鸡儿 10 g,水煎服。若治闭经,以珍珠菜 10 g、卫矛 6 g、鸡冠花 6 g、油麻血藤 10 g、血人参 10 g,水煎服。若治乳痈,以珍珠菜 10 g、蒲公英 15 g、紫花地丁 15 g、金银花 15 g、连翘 10 g、紫背天葵 10 g,水煎服。若治跌打损伤,以珍珠菜 15 g、飞龙掌血 10 g、五花血藤 10 g、五香血藤 10 g、大血藤 10 g,水煎服。

棕榈根 zōnglǘgēn

Trachycarpi Fortunei Radix

【黔称】棕榈根(各地均称)。

【民族药名】

侗药名:siip 岁(剑河侗族)。

水药名:siŋ⁵ wa⁵ ji¹ 井瓦异(三都水族)。

布依药名:fai³¹ naŋ²⁴ wwn²⁴ 槐浪问(罗甸布依族),vai³¹ kau²⁴ nɛ²⁴ 槐告业(贵定布依族),za²⁴ ku⁵³ ɬɛ³³ 雅苦裂(六枝布依族)。

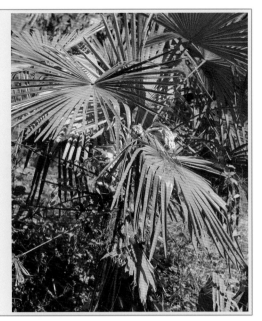

【来源】为棕榈科植物棕榈的根。

【原植物】棕榈 *Trachycarpus fortunei*(Hook.)H. Wendl.。

常绿乔木,高约 10 m。茎圆柱形,粗壮挺立,不分枝,直径约 20 cm,被残留的褐色纤维状老叶鞘,脱落后呈环状的节。叶簇生于茎顶,向外开展;叶柄坚硬,长约 1 m,横切面近三角形,边缘有小齿,基部具褐色纤维状叶鞘,新叶柄直立,老叶柄常下垂;叶近圆扇状,直径 60~100 cm,具多数皱缩,掌状分裂至中部,有裂片 30~50 枚,各裂片先端浅 2 裂,上面绿色,下面具蜡粉,革质。肉穗花序自茎顶叶腋处抽出,基部具多数大型鞘状苞片,淡黄色,具柔毛。雌雄异株。雄花小,多数,淡黄色;花被片 6 枚,2 轮,宽卵形;雄蕊 6 枚,花丝短,分离。雌花花被同雄花,子房上位,密被白柔毛,花柱 3 裂。核果球形或近肾形,直径约 1 cm,成熟时外果皮灰蓝色,被蜡粉。花期 4—5 月,果期 10—12 月。

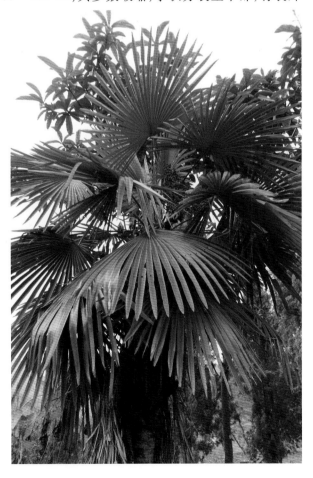

【生境与分布】分布于贵州的紫云、兴义、安龙、兴仁、望谟、荔波、三都、大方等。此外,我国长江以南地区也有分布。

【采收加工】全年均可采挖,洗净,切段,晒干或鲜用。

【药材性状】根圆柱形,表面棕褐色。质坚硬,不易折断。气微,味苦、涩。

【性味归经】味苦、涩,性凉。归脾经、大肠经。

【功效与主治】收敛止血、涩肠止痢、除湿、消肿、解毒。主治吐血、便血、崩漏、带下、痢疾、淋浊、水肿、关节疼痛、瘰疬、跌打损伤。

【民族用药经验】

①治崩漏:棕榈根 30 g,水煎服。(贵州各族均用)

②治吐血、便血：棕榈根 30 g、大叶紫珠 30 g，水煎服。（罗甸苗族）

③治带下：棕榈根 30 g、土茯苓 15 g，水煎服。（紫云苗族）

④治痢疾：棕榈根 30 g、苦参 15 g，水煎服。（兴义布依族）

⑤治跌打损伤：棕榈根 30 g、飞龙掌血 15 g，水煎服。（大方彝族）

【用法用量】内服：煎汤，15～30 g。外用：适量，煎水洗；或捣烂敷。

【汪按】棕榈根之名始载于《民间常用草药汇编》。《滇南本草》称棕树根。本书以棕榈根为药材名，棕榈为植物名。

棕榈根为贵州常用黔药，是贵州汉族、苗族、侗族、布依族等民族习用药物。药材来源为野生和栽培。棕榈根具收敛止血、涩肠止痢、除湿、消肿、解毒之功效，故常用于治疗吐血、便血、崩漏、带下、痢疾、淋浊、水肿、关节疼痛、瘰疬、跌打损伤等。若治吐血，以棕榈根 30 g、大叶紫珠 30 g、血盆草 15 g，水煎服。若治便血，以棕榈根 30 g、地锦 30 g、大乌泡 15 g，水煎服。若治崩漏，以棕榈根 30 g、马齿苋 30 g、朱砂莲 30 g，水煎服。若治带下，以棕榈根 15 g、车前草 15 g、土茯苓 15 g、金樱根 15 g，水煎服。若治痢疾，以棕榈根 15 g、天青地白 15 g、苦参 10 g，水煎服。若治淋浊、水肿，以棕榈根 15 g、车前子 10 g、萹蓄 10 g、瞿麦 10 g、猫须草 10 g，水煎服。若治关节疼痛，以棕榈根 15 g、大风藤 15 g、黑骨藤 10 g、七叶莲 15 g，水煎服。若治跌打损伤，以棕榈根 15 g、铁筷子 10 g、铁冬青 10 g、大血藤 10 g，水煎服。

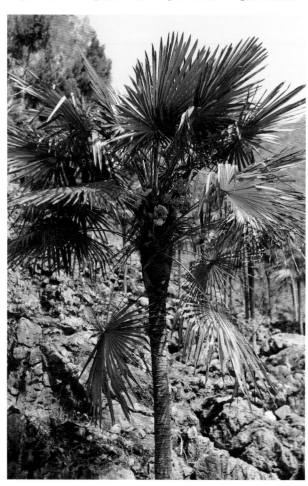

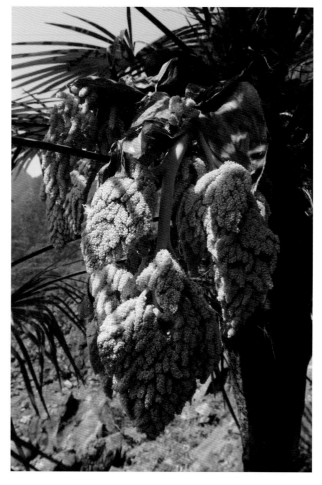

棕榈皮 zōnglǘpí

Trachycarpi Fortunei Cortex

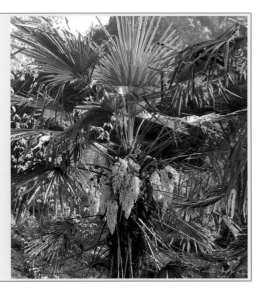

【黔称】棕榈皮(各地均称)。

【民族药名】

侗药名:siip 岁(剑河侗族)。

水药名:sin⁵ wa⁵ ji¹ 井瓦异(三都水族)。

布依药名:fai³¹ naŋ²⁴ wwn²⁴ 槐浪问(罗甸布依族),vai³¹ kau²⁴ nɛ²⁴ 槐告业(贵定布依族),za²⁴ ku⁵³ ɬɛ³³ 雅苦裂(六枝布依族)。

【来源】为棕榈科植物棕榈的树皮。

【原植物】参见"棕榈根"条。

【生境与分布】参见"棕榈根"条。

【采收加工】全年均可采收,一般多于9—10月剥取,除去残皮,晒干。

【药材性状】为粗长的纤维,呈束状或片状,长 20～40 cm,大小不等,表面棕褐色,质韧,不易折断。味淡。以无粗皮、无杂质及陈久者为佳。

【性味归经】味苦、甘、涩,性平。归肝经、脾经、大肠经。

【功效与主治】收敛止血。主治吐血、衄血、便血、血淋、尿血、血崩、外伤出血。

【民族用药经验】

①治各种出血:棕榈皮 15 g,水煎服。(贵州各族均用)

②治吐血:棕榈皮 15 g、仙鹤草 15 g,水煎服。(雷山苗族)

③治便血:棕榈皮 15 g、朱砂莲 15 g,水煎服。(剑河侗族)

④治血淋:棕榈皮 15 g、小蓟 15 g,水煎服。(罗甸布依族)

⑤治血崩:棕榈皮 15 g、毛青杠 15 g,水煎服。(威宁彝族)

【用法用量】内服:煎汤,10～15 g。外用:适量,研末调敷。

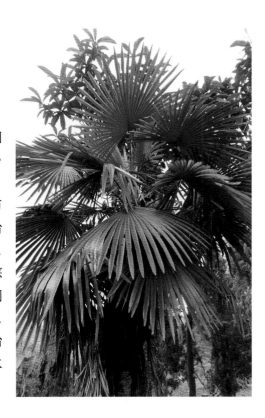

【汪按】棕榈皮之名始载于《日华子》。《本草拾遗》称栟榈木皮,《普济方》称棕毛,《摄生众妙方》称棕树皮毛,《本草求原》称棕皮。本书以棕榈皮为药材名,棕榈为植物名。

棕榈皮为贵州常用黔药,是贵州汉族、苗族、侗族、水族、布依族等民族习用药物。棕榈皮具收敛止血之功效,故常用于治疗吐血、衄血、便血、血淋、尿血、血崩、外伤出血等。若治吐血,以棕榈皮 15 g、白及 15 g、反背红 15 g,水煎服。若治衄血,以棕榈皮 15 g、山银花 15 g、地柏枝 15 g,水煎服。若治便血,以棕榈皮 15 g、旱莲草 15 g、紫珠根 15 g、地锦 15 g,水煎服。若治尿血,以棕榈皮 15 g、朱砂莲 15 g、小蓟 15 g、水蜡烛 10 g,水煎服。若治血崩,以棕榈皮 15 g、朱砂莲 15 g、红紫珠 15 g、血人参 15 g,水煎服。

棕榈子 zōnglǘzǐ

Trachycarpi Fortunei Fructus

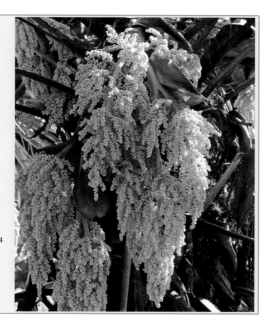

【黔称】棕榈子(各地均称)。

【民族药名】

侗药名:siip 岁(剑河侗族)。

水药名:siŋ⁵ wa⁵ ji¹ 井瓦异(三都水族)。

布依药名:fai³¹ naŋ²⁴ wwn²⁴ 槐浪问(罗甸布依族),vai³¹ kau²⁴ nɛ²⁴ 槐告业(贵定布依族),za²⁴ ku⁵³ ɬɛ³³ 雅苦裂(六枝布依族)。

【来源】为棕榈科植物棕榈的成熟果实。

【原植物】参见"棕榈根"条。

【生境与分布】参见"棕榈根"条。

【采收加工】果皮青黑色时采收,晒干。

【药材性状】果实肾形或近球形,常一面隆起,一面凹下,凹面有沟,旁有果柄;直径约 1 cm,表面灰黄色或绿黄色,成熟者灰蓝色而被蜡粉,平滑或有不规则网状皱纹,外果皮、中果皮较薄,常脱落而露出灰棕色或棕黑色坚硬的内果皮。种仁乳白色。气微,味微涩而微甘。

【性味归经】味苦、甘、涩,性平。归脾经,大肠经。

【功效与主治】止血、涩肠、固精。主治崩漏、带下、泻痢、遗精。

【民族用药经验】

①治崩漏:棕榈子 15 g,水煎服。(贵州各族均用)

②治带下:棕榈子 10 g、金樱根 10 g,水煎服。(剑河侗族)

③治泻痢:棕榈子 10 g、铁苋菜 10 g、苦参 6 g,水煎服。(罗甸布依族)

④治遗精:棕榈子 15 g、金樱子 15 g、杜仲 15 g,水煎服。(大方彝族)

【用法用量】内服:煎汤,10~15 g;或研末,6~9 g。

【注按】棕榈子之名始载于《本草拾遗》。《药材学》称败棕子,《云南中草药》称棕树果。本书以棕榈子为药材名,棕榈为植物名。

棕榈子为贵州常用黔药,是贵州汉族、苗族、侗族、布依族等民族习用药物。药材来源为野生和栽培。棕榈子具止血、涩肠、固精之功效,故常用于治疗崩漏、带下、泻痢、遗精等。若治肠风下血,以棕榈子 10 g、苦参 6 g、天青地白 10 g、尖子木 10 g、珠芽蓼 10 g,水煎服。若治崩漏,以棕榈子 10 g、岩陀 10 g、朱砂莲 10 g,水煎服。若治带下,以棕榈子 10 g、土茯苓 10 g、金樱根 10 g、金荞麦 15 g、鸡矢藤 15 g,水煎服。若治泻痢,以棕榈子 10 g、肖梵天花 30 g、铁苋菜 15 g、算盘子 15 g,水煎服。若治遗精,以棕榈子 10 g、菟丝子 10 g、杜仲 10 g、续断 10 g、大夜关门 15 g,水煎服。

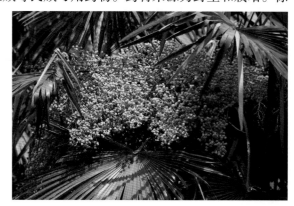

野外工作

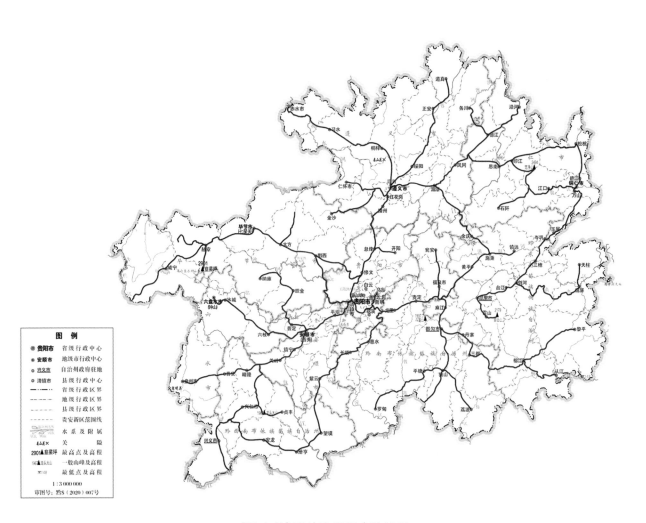

《黔本草》野外资源调查路线图

（注：红线为调查路线）

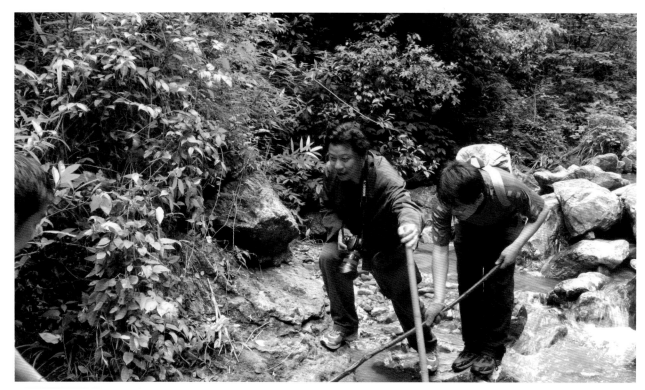

乌当下坝野外调查

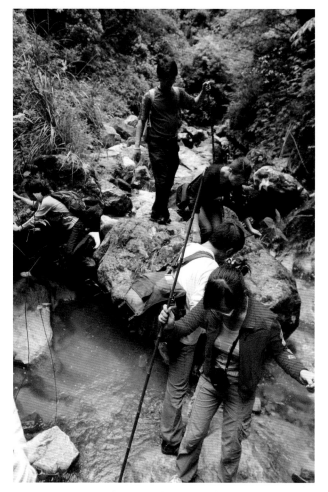

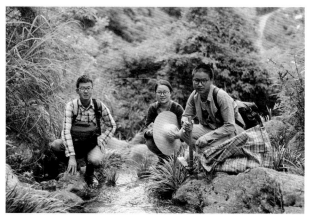

乌当下坝野外调查

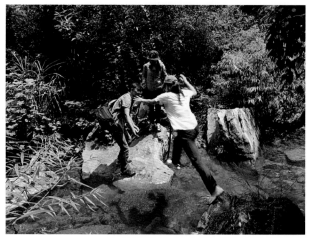

乌当锅底箐野外调查

乌当下坝野外调查

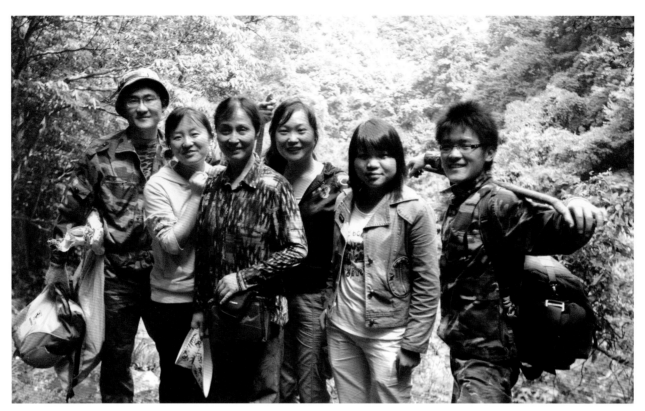

乌当锅底箐野外调查

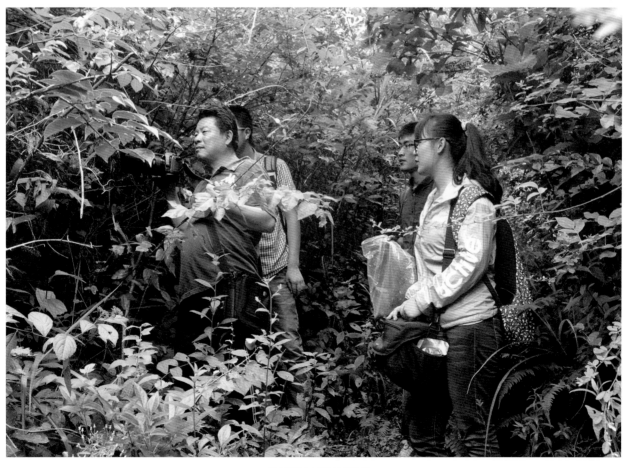

龙里吊马野外调查

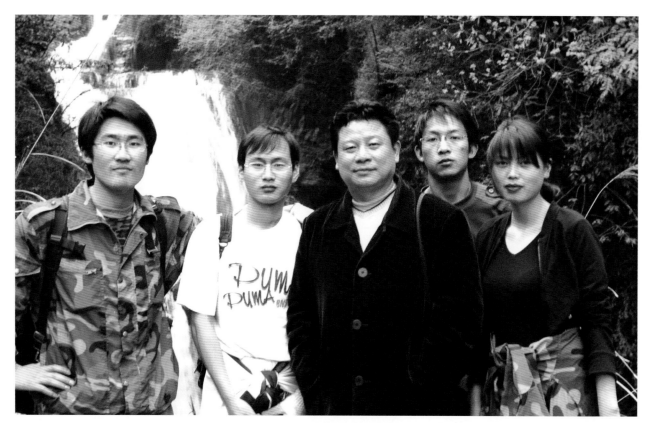

开阳香火岩野外调查

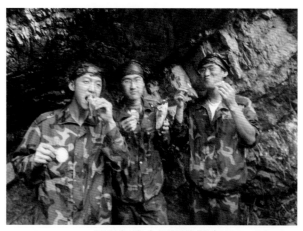

开阳红沟大渠野外调查

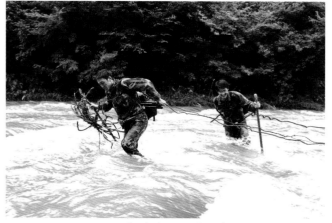

开阳红沟大渠野外调查

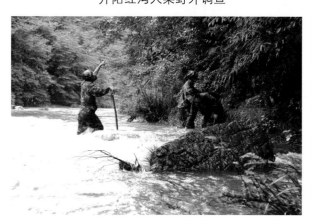

开阳红沟大渠野外调查

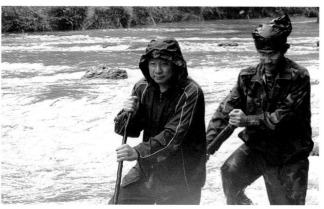

开阳红沟大渠野外调查

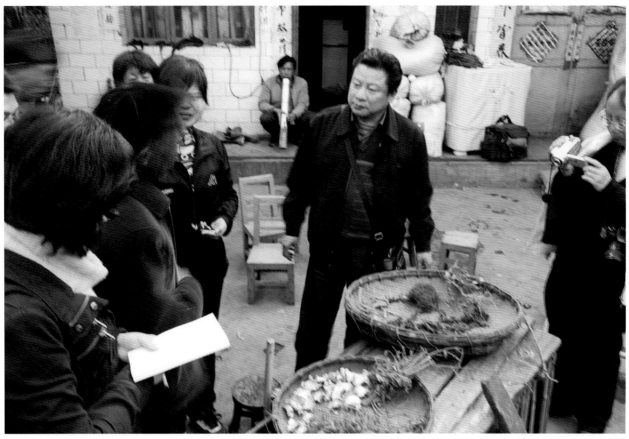

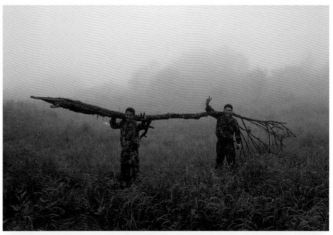

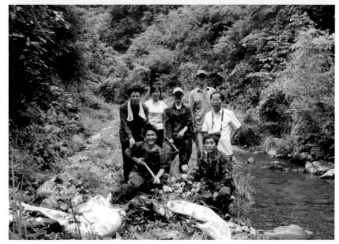

1 盘州羊场镇野外调查
2 安龙仙鹤坪野外调查
3 从江小黄野外调查

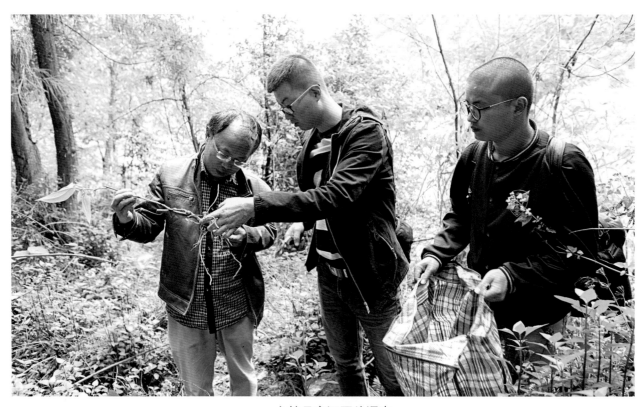

六枝月亮河野外调查

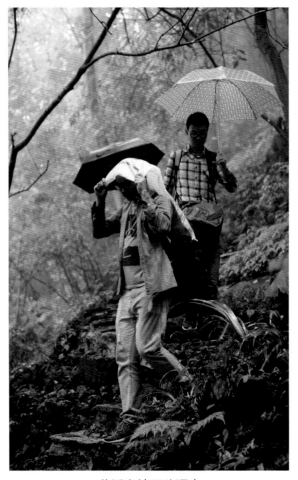

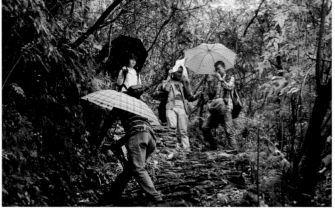

花溪高坡野外调查

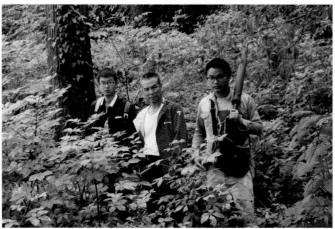

花溪高坡野外调查

花溪高坡野外调查

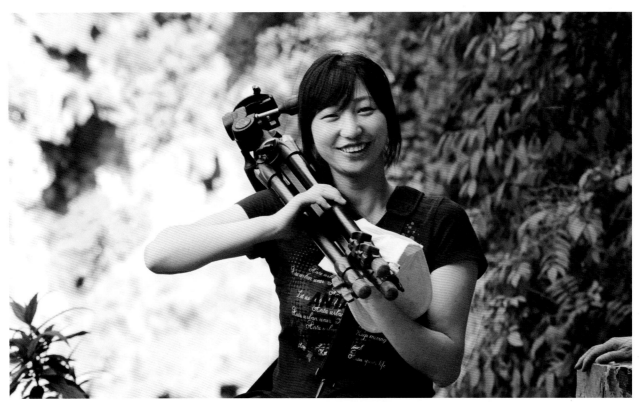

兴义马岭河峡谷野外调查

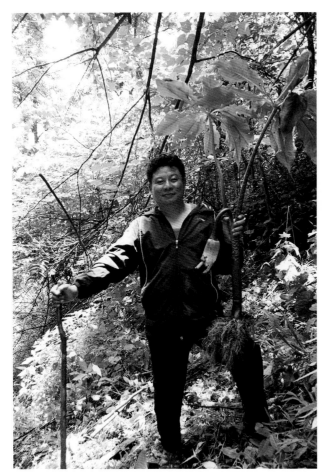

台江红阳草场野外调查

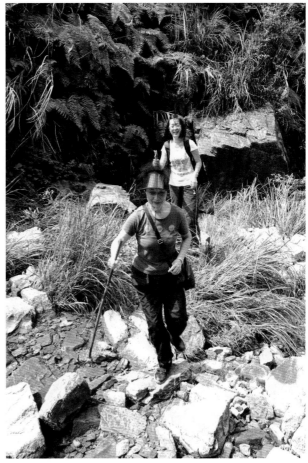

贵定云雾镇高寨野外调查

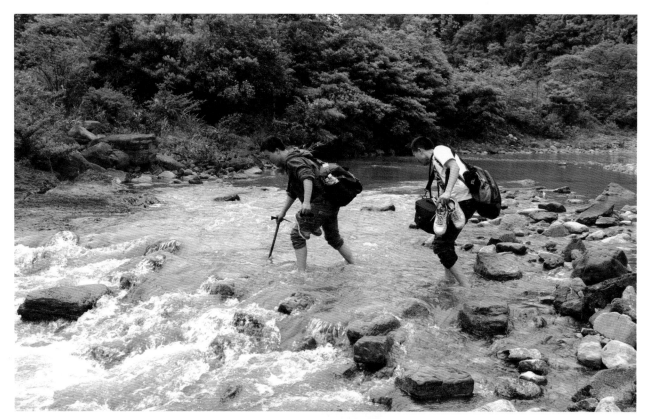

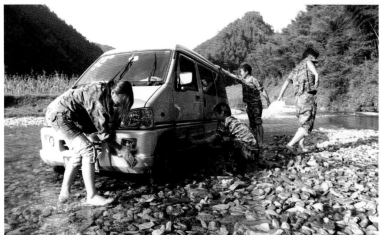

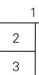

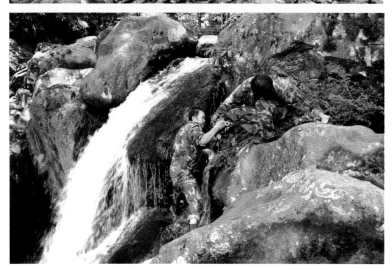

1 贵定云雾镇野外调查

2 梵净山野外调查（松桃乌萝镇冷
　家坝）

3 梵净山野外调查（松桃乌萝镇冷
　家坝)

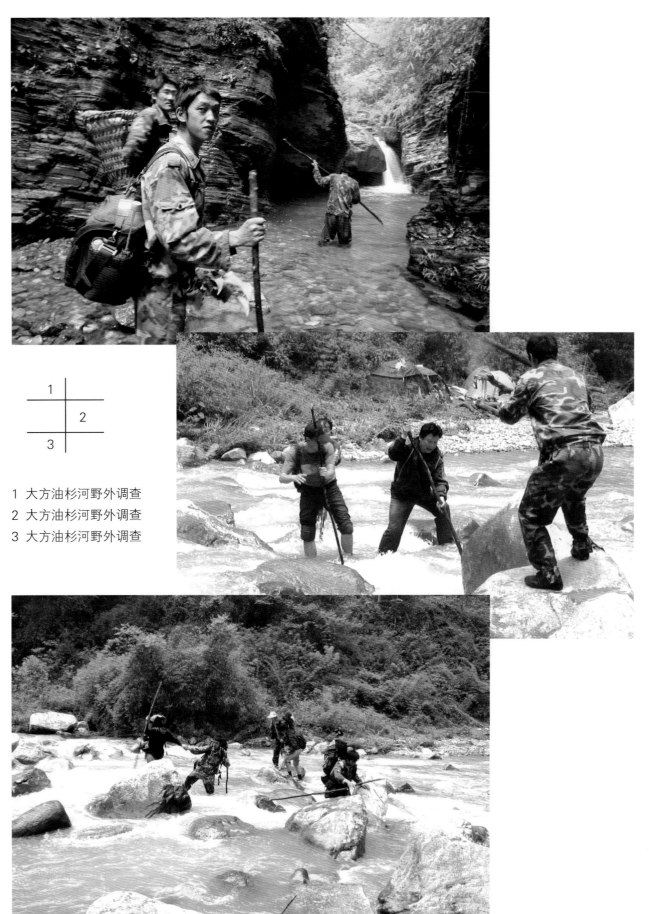

1　大方油杉河野外调查
2　大方油杉河野外调查
3　大方油杉河野外调查

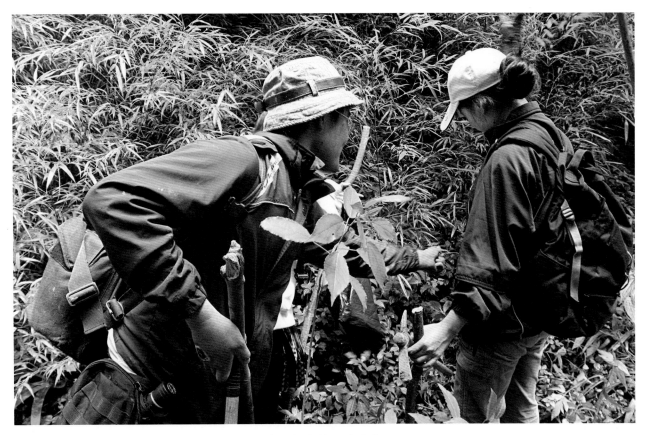

乌当锅底箐野外调查

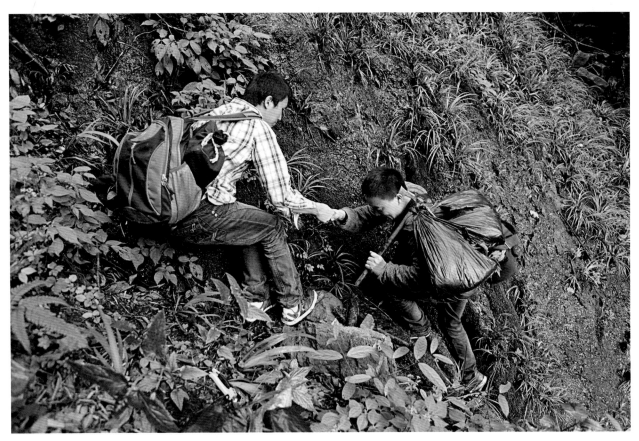

乌当锅底箐野外调查

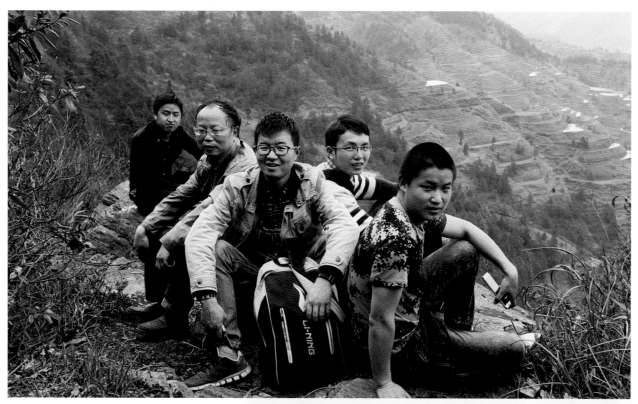

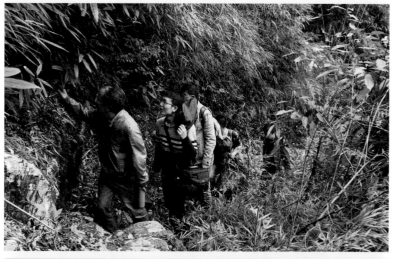

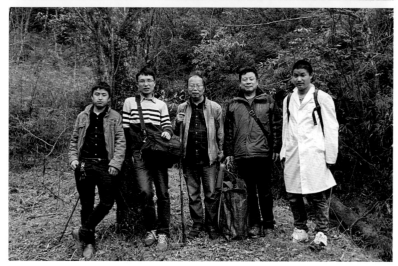

1 雷公山国家级自然保护区野外调查
2 雷公山国家级自然保护区野外调查
3 雷公山国家级自然保护区野外调查

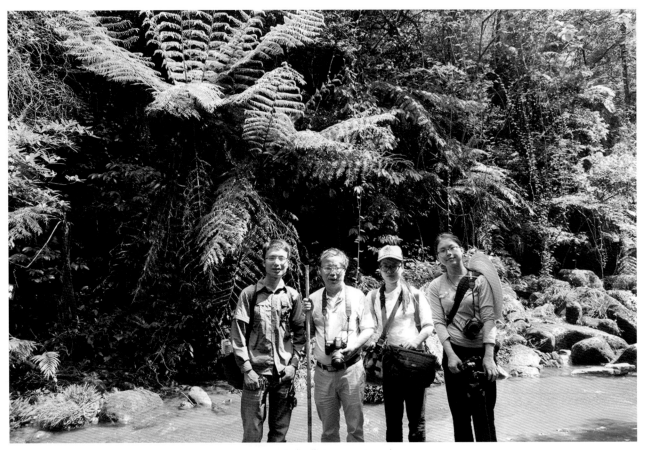

赤水佛光岩野外调查

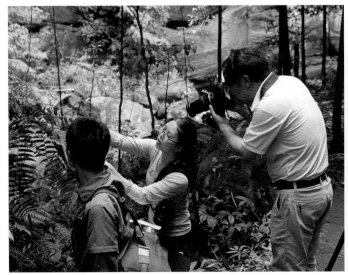

赤水佛光岩野外调查

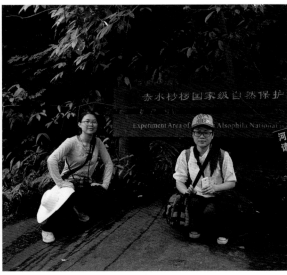

赤水佛光岩野外调查

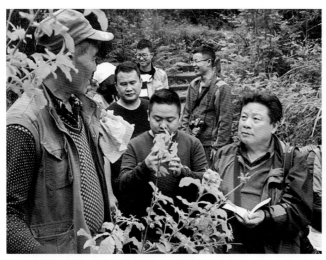

黄平飞云大峡谷野外调查

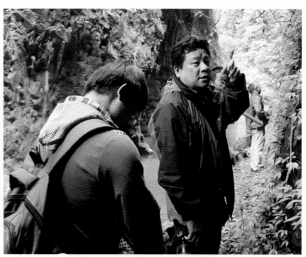

黄平飞云大峡谷野外调查

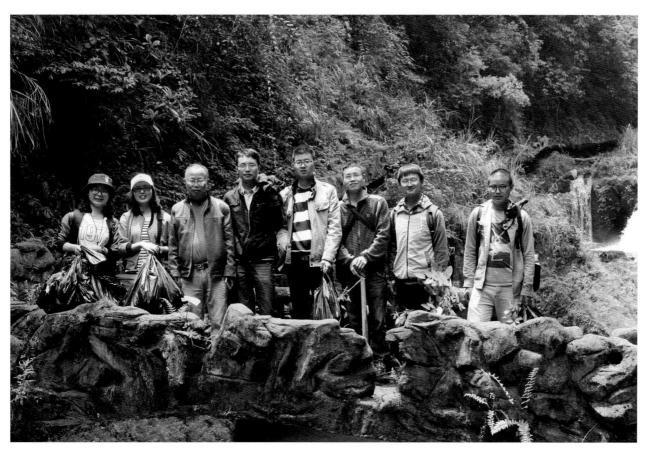

黄平飞云大峡谷野外调查

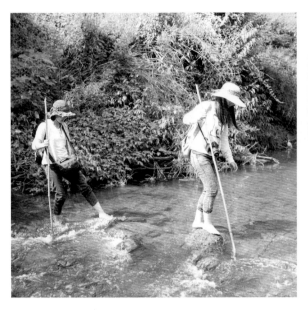

紫云板当野外调查

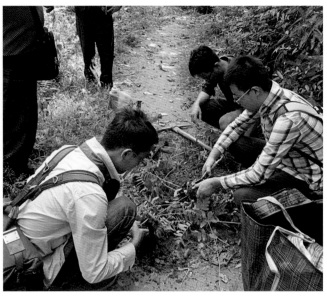

紫云板当野外调查

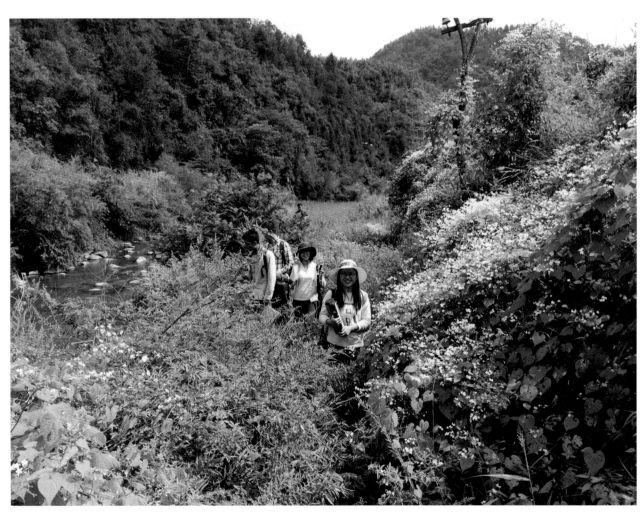

紫云板当野外调查

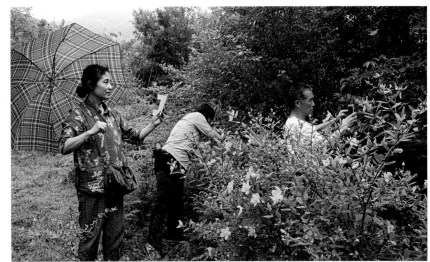

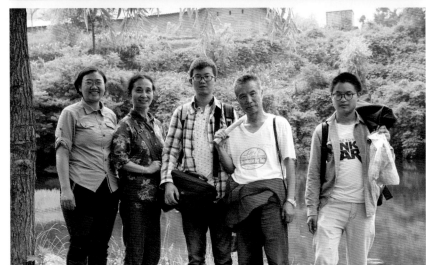

1 织金干河水库野外调查
2 织金干河水库野外调查
3 紫云格凸河野外调查

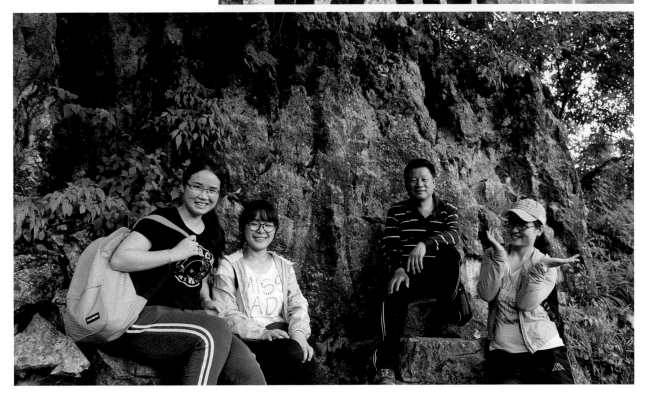

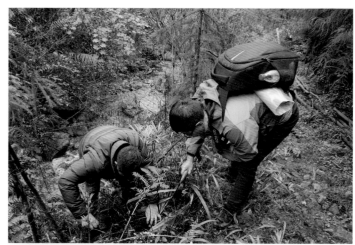

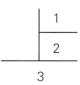

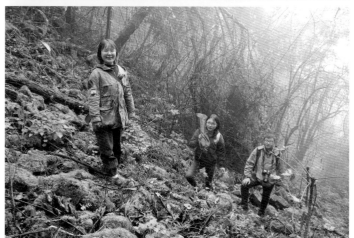

1　大方油杉河野外调查
2　大方油杉河野外调查
3　大方油杉河野外调查

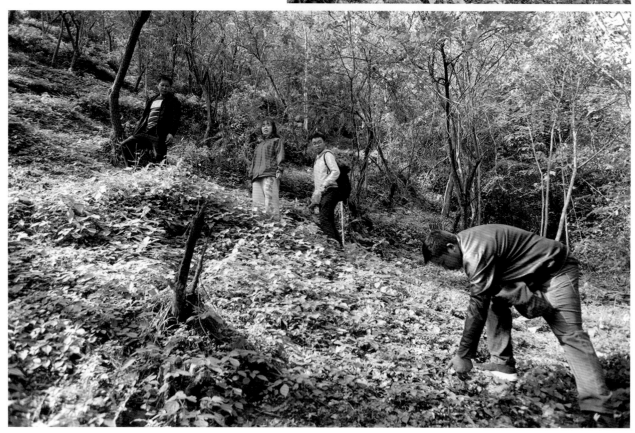

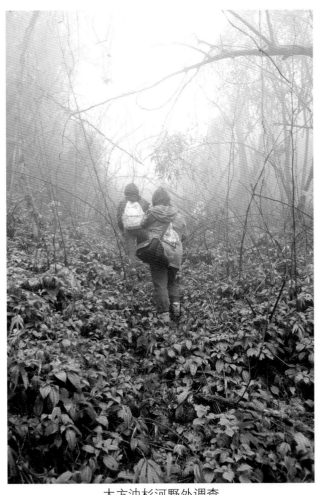

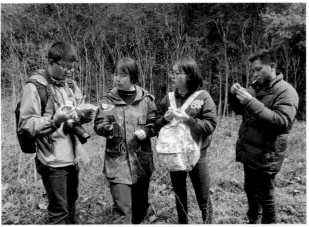

大方油杉河野外调查

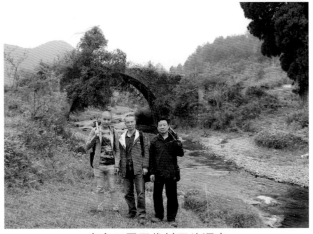

贵定云雾平伐村野外调查

大方油杉河野外调查

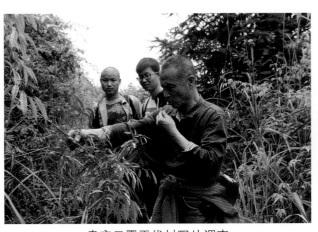

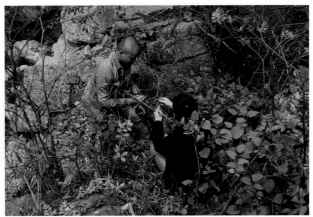

贵定云雾平伐村野外调查

贵定云雾平伐村野外调查

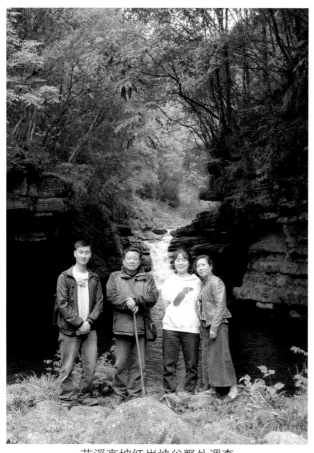

花溪高坡红岩峡谷野外调查

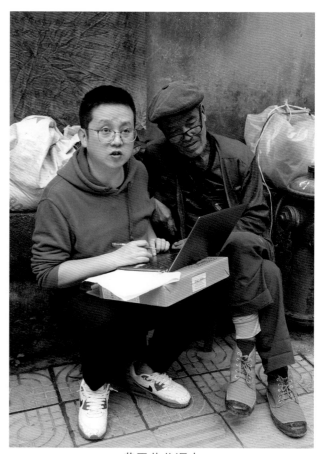

黄平苗药调查

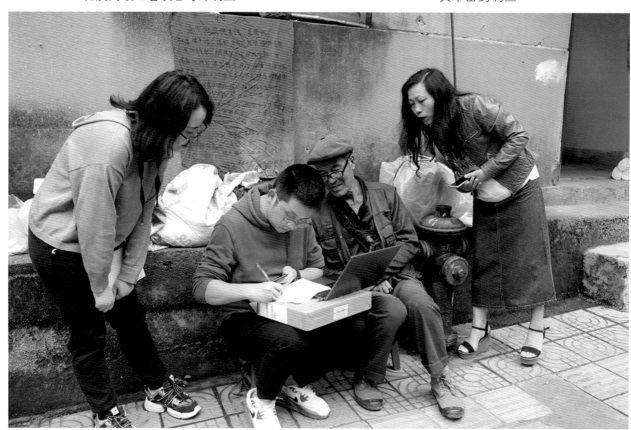

黄平苗药调查

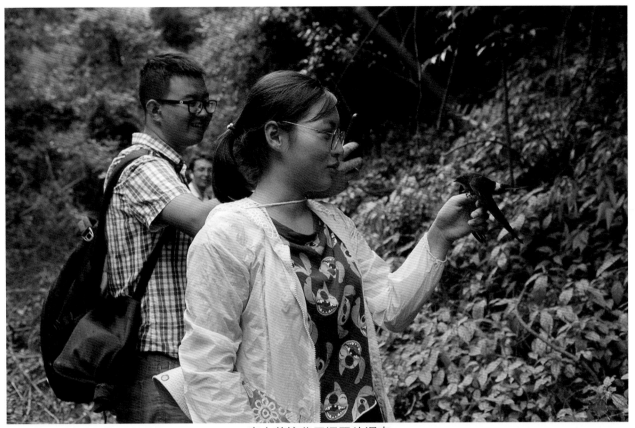

惠水羡塘燕子洞野外调查

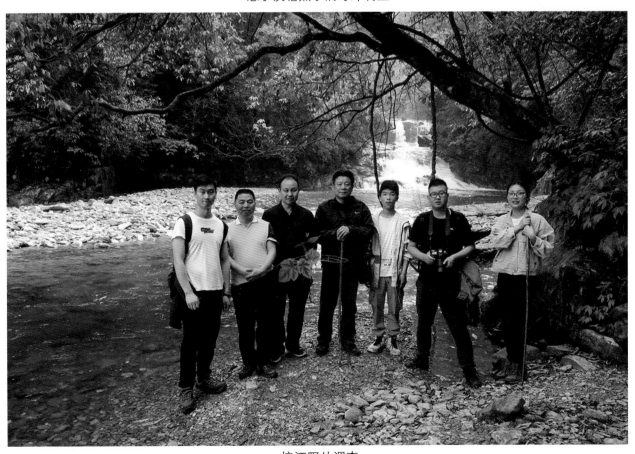

榕江野外调查

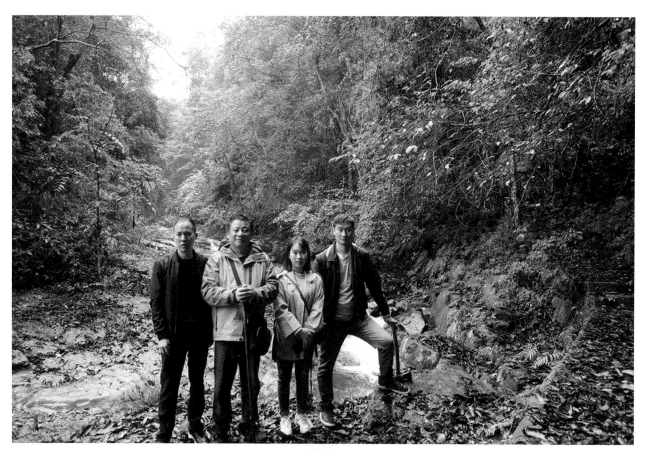

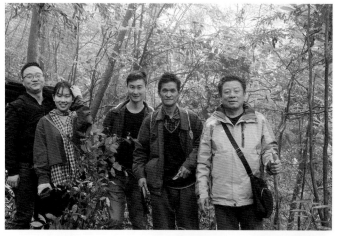

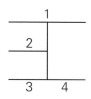

1　三都尧人山野外调查
2　三都尧人山野外调查
3　三都尧人山野外调查
4　三都尧人山野外调查

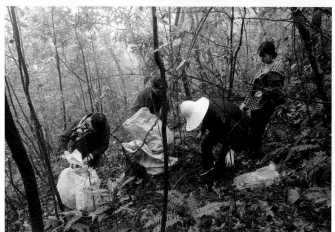

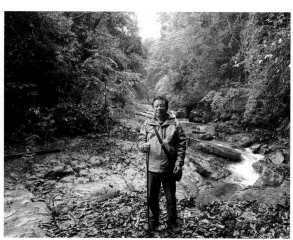

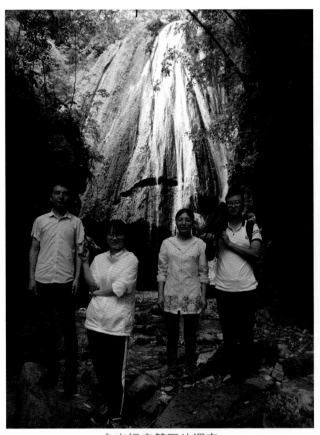

乌当锅底箐野外调查

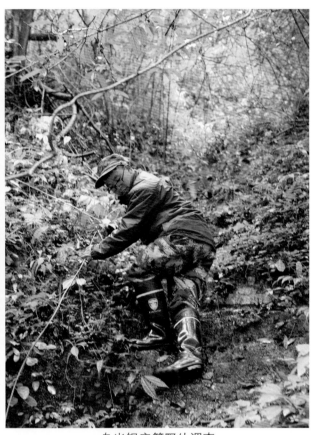

乌当锅底箐野外调查

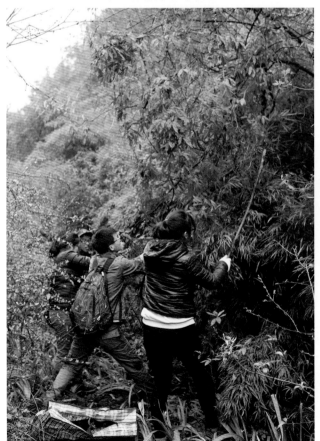

乌当锅底箐野外调查

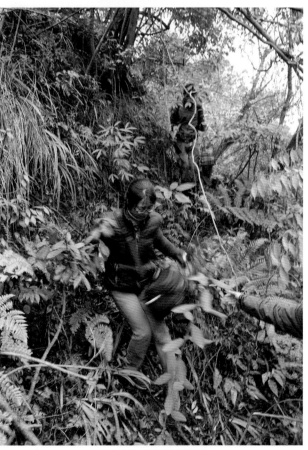

乌当锅底箐野外调查

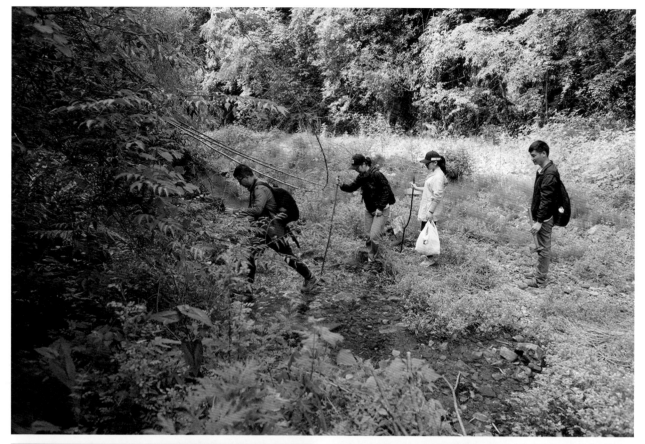

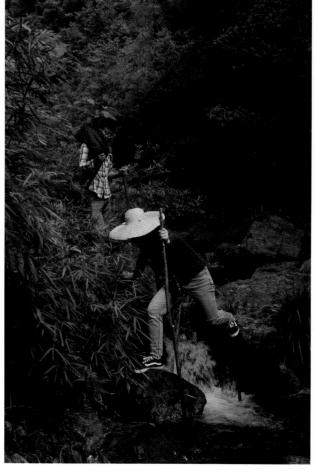

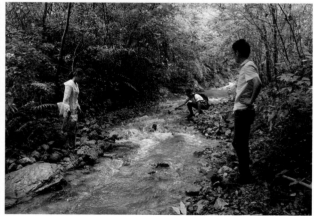

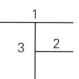

1 乌当下坝谷金村野外调查

2 乌当下坝谷金村野外调查

3 乌当锅底箐野外调查

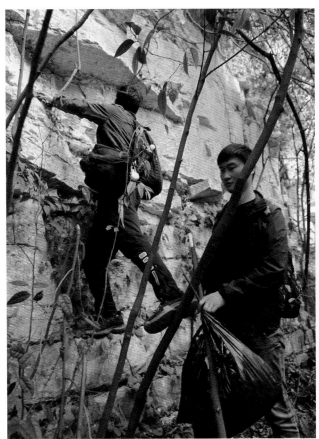

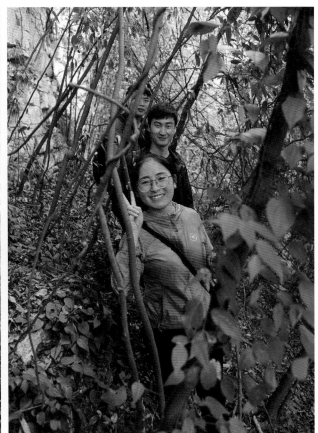

息峰鹿窝乡野外调查

息峰鹿窝乡野外调查

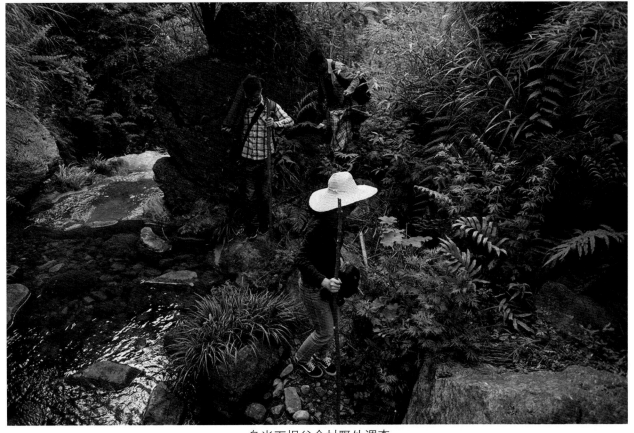

乌当下坝谷金村野外调查

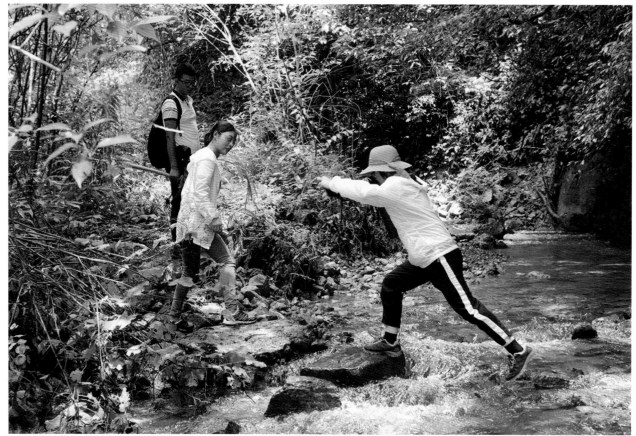

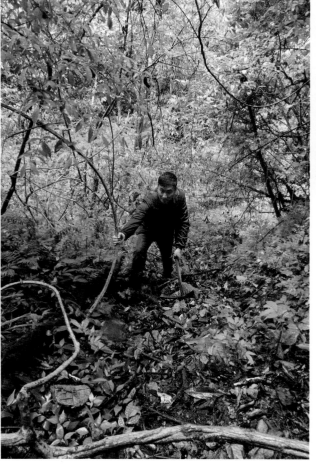

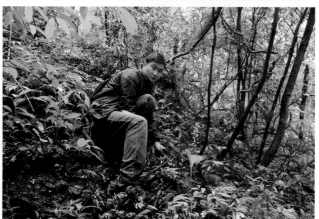

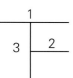

1 乌当香纸沟野外调查
2 乌当香纸沟野外调查
3 乌当香纸沟野外调查

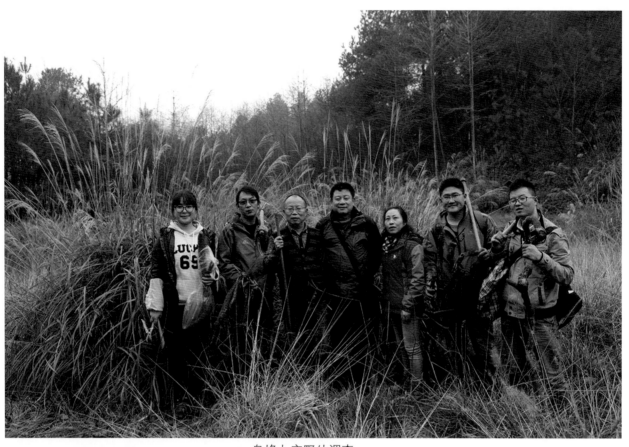

息峰九庄野外调查

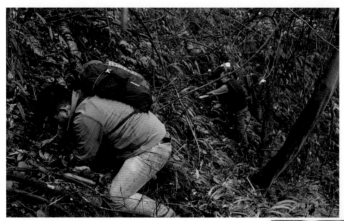

息峰九庄野外调查

息峰九庄野外调查

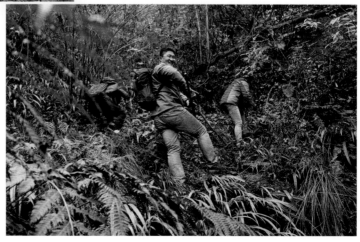

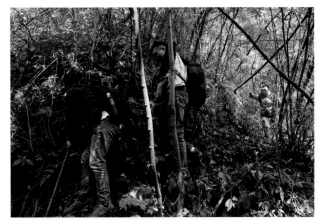

息烽石硐乡野外调查

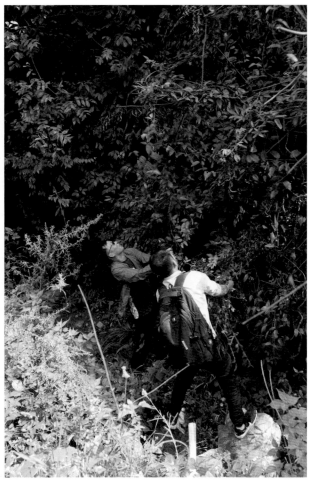

息烽石硐乡野外调查

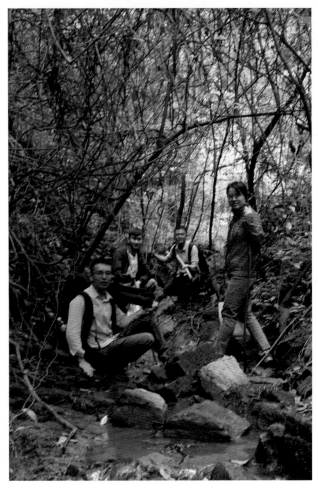

息烽石硐乡野外调查

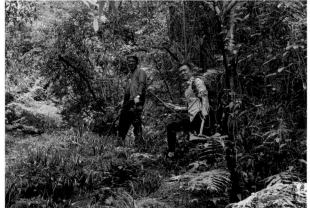

息烽石硐乡野外调查

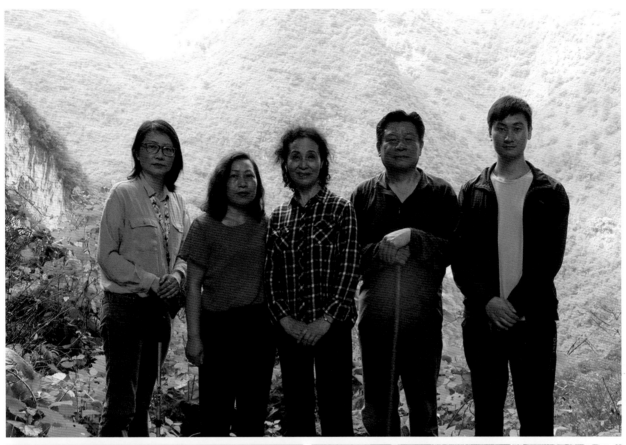

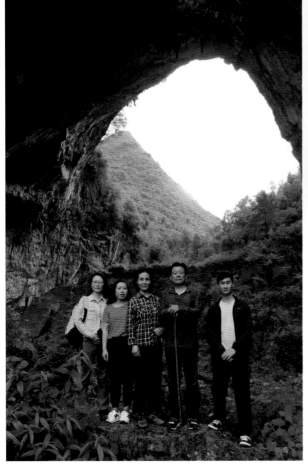

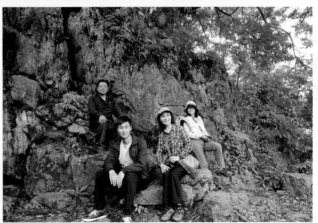

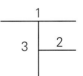

1 紫云中洞野外调查
2 紫云中洞野外调查
3 紫云中洞野外调查

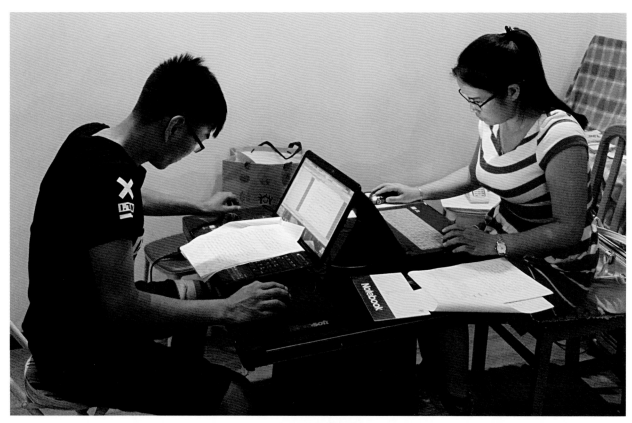

小分队整理资料

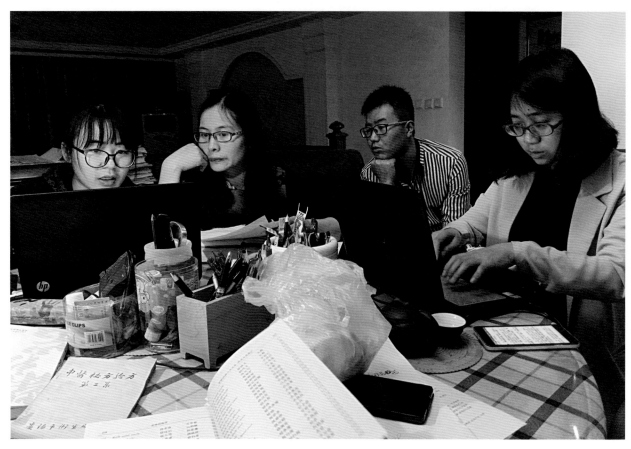

小分队整理资料

参考文献

包骏,冉懋雄,1999.贵州苗族医药研究与开发[M].贵阳:贵州科技出版社.

陈重明,黄胜白,2005.本草学[M].南京:东南大学出版社.

陈谦海,2004.贵州植物志:第10卷[M].贵阳:贵州科技出版社.

贵州省卫生厅,1990.贵州省中药材质量标准:1988年版[S].贵阳:贵州人民出版社.

贵州省药品监督管理局,2003.贵州省中药材、民族药材质量标准[S].贵阳:贵州科技出版社.

贵州省中医研究所,1970.贵州草药:1-2集[M].贵阳:贵州人民出版社.

贵州省中医研究所,1988.贵州中草药名录[M].贵阳:贵州人民出版社.

《贵州植物志》编辑委员会,1982-1986.贵州植物志:1-3卷[M].贵阳:贵州人民出版社.

《贵州植物志》编辑委员会,1988-1989.贵州植物志:4-9卷[M].成都:四川民族出版社.

国家药典编委会,2000.中华人民共和国药典:2000年版一部[M].北京:化学工业出版社.

国家药典编委会,2005.中华人民共和国药典:2005年版一部[M].北京:化学工业出版社.

国家药典编委会,2012.中华人民共和国药典:2010年版一部[M].北京:中国医药科技出版社.

国家药典编委会,2015.中华人民共和国药典:2015年版一部[M].北京:中国医药科技出版社.

国家药典编委会,2020.中华人民共和国药典:2020年版一部[M].北京:中国医药科技出版社.

国家中医药管理局《中华本草》编委会,1999.中华本草:1-10册[M].上海:上海科学技术出版社.

国家中医药管理局《中华本草》编委会,2005.中华本草:苗药卷[M].贵阳:贵州科技出版社.

何顺志,徐文芬,2007.贵州中草药资源研究[M].贵阳:贵州科技出版社.

南京中医药大学,2006.中药大辞典:上册,下册[M].上海:上海科学技术出版社.

林瑞超,2011.中国药材标准名录[M].北京:科学出版社.

龙运光,袁涛忠,2009.侗族常用药物图鉴[M].贵阳:贵州科技出版社.

陆科闵,王福荣,2006.苗族医学[M].贵阳:贵州科技出版社.

潘炉台,赵俊华,张景梅,2003.布依族医药[M].贵阳:贵州民族出版社.

《全国中草药汇编》编写组,1996.全国中草药汇编:上册,下册[M].北京:人民卫生出版社.

尚志钧,尚元藕,2009.中国本草要籍考[M].合肥:安徽科学技术出版社.

司有奇,陆龙辉,2007.中国水族医药宝典[M].贵阳:贵州民族出版社.

孙济平,2006.毛南族医药[M].贵阳:贵州民族出版社.

汪毅,2002.中国苗族药物彩色图集[M].贵阳:贵州科技出版社.

汪毅,2006.草药彩色图集:1-4册[M].贵阳:贵州科技出版社.

汪毅,2010.中国天然药物彩色图集:第一卷[M].贵阳:贵州科技出版社.

王厚安,1997.水族医药[M].贵阳:贵州民族出版社.

谢宗万,2004.汉拉英对照中药材正名词典[M].北京:北京科学技术出版社.

赵俊华,潘炉台,张景梅,2003.仡佬族医药[M].贵阳:贵州民族出版社.

《中国高等植物彩色图鉴》编委会,2016.中国高等植物彩色图鉴:1-9卷[M].北京:科学出版社.

中国科学院《中国植物志》编委会,2014.中国植物志:电子版[M].北京:科学出版社.

中国药材公司,1994.中国中药资源志要[M].北京:科学出版社.

中华人民共和国卫生部药典委员会,1985.中华人民共和国药典:1985年版一部[M].北京:人民卫生出版社,化学工业出版社.

中华人民共和国卫生部药典委员会,1990.中华人民共和国药典:1990年版一部[M].北京:人民卫生出版社,化学工业出版社.

中华人民共和国卫生部药典委员会,1995.中华人民共和国药典:1995年版一部[M].广州:广东科技出版社.北京:化学工业出版社.

中华人民共和国卫生部药典委员会,1997.中华人民共和国药典:1977年版一部[M].北京:人民卫生出版社.

中文药名索引

（按汉语拼音字母排序）

药材拉丁名索引

（按外文字母排序）

（动）植物拉丁学名索引

（按外文字母排序）

E

Elaeagnus glabra Thunb. ／蔓胡颓子／228

Elaeagnus henryi Warb. Apud Diels／宜昌胡颓子／107

Elephantopus scaber L. ／地胆草／178

Epimeredi indica（L. ）Rothm. ／广防风／219

Eryngium foetidum L. ／刺芹／369

Euaraliopsis ciliata（Dunn）Hutch. ／假通草／158

F

Ficus sarmentosa Buch. -Ham. ex J. E. Smith／爬藤榕／256

Ficus simplicissima Lour. ／裂掌榕／339

Ficus tikoua Bur. ／地瓜榕／062

Ficus virens Ait. var. *sublanceolata*（Miq. ）Corner／黄葛树／134

Flemingia macrophylla（Willd. ）Prain／大叶千斤拔／052

Flemingia strobilifera（L. ）Ait. ／球穗千斤拔／267

Forsythia suspensa（Thunb. ）Vahl／连翘／200

Fragaria nilgerrensis Schlecht. ex Gay／黄毛草莓／003

G

Girardinia diversifolia（Link）Friis／大蝎子草／046

Gladiolus gandavensis Vant Houtte／唐菖蒲／319

Gnaphalium japonicum Thunb. ／细叶鼠曲草／323

H

Halenia elliptica D. Don／椭圆叶花锚／099

Hedychium spicatum Ham. ex Smith／草果药／017

Helwingia himalaica Hook. f. et Thoms. ex C. B. Clarke／西域青荚叶／373

Hydrocotyle nepalensis Hook. ／红马蹄草／111

Hypericum wightianum Wall. ex Wight et Arn. ／遍地金／015

I

Ilex pubescens Hook. et Arn. ／毛冬青／233

Illicium dunnianum Tutch. ／红花八角／389

Illicium henryi Diels／红茴香／105

Impatiens crassiloba Hook. f. ／厚裂凤仙花／309

Impatiens pinfanensis Hook. f. ／块节凤仙花／030

Impatiens siculifer Hook. f. ／黄金凤／132

Isatis indigotica Fort. ／菘蓝／013

J

Jasminum sambac（L. ）Ait. ／茉莉／239

Jasminum sinense Hemsl. ／华素馨／124

K

Kadsura longipedunculata Finet et Gagn. ／长梗南五味子／113

Kalopanax septemlobus（Thunb. ）Koidz. ／刺楸／034

Kummerowia striata（Thunb. ）Schindl. ／鸡眼草／146

L

Lemmaphyllum drymoglossoides（Baker）Ching／抱石莲／382

Lindera glauca（Sieb. et Zucc. ）Bl. ／山胡椒／284

Lithospermum zollingeri DC. ／梓木草／066

Lophatherum gracile Brongn. ／淡竹叶／054

Loropetalum chinense（R. Br. ）Oliv. ／檵木／152

Lotus corniculatus L. ／百脉根／068

Luffa cylindrica（L. ）Roem. ／丝瓜／313

Lycopus lucidus Turcz. ／地笋／386

Lysimachia clethroides Duby／虎尾珍珠菜／393

Lysimachia congestiflora Hemsl. ／聚花过路黄／097

Lysimachia paridiformis Franch. ／落地梅／317

M

Maesa insignis Chun／毛穗杜茎山／235

Mentha spicata L. ／留兰香／202

Merremia hungaiensis（Lingelsh. et Borza）R. C. Fang／土瓜／333

Momordica cochinchinensis（Lour. ）Spreng. ／木鳖子／242

Munronia unifoliolata Oliv. ／单叶地黄连／001

Myrsine africana L. ／铁仔／042

N

Neottopteris nidus（L. ）J. Smith／巢蕨／327

Nothopanax davidii（Franch. ）Harms ex Diels／异叶梁王茶／300

O

Oenanthe javanica（Bl. ）DC. ／水芹／311

Onychium japonicum（Thunb. ）Kze. ／野雉尾金粉蕨／355

Ophiopogon japonicus（L. f. ）Ker-Gawl. ／麦冬／225